Equipe Multiprofissional de Terapia Nutricional

Edição Revista e Atualizada

EMTN em Prática

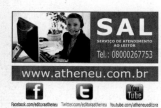

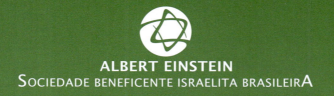

Equipe Multiprofissional de Terapia Nutricional

Edição Revista e Atualizada

EMTN em Prática

EDITORES

Silvia Maria Fraga Piovacari

Diogo Oliveira Toledo

Evandro José de Almeida Figueiredo

Atheneu

EDITORA ATHENEU

São Paulo —	Rua Jesuíno Pascoal, 30
	Tel.: (11) 2858-8750
	Fax: (11) 2858-8766
	E-mail: atheneu@atheneu.com.br
Rio de Janeiro —	Rua Bambina, 74
	Tel.: (21)3094-1295
	Fax: (21)3094-1284
	E-mail: atheneu@atheneu.com.br
Belo Horizonte —	Rua Domingos Vieira, 319 — conj. 1.104

CAPA: Paulo Verardo

PRODUÇÃO EDITORIAL/DIAGRAMAÇÃO: Rosane Guedes

CIP-BRASIL. CATALOGAÇÃO NA PUBLICAÇÃO
SINDICATO NACIONAL DOS EDITORES DE LIVROS, RJ

P733e

    Piovacari, Silvia Maria Fraga
      Equipe multiprofissional de terapia nutricional em prática / Silvia Maria Fraga
Piovacari, Diogo Oliveira Toledo, Evandro José de Almeida Figueiredo. -- 1. ed. -- Rio de
Janeiro : Atheneu, 2017.
        il. ; 25 cm.

    Inclui bibliografia
    ISBN: 978-85-388-0771-1

    1. Nutrição. 2. Nutrição enteral. 3. Nutrição parenteral .4. Terapia parenteral. I.
Toledo, Diogo Oliveira. II. Figueiredo, Evandro José de Almeida. III. Título.

17-39418

                    CDD: 613.2
                    CDU: 613.2

31/01/2017   01/02/2017

PIOVACARI, S. M. F.; TOLEDO, D. O.; FIGUEIREDO, E. J. A.
Equipe Multiprofissional de Terapia Nutricional – EMTN em Prática

© EDITORA ATHENEU
São Paulo, Rio de Janeiro, Belo Horizonte, 2018.

Editores

Silvia Maria Fraga Piovacari

Nutricionista graduada pelo Centro Universitário São Camilo.
Coordenadora de Nutrição Clínica do Hospital Israelita Albert Einstein.
Coordenadora Técnico-administrativa da Equipe Multiprofissional de
Terapia Nutricional do Hospital Israelita Albert Einstein.
Coordenadora da Pós-graduação em Nutrição Hospitalar – Instituto Israelita
de Ensino e Pesquisa Albert Einstein.
Especialista em Nutrição Clínica pela Associação Brasileira de Nutrição
– ASBRAN e pelo Centro Universitário São Camilo.
Especialista em Nutrição Parenteral e Enteral pela Sociedade Brasileira
de Nutrição Parenteral e Enteral – SBNPE/BRASPEN.
MBA Executivo em Gestão de Saúde Einstein – INSPER com
extensão internacional em Barcelona – Espanha.

Diogo Oliveira Toledo

Médico graduado pela Faculdade de Medicina de Itajubá.
Médico Nutrólogo da Equipe Multiprofissional de Terapia Nutricional
do Hospital Israelita Albert Einstein.
Coordenador Clínico da Equipe Multiprofissional de
Terapia Nutricional do Hospital São Luiz Itaim.
Coordenador Nacional do Curso Terapia Nutricional em UTI da
Associação de Medicina Intensiva Brasileira – AMIB.
Especialista em Medicina Intensiva pela AMIB.
Especialista em Nutrição Parenteral e Enteral pela Sociedade Brasileira
de Nutrição Parenteral e Enteral – SBNPE/BRASPEN.
Pós-graduação *lato sensu* em Nutrologia pela Associação Brasileira
de Nutrologia – ABRAN.

Evandro José de Almeida Figueiredo

Médico graduado pela Faculdade de Medicina de Itajubá.
Coordenador Clínico da Equipe Multiprofissional de Terapia Nutricional
do Hospital Israelita Albert Einstein.
Residência Médica em Clínica Médica Hospital Universitário Alzira Velano – UNIFENAS.
Residência Médica em Terapia Intensiva Hospital Israelita Albert Einstein.
Médico Intensivista do Departamento de Pacientes Graves
do Hospital Israelita Albert Einstein.

*Os editores doam os direitos autorais desta obra em prol do ensino
para a Faculdade Israelita de Ciências da Saúde Albert Einstein.*

Colaboradores

Adriana S. Pereira
Enfermeira de Gerenciamento e Vigilância do Risco do Hospital Israelita Albert Einstein. Especialista em Cardiologia pela Universidade Federal de São Paulo – UNIFESP.

Alex de Oliveira Santos
Enfermeiro Sênior do Centro de Endoscopia da Unidade Morumbi do Hospital Israelita Albert Einstein. Pós-graduado em Estomaterapia pela Pontifícia Universidade Católica do Paraná – PUCPR. Membro do Grupo de Atenção a Estomias e Feridas do Hospital Israelita Albert Einstein – GAEFE.

Alexandra Fernandes de Freitas
Enfermeira. Coordenadora de Enfermagem de Pacientes Internados do Hospital Israelita Albert Einstein. Especialista em UTI e Pronto-socorro pela Universidade do Grande ABC – UNIABC. MBA Executivo em Gestão de Saúde Einstein – INSPER.

Amanda Cristina Maria Aparecida Gonçalves Brandão
Enfermeira intensivista da Unidade de Terapia Intensiva Adulto do Hospital Israelita Albert Einstein. Coordenadora do Comitê de Prevenção de Lesão por Pressão do Hospital Israelita Albert Einstein. Especialista em Enfermagem em Terapia Intensiva pelo Instituto Israelita de Ensino e Pesquisa Albert Einstein. Especialista em Estomaterapia pela Faculdade de Ciências Médicas da Universidade Estadual de Campinas – Unicamp. Membro pelo da Associação Brasileira de Estomaterapia – SOBEST. Membro do World Council of Enterostomal Therapists – WCET.

Ana Claudia Santos
Nutricionista Clínica do Hospital Israelita Albert Einstein. Educadora do Time de Educação em Diabetes do Hospital Israelita Albert Einstein. Especialista em Nutrição Clínica pelo GANEP – Nutrição Humana.

Ana Kátia Zaksauskas Rakovicius
Nutricionista Clínica do Departamento de Pacientes Graves do Hospital Israelita Albert Einstein. Especialista em Nutrição Clínica pelo Centro Universitário São Camilo. Especialista em Nutrição nas Doenças Crônicas Não Transmissíveis pelo Instituto Israelita de Ensino e Pesquisa Albert Einstein. Especialista em Nutrição em Cardiologia pela Sociedade de Cardiologia do Estado de São Paulo – SOCESP.

Ana Laura de Figueiredo Bersani
Médica Geriatra do Serviço de Assistência Domiciliar do Hospital Israelita Albert Einstein. Especialista em Geriatria pela Sociedade Brasileira de Geriatria e Gerontologia – SBGG. Especialista em Medicina Paliativa pela Associação Médica Brasileira – AMB. Afiliada do Serviço de Dor e Doenças Osteoarticulares da Disciplina de Geriatria e Gerontologia da Universidade Federal de São Paulo – UNIFESP.

Ana Lucia Potenza
Nutricionista Clínica Sênior da Unidade Materno-infantil do Hospital Israelita Albert Einstein. Mestre em Ciências Aplicadas à Pediatria pela Universidade Federal de São Paulo – UNIFESP. Especialista em Nutrição Clínica em Pediatria pelo Instituto da Criança do Hospital das Clínicas da Faculdade de Medicina USP – HC-FMUSP.

Ana Maria Cavalheiro

Enfermeira Sênior da Unidade de Terapia Intensiva – Adultos do Hospital Israelita Albert Einstein. Membro da Equipe Multiprofissional de Terapia Nutricional – EMTN – do Hospital Israelita Albert Einstein. Doutora em Ciências da Saúde pela Universidade Federal de São Paulo – UNIFESP. Especialista em Terapia Intensiva pela Pontifícia Universidade Católica de Campinas – PUC-Campinas.

Ana Maria Cristina Sogayar

Médica Intensivista e Coordenadora do Departamento de Pacientes Graves do Hospital Israelita Albert Einstein. MBA Executivo em Gestão de Saúde Einstein – INSPER.

Ana Paula de Almeida Marques

Nutricionista Clínica do Hospital Israelita Albert Einstein. Especialista em Nutrição Clínica pelo Centro Universitário São Camilo. Especialista em Nutrição em Gerontologia pelo Hospital das Clínicas – FMUSP.

Ana Paula Noronha Barrére

Nutricionista Clínica Sênior do Centro de Oncologia e Hematologia do Hospital Israelita Albert Einstein. Mestre em Ciências da Saúde pelo Instituto Israelita de Ensino e Pesquisa Albert Einstein. Especialista em Terapia Nutricional Parenteral e Enteral pela Sociedade Brasileira de Nutrição Parenteral e Enteral – SBNPE/BRASPEN. Especialista em Nutrição Funcional pela VP Consultoria Nutricional. Especialista em Nutrição Hospitalar Geral pelo Instituto Central do Hospital das Clínicas da Faculdade de Medicina de São Paulo – ICHC-FMUSP. Membro da Academy of Nutrition and Dietetics.

Andrea Pereira

Médica Nutróloga do Centro de Oncologia e Hematologia do Hospital Israelita Albert Einstein e do Ambulatório de Obesidade e Cirurgia Bariátrica da Universidade Federal de São Paulo – UNIFESP. Doutorado pela UNIFESP.

Andrea Sardinha Queiroz

Fonoaudióloga do Hospital Israelita Albert Einstein. Membro da Equipe Multiprofissional de Terapia Nutricional – EMTN – do Hospital Israelita Albert Einstein. Especialista em Cabeça e Pescoço com Enfoque em Voz pela Irmandade de Misericórdia Santa Casa de São Paulo. Aprimoramento em Disfagia Neurogênica pela Irmandade de Misericórdia Santa Casa de São Paulo.

Antonio Capone Neto

Médico. Gerente de Segurança do Paciente do Hospital Israelita Albert Einstein. *Fellow* do Institute for Healthcare Improvement – IHI. Doutor em Medicina pela Universidade Estadual de Campinas – Unicamp.

Bárbara Coutinho Fernandes

Engenheira de Produção. Black Belt na Metodologia *Lean Six Sigma*. Consultora de Melhoria Contínua do Hospital Israelita Albert Einstein. Mestre em Engenharia de Produção pela Universidade Federal de Itajubá.

Bianca Laselva de Sá

Nutricionista Clínica do Centro de Oncologia e Hematologia do Hospital Israelita Albert Einstein. Especialista em Nutrição nas Doenças Crônicas Não Transmissíveis pelo Instituto Israelita de Ensino e Pesquisa Albert Einstein.

Branca Jardini de Freitas

Nutricionista Clínica do Departamento de Pacientes Graves do Hospital Israelita Albert Einstein. Membro da Equipe Multiprofissional de Terapia Nutricional – EMTN – do Hospital Israelita Albert Einstein. Especialista em Nutrição Parenteral e Enteral pela Sociedade Brasileira de Nutrição Parenteral e Enteral – SBNPE/BRASPEN. Residência em Nutrição Hospitalar pela Pontifícia Universidade Católica de Campinas – PUC-Campinas. Pós-graduada em Gestão em Saúde – Faculdade Getulio Vargas.

Bruno de Arruda Bravim

Médico Intensivista do Departamento de Pacientes Graves do Hospital Israelita Albert Einstein. Coordenador Médico de Pós-graduação e Supervisor da Residência Médica em Medicina Intensiva da Faculdade Israelita de Ciências da Saúde Albert Einstein. Título Superior em Anestesiologia – TSA/SBA. Especialista em Anestesiologia pela Sociedade Brasileira de Anestesiologia – SBA/AMB. Especialista em Medicina Intensiva pela Associação de Medicina Intensiva Brasileira – AMIB/AMB.

Camila Diniz

Nutricionista. Analista Sênior de Informática em Saúde. Especialista em Informática em Saúde pelo Instituto EduMed. Especialista em Oncologia Pediátrica pela Universidade Federal de São Paulo – UNIFESP. Especialista em Nutrição Funcional pela VP Consultoria Nutricional.

Colaboradores

Carolina Daher
Nutricionista Clínica do Hospital Israelita Albert Einstein. Educadora do Time de Educação em Diabetes do Hospital Israelita Albert Einstein. Especialista em Nutrição Clínica pelo Centro Universitário São Camilo e pelo GANEP – Nutrição Humana.

Cassio Massashi Mancio
Farmacêutico. Coordenador de Farmácia do Centro Cirúrgico do Hospital Israelita Albert Einstein. Membro da Equipe Multiprofissional de Terapia Nutricional – EMTN – do Hospital Israelita Albert Einstein. Especialista em Farmácia Clínica pelo Instituto de Saúde e Pesquisa do Estado de São Paulo – IPESSP. Especialista em Medicina Farmacêutica pela Universidade Federal de São Paulo – UNIFESP.

Claudia Candido da Luz
Enfermeira. Coordenadora do Time de Terapia Infusional do Hospital Israelita Albert Einstein. Especialista em Cardiologia pelo Instituto do Coração da Universidade São Paulo. Especialista em Administração Hospitalar pela Faculdade de Saúde Pública da Universidade São Paulo. Especialista em Oncologia pela Faculdade de Enfermagem do Hospital Israelita Albert Einstein. Habilitada para Inserção de PICC (Cateter Central de Inserção Periférica) pela SOBETI – Sociedade Brasileira de Terapia Intensiva. Coordenadora da Pós-graduação em Acessos Vasculares e Terapia Infusional da Faculdade do Hospital Israelita Albert Einstein. Membro da Infusion Nurses Society – INS. Membro do Association for Vascular Access – AVA. Integrante do Wocova Global Committee – World Congress Vascular Access.

Claudia Regina Laselva
Enfermeira. Diretora da Unidade Hospitalar Morumbi do Hospital Israelita Albert Einstein. Mestre em Nefrologia pela Universidade Federal de São Paulo – UNIFESP. MBA Executivo em Gestão de Saúde Einstein – INSPER.

Claudia Satiko Takemura Matsuba
Enfermeira Coordenadora Técnico-administrativa da Equipe Multiprofissional de Terapia Nutricional – EMTN – do Hospital do Coração – HCor. Doutoranda em Enfermagem pela Escola de Enfermagem da Universidade de São Paulo – EEUSP. Mestrado em Enfermagem pela Universidade Federal de São Paulo – UNIFESP. MBA Executivo em Saúde pela Fundação Getulio Vargas – FGV. Especialista em Nutrição Parenteral e Enteral pela Sociedade Brasileira de Nutrição Parenteral e Enteral – SBNPE/BRASPEN. Pós-graduação em Enfermagem em Unidade de Terapia Intensiva pela UNIFESP.

Cristiane da Silva Martins
Enfermeira do Time de Terapia Infusional do Hospital Israelita Albert Einstein. Membro da Equipe Multiprofissional de Terapia Nutricional – EMTN – do Hospital Israelita Albert Einstein. Especialista em Terapia Intensiva pelo Instituto Israelita de Ensino e Pesquisa Albert Einstein.

Daisy Mitiko Suzuki Okada
Enfermeira. Especialista em Gerenciamento de Serviços de Enfermagem pela Faculdade de Ciências da Saúde Albert Einstein. Consultora da Divisão de Prática Assistencial, Qualidade, Segurança e Meio Ambiente, na Área de Políticas e Práticas da Sociedade Beneficente Israelita Brasileira Albert Einstein.

Décio Diament
Médico Intensivista do Departamento de Pacientes Graves e da Equipe Multiprofissional de Terapia Nutricional – EMTN – do Hospital Israelita Albert Einstein do Hospital Israelita Albert Einstein. Coordenador do Ambulatório de Hepatites Virais do Instituto de Infectologia Emilio Ribas. Especialista em Medicina Intensiva pela Associação de Medicina Intensiva Brasileira – AMIB. Especialista em Infectologia pela Sociedade Brasileira de Infectologia – SBI. Doutor em Doenças Infecciosas e Parasitárias pela Universidade Federal de São Paulo – UNIFESP.

Drielle Schweiger Freitas Bottairi
Nutricionista Clínica do Departamento de Pacientes Graves do Hospital Israelita Albert Einstein. Especialista em Nutrição nas Doenças Crônicas Não Transmissíveis pelo Instituto Israelita de Ensino e Pesquisa Albert Einstein.

Dyaiane Marques dos Santos
Nutricionista Clínica do Hospital Israelita Albert Einstein. Especialista em Nutrição nas Doenças Crônicas Não Transmissíveis pelo Instituto Israelita de Ensino e Pesquisa Albert Einstein. Pós-graduada em Gestão de Negócios com Ênfase em Marketing pela Escola Superior de Propaganda e Marketing – ESPM.

Ederson Haroldo Pereira de Almeida
Engenheiro de Produção Mecânica. Master Black Belt na Metodologia *Lean Six Sigma*. Gerente de Melhoria Contínua de Processos, GPD e Change Management do Hospital Israelita Albert Einstein. MBA Executivo – INSPER com Extensão Internacional na Filadélfia, PA – EUA.

Fabiana Lucio
Nutricionista Clínica do Centro de Oncologia e Hematologia do Hospital Israelita Albert Einstein. Especialista em Nutrição nas Doenças Renais da Criança e do Adulto pela Universidade Estadual de Campinas – Unicamp.

Fabiano Girade Corrêa
Médico. Coordenador da Equipe Multiprofissional de Terapia Nutricional – EMTN – do Hospital Santa Helena – Rede D'Or. Especialista em Medicina Intensiva pela Associação de Medicina Intensiva Brasileira – AMIB. Especialista em Nutrição Parenteral e Enteral pela Sociedade Brasileira de Nutrição Parenteral e Enteral – SBNPE/BRASPEN. Especialista em Nutrição Clínica pelo GANEP e Nutrologia pela Associação Brasileira de Nutrologia – ABRAN.

Fabio Teixeira Ferracini
Farmacêutico. Coordenador da Farmácia Clínica do Hospital Israelita Albert Einstein. Membro do Instituto para Práticas Seguras no Uso de Medicamentos. Especialista em Administração Hospitalar e Sistemas de Saúde pelo Instituto Paulista de Ensino e Pesquisa. Especialização em Farmácia Clínica pelo Instituto de Ensino e Pesquisa Albert Einstein. MBA em Logística Empresarial pela Fundação Getulio Vargas. Coordenador da Pós-graduação em Farmácia Clínica do Instituto Israelita de Ensino e Pesquisa Albert Einstein.

Felipe Farah Pinheiro Rodrigues
Fisioterapeuta do Departamento de Pacientes Graves do Hospital Israelita Albert Einstein. Especialista em Fisioterapia em Pneumologia pela Universidade Federal de São Paulo – UNIFESP – e Especialista em Administração Hospitalar pela Santa Casa de São Paulo.

Fernanda P. Fernandes dos Anjos
Enfermeira Consultora da Diretoria de Prática Assistencial, Qualidade, Segurança e Meio Ambiente – DPAQSMA – do Hospital Israelita Albert Einstein. Especialista em Gerenciamento dos Serviços de Enfermagem pela Universidade Federal de São Paulo – UNIFESP.

Gabriela Tavares Braga Bisogni
Nutricionista Clínica do Centro de Cirurgia da Obesidade e do Centro de Reabilitação do Hospital Israelita Albert Einstein. Especialista em Obesidade e Cirurgia Bariátrica pelo Centro Integrado de Nutrição e em Gastroenterologia pela Universidade Estadual de Campinas – Unicamp.

Glaucia Amaral Santana
Nutricionista Clínica do Hospital Municipal Dr. Gilson de Cassia Marques de Carvalho – Vila Santa Catarina/Sociedade Beneficente Israelita Brasileira Albert Einstein. Especialista em Nutrição Hospitalar pelo Instituto Israelita de Ensino e Pesquisa Albert Einstein.

Glaucia Fernanda Corrêa Gaetano Santos
Nutricionista Clínica Sênior do Hospital Israelita Albert Einstein. Especialista em Nutrição Humana Aplicada a Prática Clínica pelo Instituto de Metabolismo e Nutrição – IMEN. Especialista em Nutrição Parenteral e Enteral pela Sociedade Brasileira de Nutrição Parenteral e Enteral – SBNPE/BRASPEN. Especialista em Nutrição Clínica pela Associação Brasileira de Nutrição – ASBRAN.

Guilherme de Paula Pinto Schettino
Médico. Diretor do Hospital Municipal Dr. Gilson de Cassia Marques de Carvalho – Vila Santa Catarina/Sociedade Beneficente Israelita Brasileira Albert Einstein. Médico Especialista em Pneumologia e Terapia Intensiva pela Sociedade Brasileira de Pneumologia e Tisiologia e Associação de Medicina Intensiva Brasileira – AMIB. Doutor em Medicina pela Faculdade de Medicina da USP e Pós-doutorado pela Harvard Medical School, Boston, MA, EUA. Especialização em Gestão de Sistemas de Saúde pela Fundação Dom Cabral.

Guilherme Duprat Ceniccola
Nutricionista. Especialista em Nutrição Parenteral e Enteral pela Sociedade Brasileira de Nutrição Parenteral e Enteral – SBNPE/BRASPEN. Mestre em Nutrição Humana pela Universidade de Brasília – UnB. Graduado no Principles and Practice of Clinical Research, Harvard. Doutorando em Nutrição Humana pela UnB. Coordenador da Residência em Nutrição Clínica em Rede da Secretaria de Estado de Saúde do Distrito Federal SES – DF. Membro da Equipe Multiprofissional de Terapia Nutricional – EMTN – do Hospital de Base do Distrito Federal.

Gustavo Daher
Médico Endocrinologista e Clínico Geral. Médico do Programa de Diabetes do Hospital Israelita Albert Einstein. Especialista pela Faculdade de Medicina da Universidade de São Paulo – FMUSP. Membro da Sociedade de Endocrinologia e Metabologia – SBEM – e da European Association for the Study of Diabetes – EASD.

Colaboradores

Ilusca Cardoso de Paula
Médica Assistente da Unidade de Terapia Intensiva – Adultos do Hospital Israelita Albert Einstein e do Hospital Nove de Julho. Nutróloga da Equipe Multiprofissional de Terapia Nutricional – EMTN – do Hospital Israelita Albert Einstein. Especialista em Terapia Intensiva pela Associação de Medicina Intensiva Brasileira – AMIB. Especialista em Nutrologia pela Associação Brasileira de Nutrologia – ABRAN.

Ivens Augusto Oliveira de Souza
Médico. Especialista em Medicina Intensiva pela Associação de Medicina Intensiva Brasileira – AMIB. Especialista em Nutrição Parenteral e Enteral pela Sociedade Brasileira de Nutrição Parenteral e Enteral – SBNPE/BRASPEN. Pós-graduado em Nutrologia pela Associação Brasileira de Nutrologia – ABRAN.

Jacqueline Jéssica de Marchi
Médica. Professora Auxiliar de Ensino no Departamento de Cirurgia da Universidade Federal de Mato Grosso – UFMT. Mestre em Cirurgia, Metabolismo e Nutrição pela Universidade Federal de Mato Grosso – UFMT.

João Carlos de Campos Guerra
Médico Hematologista e Patologista Clínico. Doutor em Medicina pela pela Faculdade de Medicina da Universidade de São Paulo – FMUSP. Responsável pelo Setor de Coagulação do Departamento de Patologia Clínica do Hospital Israelita Albert Einstein – HIAE. Membro do Programa de Hematologia e Transplante de Medula Óssea do HIAE. Representante do Brasil e Vice-Presidente do Grupo Cooperativo Latino-americano de Hemostasia e Trombose (CLAHT). Membro da Diretoria Executiva do Centro de Hematologia de São Paulo – CHSP.

João Manoel Silva Jr
Médico Intensivista do Departamento de Pacientes Graves e da Equipe Multiprofissional de Terapia Nutricional – EMTN – do Hospital Israelita Albert Einstein. Mestre e Doutor em Ciências Médicas pela Universidade de São Paulo – USP. Médico e Diarista da Unidade de Queimados do Instituto Central do Hospital das Clínicas da Faculdade de Medicina de São Paulo – ICHC-FMUSP.

Jorge L. Saraiva dos Santos
Enfermeiro Sênior do Time de Terapia Infusional do Hospital Israelita Albert Einstein.

José Eduardo de Aguilar Nascimento
Médico. Presidente da Sociedade Brasileira de Nutrição Parenteral e Enteral – SBNPE/BRASPEN. Diretor do Curso de Medicina do Centro Universitário de Varzea Grande – UNIVAG, Mato Grosso. Ex-professor Titular do Departamento de Clínica Cirúrgica da Faculdade de Medicina da Universidade Federal de Mato Grosso – UFMT. Doutor e Mestre em Gastroenterologia Cirúrgica pela Universidade Federal de São Paulo – UNIFESP. Pós-doutor pela University of Wisconsin, EUA. Pesquisador Nível 2 do CNPq.

Joyce Kelly Silva Barreto
Fisioterapeuta. Coordenadora do Centro de Simulação Realística do Hospital Israelita Albert Einstein. Especialista em Fisioterapia Cardiopulmonar pela Universidade Federal de São Paulo – UNIFESP.

Juliana Bernardo Barban
Nutricionista. Ex-nutricionista Clínica no Centro de Oncologia e Hematologia do Hospital Israelita Albert Einstein. Especialista em Nutrição Clínica e Terapia Nutricional – GANEP – Nutrição Humana.

Julieta Regina Moraes
Nutricionista Clínica do Departamento de Pacientes Graves do Hospital Israelita Albert Einstein. Especialista em Nutrição Clínica pela Associação Brasileira de Nutrição – ASBRAN. Especialista em Nutrição Parenteral e Enteral pela Sociedade Brasileira de Nutrição Parenteral e Enteral – SBNPE/BRASPEN. Especialista em Nutrição Clínica pelo GANEP – Nutrição Humana. Pós-graduada em Vigilância Sanitária de Alimentos pela Universidade de São Paulo – USP.

Kathucia Franco Ferreira dos Santos
Nutricionista Clínica do Departamento de Pacientes Graves do Hospital Israelita Albert Einstein. Especialista em Nutrição Clínica pela Associação Brasileira de Nutrição – ASBRAN. Especialista em Nutrição Parenteral e Enteral pela Sociedade Brasileira de Nutrição Parenteral e Enteral – SBNPE/BRASPEN. Especialista em Nutrição nas Doenças Crônicas Não Transmissíveis pelo Instituto Israelita de Ensino e Pesquisa Albert Einstein. Especialista em Fisiologia do Exercício pela Universidade Federal de São Paulo – UNIFESP.

Leonardo José Rolim Ferraz
Médico. Gerente do Departamento de Pacientes Graves do Hospital Israelita Albert Einstein. Especialista em Medicina Intensiva pela Associação de Medicina Intensiva Brasileira – AMIB.

Letícia Carvalho Nogueira Sandoval
Nutricionista. Estagiária da Equipe Multiprofissional de Terapia Nutricional – EMTN – do Hospital Israelita Albert Einstein em 2016. Residente Multiprofissional no Cuidado ao Paciente Crítico do Hospital Sírio-Libanês.

Liane Brescovici Nunes de Matos
Médica Nutróloga da Equipe Multiprofissional de Terapia Nutricional – EMTN – do Hospital São Luiz Itaim. Especialista em Medicina Intensiva pela Associação de Medicina Intensiva Brasileira – AMIB. Especialista em Nutrição Parenteral e Enteral pela Sociedade Brasileira de Nutrição Parenteral e Enteral – SBNPE/BRASPEN. Especialista em Nutrologia pela Associação Brasileira de Nutrologia – ABRAN.

Lilian Mika Horie
Nutricionista. Mestre em Ciências pela Faculdade de Medicina da Universidade de São Paulo – FMUSP. Especialista em Nutrição Parenteral e Enteral pela Sociedade Brasileira de Nutrição Parenteral e Enteral – SBNPE/BRASPEN. Especialista em Nutrição Hospitalar pelo Hospital das Clínicas – HC-FMUSP.

Lilian Moreira Pinto
Médica Intensivista do Departamento de Pacientes Graves e da Equipe Multiprofissional de Terapia Nutricional – EMTN – do Hospital Israelita Albert Einstein. Especialista em Terapia Intensiva pela Associação de Medicina Intensiva Brasileira – AMIB. Pós-graduada em Nutrologia pela Associação Brasileira de Nutrologia – ABRAN.

Luci Uzelin
Nutricionista. Coordenadora do Serviço de Alimentação do Hospital Israelita Albert Einstein. MBA em Gastronomia pela Universidade Anhembi Morumbi. Especialista em Nutrição Clínica pelo Centro Universitário São Camilo. Especialista de Nutrição em Cardiologia pela Sociedade de Cardiologia do Estado de São Paulo – SOCESP.

Marcela Peres Rodrigues G. Cinacchi
Nutricionista Clínica dos Ambulatórios de Reabilitação Intestinal, Oncologia e Transplante de Órgãos Sólidos do Hospital Municipal Dr. Gilson de Cassia Marques de Carvalho – Vila Santa Catarina/Sociedade Beneficente Israelita Brasileira Albert Einstein. Especialista em Nutrição Clínica pela Universidade Gama Filho – UGF.

Márcia Tanaka
Nutricionista Clínica do Centro de Oncologia e Hematologia do Hospital Israelita Albert Einstein. Especialista em Nutrição Parenteral e Enteral pela Sociedade Brasileira de Nutrição Parenteral e Enteral SBNPE/BRASPEN. Especialista em Nutrição Clínica pela Associação Brasileira de Nutrição – ASBRAN. Especialista em Oncologia pelo Instituto Israelita de Ensino e Pesquisa Albert Einstein. Especialista em Doenças Cronicodegenerativas pelo Instituto Israelita de Ensino e Pesquisa Albert Einstein.

Maria Claudia Lima
Nutricionista Clínica do Hospital Israelita Albert Einstein. Especialista em Nutrição Clínica e Terapia Nutricional pelo GANEP – Nutrição Humana. Especialista em Nutrição Parenteral e Enteral pela Sociedade Brasileira de Nutrição Parenteral e Enteral SBNPE/BRASPEN.

Maria Lucia Facundo de Souza Saito
Enfermeira. Coordenadora de Enfermagem da Unidade de Gastroenterologia do Hospital Israelita Albert Einstein. Membro da Equipe Multiprofissional de Terapia Nutricional – EMTN – do Hospital Israelita Albert Einstein. Especialista em Gerenciamento em Enfermagem pela Faculdade de Enfermagem – FEHIAE. Especialista em Estomaterapia pela Universidade Estadual de Campinas – Unicamp.

Mariana Jimenez Marcatto Izeppe
Nutricionista Clínica do Hospital Israelita Albert Einstein. Especialista em Nutrição Funcional pela VP Consultoria Nutricional. Especialista em Nutrição Clínica e Terapia Nutricional pelo GANEP – Nutrição Humana.

Mayumi Shima
Nutricionista Clínica Sênior do Departamento de Pacientes Graves do Hospital Israelita Albert Einstein. Membro da Equipe Multiprofissional de Terapia Nutricional – EMTN – do Hospital Israelita Albert Einstein. Especialista em Nutrição Clínica pela Associação Brasileira de Nutrição – ASBRAN e pelo Instituto Central do Hospital das Clínicas – ICHC-FMUSP. Especialista em Nutrição Parenteral e Enteral pela Sociedade Brasileira de Nutrição Parenteral e Enteral – SBNPE/BRASPEN. Especialista em Nutrição Funcional pela VP Consultoria Nutricional.

Melina Gouveia Castro
Médica Nutróloga pela Faculdade de Medicina da Universidade de São Paulo – FMUSP. Doutora em Ciências pela FMUSP. Coordenadora do Curso de Pós-graduação em Terapia Nutricional em Cuidados Intensivos do GANEP – Nutrição Humana. Coordenadora da Equipe Multiprofissional de Terapia Nutricional – EMTN – do Hospital Mário Covas – Faculdade de Medicina do ABC – FMABC. Especialista em Nutrição Parenteral e Enteral pela Sociedade Brasileira de Nutrição Parenteral e Enteral – SBNPE/BRASPEN. Especialista em Nutrologia pela Associação Brasileira de Nutrologia – ABRAN.

Michele Jaures
Enfermeira Gerenciadora de Prática Assistencial do Hospital Israelita Albert Einstein. Especialista em Urgência e Emergência pela Faculdade Israelita de Ciências da Saúde Albert Einstein. Especialista em Gestão de Qualidade em Saúde e Controle de Infecção Hospitalar pela Faculdade Israelita de Ciências da Saúde Albert Einstein.

Michelle Leite Oliveira Salgado
Nutricionista Clínica do Hospital Israelita Albert Einstein. Especialista em Nutrição Funcional pela VP Consultoria Nutricional. Especialista em Nutrição Clínica pelo GANEP – Nutrição Humana.

Moacyr Silva Junior
Médico Infectologista do Hospital Israelita Albert Einstein e da Universidade Federal de São Paulo – UNIFESP. Mestrado em Doenças Infecciosas e Parasitárias pela UNIFESP e Doutorado em Infectologia pela UNIFESP.

Neide Marcela Lucínio
Enfermeira. Coordenadora da Unidade de Terapia Intensiva – Adultos do Departamento de Pacientes Graves do Hospital Israelita Albert Einstein. Especialista em Terapia Intensiva pela Escola de Enfermagem da Universidade de São Paulo – EEUSP.

Neila Maria Marques Negrini
Farmacêutica Bioquímica. Consultora de Riscos Assistenciais e Segurança do Paciente do Hospital Israelita Albert Einstein. Especialista em Farmácia Hospitalar pelo Hospital das Clínicas da Faculdade de Medicina da Universidade de São Paulo – HC-FMUSP – e Farmácia Clínica pelo Instituto Israelita de Ensino e Pesquisa Albert Einstein.

Patricia Horiuchi
Enfermeira Sênior da Clínica Médica do Hospital Israelita Albert Einstein. Membro da Equipe Multiprofissional de Terapia Nutricional – EMTN – do Hospital Israelita Albert Einstein. Especialista em Administração Hospitalar pela Universidade Gama Filho – UGF.

Paula de Carvalho Morelli Oliveira
Nutricionista Clínica do Hospital Israelita Albert Einstein. Especialista em Nutrição Humana Aplicada a Prática Clínica pelo Instituto de Metabolismo e Nutrição – IMEN. Especialista em Nutrição Clínica pela Associação Brasileira de Nutrição – ASBRAN.

Paulo Rosenbaum
Médico Endocrinologista do Centro de Cirurgia da Obesidade e do Centro de Reabilitação do Hospital Israelita Albert Einstein. Mestrado e Doutorado em Endocrinologia pela Universidade Federal de São Paulo – UNIFESP.

Priscila Barsanti de Paula Nogueira
Nutricionista Clínica Sênior da Clínica Médica-Cirúrgica do Hospital Israelita Albert Einstein. Membro da Equipe Multiprofissional de Terapia Nutricional – EMTN – do Hospital Israelita Albert Einstein. Especialista em Nutrição Parenteral e Enteral pela Sociedade Brasileira de Nutrição Parenteral e Enteral – SBNPE/BRASPEN. Especialista em Nutrição nas Doenças Cronicodegenerativas pelo Instituto Israelita de Ensino e Pesquisa Albert Einstein. Especialista em Nutrição Clínica pelo Centro Universitário São Camilo e pela Associação Brasileira de Nutrição – ASBRAN.

Pryscila Bernardo Kiehl
Enfermeira. Coordenadora do Serviço de Atenção Domiciliar e de Enfermagem do Centro de Reabilitação e Telemedicina do Hospital Israelita Albert Einstein. Residência em Clínica Médica-Cirúrgica pela Faculdade Israelita de Ciências da Saúde Albert Einstein. MBA Executivo em Gestão de Saúde Einstein – INSPER.

Rogério Dib
Fisioterapeuta do Departamento de Pacientes Graves e da Equipe Multiprofissional de Terapia Nutricional – EMTN – do Hospital Israelita Albert Einstein. Especialista em Fisiologia do Exercício pela Universidade Federal de São Paulo – UNIFESP. Especialista em Fisioterapia Respiratória – UNIFESP. Especialista em UTI Pediátrica e Neonatal do Hospital das Clínicas da Faculdade de Medicina da Universidade de São Paulo – HC-FMUSP.

Rosana Maria Cardoso
Nutricionista Clínica Sênior do Centro de Diálise do Hospital Israelita Albert Einstein. Especialista em Nutrição em Saúde Pública pela Universidade Federal de São Paulo – UNIFESP. Especialista em Nutrição Clínica pela Associação Brasileira de Nutrição – ASBRAN. Especialista em Nutrição Funcional pela VP Consultoria Nutricional.

Rosana Tiepo Arévalo
Fonoaudióloga. Coordenadora Assistencial Multiprofissional do Centro de Reabilitação do Hospital Israelita Albert Einstein. Mestre em Distúrbios da Comunicação Humana pela Universidade Federal de São Paulo – UNIFESP. Especialista em Voz pelo Centro de Estudos da Voz – CEV/SP e Especialista em Voz pelo Centro de Especialização em Fonoaudiologia – CEFAC-SP.

Roselaine M. C. Oliveira
Nutricionista Consultora da Diretoria de Prática Assistencial, Qualidade, Segurança e Meio ambiente (DPAQSMA) do Hospital Israelita Albert Einstein. Green Belt na Metodologia *Lean Six Sigma*. Especialista em Nutrição em Saúde Pública pela Universidade Federal de São Paulo – UNIFESP. Especialista em Nutrição Clínica pela Universidade de São Paulo – USP, pela Associação Brasileira de Nutrição – ASBRAN – e pelo Centro Universitário São Camilo. Especialista em Nutrição Parenteral e Enteral pela Sociedade Brasileira de Nutrição Parenteral e Enteral – SBNPE/BRASPEN.

Roseny dos Reis Rodrigues
Médica Anestesista e Intensivista. Especialista em Medicina Intensiva. Doutorado na Universidade de São Paulo – USP. Pós-Doc na USP em andamento.

Samir Quaresma
Gastrônomo pelo Centro Universitário Monte Serrat. Chefe de Cozinha do Hospital Israelita Albert Einstein. Especialista em Segurança Alimentar e Gestão de Qualidade pelo Centro Universitário Monte Serrat.

Sandra Regina Perez Jardim Alves de Souza
Nutricionista Sênior do Serviço de Alimentação do Hospital Israelita Albert Einstein. *Lean Belt* na Metodologia *Lean Six Sigma*. Especialista em Nutrição Clínica pelo Centro Universitário São Camilo.

Sergio Paiva Meira Filho
Médico Cirurgião do Grupo de Transplante de Fígado/Intestino do Hospital Israelita Albert Einstein.

Silvana Almeida
Farmacêutica. Especialista de Informações e Segurança de Medicamentos do Hospital Israelita Albert Einstein. Mestre em Ciências da Saúde pela Universidade federal de São Paulo – UNIFESP. Especialista em Farmácia Clínica pelo Instituto Israelita de Ensino e Pesquisa Albert Einstein.

Tatiana Scacchetti
Nutricionista. Coordenadora de Nutrição do Hospital Municipal Dr. Gilson de Cassia Marques de Carvalho – Vila Santa Catarina/ Sociedade Beneficente Israelita Brasileira Albert Einstein. Especialista em Nutrição Clínica pela Associação Brasileira de Nutrição – ASBRAN. Especialista em Nutrição Parenteral e Enteral pela Sociedade Brasileira de Nutrição Parenteral e Enteral – SBNPE/BRASPEN. Especialista em Geriatria e Gerontologia pelo Instituto Israelita de Ensino e Pesquisa Albert Einstein. Especialista em Fisiologia do Exercício pela Universidade Federal de São Paulo – UNIFESP.

Tatiane Ramos Canero
Enfermeira. Black Belt na Metodologia *Lean Six Sigma*. Gerente de Apoio Assistencial e Fluxo do Paciente do Hospital Israelita Albert Einstein. Especialista em Enfermagem em Cuidados Intensivos e Gestão da Qualidade em Saúde – FEHIAE, cursou Epidemiologia Hospitalar no Programa de Educação Continuada para Executivos na Fundação Getulio Vargas, cursando MBA Executivo em Gestão de Saúde Einstein – INSPER.

Thais Eliana Carvalho Lima
Nutricionista do Hospital Israelita Albert Einstein. Especialista em Nutrição nas Doenças Crônicas Não Transmissíveis pelo Instituto Israelita de Ensino e Pesquisa Albert Einstein. Docente do Curso de Pós-graduação em Nutrição Hospitalar do Instituto Israelita de Ensino e Pesquisa Albert Einstein.

Thais Ioshimoto

Médica Geriatra. Coordenadora do Programa de Residência Médica em Geriatria do Hospital Israelita Albert Einstein. Especialista em Geriatria pela Sociedade Brasileira de Geriatria e Gerontologia – SBGG. Especialista em Nutrologia pela Associação Brasileira de Nutrologia – ABRAN.

Thiago Gonzalez Barbosa-Silva

Médico Mastologista e Cirurgião Geral. Mestre e Doutorando em Epidemiologia pela Universidade Federal de Pelotas – UFPel. Professor da Faculdade de Medicina da Universidade Católica de Pelotas – UCPel. Membro do Grupo de Estudos em Composição Corporal e Nutrição – COCONUT.

Vanessa A. C. Ramis Figueira

Nutricionista Clínica Sênior. Green Belt na Metodologia *Lean Six Sigma*. Responsável Técnica pelo Lactário, Banco de Leite Humano e Dietas Enterais do Hospital Israelita Albert Einstein. Membro da Equipe Multiprofissional de Terapia Nutricional – EMTN – do Hospital Isaraelita Albert Einstein. Especialista em Nutrição Clínica pela Associação Brasileira de Nutrição – ASBRAN e pelo Centro Universitário São Camilo. Especialista em Nutrição Parenteral e Enteral pela Sociedade Brasileira de Nutrição Parenteral e Enteral – SBNPE/BRASPEN.

Vivian Serra da Costa

Nutricionista Clínica do Hospital Israelita Albert Einstein. Especialista em Nutrição nas Doenças Crônicas Não Transmissíveis pelo Instituto Israelita de Ensino e Pesquisa Albert Einstein. Especialista em Gerontologia pelo Hospital das Clínicas da Faculdade de Medicina da Universidade de São Paulo – HC-FMUSP.

Dedicatória

Dedicamos esta obra aos nossos pais,
Ataliba Fraga e Esmeralda Telles Fraga (*in memoriam*);
Manoel José Toledo Neto e Maria Lucia Oliveira Toledo;
Jair Sebastião de Figueiredo (*in memoriam*) e
Nilma Maria de Almeida Figueiredo.

Agradecemos pela nossa formação, estímulo,
direcionamento e dedicação em todas as fases de nossas
vidas, sem os quais não seríamos o que somos hoje.

Com todo nosso amor e gratidão.

Silvia Maria Fraga Piovacari
Diogo Oliveira Toledo
Evandro José de Almeida Figueiredo

Agradecimentos

Agradecemos ao Hospital Israelita Albert Einstein, pela oportunidade de realização deste sonho, contribuindo com a prática de terapia nutricional em nosso país, aos nossos líderes Claudia Laselva, Claudio Lottenberg, Guilherme Schettino, Leonardo Rolim Ferraz, Luiz Vicente Rizzo, Miguel Cendoroglo Neto e Sidney Klajner, pelo apoio, incentivo e confiança incondicional, a EMTN, equipe de nutrição e equipe assistencial, pelo convívio e aprendizado diário.
Toda nossa admiração e respeito por nossos competentes amigos que dedicaram tempo colaborando brilhantemente na elaboração dos capítulos.
E, finalmente, aos pacientes, nossos maiores motivadores que impulsionaram a concretização desta obra.

Prefácio

Não é preciso ser um profissional da saúde para saber da importância da nutrição. Adequada, ela favorece a vida saudável; inadequada, é potencial causadora ou agravadora de doenças. Sua relevância cresce quando olhamos o tema na perspectiva de um ambiente hospitalar. O cuidado com a nutrição é fator-chave para a qualidade da assistência e para a segurança do paciente. Por quê? Porque, ao lado do problema que levou o indivíduo ao hospital, a desnutrição pode se tornar um adversário adicional, gerador de uma ampla gama de efeitos indesejáveis: maior tempo de internação, fragilização do sistema imunológico, maiores riscos de complicações cirúrgicas, de infecções, de lesões por pressão e de mortalidade, entre outros. Em idosos e pacientes críticos, esses riscos aumentam exponencialmente. Adversa para o paciente, a desnutrição, com suas consequências, tem outro grave efeito colateral: ajuda a inflar os já elevados custos da saúde.

É uma combinação de fatores que joga contra tudo o que preconiza o *Triple Aim*, conceito desenvolvido pelo Institute for Healthcare Improvement que vem inspirando o redesenho de sistemas de saúde em todo o mundo, alicerçado em três eixos: qualidade da assistência, redução dos custos *per capita* e melhoria da saúde populacional. Este livro é uma valiosa contribuição a quem quiser fazer da terapia nutricional um elemento impulsionador desses eixos.

Os editores – a nutricionista Silvia Maria Fraga Piovacari e os médicos Diogo Oliveira Toledo e Evandro José de Almeida Figueiredo, todos membros da Equipe Multiprofissional de Terapia Nutricional do Einstein – foram muito felizes na seleção dos temas e dos autores convidados. O resultado é uma obra com vocação para se tornar um manual de consulta diária das equipes multidisciplinares.

Ao longo de suas páginas, o leitor encontrará informações valiosas sobre as indicações e boas práticas na área de terapia nutricional, com conteúdos que mostram como explorar os recursos e ferramentas nutricionais em favor do paciente. Terapia nutricional contribui para melhorar o desfecho clínico, minimizar complicações, reduzir o tempo de internação e evitar reinternações. E, evidentemente, é fundamental no tratamento dos distúrbios nutricionais, como desnutrição, fraqueza adquirida em UTI e sarcopenia. Além disso, temos o fator custo, que não pode ser ignorado: estudo realizado com pacientes adultos de 25 hospitais brasileiros demonstra que o custo diário de um paciente mal nutrido pode ser até 60% maior!

Além da qualidade dos conteúdos, em que especialistas compartilham seus conhecimentos e experiências, um aspecto importante desta obra é a abrangência dos temas, cobrindo as múltiplas faces dos cuidados nutricionais: da triagem para identificar pacientes em risco nutricional já na admissão até o seu acompanhamento pela Equipe Multiprofissional de Terapia Nutricional, composta por profissionais especializados na área, como nutricionistas, médicos, enfermeiros, farmacêuticos, fonoaudiólogos e fisioterapeutas; das ferramentas de monitoramento aos indicadores de qualidade e processos de melhoria contínua; da importância do desenvolvimento de protocolos para uniformizar as condutas e auxiliar a tomada de decisão à beira do leito até o plano de alta para a continuidade dos cuidados, seja por meio de assistência domiciliar ou mecanismos de telemedicina e teleconsulta.

Uma revisão sistemática de 66 publicações latino-americanas envolvendo mais de 29 mil pacientes de 12 países (Correia MITD e cols., 2016) apontou um cenário de contornos graves: de 40 a 60% dos pacientes adultos apresentam desnutrição já no momento da admissão hospitalar. Outro estudo – o Inquérito Brasileiro de Avaliação Nutricional Hospitalar, promovido pela Sociedade Brasileira de Nutrição Parenteral e Enteral, que avaliou 4 mil pacientes da rede pública nos vários estados brasileiros e no Distrito Federal – revelou um índice de desnutrição de 48,1% entre os pacientes internados, sendo 12,6% desnutridos graves.

É verdade que o problema da desnutrição hospitalar não é exclusividade do Brasil ou da América Latina. Ela acontece em outros lugares, inclusive nos países desenvolvidos. O fato é que lá como aqui, a terapia nutricional, esse importante eixo dos cuidados ao paciente, tem sido negligenciada, impondo a todos um mesmo e evidente desafio: mudar esse contexto em prol da qualidade da assistência, da segurança do paciente e, pelos benefícios que ela aporta, também da otimização dos recursos dedicados à saúde. Este livro é um importante aliado de quem estiver disposto a fazê-lo.

Dr. Claudio Lottenberg
Presidente do Conselho Deliberativo da
Sociedade Beneficente Israelita Brasileira Albert Einstein

Introdução

TRIPLE AIM – CONCEITO DE VALOR NA SAÚDE

O termo *Triple Aim*, traduzido como "triplo objetivo" ou "tripla meta", foi primeiramente descrito em 2008 por Donald Berwick. Naquela ocasião, o sistema de saúde dos Estados Unidos passava por grandes questionamentos e era clara a necessidade de mudanças, especialmente para controlar seus custos crescentes e para entregar uma melhor qualidade de assistência. Assim, o *Triple Aim* serviria como a base para organizações e comunidades para navegar com sucesso a transição de um foco em prestar serviços de saúde para otimizar a saúde de indivíduos e populações.

O Institute for Healthcare Improvement (IHI) nos últimos 20 anos vem trabalhando na disseminação e inovação de ideias em assistência médica. Ao propor o *Triple Aim*, Berwick destacava que "a melhoria do sistema de saúde dos Estados Unidos exige a busca simultânea de três objetivos:
- Melhorar a experiência dos cuidados – prestar uma assistência que seja efetiva, segura e confiável a cada paciente, sempre;
- Melhorar a saúde das populações, alcançando comunidades e organizações, enfocando a prevenção e o bem-estar, controlando-se as condições crônicas;
- Reduzir os custos *per capita* dos cuidados de saúde."

O conceito de "valor" em saúde

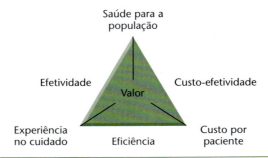

Essa busca pelos três objetivos é desafiada constantemente pelas estratégias das instituições de saúde que estão, em sua grande maioria, voltadas para atender a um objetivo ou, no máximo, dois desses objetivos, gerando um impasse estratégico.

Para os hospitais, isso é ainda mais desafiador, pois a dinâmica de mercado e o incentivo de pagamento são inteiramente voltados para uma ocupação intensiva dos leitos e da realização de cirurgias de complexidade. Os hospitais acreditam que podem proteger melhor os lucros protegendo e aumentando suas receitas. Embora os ganhos de eficiência operacional possam ajudar, outras eficiências sistêmicas que reduzem as receitas ou taxas de ocupação podem ser ameaças ao seu resultado.

Assim, haveria grande necessidade de decisão política para a implementação da estrutura do *Triple Aim*. Para os autores, a efetiva execução do *Triple Aim* exigiria três movimentos:

1. Reconhecimento de uma população como unidade de preocupação;
2. Políticas externas que estabeleçam limites (como um limite orçamentário total);
3. Existência de um "integrador" capaz de concentrar e coordenar serviços para ajudar a população em todas as três dimensões de uma só vez.

Essas mudanças e os primeiros relatos de instituições implementando a estrutura começaram a surgir nos últimos anos, especialmente a partir de 2010, com a implementação das reformas do sistema de saúde dos Estados Unidos através da aprovação de um conjunto de leis, o "Patient Protection and Affordable Care Act (ACA)", também conhecido como Obamacare.

Uma das organizações que adotou essa estrutura e obteve destaque é um sistema de saúde, a Bellin Health, nos Estados Unidos. Evoluiu de um sistema de saúde que começou atendendo uma população restrita, desenvolveu novas habilidades ao longo do tempo, expandiu o seu trabalho *Triple Aim* para incluir novas populações e, eventualmente, formou um grupo com todos os *stakeholders* abrangendo uma população regional.

A Bellin estabeleceu um portfólio de projetos de *Triple Aim* com o objetivo geral de oferecer serviços em escala para atender às necessidades de seus próprios funcionários e também criou um sistema de aprendizagem organizacional para apoiar essa atividade. Com base no sucesso do trabalho com sua própria população de funcionários, a Bellin Health lançou uma nova linha de negócios que fornecia esses serviços a outros empregadores em toda a comunidade. Para aqueles que utilizam sua linha completa de produtos, os serviços da Bellin incluem um plano de saúde, avaliação individual e gestão de riscos de saúde, atendimentos locais, incentivos para o bem-estar e serviços preventivos. Assim, a Bellin reduziu os custos totais de cuidados de saúde em 21% para outros empregadores que usam seus serviços. Além de trabalhar com essas populações, a Bellin Health passou a entender que tem um papel a desempenhar na melhoria da saúde da comunidade e, portanto, deve se associar a outras organizações para lidar com os determinantes mais amplos da saúde.

Assim como nos Estados Unidos, várias organizações de saúde pelo mundo vêm adotando o modelo *Triple Aim* e desenvolvendo suas experiências de sucesso.

No Brasil, o Hospital Israelita Albert Einstein foi o pioneiro na adoção e estabeleceu o *Triple Aim* como conjunto de princípios e objetivos estratégicos do Sistema Einstein de Qualidade em 2014. Isso fez com houvesse um realinhamento de seus projetos e casos de sucesso passaram a acontecer. Eles estão apresentados em diferentes publicações, mas em especial no livro "Buscando o *Triple Aim* na Saúde" – Editora Atheneu, 2016.

Um bom exemplo dessa iniciativa é o projeto Parto Adequado desenvolvido pela Agência Nacional de Saúde Suplementar (ANS), o Hospital Israelita Albert Einstein (HIAE) e o Institute for Healthcare Improvement (IHI), com o apoio do Ministério da Saúde. Tem o objetivo de identificar modelos inovadores e viáveis de atenção ao parto e nascimento, que valorizem o parto normal e reduzam o porcentual de cesarianas desnecessárias na saúde suplementar. Essa iniciativa visa ainda oferecer às mulheres e aos bebês o cuidado certo, na hora certa, ao longo da gestação, durante todo o trabalho de parto e pós-parto, considerando a estrutura e o preparo da equipe multiprofissional, a medicina baseada em evidências e as condições socioculturais e afetivas da gestante e família

A taxa média de cesáreas no conjunto de hospitais que fazem parte do Projeto Parto Adequado continua em queda e um balanço divulgado em 2016 mostra que, em maio, os estabelecimentos atingiram o índice de 37,5% de partos normais ante 62,5% de partos cirúrgicos entre a população-alvo da iniciativa.

À medida que utiliza-se cada vez mais intensamente o *Triple Aim*, passa-se a enfrentar uma variedade de outros dilemas e desafios, incluindo força de trabalho, novos projetos de cuidados, acesso e análise de dados populacionais, colaboração entre setores, modelos de pagamento em nível populacional, entre outros. Mas essa é uma jornada sem volta.

Sidney Klajner
Presidente da Sociedade Beneficente Israelita Brasileira Albert Einstein.
Cirurgião do Aparelho Digestivo pela Faculdade de Medicina
da Universidade de São Paulo – USP
Mestre em Cirurgia pela Faculdade de Medicina da Universidade de São Paulo.

Miguel Cendoroglo Neto
Diretor Superintedente e Diretor Técnico do Hospital Israelita Albert Einstein.
Livre-docente pela Universidade Federal de São Paulo.
Adjunct Assistant Professor at the Division of Nephrology,
Tufts School of Medicine, Boston, MA.

Paulo Marcelo Zimmer
Médico Especialista em Clínica Médica e Terapia Intensiva.
Gerente Médico da Unidade Avançada Perdizes – Higienópolis e
Unidade Avançada Alphaville da
Sociedade Beneficente Israelita Brasileira Albert Einstein.

Leitura recomendada

Berwick DM, Nolan TW, Whittington J. The triple aim: care, health, and cost. Health Aff (Millwood). 2008; 27(3):759-769.

Whittington JW, Nolan K, Lewis N, Torres T. Pursuing the Triple Aim: The first seven years. Milbank Quarterly. 2015; 93(2):263-300.

Bisognano M, Kenney C. Buscando o Triple AIM na saúde. Atheneu, 2015.

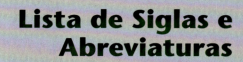

Lista de Siglas e Abreviaturas

Aa	Aminoácidos
AACR	Aminoácidos de Cadeia Ramificada
ABC	*Active Body Control Program* (Programa de Controle de Corpo Ativo)
ACERTO	Aceleração da Recuperação Total Pós-Operatória
ACTH	Hormônio Adrenocorticotrófico
AD	Atenção Domiciliar
ADA	*American Dietetic Association* (Associação Americana de Dietética)
AEC	Água Extracelular
AF	Ângulo de Fase
AGCC	Ácidos Graxos de Cadeia Curta
AIC	Água Intracelular
AINEs	Anti-inflamatórios Não-esteroides
AJ	Altura do Joelho
ALT	Alanina Aminotransferase
Alt	Altura
AMB	Área Muscular do Braço
AMB	Associação Médica Brasileira
AMIA	*American Medical Informatics Association* (Associação Americana de Informática Médica)
ANS	Agência Nacional de Saúde
ANVISA	Agência Nacional de Vigilância Sanitária
APACHE	*Acute Physiology and Chronic Health Disease Classification System* (Sistema de Classificação de Fisiologia Aguda e Doenças Crônicas)
ASA	*American Society Anesthesiologists* (Sociedade Americana de Anestesiologistas)
ASC	Área de Superfície Corporal
ASG	Avaliação Subjetiva Global
ASGE	*American Society for Gastrointestinal Endoscopy* (Sociedade Americana de Gastroenterologia Endoscópica)

ASG-PPP	Avaliação Subjetiva Global Produzida pelo Próprio Paciente
ASPEN	*American Society for Parenteral and Enteral Nutrition* (Sociedade Americana de Nutrição Parenteral e Enteral)
ASP	Aspartato Aminotransferase
ATB	Antibiótico
ATP III	*Adult Treatment Panel* (Painel de Tratamentos para Adultos)
BAPEN	*British Association of Parenteral and Enteral Nutrition* (Associação Britânica de Nutrição Parenteral e Enteral)
BIA	Bioimpedância Elétrica
BG	Banda Gástrica Ajustável
BGYR	Gastroplastia em Y de *Roux*
BIG	Balão Intragástrico
BN	Balanço Nitrogenado
BodPod	Pletismografia por Deslocamento de Ar
BPANE	Boas Práticas de Administração da Nutrição Enteral
BPPNE	Boas Práticas de Preparo da Nutrição Enteral
BRASPEN	Sociedade Brasileira de Nutrição Parenteral e Enteral
BCS	*Balanced Scorecards* (Indicadores Balanceados de Desempenho)
BSG	*British Society of Gastroenterology* (Sociedade Britânica de Gastroenterologia)
BTF	Bilirrubinas Direta, Indireta e Total
Ca	Cálcio
CA	Circunferência Abdominal
CB	Circunferência do Braço
CBM	Cirurgia Bariátrica e Metabólica
C Café	Colher de Café
C Chá	Colher de Chá
C. Difficile	*Clostridium Difficile*
CDC	*Centers for Diseases Control and Prevention* (Centros de Controle e Prevenção de Doenças)
CFM	Conselho Federal de Medicina
CFN	Conselho Federal de Nutricionistas
CH	Concha
CHO	Carboidrato
CI	Calorimetria Indireta
Cl	Cloro
CMB	Circunferência Muscular do Braço
CMC	Clínica Médica Cirúrgica
CO_2	Gás Carbônico
COX 1	*Ciclo-oxigenase*
CP	Circunferência da Panturrilha
CP	Copo

CRRT	*Continuous Renal Replacement Therapies* (Terapia de Substituição Renal Contínua)
CSB	Colher de Sobremesa
CSP	Colher de Sopa
CSR	Centro de Simulação Realística
CTIA	Centro de Terapia Intensiva Adultos
CVC	Cateter Venoso Central
DBP	Derivação Biliopancreática de Scopinaro
DCT	Dobra Cutânea Tricipital
DCSE	Dobra Cutânea Subescapular
DECH	Doença de Enxerto contra o Hospedeiro
DEXA	*Dual-energy X-ray Absorptiometry* (Absormetria Radiológica de Dupla Energia)
DHA	Ácido Docosa-hexaenoico
DITEN	Diretrizes Brasileiras em Terapia Nutricional
DM	Diabetes Mellitus
DMAIC	*Define, Measure, Analyze, Improve, Control* (Definição, Medição, Análise, Aperfeiçoamento, Controle)
DPOC	Doença Pulmonar Obstrutiva Crônica
DRGE	Doença do Refluxo Gastroesofágico
DRIs	*Dietary Reference Intakes* (Consumo Dietético de Referência)
DS	*Duodenal Switch*
E	Estatura
EA	Evento Adverso
EC	Efeitos Colaterais
ECA	Enzima Conversora da Angiotensina
ECG	Ecocardiograma
ECMO	*Extracorporeal Membrane Oxygenation* (Oxigenação por Membrana Extracorpórea)
EL	Emulsão de Lipídeo
EMTN	Equipe Multiprofissional de Terapia Nutricional
EP	Excesso de Peso
EPA	Ácido Eicosapentaenoico
EPa-NIC	*Impact of Early Parenteral Nutrition Completing Enteral Nutrition in Adult Critically Ill Patients* (Impacto da Nutrição Parenteral Precoce Completando a Nutrição Enteral em Pacientes Adultos Críticos)
EPIs	Equipamentos de Proteção Individual
EPUAP	*European Pressure Ulcer Advisory Panel* (Painel Consultivo Europeu de Úlceras por Pressão)
ERAS	*Enhanced Recovery After Surgery* (Melhoria da Recuperação Pós-cirúrgica)
ESC	Escumadeira
ESPEN	*European Society for Parenteral and Enteral Nutrition* (Sociedade Europeia de Nutrição Parenteral e Enteral)

EUA	Estados Unidos da América
EUGMS	*European Union Geriatric Medicine Society* (Sociedade de Medicina Geriátrica da União Europeia)
FA	Fosfatase Alcalina
Fe	Ferro
FI	Falência Intestinal
FIC	Falência Intestinal Crônica
FODMAPs	*Fermentable, Oligosaccharides, Disaccharides, Monosaccharides e Polyols* (Fermentáveis, Oligossacarídeos, Dissacarídeos, Monossacarídeos e Polióis)
FOS	Frutooligossacarídeos
FPP	Força de Preensão Palmar
Fr	*French* (Francês)
FR	Frequência Respiratória
FT	Fatia
GAEFE	Grupo de Atenção à Estomias e Feridas
Gama GT	Gama Glutamil Transpeptidase
Gastro	Gastroenterologia
GDH	Enzima Imunoensaio para Glutamato Desidrogenase
GEB	Gasto Energético Basal
GEP	Gastrostomia Endoscópica Percutânea
GER	Gasto Energético de Repouso
GET	Gasto Energético Total
GGT	Gamaglutamil Transferase
GH	Hormônio do Crescimento
GJEP	Gastrojejunostomia Endoscópica Percutânea
GLU	Ácido Glutâmico
GMS	Glutamato Monossódico
GOS	Galactooligossacarídeos
GV	Gastrectomia Vertical
Hb	Hemoglobina
HbAlc	Hemoglobina Glicada
HBE	Harris Benedict *Equation* (Equação de Harris Benedict)
HD	Hemodiálise
HIAE	Hospital Israelita Albert Einstein
HIV	*Human Immunodeficiency Virus* (Vírus da Imunodeficiência Humana)
HMB	Beta-hidroxi-metil-beta-butirato
Ht	Hematócrito
HU	*Hounsfield Unit* (Unidade de Hounsfield)
I	Idade
IAM	Infarto Agudo do Miocárdio
IBRANUTRI	Inquérito Brasileiro de Avaliação Nutricional Hospitalar

Lista de Siglas e Abreviaturas

IC	Insuficiência Cardíaca
IDR	Ingestão Dietética de Referência
IECAs	Inibidores da Enzima Conversora de Angiotensina
IL-6	Interleucina 6
IMAO	Inibidores da Monoamina Oxidase
IMC	Índice de Massa Corporal
IMMA	Índice de Massa Muscular Esquelética Apendicular
INR	*International Normalized Ratio* (Razão Normalizada Internacional)
IOM	*Institute of Medicine* (Instituto de Medicina)
IQTN	Indicadores de Qualidade em Terapia Nutricional
IRA	Insuficiência Renal Aguda
IRC	Insuficiência Renal Crônica
ISRS	Inibidores Seletivos da Recaptação da Serotonina
JCAHCO	*Joint Commission on Acreditation of Health Care Organization*
JCI	*Joint Commission International*
JEP	Jejunostomia Endoscópica Percutânea
JEPD	Jejunostomia Endoscópica Percutânea Direta
JIT	*Just in Time* ("Na Hora Certa")
K	Potássio
LP	Lesão por Pressão
MAN	Mini Avaliação Nutricional
MAO	Monoamina Oxidase
Mg	Magnésio
MIF	Medida de Independência Funcional
MLG	Massa Livre de Gordura
MME	Massa Muscular Esquelética
MMSS	Membros Superiores
MRS	*Medical Research Council* (Conselho de Pesquisa Médica)
MS	Ministério da Saúde
MSJ	Mifflin-St Jeor *Equation* (Equação de Miffin-St Jeor)
MST	*Malnutrition Screening Tool* (Instrumento de Triagem de Desnutrição)
MUFA	*Monounsaturated Fatty Acids* (Ácidos Graxos Monoinsaturados)
MUST	*Malnutrition Universal Screening Tool* (Instrumento Universal de Triagem de Desnutrição)
NCEP 2000	*National Cholesterol Education Program* (Programa Nacional de Educação em Colesterol)
Na	Sódio
NE	Nitrogênio Excretado
NE	Nutrição Enteral
NHANES III	*National Health Nutrition Examination Survey* (Pesquisa Nacional de Avaliação da Saúde e Nutrição)

NHS	*National Health Service* (Serviço Nacional de Saúde)
NI	Nitrogênio Ingerido
NICE	*National Institute for Health and Clinical Excellence* (Instituto Nacional de Saúde e Excelência Clínica)
NO	Óxido Nítrico
NOS	Óxido Nítrico Sintetase
NP	Nutrição Parenteral
NPT	Nutrição Parenteral Total
NPUAP	*National Pressure Ulcer Advisory Panel* (Painel Consultivo Nacional de Úlceras por Pressão)
NPSF	*National Patient Safety Foundation* (Programa Nacional de Segurança do Paciente)
NRI	*Nutritional Risk Index* (Índice de Risco Nutricional)
NRS-2002	*Nutrition Risk Screening* (Triagem de Risco Nutricional)
NSW	*Nutrition Screening Week* (Semana de Triagem Nutricional)
NV	Náusea e Vômito
NUTRIC	*Nutrition Risk in Critically Ill* (Risco Nutricional em Pacientes Críticos)
O_2	Oxigênio
OBS	Observação
OMS	Organização Mundial da Saúde
P	Fósforo
P	Peso
PA	Pará
PA	Peso Atual
PA	Pressão Arterial
PAC	Pneumonia Adquirida na Comunidade
PAV	Pneumonia Associada à Ventilação
PCR	Proteína C-reativa
PDCA	Planejar, Executar, Verificar e Atuar
PE	Pressão Expiratória
PEEP	*Positive End-expiratory Pressure* (Pressão Expiratória Final Positiva)
PEP	Perda de Excesso de Peso
PH	Peso Habitual
PI	Peso Ideal
PI	Pressão Inspiratória
PIA	Pressão intra-abdominal
PICC	*Peripherally Inserted Central Venous Catheter* (Cateter Venoso Central de Inserção Periférica)
PINI	*Prognostic Inflammatory and Nutritional Index* (Índice de Prognóstico Inflamatório e Intestinal)
PO	Pós-operatório
PP	Perda de Peso

Lista de Siglas e Abreviaturas

PPPIA	*Pan Pacific Pressure Injury Alliance* (Aliança Pacífica de Lesões por Pressão)
PTH	Paratormônio
ptn	Proteína
QFCA	Questionário de Frequência do Consumo Alimentar
QR	Quociente Respiratório
R	Resistência
RAFS II	*Risk Assessment for Falls Scale II* (Avaliação de Risco para Queda Escala II)
RCQ	Relação Cintura-Quadril
RDA	*Recommended Dietary Allowances* (Recomendações Nutricionais)
RDC	Resolução da Diretoria Colegiada
RES	Registro Eletrônico de Saúde
RG	Refluxo Gástrico
RI	Reabilitação Intestinal
RM	Ressonância Magnética
RNI	Razão Normalizada Internacional
SARA	Síndrome da Angústia Respiratória Aguda
SDCA	Padronizar, Executar, Verificar, Atuar
SF	Sistema Fechado
SI	Sem Informação
SIBO	Supercrescimento Bacteriano Intestinal
SIC	Síndrome do Intestino Curto
SIDA	Síndrome da Imunodeficiência Adquirida
SNE	Sonda Nasoenteral
SNG	Sonda Nasogástrica
Sobende	Associação Brasileira de Enfermagem em Dermatologia
Sobest	Associação Brasileira de Estomaterapia
SOFA	*Sequential Organ Failure Assessment* (Avaliação de Falha Orgânica Sequencial)
SRO	Solução de Reidratação Oral
STRATIFY	*Scale for Identifying Fall Risk Factors* (Escala para Identificar Fatores de Risco de Queda)
SUS	Sistema Único de Saúde
T4	Tiroxina
TC	Tomografia Computadorizada
TCL	Triglicerídeos de Cadeia Longa
TCM	Triglicerídeos de Cadeia Média
TCTH	Transplante de Células Tronco Hematopoiéticas
TGI	Trato Gastrointestinal
TGO	Transaminase Glutâmico-oxalacética
TGP	Transaminase Glutâmico-pirúvica
TMO	Transplante de Medula Óssea

TN	Terapia Nutricional
TND	Terapia Nutricional Domiciliar
TNE	Terapia Nutricional Enteral
TNED	Terapia Nutricional Enteral Domiciliar
TNO	Terapia Nutricional Oral
TNP	Terapia Nutricional Parenteral
TNPC	Terapia Nutricional Parenteral Central
TNPD	Terapia Nutricional Parenteral Domiciliar
TNPP	Terapia Nutricional Parenteral Periférica
TOC	*Theory of Constraints* (Teoria das Restrições)
Tp	Temperatura
TP	Tempo de Protrombina
TPmax	Temperatura Máxima
TPS	Sistema Toyota de Produção
TQM	*Total Quality Management* (Gestão de Qualidade Total)
TSH	Hormônio Tireoestimulante
TTPa	Tempo de Tromboplastina Parcial Ativada
TxI	Transplante de Intestino
TxMv	Transplante Multivisceral
UAN	Unidade de Alimentação e Nutrição
UND	Unidade
US	Ultrassom
UTI	Unidade de Terapia Intensiva
Ve	Volume-minuto Expirado
VET	Valor Energético Total
VIG	Velocidade de Infusão de Glicose
VLDL	*Very Low Density Lipoprotein* (Lipoproteína de Densidade Muito Baixa)
VM	Ventilação Mecânica
VO	Via Oral
VO$_2$	Volume de Oxigênio
VRG	Volume Residual Gástrico
Vt	Volume-minuto
Xc	Reactância
XC	Xícara
WHO	*World Health Organization* (Organização Mundial da Saúde)
5W	*Who, What, Why, When, Where* (Quem, O que, Por quê, Quando, Onde)

Sumário

PARTE 1: LEGISLAÇÃO, *1*

1 Legislação, Como Montar uma EMTN, *3*
   Diogo Oliveira Toledo
   Evandro José de Almeida Figueiredo
   Guilherme de Paula Pinto Schettino
   Silvia Maria Fraga Piovacari

PARTE 2: TRIAGEM, AVALIAÇÃO E MONITORAMENTO, *11*

2 Triagem e Avaliação Nutricional, *13*
   Ana Paula Noronha Barrére
   Lilian Mika Horie
   Priscila Barsanti de Paula Nogueira
   Roselaine M. C. Oliveira
   Silvia Maria Fraga Piovacari

3 Metas Nutricionais: Calórica, Proteica e Hídrica, *57*
   Fabiano Girade Corrêa
   Mayumi Shima
   Tatiana Scacchetti
   Diogo Oliveira Toledo

4 Monitoramento da Terapia Nutricional Enteral, *67*
   Vanessa A. C. Ramis Figueira
   Dyaiane Marques dos Santos
   Ilusca Cardoso de Paula

5 Monitoramento Laboratorial em Pacientes com Terapia Nutricional Parenteral, *75*
   Maria Claudia Lima
   João Manoel Silva Jr
   Ivens Augusto Oliveira de Souza

6 Avaliação da Composição Corporal, *81*
   Ana Paula Noronha Barrére
   Branca Jardini de Freitas
   Lilian Mika Horie
   Thiago Gonzalez Barbosa-Silva

PARTE 3: TERAPIA NUTRICIONAL ENTERAL: CONCEITOS E BASES, 91

7 Indicação, 93
Diogo Oliveira Toledo
Lilian Moreira Pinto
Priscila Barsanti de Paula Nogueira

8 Vias de Acesso, 99
Maria Lucia Facundo de Souza Saito
Lilian Moreira Pinto
Claudia Regina Laselva

9 Complicações, 105
Glaucia Fernanda Corrêa Gaetano Santos
Décio Diament
Claudia Satiko Takemura Matsuba
Silvia Maria Fraga Piovacari

10 Formulações, 117
Vanessa Ramis Figueira
Silvia Maria Fraga Piovacari
Letícia Carvalho Nogueira Sandoval

11 Administração, 137
Ana Maria Cavalheiro
Patricia Horiuchi
Maria Lucia Facundo de Souza Saito

PARTE 4: TERAPIA NUTRICIONAL PARENTERAL: CONCEITOS E BASES, 141

12 Indicação, 143
Melina Castro
Diogo Oliveira Toledo
Evandro José de Almeida Figueiredo

13 Terapia Infusional e Nutrição Parenteral, 149
Claudia Candido da Luz
Claudia Regina Laselva
Jorge L. Saraiva dos Santos
Lilian Moreira Pinto

14 Complicações, 159
Melina Gouveia Castro
Evandro José de Almeida Figueiredo
Liane Brescovici Nunes de Matos

15 Prescrição e Formulações, 169
Silvana Almeida
Ana Lucia Potenza
Ivens Augusto Oliveira de Souza
Mayumi Shima

16 Administração, 181
Cristiane da Silva Martins
Neide Marcela Lucínio
Maria Lucia Facundo de Souza Saito
Liane Brescovici Nunes de Matos

PARTE 5: **PROTOCOLOS**, *187*

17 **Progressão de Terapia Nutricional Enteral,** *189*
Branca Jardini de Freitas
Mayumi Shima
Silvia Maria Fraga Piovacari

18 **Desmame da Terapia Nutricional Enteral,** *193*
Mayumi Shima
Kathucia Franco Ferreira dos Santos
Silvia Maria Fraga Piovacari

19 **Manejo da Diarreia,** *199*
Décio Diament
Julieta Regina Moraes
Kathucia Franco Ferreira dos Santos
Moacyr Silva Junior

20 **Constipação,** *209*
Ana Claudia Santos
Cassio Massashi Mancio
Décio Diament

21 **Vômito em Terapia Nutricional Enteral,** *213*
Ana Kátia Zaksauskas Rakovicius
Cristiane da Silva Martins
Ilusca Cardoso de Paula

22 **Enterostomias,** *219*
Alex de Oliveira Santos
Mariana Jimenez Marcatto Izeppe

23 **Progressão da Terapia Nutricional Parenteral,** *227*
Lilian Moreira Pinto
Leonardo José Rolim Ferraz

24 **Desmame da Terapia Nutricional Parenteral,** *231*
Lilian Moreira Pinto
Priscila Barsanti de Paula Nogueira
Leonardo José Rolim Ferraz

25 **Terapia Nutricional Oral,** *235*
Márcia Tanaka
Ana Paula de Almeida Marques
Vivian Serra da Costa
Silvia Maria Fraga Piovacari
Letícia Carvalho Nogueira Sandoval

26 **Terapia Nutricional e Reabilitação Motora,** *261*
Michelle Leite Oliveira Salgado
Rogério Dib
Diogo Oliveira Toledo
Silvia Maria Fraga Piovacari

27 **Terapia Nutricional na Lesão por Pressão,** *279*
Amanda Cristina Maria Aparecida Gonçalves Brandão
Julieta Regina Moraes

28 Prevenção de Queda, *291*

Drielle Schweiger Freitas Bottairi
Daisy Mitiko Suzuki Okada
Alexandra Fernandes de Freitas
Felipe Farah Pinheiro Rodrigues
Silvia Maria Fraga Piovacari

29 Cuidados Paliativos, *303*

Ana Katia Zaksauskas Rakovicius
Ana Laura de Figueiredo Bersani
Fabiana Lucio
Thais Ioshimoto

30 Hiperglicemia, Hipoglicemia e Variabilidade Glicêmica, *309*

Carolina Daher
Gustavo Daher
Glaucia Amaral Santana

31 Abreviação do Jejum, *313*

José Eduardo de Aguilar Nascimento
Jacqueline Jéssica de Marchi
Diogo Oliveira Toledo
Bruno de Arruda Bravim

32 Preparo Imunológico, *321*

Márcia Tanaka
Paula de Carvalho Morelli Oliveira
Priscila Barsanti de Paula Nogueira
Diogo Oliveira Toledo

33 Cirurgia Bariátrica e Metabólica, *327*

Gabriela Tavares Braga Bisogni
Paulo Rosenbaum

34 Terapia Nutricional em Oncologia, *337*

Andrea Pereira
Bianca Laselva de Sá
Juliana Bernardo Barban

35 Identificação do Risco de Sangramento, *341*

João Carlos de Campos Guerra
Roseny dos Reis Rodrigues
Fernanda P. Fernandes dos Anjos
Michele Jaures
Neila Maria Marques Negrini
Kathucia Franco Ferreira dos Santos
Evandro José de Almeida Figueiredo

36 Terapia Nutricional na Falência Intestinal e Transplante Multivisceral, *347*

Michelle Leite Oliveira Salgado
Julieta Regina Moraes
Marcela Peres Rodrigues G. Cinacchi
Sergio Paiva Meira Filho

Sumário

PARTE 6: **PARTICULARIDADES, INDICADORES E GESTÃO,** *365*

37 Estratégias para Melhorar a Aceitação Alimentar, *367*
Luci Uzelin
Sandra Regina Perez Jardim Alves de Souza
Samir Quaresma
Thais Eliana Carvalho Lima

38 Disfagia, *377*
Andrea Sardinha Queiroz
Rosana Tiepo Arévalo

39 Interação entre Medicamentos e Nutrientes, *381*
Ana Claudia Santos
Cassio Massashi Mancio
Fabio Teixeira Ferracini
Rosana Maria Cardoso

40 Indicadores em Saúde e Terapia Nutricional, *389*
Silvia Maria Fraga Piovacari
Camila Diniz
Guilherme Duprat Ceniccola
Ana Maria Cristina Sogayar

41 Modelo Assistencial em Nutrição, *401*
Mayumi Shima
Silvia Maria Fraga Piovacari

42 Gerenciamento de Risco e Segurança do Paciente, *411*
Roselaine M. C. Oliveira
Adriana S. Pereira
Fernanda P. Fernandes dos Anjos
Antonio Capone Neto

43 Desospitalização: Previsibilidade, Visibilidade e Planejamento para a Alta Hospitalar, *421*
Silvia Maria Fraga Piovacari
Maria Lucia Facundo de Souza Saito
Tatiane Ramos Canero

44 Atenção Domiciliar, *435*
Márcia Tanaka
Pryscila Bernardo Kiehl
Vanessa A. C. Ramis Figueira

45 Educação Continuada e Permanente, *445*
Joyce Kelly Silva Barreto
Thais Eliana Carvalho Lima

46 EMTN sem fronteiras: Telemedicina, Telessaúde e Telenutrição, *455*
Diogo Oliveira Toledo
Silvia Maria Fraga Piovacari
Mayumi Shima
Evandro José de Almeida Figueiredo

47 Melhoria Contínua, *461*
Bárbara Coutinho Fernandes
Ederson Haroldo Pereira de Almeida
Evandro José de Almeida Figueiredo

Indice Remissivo, *471*

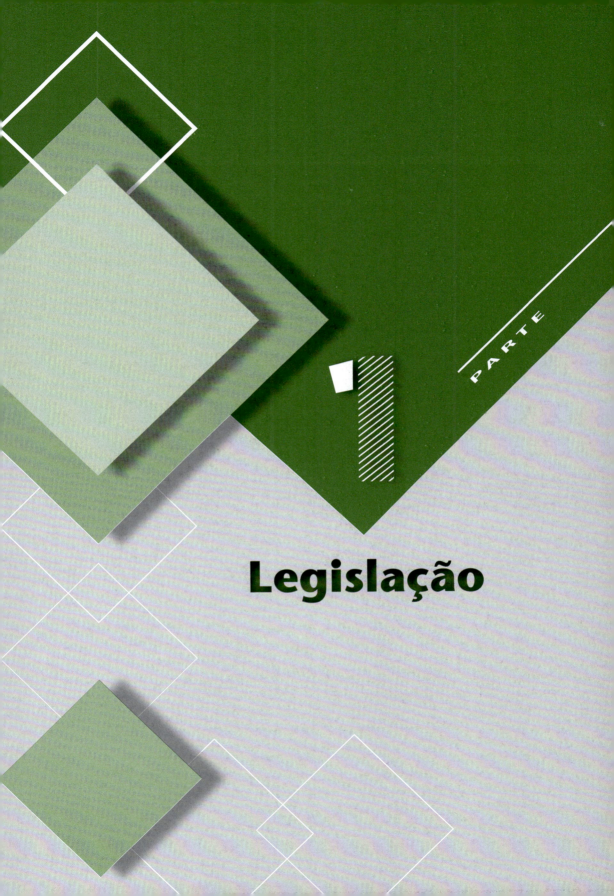
PARTE 1
Legislação

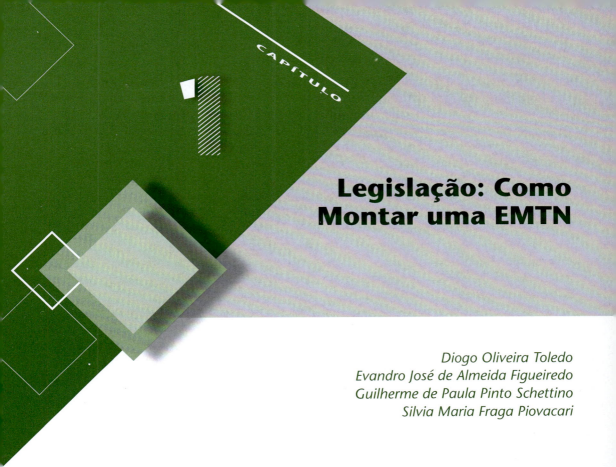

Legislação: Como Montar uma EMTN

Diogo Oliveira Toledo
Evandro José de Almeida Figueiredo
Guilherme de Paula Pinto Schettino
Silvia Maria Fraga Piovacari

INTRODUÇÃO

A desnutrição no ambiente hospitalar é um fato muito mais frequente do que se imagina, e também muitas vezes negligenciado, apesar de afetar adversamente a saúde do indivíduo, tendo como principais complicações: aumento no tempo de internação, piora no sistema imunológico, demora no processo de cicatrização, aumento do risco de complicações cirúrgicas, de infecções, de lesão por pressão, de mortalidade e, portanto, dos custos hospitalares.

Em uma revisão sistemática com 66 publicações latino-americanas (12 países e 29.474 pacientes), Correia e cols. (2016) verificaram alta prevalência de desnutrição em pacientes hospitalizados. Trata-se de um dos maiores problemas de saúde pública em países subdesenvolvidos e também em nações desenvolvidas. Varia de 20 a 50% em adultos hospitalizados, sendo que no momento de admissão a prevalência pode alcançar 40 a 60% em países latino-americanos. Referem um aumento desse quadro durante a hospitalização, principalmente em idosos, pacientes críticos ou submetidos a procedimentos cirúrgicos, promovendo importante impacto econômico e de saúde em países latino-americanos. A identificação precoce por meio de ferramentas recomendadas possibilita estabelecer uma conduta nutricional mais apropriada, sendo esse o grande desafio para os profissionais de saúde. Os conhecimentos crescentes entre os profissionais de nutrição e da saúde, em geral aliados aos avanços significativos em nutrição, resultam em um atendimento direcionado e especializado ao paciente hospitalizado.

Em outro estudo realizado muito conhecido em 1996, o Inquérito Brasileiro de Avaliação Nutricional Hospitalar (IBRANUTRI), com apoio da Sociedade Brasileira de Nutrição Parenteral e Enteral (atual BRASPEN), observou-se que aproximadamente 30% dos pacientes hospitalizados se tornavam desnutridos nas primeiras 48 horas de internação. Em 3 a 7 dias esse porcentual aumentava em 15%, chegando a 60% depois de 15 dias de internação. Particularmente pacientes com infecções graves, traumatismos ou em pós-operatório de grandes cirurgias são vulneráveis a desenvolver desnutrição. Ingestão diminuída, restrição de oferta hídrica, instabilidade hemodinâmica, diminuição da absorção e interação droga-nutriente podem ser fatores importantes de risco nutricional. Além desses fatores, ocorre uma baixa atenção dos profissionais de saúde ao cuidado nutricional – levando à indicação inadequada, à falta de avaliação nutricional e à monitoração pouco frequente.

Dada a complexidade dos fatores envolvidos no manejo e monitoração do paciente hospitalizado e no tratamento da desnutrição hospitalar, a formação de uma equipe multidisciplinar pode ser fundamental para assegurar atenção adequada aos pacientes hospitalizados. O trabalho conjunto de especialistas com formações distintas permite integrar, harmonizar e complementar os conhecimentos e habilidades dos integrantes da equipe para identificar, intervir e acompanhar o tratamento dos distúrbios nutricionais.

A Agência Nacional de Vigilância Sanitária (ANVISA) regulamenta a formação de Equipe Multiprofissional de Terapia Nutricional (EMTN), obrigatória nos hospitais brasileiros.

Na maioria dos hospitais brasileiros, a EMTN funciona como uma equipe de apoio. Em outros hospitais, a EMTN tem atuação clínica avaliando diretamente os pacientes mediante solicitação da equipe assistencial.

LEGISLAÇÃO

A ANVISA regulamenta a formação de uma EMTN, como grupo formal e obrigatoriamente constituído de, pelo menos, um profissional médico, farmacêutico, enfermeiro e nutricionista, habilitados e com treinamento específico para a prática da terapia nutricional (TN) obrigatória nos hospitais brasileiros. Essa regulamentação é regida pelas Portaria nº 272, de 08/04/1998 (Regulamento Técnico para Terapia de Nutrição Parenteral) e a Resolução da Diretoria Colegiada (RDC) nº 63, de 06/07/2000 (Regulamento Técnico para Terapia de Nutrição Enteral), da ANVISA.

ATRIBUIÇÕES DA EMTN

As atribuições da EMTN foram regulamentadas, e preconizada no anexo I da Portaria 272 e na RDC 63, sendo importante para a EMTN ter um coordenador técnico-administrativo e um coordenador clínico. Os coordenadores exercem um papel relacionado aos cuidados assistenciais do paciente, garantia da qualidade e segurança em terapia nutricional e gestão da equipe. A competência de cada componente da equipe pode ser encontrada na íntegra na legislação e resumidas abaixo:

As atribuições gerais da EMTN:
- Estabelecer diretrizes técnico-administrativas que devem nortear as atividades da equipe e suas relações com a instituição;

Legislação: Como Montar uma EMTN

- Criar mecanismos para o desenvolvimento das etapas de triagem e vigilância nutricional em regime hospitalar, ambulatorial e domiciliar, sistematizando uma metodologia capaz de identificar pacientes que necessitam de TN, a serem encaminhados aos cuidados da EMTN;
- Atender às solicitações de avaliação do estado nutricional do paciente, indicando, acompanhando e modificando a TN, quando necessário, em comum acordo com o médico responsável pelo paciente, até que sejam atingidos os critérios de reabilitação nutricional preestabelecidos;
- Assegurar condições adequadas de indicação, prescrição, preparação, conservação, transporte e administração, controle clínico e laboratorial e avaliação final da TN;
- Capacitar os profissionais envolvidos, direta ou indiretamente, com a aplicação do procedimento, por meio de programas de educação continuada, devidamente registrados;
- Estabelecer protocolos de avaliação nutricional, indicação, prescrição e acompanhamento da TN;
- Documentar todos os resultados do controle e da avaliação da TN;
- Estabelecer auditorias periódicas a serem realizadas por um dos membros da EMTN, para verificar o cumprimento e o registro dos controles e avaliação da TN;
- Analisar o custo e o benefício no processo de decisão que envolve a indicação, a manutenção ou a suspensão de terapia nutricional parenteral (TNP) e terapia nutricional enteral (TNE);
- Desenvolver, rever e atualizar regularmente as diretrizes e procedimentos relativos aos pacientes e aos aspectos operacionais da TNE.

Atribuições do coordenador técnico-administrativo

- Assegurar condições para o cumprimento das atribuições gerais da equipe e dos profissionais da mesma, visando prioritariamente a qualidade e eficácia da TN;
- Representar a equipe em assuntos relacionados com as atividades da EMTN;
- Promover e incentivar programas de educação continuada para os profissionais envolvidos na TN, devidamente registrados;
- Padronizar indicadores da qualidade para TN para aplicação pela EMTN;
- Gerenciar os aspectos técnicos e administrativos das atividades de TN;
- Analisar o custo e o benefício da TN no âmbito hospitalar, ambulatorial e domiciliar.

Atribuições do coordenador clínico

- Coordenar os protocolos de avaliação nutricional, indicação, prescrição e acompanhamento da TN;
- Zelar pelo cumprimento das diretrizes de qualidade estabelecidas nas Boas Práticas de Preparo da Nutrição Enteral e Parenteral e Boas Práticas de Administração da Nutrição Enteral e Parenteral;
- Assegurar a atualização dos conhecimentos técnicos e científicos relacionados com a TNE e a sua aplicação;
- Garantir que a qualidade dos procedimentos de TN prevaleçam sobre quaisquer outros aspectos.

ATRIBUIÇÕES DOS PROFISSIONAIS DA EMTN

Atribuições do médico

- Indicar e prescrever a TN;
- Assegurar o acesso ao trato gastrointestinal para a TNE e estabelecer a melhor via, incluindo estomias de nutrição por via cirúrgica, laparoscópica e endoscópica;
- Estabelecer o acesso intravenoso para a administração da nutrição parenteral (NP);
- Orientar os pacientes e os familiares ou o responsável legal, quanto aos riscos e benefícios do procedimento;
- Participar do desenvolvimento técnico e científico relacionado ao procedimento;
- Garantir os registros da evolução e dos procedimentos médicos.

Atribuições do nutricionista

- Realizar a avaliação do estado nutricional do paciente, utilizando indicadores nutricionais subjetivos e objetivos, com base em protocolo preestabelecido, de forma a identificar o risco ou a deficiência nutricional;
- Elaborar a prescrição dietética com base nas diretrizes estabelecidas na prescrição médica;
- Formular a nutrição enteral (NE) estabelecendo a sua composição qualitativa e quantitativa, seu fracionamento segundo horários e formas de apresentação;
- Acompanhar a evolução nutricional do paciente em TN, independente da via de administração, até a alta nutricional estabelecida pela EMTN;
- Adequar a prescrição dietética da TNE, em consenso com o médico, com base na evolução nutricional e tolerância digestiva apresentadas pelo paciente;
- Garantir o registro claro e preciso de todas as informações relacionadas à evolução nutricional do paciente;
- Orientar o paciente, a família ou o responsável legal, quanto à preparação e à utilização da NE prescrita para o período após a alta hospitalar;
- Utilizar técnicas preestabelecidas de preparação da NE que assegurem a manutenção das características organolépticas e a garantia microbiológica e bromatológica dentro de padrões recomendados na diretriz de Boas Práticas de Preparo da Nutrição Enteral (BPPNE);
- Selecionar, adquirir, armazenar e distribuir, criteriosamente, os insumos necessários ao preparo da NE, bem como a NE industrializada;
- Qualificar fornecedores e assegurar que a entrega dos insumos e NE industrializada seja acompanhada do certificado de análise emitido pelo fabricante;
- Assegurar que os rótulos da NE sejam apresentados de maneira clara e precisa;
- Assegurar a correta amostragem da NE preparada para análise microbiológica, segundo as BPPNE;
- Atender aos requisitos técnicos na manipulação da NE;
- Participar de estudos para o desenvolvimento de novas formulações de NE;
- Organizar e operacionalizar as áreas e atividades de preparação;
- Participar, promover e registrar as atividades de treinamento operacional e de educação continuada, garantindo a atualização de seus colaboradores, bem como para todos os profissionais envolvidos na preparação da NE;
- Fazer o registro, que pode ser informatizado, em que conste, no mínimo:
  a) data e hora da manipulação da NE;

Legislação: Como Montar uma EMTN

b) nome completo e registro do paciente;
c) número sequencial da manipulação;
d) número de doses manipuladas por prescrição;
e) identificação (nome e registro) do médico e do manipulador;
f) prazo de validade da NE.

- Desenvolver e atualizar regularmente as diretrizes e procedimentos relativos aos aspectos operacionais da preparação da NE;
- Supervisionar e promover autoinspeção nas rotinas operacionais da preparação da NE.

Atribuições do enfermeiro

- Orientar o paciente, a família ou o responsável legal quanto à utilização e controle da TN;
- Preparar o paciente, o material e o local para o acesso enteral ou parenteral;
- Prescrever os cuidados de enfermagem na TN, em nível hospitalar, ambulatorial e domiciliar;
- Proceder ou assegurar a colocação da sonda oro/nasogástrica ou transpilórica;
- Proceder ou assegurar a punção venosa periférica, incluindo a inserção periférica central (PICC);
- Assegurar a manutenção da via de administração;
- Receber a NE e/ou NP e assegurar a sua conservação até a completa administração;
- Proceder à inspeção visual da NE e/ou NP antes de sua administração;
- Avaliar e assegurar a administração da NE e/ou NP observando as informações contidas no rótulo, confrontando-as com a prescrição médica;
- Avaliar e assegurar a administração da NE e/ou NP, observando os princípios de assepsia, de acordo com as Boas Práticas de Administração da Nutrição Enteral (BPANE);
- Detectar, registrar e comunicar à EMTN e/ou ao médico responsável pelo paciente as intercorrências de qualquer ordem técnica e/ou administrativa;
- Garantir o registro claro e preciso de informações relacionadas à administração e à evolução do paciente quanto ao peso, sinais vitais, tolerância digestiva e outros que se fizerem necessários;
- Garantir a troca do curativo e/ou fixação da sonda enteral, com base em procedimentos preestabelecidos;
- Participar e promover atividades de treinamento operacional e de educação continuada, garantindo a atualização de seus colaboradores;
- Elaborar e padronizar os procedimentos de enfermagem relacionadas à TN;
- O enfermeiro deve participar do processo de seleção, padronização, licitação e aquisição de equipamentos e materiais utilizados na administração e controle da TN.
- Zelar pelo perfeito funcionamento das bombas de infusão;
- Assegurar que qualquer outra droga e/ou nutriente prescritos sejam administrados na mesma via de administração da NE, conforme procedimentos preestabelecidos.

Atribuições do farmacêutico

- De acordo com os critérios estabelecidos pela EMTN, adquirir, armazenar e distribuir, criteriosamente, a NE industrializada, quando essas atribuições, por razões técnicas e/ou operacionais, não forem da responsabilidade do nutricionista;

- Participar da qualificação de fornecedores e assegurar que a entrega da NE industrializada seja acompanhada de certificado de análise emitido pelo fabricante;
- Participar das atividades do sistema de garantia da qualidade referido;
- Participar de estudos para o desenvolvimento de novas formulações para NE;
- Avaliar a formulação das prescrições médicas e dietéticas quanto à compatibilidade físico-química, droga-nutriente e nutriente-nutriente;
- Participar de estudos de farmacovigilância com base em análise de reações adversas e interações droga-nutriente e nutriente-nutriente, a partir do perfil farmacoterapêutico registrado;
- Selecionar, adquirir, armazenar e distribuir, criteriosamente, os produtos necessários ao preparo da NP;
- Avaliar a formulação da prescrição médica quanto a sua adequação, concentração e compatibilidade físico-química dos seus componentes e dosagem de administração;
- Utilizar técnicas preestabelecidas de preparação da NP que assegurem: compatibilidade físico-química, esterilidade, apirogenicidade e ausência de partículas;
- Determinar o prazo de validade para cada NP padronizada, com base em critérios rígidos de controle de qualidade;
- Assegurar que os rótulos da NP apresentem, de maneira clara e precisa, todos os dizeres exigidos;
- Assegurar a correta amostragem da NP preparada para análise microbiológica e para o arquivo de referência;
- Atender aos requisitos técnicos de manipulação da NP;
- Participar de estudos para o desenvolvimento de novas formulações para NP;
- Organizar e operacionalizar as áreas e atividades da farmácia;
- Participar, promover e registrar as atividades de treinamento operacional e de educação continuada, garantindo a atualização dos seus colaboradores, bem como para todos os profissionais envolvidos na preparação da NP;
- Fazer o registro, que pode ser informatizado, onde conste no mínimo:
  a) data e hora de preparação da NP;
  b) nome completo do paciente e número de registro quando houver;
  c) número sequencial da prescrição médica;
  d) número de doses preparadas por prescrição;
  e) identificação (nome e registro) do médico e do manipulador.
- Desenvolver e atualizar regularmente as diretrizes e procedimentos relativos aos aspectos operacionais da preparação da NP;
- Supervisionar e promover autoinspeção nas rotinas operacionais da preparação da NP;

EVIDÊNCIAS SOBRE A MELHORIA DA EMTN NA PRÁTICA

Estudos revelam que, quando não há monitoramento por uma EMTN, a avaliação nutricional é feita em 3 a 7% dos pacientes hospitalizados. Já na presença dessa equipe, a avaliação ocorre em 37 a 68% dos doentes. Uma coletânea de estudos que compararam a administração da TN, com ou sem a presença de uma equipe multidisciplinar, mostraram diminuição significativa de complicações metabólicas, redução da incidência de infecção e de complicações mecânicas nos grupos supervisionados pela EMTN. Além de redução das complicações, alguns estudos mostraram que a presença da EMTN aumentou a frequência de avaliação nutricional proporcionou oferta mais adequada de nutrientes, indicação mais apropriada de NP e diminuição de custos.

Uma pesquisa feita pela British Association of Parenteral Enteral Nutrition (BAPEN) revelou que apenas 29% dos farmacêuticos têm atuação na área de nutrição clínica. Essa deficiência pode, por sua vez, favorecer o aumento da ocorrência de incompatibilidades droga-nutriente, principalmente em pacientes que estão em uso concomitante de diversos medicamentos. A incompatibilidade droga-nutriente pode diminuir a absorção ou até inativar medicamentos.

IMPLEMENTAÇÃO DA EMTN

O processo de implantação dessa equipe deve ser gradual, levando em consideração os aspectos institucionais e perfil dos pacientes. As dificuldades deverão ser resolvidas pela informação, auditorias e indicadores de qualidade, bem como uma educação continuada e permanente. A comunicação efetiva deve ser transmitida e trabalhada em conjunto com os profissionais das diversas áreas, de modo a favorecer a integração de todos os envolvidos no cuidado do paciente. A aplicação de protocolos, a integração e a colaboração entre os membros da equipe multidisciplinar e a equipe assistencial devem ser incorporadas à rotina de trabalho, contribuindo assim para a melhoria na qualidade da assistência prestada aos doentes.

Inicialmente, podem ocorrer problemas de aceitabilidade da EMTN por parte da própria equipe assistencial, o que pode dificultar o trabalho e a qualidade da atenção ao doente. Para a atuação ocorrer de maneira efetiva, é necessária a convivência harmoniosa entre essa equipe e o corpo clínico assistencial, por meio da participação e comunicação entre todos os profissionais envolvidos na assistência.

Embora alguns estudos tenham confirmado a necessidade e os benefícios da presença da EMTN na terapia nutricional de pacientes hospitalizados, as dificuldades na implantação dessa equipe têm sido a falta de informação e de recursos disponíveis, as questões de política hospitalar e a pouca aceitação por parte da equipe assistencial.

Mesmo com certa utilidade comprovada e necessidade legal, a EMTN não é uma realidade em boa parte dos hospitais pelo mundo. Além disso, nos locais onde existe, a maioria dos seus membros trabalham apenas uma pequena fração de tempo na equipe. Um estudo nacional avaliou a influência do tempo dedicado exclusivamente à EMTN na *performance* dessa equipe. Esse estudo concluiu que possuir tempo de dedicação exclusiva à EMTN pode aumentar a *performance* dessa equipe relacionada à TN por meio de indicadores de qualidade de estrutura e processo.

CONSIDERAÇÕES FINAIS

O acompanhamento nutricional do paciente hospitalizado deve ser realizado por meio de uma equipe multidisciplinar composta por profissionais especializados na área. As regulamentações pela ANVISA exigem que a EMTN englobe profissionais nutricionistas, médicos, enfermeiros e farmacêuticos; entretanto, vale destacar a importância dos outros profissionais da equipe multiprofissional como os fonoaudiólogos, fisioterapeutas, psicólogos e terapeutas ocupacionais, essenciais para a qualidade da assistência prestada, desfecho e recuperação dos pacientes.

Com caráter proativo, a equipe deve sempre buscar acompanhar os pacientes mais vulneráveis a desenvolver perda de massa magra, fraqueza adquirida e/ou sarcopenia por intervenções inerentes à terapêutica e doença de base, pois em longo prazo pode resultar em um impacto negativo na qualidade de vida.

É importante que a EMTN acompanhe a *performance* assistencial por meio de indicadores de qualidade, desenvolva protocolos e capacite a equipe para auxiliar os profissionais na tomada de decisão.

Leitura recomendada

Brasil. Ministério da Saúde. Agência Nacional de Vigilância Sanitária, RDC nº 63, de 6 de julho de 2000. Aprova o regulamento técnico para fixar requisitos mínimos exigidos para a terapia de nutrição enteral. Diário Oficial da União; Poder Executivo, de 7 de julho de 2000. Revoga a Portaria nº 337 de 14 de abril de 1999.

Brasil. Ministério da Saúde. Secretaria de Vigilância Sanitária. Portaria nº 272, de 8 de abril de 1998. Aprova o Regulamento Técnico para fixar os requisitos mínimos exigidos para a Terapia de Nutrição Parenteral. Diário Oficial [da] República Federativa do Brasil, Poder Executivo, Brasília, 23 abr. 1998.

Ceniccola GD et al. Protected time for nutrition support teams: what are the benefits? Clinical Nutrition ESPEN 2016; 36-41; DOI information: 10.1016/j.clnesp.2016.08.002

Correia MITD, Perman MI, Waitzberg DL. Hospital malnutrition in Latin America: A systematic review. Clinical Nutrition 2016; 1 e 10.

Côrtes JFF, Fernades SL, Maduro IPNN, Basile AF, Suen VMM, Santos JE, Vannucchi H, Marchini JS. Terapia Nutricional no paciente criticamente enfermo. Ribeirão Preto: Revista Medicina abr./dez.2003; 36:394-8.

Kudsk KA, Bloch A, Mueller C. Suporte nutricional enteral e parenteral. In: Mahan L, Kathleen & Escott-Stump S. Alimentos, nutrição e dietoterapia, 10 ed. São Paulo: Roca 2002; 448-56.

Novaes MRCG. Terapia nutricional parenteral. In. Gomes MJVM, Reis AMM. Ciências farmacêuticas: uma abordagem em farmácia hospitalar. São Paulo: Atheneu 2006; 25:449-69.

Senkal M, Dormann A, Stehle P, Shang E, Suchner U. Survey on structure and performance of nutrition-support teams in germany. Clin Nutr 2002; 21(4):329-35.

Silva MLT. A Importância da equipe multiprofissional em terapia nutriticional. In: Watzberg DL. Nutricão oral, enteral e parenteral na prática clínica. São Paulo: Atheneu 2000; 1627-34.

Vinnars E, Wilmore D. History of parenteral nutrition. Journal of Parenteral and Enteral Nutrition 2003; 27(3):225-31.

Waitzber DL, Júnior PEP, Cecconello I. Indicações, formulações e monitorização em nutrição parenteral total central e periférica. In: Waitzberg DL. Nutrição oral, enteral e parenteral na prática clínica, 3 ed. Rio de Janeiro: Atheneu 2001; 46:735-51.

Waitzberg DL, Caiaffa WT, Correia MI. Hospital malnutrition: the brazilian national survey (IBRANU-TRI): a study of 4000 patients. Nutrition 2001; 17(7-8):573-80.

Waitzberg DL, Baxter YC. Costs of patients under nutritional therapy: from prescription to discharge. Nutrition in the intensive care unit. Current Opinion in Clinical Nutrition & Metabolic Care mar. 2004; 7 (2):189-98. [Acessado em 20 de maio de 2007]. Disponível em:http://www.co-linicalnutrition.com/pt/re/conutrition/abstract.00075197.

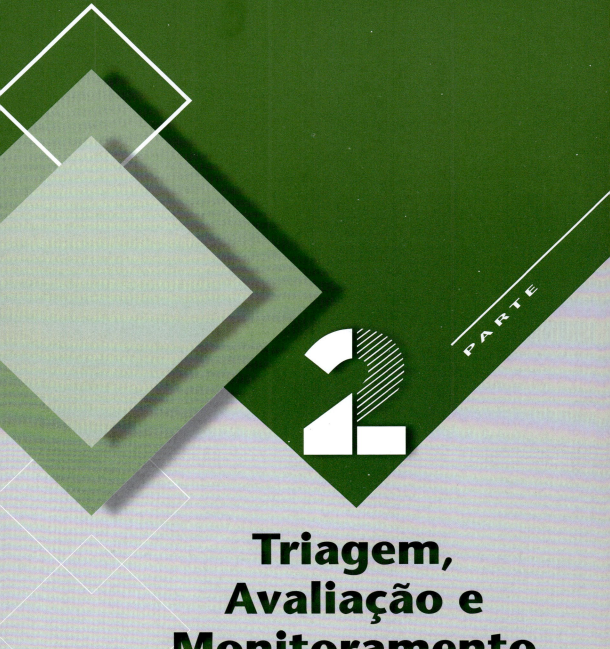

PARTE 2
Triagem, Avaliação e Monitoramento

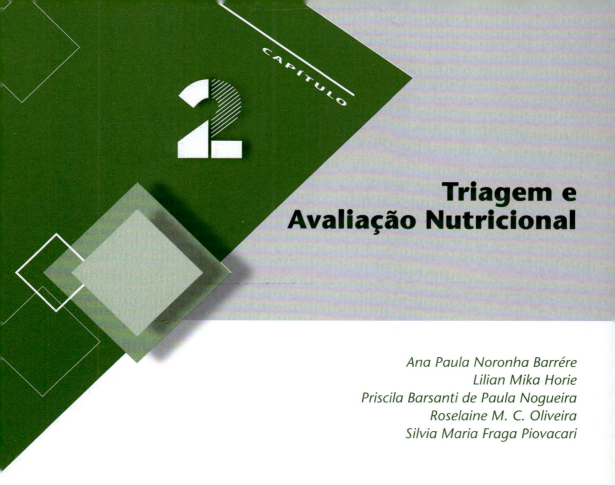

Triagem e Avaliação Nutricional

Ana Paula Noronha Barrére
Lilian Mika Horie
Priscila Barsanti de Paula Nogueira
Roselaine M. C. Oliveira
Silvia Maria Fraga Piovacari

DESNUTRIÇÃO HOSPITALAR

A desnutrição apresenta impacto negativo ao indivíduo, pois ela eleva a morbimortalidade (aumento do risco de complicações cirúrgicas, infecções, lesão por pressão, piora no sistema imunológico, demora no processo de cicatrização), a permanência no ambiente hospitalar e o custo da assistência de saúde, acarretando menor qualidade de vida.

Caracteriza-se como qualquer desequilíbrio nutricional resultante da inadequação de ingestão de calorias, de macro ou micronutrientes, necessários para a manutenção adequada do organismo.

A identificação do estado nutricional precoce possibilita estabelecer conduta dietoterápica mais apropriada, direcionada e especializada ao paciente hospitalizado, sendo esse o grande desafio aos profissionais de saúde. O objetivo é manter e/ou recuperar o estado nutricional, uma vez que a desnutrição calórico-proteica está presente em 19 a 80% dos casos.

Pesquisas referem que o tempo médio de internação hospitalar aumenta com a desnutrição, que pode variar de 6 dias para pacientes eutróficos e 13 dias para os desnutridos. Além disso, o tempo de permanência hospitalar piora a desnutrição já instaurada ou aumenta os riscos de desnutrição em pacientes eutróficos.

O estudo IBRANUTRI (Inquérito Brasileiro de Avaliação Nutricional Hospitalar) avaliou 4.000 pacientes internados na rede pública hospitalar de 12 estados brasileiros e do Distrito Federal. Os dados dessa pesquisa revelaram que a desnutrição estava presente em 48,1% dos pacientes, sendo 12,6% desnutridos graves e 35,5% desnutridos moderados. Na Região Norte/Nordeste, essa prevalência foi ainda maior, atingindo 78,8% em Belém (PA).

Em uma revisão sistemática que incluiu 66 publicações latino-americanas, Waitzberg e cols. (2016) constataram alta prevalência de desnutrição, sendo a maioria em idosos, pacientes críticos ou naqueles que seriam submetidos a procedimentos cirúrgicos. Sabe-se que a desnutrição é o maior problema de saúde pública em países subdesenvolvidos e também em nações desenvolvidas, variando de 20 a 50% em adultos hospitalizados e, no momento de admissão, podendo variar de 40 a 60% em países latino-americanos.

A British Association for Parenteral and Enteral Nutrition (BAPEN) relata que os estudos realizados durante a NSW (*Nutrition Screening Week* – Semana de Triagem Nutricional) em 2007, 2008 e 2010, com utilização do instrumento MUST (*Malnutrition Universal Screening Tool* – Instrumento Universal de Triagem de Desnutrição), mostraram que 1 em cada 3 pacientes já são admitidos no hospital apresentando algum risco nutricional, tendo aumentado de 28% em 2007 e 2008 para 34% em 2010. Esses altos índices podem ser evitados se realizados o diagnóstico precoce do estado nutricional e programas de conduta dietoterápica específica.

TRIAGEM NUTRICIONAL

A triagem nutricional é um processo realizado para identificar os pacientes em risco nutricional com a intenção de estabelecer plano de terapia nutricional e otimizar a qualidade no atendimento. Os instrumentos de triagem nutricional devem incluir componentes relevantes para avaliar o risco nutricional, ser confiáveis, práticos, de fácil execução e interpretação, baixo custo, não invasivos e aplicáveis por qualquer profissional da área da saúde. Indica-se a aplicação do instrumento em até 24 horas da internação.

Em muitos países como Reino Unido, Escócia, EUA e Holanda, assim como em algumas regiões da Dinamarca, a triagem nutricional realizada na admissão hospitalar é obrigatória, sendo, em muitos casos, requerimento para acreditação de qualidade. No Brasil, a Portaria nº 343, de 07/03/2005, do Ministério da Saúde indicou a necessidade e obrigatoriedade de criação de protocolo de triagem de avaliação nutricional no âmbito hospitalar no Sistema Único de Saúde (SUS). Assim, recomenda-se a aplicação da triagem nutricional em hospitais na admissão do paciente e para ambulatório na primeira consulta, sendo repetido semanalmente ou conforme a necessidade do paciente.

A definição do diagnóstico da desnutrição é feita pela avaliação nutricional, que é um processo sistemático. Porém, a sobrecarga da rotina de nutrição hospitalar pode impedir a realização de uma avaliação nutricional minuciosa com todos os pacientes. Nesses casos, a triagem nutricional, por meio do emprego de adequadas ferramentas, tem como objetivo identificar com mais precocidade o risco ou a desnutrição e determinar se uma avaliação nutricional detalhada é indicada.

A triagem nutricional surgiu como um instrumento para a população hospitalizada em 1987, com o instrumento ASG (Avaliação Subjetiva Global), proposto por Detsky e cols. Em seguida, durante a década de 1990, foi desenvolvida a NST (*Malnutrition Screening Tool* – Instrumento de Triagem de Desnutrição) com base nas recomendações da BAPEN, sendo indicada à população ambulatorial e hospitalar. Também na década de 1990, foi proposta a MAN (Mini Avaliação Nutricional), que é um instrumento de avaliação do risco nutricional voltado para pacientes idosos hospitalizados. Depois, foram desenvolvidos o MUST (*Malnutrition Universal Screening Tool* – Ferramenta Universal de Triagem de Desnutrição), a NRS 2002 (*Nutrition Risk Screening* – Triagem de Risco Nutricional), e o escore NUTRIC (*Nutrition Risk in Critically Ill*) para pacientes críticos, dentre outros.

A utilização desses instrumentos auxiliará na indicação do risco atual ou potencial futuro para, nesses casos, realizar uma avaliação mais detalhada com as devidas intervenções.

Diante da grande prevalência de indivíduos desnutridos ou em risco nutricional, e conhecendo o impacto e suas complicações à saúde, o uso correto de ferramentas de triagem preditoras de risco nutricional validadas e práticas se torna imprescindível para qualificar a assistência nutricional. Para tanto, é necessário conhecer os instrumentos de triagem disponíveis, verificar suas devidas aplicações e diferenciais, e avaliar os que melhor se adequam às necessidades da instituição no âmbito hospitalar e ambulatorial.

Na pesquisa realizada pela BAPEN, em 2010, que teve o objetivo de avaliar a desnutrição em pacientes admitidos em hospitais e em instituições de longa permanência do Reino Unido e da República da Irlanda, verificou-se, por meio do instrumento de triagem MUST, que dos 821 pacientes internados em 185 hospitais localizados no Reino Unido, 14% apresentavam médio risco para desnutrição e 21%, alto risco. Já nos 29 hospitais da ROI, dos 1.602 participantes do estudo, 8% apresentavam médio risco para desnutrição e 25%, alto risco. Assim, os pesquisadores concluíram que a desnutrição é comum na admissão desses pacientes e que o índice de massa corporal (IMC) < 20,0 kg/m² contribuiu para essa classificação.

Segundo a Resolução do Conselho Federal de Nutricionistas (CFN) nº 380, de 09/12/2005, compete ao nutricionista prestar assistência dietética e promover educação nutricional a indivíduos (sadios ou enfermos), visando promoção, manutenção e recuperação da saúde. Para tanto, obrigatoriamente, o profissional deve elaborar o diagnóstico nutricional, definir a prescrição dietética e acompanhar a evolução nutricional, realizando registro no prontuário, estabelecendo e coordenando a elaboração e a execução de protocolos técnicos, interagindo com a equipe multidisciplinar sempre que pertinente e integrando a Equipe Multiprofissional de Terapia Nutricional (EMTN). A Resolução da Diretoria Colegiada (RDC) nº 63, de 06/07/2000, da Agência Nacional de Vigilância Sanitária (ANVISA) define como atribuições do nutricionista, como integrante da EMTN: realizar a avaliação do estado nutricional do indivíduo, utilizando indicadores nutricionais (subjetivos e/ou objetivos), com base em protocolos preestabelecidos, de modo a identificar o risco ou a deficiência nutricional.

No Brasil, o Ministério da Saúde reconhece a importância da triagem e avaliação nutricional e determina ser obrigatória a implantação de protocolos para pacientes internados pelo SUS como condicionante para remuneração de terapia nutricional enteral e parenteral.

Alguns dos instrumentos mais conhecidos, validados pela ESPEN (European Society for Parenteral and Enteral Nutrition) ou pela ASPEN (American Society for Parenteral and Enteral Nutrition) e indicados para a triagem nutricional são: MUST, Índice de Risco Nutricional (NRI), MAN, MST, NRS 2002 e NUTRIC.

Risco nutricional no Hospital Israelita Albert Einstein (HIAE)

No Hospital Israelita Albert Einstein (HIAE), o trabalho do nutricionista na assistência ao paciente é iniciado pela identificação de risco nutricional, aplicado pelo profissional de enfermagem, por solicitação de qualquer membro da equipe multiprofissional ou, ainda, por solicitação do paciente e/ou acompanhante.

Os dados que contemplam o risco nutricional foram validados pela Joint Comission International, em 1999, e envolvem peso, ingestão alimentar e condição clínica.

Nessa avaliação, o nutricionista classifica o nível de assistência (primário, secundário e terciário) que definirá o tipo de cuidado prestado ao paciente (Capítulo 41 – Modelo Assistencial em Nutrição).

Critérios de inclusão

Todos os pacientes admitidos no hospital por um período superior a 24 horas são submetidos a avaliação de risco multidisciplinar, dentre eles o risco nutricional (Tabela 2.1). A nutricionista clínica é notificada quando o paciente apresentar um ou mais fatores identificados e, a partir da notificação, possui o período de 24 horas para realização da avaliação nutricional.

TABELA 2.1. Critérios para avaliação de risco nutricional – adultos (a partir de 18 anos)

RISCO NUTRICIONAL
1. Perda de peso não intencional > 5% em três meses
2. Redução da quantidade de alimento ingerido (< 50% do habitual) na última semana ou últimos meses
3. Dificuldade de mastigação/deglutição
4. Rebaixamento do nível de consciência e/ou risco de aspiração
5. Jejum absoluto há mais de 72 horas
6. Diarreia (mais que três evacuações líquidas/dia)
7. Diabetes melito recém-diagnosticado ou descompensado
8. Náuseas e/ou vômito persistente
9. Risco ou presença de hipoglicemia
10. Cirurgia extensa do aparelho digestivo, transplante de órgãos sólidos, TMO (transplante de medula óssea), queimadura importante, DPOC (doença pulmonar obstrutiva crônica) avançado ou tratamento dialítico
11. Paciente politraumatizado, séptico, grande queimado ou ventilação mecânica
12. Risco ou presença de lesão por pressão
13. Alergia alimentar ou em seguimento de dieta específica
14. Nutrição enteral e/ou nutrição parenteral

Critérios de exclusão

Pacientes admitidos na instituição por um período inferior a 24 horas.
Seguem outros métodos para a triagem nutricional já citados (Tabelas 2.2 a 2.6).

AVALIAÇÃO NUTRICIONAL

É um processo sistemático, sendo o primeiro passo da assistência nutricional, tendo como objetivo obter informações adequadas, que envolve a coleta de dados, verificação e interpretação de dados e a tomada de decisões. Devido à influência do estado nutricional sobre a evolução clínica de pacientes hospitalizados, todo esforço para identificar o risco nutricional deve ser realizado.

O estudo da condição nutricional deve compreender vários parâmetros que compreendam a utilização de técnicas apropriadas de antropometria e dados bioquímicos, clínicos e dietéticos.

Antropometria

A antropometria, caracterizada pela mensuração do corpo humano ou de suas partes, inclui medidas de peso, altura, pregas cutâneas e circunferências dos membros. Apresenta as vantagens de ser não invasiva, de fácil execução, baixo custo e alta confiabilidade. Entretanto, sofre interferência em sua acurácia em situações limítrofes do estado nutricional, na presença de ascite ou edema e exige a padronização e manutenção periódica dos equipamentos utilizados.

TABELA 2.2. *Malnutrition Screening Tool* (MST)

Você perdeu peso recentemente involuntariamente?	
Não	0
Sim	2
Se sim, quantos quilos você perdeu?	
1 a 5	1
6 a 10	2
11 a 15	3
> 15	4
Não sabe ao certo	2
Você vem se alimentando menos por diminuição do apetite?	
Não	0
Sim	1
TOTAL DE PONTOS	

Pontuação de 2 ou mais: paciente em risco de desnutrição.
Fonte: Ferguson e cols., 1999.

TABELA 2.3. *Nutrition Risk Screening* (NRS 2002)

	DETERIORAÇÃO DO ESTADO NUTRICIONAL	GRAVIDADE DA DOENÇA (GRAU DE ESTRESSE)
PASSO 1 – TRIAGEM INICIAL		
1	O IMC do paciente esta < 20,5?	
2	O paciente perdeu peso nos últimos 3 meses?	
3	O paciente diminui a ingestão dietética na ultima semana?	
4	Trata-se de um paciente gravemente doente? (ex. em UTI)	
Sim: se a resposta foi afirmativa a qualquer dessas questões, vá para o passo 2 da triagem Não: se a resposta foi negativa a todas as questões, o paciente deve ser reavaliado semanalmente; entretanto se o paciente for elegível para cirurgia de grande porte o cuidado nutricional preventivo deverá ser considerado para evitar complicações do estado nutricional.		
PASSO 2 – TRIAGEM FINAL		
0: ausente	Estado nutricional normal	Requerimento nutricional normal
1: leve	Perda de peso > 5% em 3 meses *OU* Ingestão alimentar < 50-75% das necessidades há uma semana	Fratura de quadril, pacientes crônicos (especialmente cirróticos), doença pulmonar obstrutiva crônica, pacientes em hemodiálise, diabéticos e oncológicos
2: moderado	Perda de peso > 5% em 2 meses *OU* IMC 18,5-20,5 kg/m² + piora nas condições gerais *OU* Ingestão alimentar de 20-60% das necessidades há uma semana	Cirurgia abdominal de grande porte, acidente vascular cerebral, pneumonia grave, leucemia
3: grave	Perda de peso > 5% em 1 mês (> 15% em 3 meses) *OU* IMC < 18,5 kg/m² + piora nas condições gerais *OU* Ingestão alimentar de 0-25% das necessidades há uma semana	Traumatismo craniano, transplante de medula óssea, pacientes críticos (APACHE ≥ 10)
SUBTOTAL		
Idade	Se 70 anos ou mais: adicionar 1 ponto ao somatório total	
TOTAL	*Se 3 ou mais pontos:* paciente está em risco nutricional e um plano de intervenção deverá ser iniciado *Se < 3 pontos:* repetir a triagem semanalmente. Para pacientes pré-cirúrgicos, uma intervenção nutricional preventiva é indicada para evitar riscos nutricionais associados	

IMC: índice de massa corporal; APACHE: *Acute Physiology and Chronic Health Disease Classification System.*
Fonte: Kondrup e cols., 2002.

TABELA 2.4. *Malnutrition Universal Screening Tool* **(MUST)**

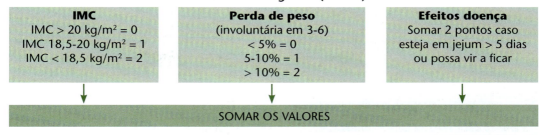

IMC: índice de massa corporal.
Fonte: Stratton e cols., 2004.

A medida antropométrica mais simples e habitualmente aferida corresponde ao peso atual. Contudo, ele não discrimina a composição corporal, a condição hídrica, como desidratação e edema, e as diferenças de estrutura óssea de edema. A importância de considerar o peso usual fundamenta-se na possibilidade de acompanhar a variação de peso do paciente em determinado intervalo de tempo.

Juntamente com o peso, a estatura é utilizada para o cálculo do índice de massa corporal (IMC), por meio da fórmula de Adolphe Quetelet, a qual determina que IMC = peso (em kg) / estatura^2 (em metros). É considerado um índice simples, prático e de baixo custo para obtenção do estado nutricional do paciente, entretanto, não pode ser considerado um indicador sensível de desnutrição, já que não é capaz de distinguir a perda de massa magra da perda de gordura. As medidas antropométricas são limitadas porque sofrem influência das mudanças agudas no estado clínico do paciente. É importante investigar a composição corporal, sobretudo quando os valores de IMC estiverem nos limites ou fora da normalidade, visto que valores de IMC abaixo de 16 kg/m^2 estão associados a piores desfechos clínicos.

Assim, não se deve diagnosticar o estado nutricional apenas pelo IMC, devendo ser associado a outros parâmetros antropométricos, bioquímicos e dietéticos.

Para cálculo das necessidades nutricionais, podemos utilizar o peso desejável, até que seja possível a medida de peso atual. O peso desejável pode ser calculado por vários métodos, entre eles:

Cálculo pelo IMC: Peso ideal ou desejável = IMC desejado × estatura^2 (m)

TABELA 2.5. Mini Avaliação Nutricional (MAN)

Apelido:		Nome:		
Sexo:	Idade:	Peso, kg:	Altura, cm:	Data:

Responda à secção "triagem", preenchendo as caixas com os números adequados. Some os números da secção "triagem".
Se a pontuação obtida for igual ou menor que 11, continue o preenchimento do questionário para obter a pontuação indicadora de desnutrição.

Triagem

A Nos últimos três meses houve diminuição da ingesta alimentar devido a perda de apetite, problemas digestivos ou dificuldade para mastigar ou deglutir?
0 = diminuição grave da ingesta
1 = diminuição moderada da ingesta
2 = sem diminuição da ingesta ☐

B Perda de peso nos últimos 3 meses
0 = superior a três quilos
1 = não sabe informar
2 = entre um e três quilos
3 = sem perda de peso ☐

C Mobilidade
0 = restrito ao leito ou à cadeira de rodas
1 = deambula mas não é capaz de sair de casa
2 = normal ☐

D Passou por algum *stress* psicológico ou doença aguda nos últimos três meses?
0 = sim   2 = não ☐

E Problemas neuropsicológicos
0 = demência ou depressão graves
1 = demência ligeira
2 = sem problemas psicológicos ☐

F Índice de Massa Corporal = peso em kg / (estatura em m)^2
0 = IMC < 19
1 = 19 ≤ IMC < 21
2 = 21 ≤ IMC < 23
3 = IMC ≥ 23 ☐

Pontuação da Triagem (subtotal, máximo de 14 pontos) ☐☐
12-14 pontos: estado nutricional normal
8-11 pontos: sob risco de desnutrição
0-7 pontos: desnutrido
Para uma avaliação mas detalhada,continue com as perguntas G-R

Avaliação global

G O doente vive na sua própria casa (não em instituição geriátrica ou hospital)
1 = sim   0 = não ☐

H Utiliza mais de três medicamentos diferentes por dia?
0 = sim   1 = não ☐

I Lesões de pele ou escaras?
0 = sim   1 = não ☐

References
1. Vellas B, Villars H, Abellan G, *et al*. Overview of the MNA® - Its History and Challenges. *J Nutr Health Aging*. 2006; **10:456**-465.
2. Rubenstein LZ, Harker JO, Salva A, Guigoz Y, Vellas B. Screening for Undernutrition in Geriatric Practice: Developing the Short-Form Mini Nutritional Assessment (MNA-SF). *J. Geront*. 2001; **56A**: M366-377
3. Guigoz Y. The Mini-Nutritional Assessment (MNA®) Review of the Literature - What does it tell us? *J Nutr Health Aging*. 2006; **10:466**-487.
® Société des Produits Nestlé, S.A., Vevey, Switzerland, Trademark Owners
© Nestlé, 1994, Revision 2009. N67200 12/99 10M
Para maiores informações: www.mna-elderly.com

J Quantas refeições faz por dia?
0 = uma refeição
1 = duas refeições
2 = três refeições ☐

K O doente consome:
• pelo menos uma porção diária de leite ou derivados (leite, queijo, iogurte)?   sim ☐ não ☐
• duas ou mais porções semanais de leguminosas ou ovos?   sim ☐ não ☐
• carne, peixe ou aves todos os dias?   sim ☐ não ☐
0.0 = nenhuma ou uma resposta «sim»
0.5 = duas respostas «sim»
1.0 = três respostas «sim» ☐.☐

L O doente consome duas ou mais porções diárias de fruta ou produtos hortícolas?
0 = não   1 = sim ☐

M Quantos copos de líquidos (água, sumo, café, chá, leite) o doente consome por dia?
0.0 = menos de três copos
0.5 = três a cinco copos
1.0 = mais de cinco copos ☐.☐

N Modo de se alimentar
0 = não é capaz de se alimentar sozinho
1 = alimenta-se sozinho, porém com dificuldade
2 = alimenta-se sozinho sem dificuldade ☐

O O doente acredita ter algum problema nutricional?
0 = acredita estar desnutrido
1 = não sabe dizer
2 = acredita não ter um problema nutricional ☐

P Em comparação com outras pessoas da mesma idade, como considera o doente a sua própria saúde?
0.0 = pior
0.5 = não sabe
1.0 = igual
2.0 = melhor ☐.☐

Q Perímetro braquial (PB) em cm
0.0 = PB < 21
0.5 = 21 ≤ PB ≤ 22
1.0 = PB > 22 ☐.☐

R Perímetro da perna (PP) em cm
0 = PP < 31
1 = PP ≥ 31 ☐

Avaliação global (máximo 16 pontos)	☐☐.☐
Pontuação da triagem	☐☐.☐
Pontuação total (máximo 30 pontos)	☐☐.☐

Avaliação do Estado Nutricional

de 24 a 30 pontos	☐	estado nutricional normal
de 17 a 23,5 pontos	☐	sob risco de desnutrição
menos de 17 pontos	☐	desnutrido

Fonte: Nestlé Nutrition Services.

Triagem e Avaliação Nutricional

TABELA 2.6. *Nutrition Risk in Critically Ill* (NUTRIC)

PARÂMETROS	INTERVALO	PONTUAÇÃO
Idade	< 50	0
	50-74	1
	≥ 75	2
APACHE II	< 15	0
	15-19	1
	20-28	2
	≥ 28	3
SOFA	< 6	0
	6-9	1
	≥ 10	2
Nº de comorbilidades	0-1	0
	≥ 2	1
Dias de internamento antes da admissão à UCI	0-1	0
	≥ 1	1
IL-6	0-399	0
	≥ 400	1

PONTUAÇÃO	CATEGORIA	EXPLICAÇÃO
IL-6 disponível		
6-10	Pontuação alta	Associado a piores resultados clínicos (mortalidade, ventilação) Estes doentes têm maior probabilidade de se beneficiar de uma terapia nutricional agressiva
0-5	Pontuação baixa	Estes doentes apresentam baixo risco nutricional
IL-6 indisponível*		
5-9	Pontuação alta	Associado a piores resultados clínicos (mortalidade, ventilação) Estes doentes têm maior probabilidade de se beneficiar de uma terapia nutricional agressiva
0-4	Pontuação baixa	Estes doentes apresentam baixo risco nutricional

*É aceitável não incluir IL-6 quando não é utilizada por rotina; foi demonstrado ter um valor baixo na predição global da pontuação NUTRIC Score.
APACHE: *Acute Physiology and Chronic Health Disease Classification System*; SOFA: *Sequential Organ Failure Assessment*; UCI, IL-6: interleucina 6.
Fonte: Heyland DK e cols., 2011.

Sugere-se que a monitoração nutricional e o controle de peso sejam feitos três vezes por semana durante a hospitalização.

Peso

O peso é a soma dos componentes corporais e reflete o equilíbrio proteico-energético do indivíduo. É um importante parâmetro da avaliação nutricional, pois as perdas ponderais graves estão relacionadas com o aumento da taxa de morbimortalidade (Tabelas 2.7 a 2.9).

A medida do peso tem algumas limitações como, por exemplo, pacientes acamados que requerem o uso de uma maca com balança ou de fórmulas preditivas para estimar seu valor ou pacientes edemaciados, cujo peso não pode ser considerado um valor fidedigno.

TABELA 2.7. Classificação do estado nutricional de acordo com a adequação do peso

ADEQUAÇÃO DO PESO (%)	ESTADO NUTRICIONAL
≤ 70	Desnutrição grave
70,1-80	Desnutrição moderada
80,1-90	Desnutrição leve
90,1-110	Eutrofia
110,1-120	Sobrepeso
> 120	Obesidade

Fonte: Blackburn GL, Thornton PA, 1979.

TABELA 2.8. Classificação da perda de peso em relação ao tempo

TEMPO	PERDA SIGNIFICATIVA DE PESO (%)	PERDA GRAVE DE PESO (%)
1 semana	1-2	> 2
1 mês	5	> 5
3 meses	7,5	> 7,5
6 meses	10	> 10

Fonte: Blackburn GL, Thornton PA, 1979.

TABELA 2.9. Estimativa do peso referente à retenção de líquidos, conforme distribuição no organismo

LOCAL E GRAU DE EDEMA	PESO A SER SUBTRAÍDO
Só o tornozelo (+)	≅ 1 kg
Até o joelho (++)	3-4 kg
Até a raiz da coxa (+++)	5-6 kg
Anasarca	10-12 kg

Fonte: Martins C. In: Riella MC, 2001.

Triagem e Avaliação Nutricional

Na ausência do peso atual (PA), em situações em que não é possível pesar os pacientes, a investigação de alteração ponderal recente obtida com familiares deve ser considerada, pois poderá contribuir para o diagnóstico nutricional.

São adotadas diferentes mensurações de peso corporal:

- *Peso atual (PA):* medido no momento da avaliação nutricional, com balança calibrada com o paciente no centro da base da balança em pé, descalço e com roupas leves;
- *Peso usual ou habitual (PH):* é o valor considerado como normal pelo paciente, utilizado como referência na avaliação das mudanças de peso e em casos de impossibilidade de medir o peso atual. A perda de peso involuntária é uma informação importante para avaliar a gravidade do estado nutricional do indivíduo;
- *Peso ideal (PI) ou desejável:* o modo mais prático para o cálculo do peso ideal ou desejável é pela utilização do IMC;

$$\text{Peso ideal ou desejável} = \text{IMC desejado} \times \text{estatura}^2 \text{ (m)}$$

- *Adequação do peso:* a porcentagem de adequação do peso atual em relação ao ideal ou desejável é calculada a partir da fórmula:

Adequação do peso atual (PA):

$$\text{Adequação do peso (\%)} = \frac{\text{peso atual (kg)} \times 100}{\text{peso ideal (kg)}}$$

Adequação do peso habitual (PH):

$$\text{\% do peso habitual} = \frac{\text{peso atual (kg)} \times 100}{\text{peso habitual (kg)}}$$

- *Estimativa de peso:* é possível estimar o peso por meio das equações de Chumlea (1985):

Homem: $(0,98 \times CP) + (1,16 \times AJ) + (1,73 \times CB) + (0,37 \times DCSE) - 81,69$

Mulher: $(1,27 \times CP) + (0,87 \times AJ) + (0,98 \times CB) + (0,4 \times DCSE) - 62,35$

onde:
CP: circunferência da panturrilha (cm)
AJ: altura do joelho (cm)
CB: circunferência do braço (cm)
DCSE: dobra cutânea subescapular (mm)

$$\text{Perda de peso (\%)} = \frac{(\text{peso habitual (kg)} - \text{peso atual (kg)}) \times 100}{\text{peso habitual (kg)}}$$

- *Peso ajustável no edema:* em algumas situações clínicas, observamos retenção de líquidos que influenciam no peso do paciente. Assim, recomenda-se a utilização do peso habitual ou desejável para cálculo das necessidades nutricionais e oferta nutricional recebida.

Estatura

A medida da altura deve ser realizada com o indivíduo em pé, ereto, descalço, com os calcanhares juntos, costas eretas e braços estendidos ao lado do corpo, utilizando o estadiômetro.

Na impossibilidade de estimar a altura, esta poderá ser determinada pela medição da altura do joelho. A estimativa da estatura pela medida do comprimento da perna em idosos ou adultos jovens deve ser realizada caso o paciente e/ou familiar não saiba referir esse dado no momento da avaliação e que não haja condições para medi-la durante a internação.

Deve-se estimar a estatura pela altura do joelho com o auxílio do *knee calipter*.

Para o procedimento dessa medida, o paciente deve estar deitado e curvar o joelho a um ângulo de 90°. Faz-se a medida da coxa próxima à patela, utilizando uma régua com escalas.

Para o cálculo da altura, utilizam-se as seguintes fórmulas:

Fórmula da altura do joelho para obtenção
da altura estimada (Chumlea, 1984):

Homem: $(2{,}02 \times$ altura do joelho em cm$) - (0{,}04 \times$ idade em anos$) + 64{,}19$

Mulher: $(1{,}83 \times$ altura do joelho em cm$) - (0{,}24 \times$ idade em anos$) + 84{,}88$

Outros métodos alternativos para estimar a altura podem ser considerados. A extensão dos braços pode ser considerada como um método alternativo.

- *Envergadura do braço (*arm span*): para tal medida, os braços devem ficar estendidos formando um ângulo de 90° com o corpo. Assim, mede-se a distância entre os dedos médios das mãos utilizando-se uma fita métrica flexível. A medida obtida corresponde à estimativa de estatura do indivíduo;
- *Estatura recumbente:* o indivíduo deverá estar em posição supina e com o leito horizontal completo. Marcam-se no lençol pontos referentes ao topo da cabeça e base do pé, e depois é medida a distância entre esses pontos com auxílio de fita flexível.

Índice de massa corporal (IMC)

O IMC é um indicador simples de estado nutricional, também conhecido como índice de Quetelet (Tabela 2.10).

TABELA 2.10. Classificação do estado nutricional de adultos, segundo o IMC

IMC (kg/m²)	CLASSIFICAÇÃO
< 16,0	Desnutrição grau III (grave)
16,0-16,9	Desnutrição grau II (moderada)
17,0-18,4	Desnutrição grau I (leve)
18,5-24,9	Eutrofia
25,0-29,9	Pré-obeso
30,0-34,9	Obesidade grau I
35,0-39,9	Obesidade grau II
≥ 40	Obesidade grau III

IMC: índice de massa corporal.
Fonte: WHO, 2004.

Calculado a partir da seguinte fórmula:

$$IMC = \frac{peso\ (kg)}{altura^2\ (m)}$$

Estimativa de peso e IMC para amputados

Para estimar peso de indivíduos amputados, deve-se somar parte amputada (% amputação) ao peso atual.

Peso corporal estimado (kg) =
peso atual (kg) + (peso atual × % peso corporal amputado)

A Figura 2.1 fornece as porcentagens do peso correspondentes a cada segmento do corpo.

Para calcular o IMC, utiliza-se o peso corrigido:

IMC corrigido (kg/m²) = Peso corporal estimado (kg)/altura² (m)

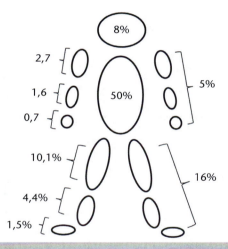

FIGURA 2.1 Esquema de avaliação nutricional para subtração de peso em indivíduos amputados. (*Fonte:* Osterkamp LK e cols., 1995.)

Circunferências

São medidas de crescimento e podem indicar o estado nutricional e o padrão de gordura corporal, com exceção da circunferência cefálica, que indica o crescimento cerebral.

Circunferência abdominal

O acúmulo de gordura na região abdominal tem sido associado ao desenvolvimento de alterações metabólicas, como o estímulo à produção de VLDL (*very low density lipoprotein*), estímulo à gliconeogênese, redução da captação muscular de glicose resultando em hiperglicemia, hiperlipidemia e hiperinsulinemia, que são distúrbios potencialmente aterogênicos. É um importante indicador de risco para doenças cardiovasculares.

Na população brasileira, a relação cintura-quadril (RCQ), também demonstrou associar-se a risco de comorbidades (inicialmente, a medida mais usada para obesidade central). Entretanto, em 1990, reconheceu-se que pode ser menos válida como uma

TABELA 2.11. Circunferência abdominal e risco de complicações metabólicas associadas à obesidade em homens e mulheres caucasianos

	CIRCUNFERÊNCIA ABDOMINAL (CM)		
RISCO DE COMPLICAÇÕES METABÓLICAS	HOMEM	MULHER	NÍVEL DE AÇÃO
Aumentado	≥ 94	≥ 80	1
Aumentado substancialmente	≥ 102	≥ 88	2

Fonte: I Diretriz Brasileira de Diagnóstico e Tratamento da Síndrome Metabólica, 2004.

medida relativa, após perda de peso, com diminuição da medida do quadril. A medida da circunferência abdominal reflete melhor o conteúdo de gordura visceral que a RCQ e também se associa à gordura corporal total.

A Organização Mundial da Saúde (OMS) (2000) estabelece como ponto de corte para risco cardiovascular aumentada medida de circunferência abdominal igual ou superior a 94 cm em homens e 80 cm em mulheres caucasianos. De acordo com o National Cholesterol Education Program (NCEP 2000) – Adult Treatment Panel III (ATPIII), o ponto de corte deve ser de 102 cm para homens e 88 cm para mulheres (Tabela 2.11).

Segundo as recomendações da OMS, a medida deve ser realizada com o paciente em pé, ao final da expiração, no maior perímetro abdominal entre a última costela e a crista ilíaca, com fita inelástica, em posição horizontal. Já a I Diretriz Brasileira de Diagnóstico e Tratamento da Síndrome Metabólica (2004) recomenda medir a circunferência abdominal no ponto médio entre o rebordo costal inferior e a crista ilíaca. Toma-se a medida do quadril, no seu maior diâmetro, com a fita métrica, passando sobre os trocânteres maiores.

Circunferência do braço (CB)

A CB representa a soma das áreas constituídas pelos tecidos ósseos, gorduroso e muscular do braço. Permite, por meio da aplicação de fórmulas, o cálculo da circunferência muscular do braço (CMB) e da área muscular do braço (AMB).

Para a obtenção dessa medida, o braço a ser avaliado deve estar flexionado em direção ao tórax, formando um ângulo de 90°. Localizar e marcar o ponto médio entre o acrômio e o olécrano. Solicitar que a pessoa fique com o braço estendido ao longo do corpo com a palma da mão voltada para a coxa. Contornar o braço com uma fita flexível no ponto marcado de forma ajustada, evitando compressão da pele ou folga.

O resultado obtido é comparado aos valores de referência do NHANES III (National Health Nutrition Examination Survey) demonstrado na tabela de percentis por Frisancho (Tabelas 2.12 e 2.13; Figs. 2.2 e 2.3).

$$\text{Adequação da CB (\%)} = \frac{\text{CB obtida (cm)}}{\text{CB percentil 50}} \times 100$$

TABELA 2.12. Estado nutricional, segundo classificação da adequação da circunferência do braço (CB)

	DESNUTRIÇÃO GRAVE	DESNUTRIÇÃO MODERADA	DESNUTRIÇÃO LEVE	EUTROFIA	SOBREPESO	OBESIDADE
CB	< 70%	70-80%	80-90%	90-110%	110-120%	> 120%

Fonte: Blackburn GL, Thornton PA, 1979.

Triagem e Avaliação Nutricional

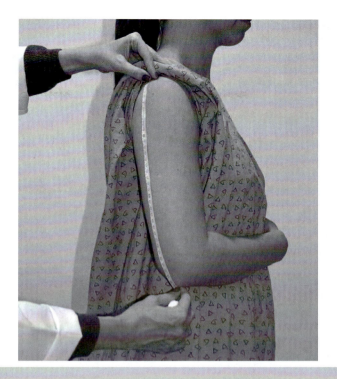

FIGURA 2.2 Medida do comprimento do braço. Localizar o ponto médio entre o osso acrômio e o olécrano.

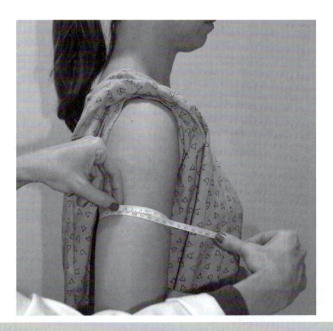

FIGURA 2.3 Medida da circunferência do braço.

TABELA 2.13. Estado nutricional, segundo a classificação da circunferência do braço (CB) em percentis

PERCENTIL	CLASSIFICAÇÃO
< P5	Desnutrição
P5-P15	Abaixo da média
P15-P85	Média
P85-P95	Acima da média
> P95	Obesidade

Fonte: Adaptada de Frisancho AR, 2008.

Circunferência muscular do braço (CMB)

A CMB avalia a reserva de tecido muscular, sendo considerada uma medida com alta sensibilidade para a avaliação da massa muscular e desnutrição proteico-energética (Tabela 2.14). É obtida a partir dos valores da CB e da dobra cutânea tricipital (DCT):

$$CMB\ (cm) = CB\ (cm) - (DCT\ (mm) \times 0{,}314)$$

$$Adequação\ da\ CMB\ (\%) = \frac{CMB\ obtida\ (cm)}{CMB\ percentil\ 50} \times 100$$

As medidas referentes à CMB e à área muscular do braço (AMB) são úteis na identificação de depleção muscular e de pacientes subnutridos, entretanto, apesentam limitações relacionadas à base de dados e ausência de fatores corrigidos para idade, estado de hidratação, atividade física e parâmetros antropométricos.

Circunferência da panturrilha (CP)

A CP é a medida mais sensível de massa muscular em idosos. Indica modificações da massa magra que ocorrem com o envelhecimento e diminuição de atividade física. Valores inferiores a 31 cm indicam perda de massa muscular de acordo com parâmetros da OMS, 1995.

Em um estudo realizado com a população brasileira, Barbosa-Silva e cols. verificaram em 1.291 idosos, com mais de 60 anos, pontos de cortes médios sinalizando a perda de massa muscular sendo: 34 cm para homens e 33 cm para as mulheres.

A tomada dessa medida é feita em posição supina, joelho dobrado em 90°, calcanhar apoiado na cama ou cadeira, medindo a maior circunferência com fita métrica.

TABELA 2.14. Estado nutricional, segundo a classificação da adequação da circunferência muscular do braço (CMB)

	DESNUTRIÇÃO GRAVE	DESNUTRIÇÃO MODERADA	DESNUTRIÇÃO LEVE	EUTROFIA
CMB	< 70%	70-80%	80-90%	90-110%

Fonte: Blackburn GL; Thornton PA, 1979.

Dobras cutâneas

As dobras cutâneas constituem um método relativamente simples, de baixo custo e não invasivo para estimar a gordura corporal total. A compressibilidade da pele e do tecido adiposo varia com o estado de hidratação e, nos casos de edema, o resultado dessas medidas é afetado.

Elas podem ser úteis para avaliar as mudanças em longo prazo nas reservas de tecido adiposo subcutâneo em pacientes portadores de doenças crônicas ou que estão recebendo terapia nutricional enteral ou parenteral por um período.

Dobra cutânea tricipital (DCT)

A DCT é a mais utilizada na prática clínica para monitoração do estado nutricional (Tabelas 2.15 a 2.33). Para confiabilidade e validade dessas medidas, recomenda-se a utilização de procedimentos padronizados (Fig. 2.4).

No mesmo ponto médio utilizado para a circunferência do braço, separar levemente a prega do braço não dominante, desprezando-a do tecido muscular, e aplicar o calibrador formando um ângulo reto. O braço deverá estar relaxado e solto ao lado do corpo.

O resultado obtido é comparado com os valores de referência do NHANES III (National Health Nutrition Examination Survey), demonstrado na tabela de percentis por Frisancho (2008).

$$\text{Adequação da DCT (\%)} = \frac{\text{DCT obtida (mm)}}{\text{DCT percentil 50}} \times 100$$

TABELA 2.15. Estado nutricional, segundo a classificação da adequação da dobra cutânea tricipital (DCT)

	DESNUTRIÇÃO GRAVE	DESNUTRIÇÃO MODERADA	DESNUTRIÇÃO LEVE	EUTROFIA	SOBREPESO	OBESIDADE
DCT	< 70%	70-80%	80-90%	90-110%	110-120%	> 120%

Fonte: Blackburn GL; Thornton PA, 1979.

TABELA 2.16. Estado nutricional, segundo a classificação da dobra cutânea tricipital (DCT) em percentis

PERCENTIL	CLASSIFICAÇÃO
< P5	Desnutrição
P5-P15	Abaixo da média
P15-P85	Média
P85-P95	Acima da média
> P95	Obesidade

Fonte: Adaptada de Frisancho AR, 2008; 1990.

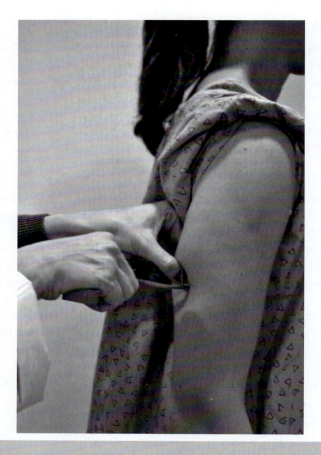

FIGURA 2.4 Determinação da medida de DCT.

TABELA 2.17. Métodos para medir pregas cutâneas e circunferências

Pregas cutâneas
1. Acesse o local anatômico, como descrito anteriormente
2. Levante a pele e o tecido gorduroso do tecido subjacente segurando os tecidos entre o polegar e o indicador
3. Aplique o adipômetro aproximadamente a 1 cm distalmente do polegar e do indicador, a meio caminho entre o ápice e a base da prega
4. Continue a segurar a prega com o polegar e o indicador durante a medida
5. Depois de aplicar o adipômetro por 2 a 3 segundos, leia a medida da dobra com precisão de 0,5 mm
6. As medidas são feitas em triplicata até que as leituras se estabilizem com precisão de ± 1 mm, então é calculada a média dos resultados

Circunferências
1. A fita deve ser mantida em posição horizontal tocando a pele e seguindo os contornos do membro, mas sem comprimir os tecidos subjacentes
2. As medidas devem ser realizadas com aproximação de 1 mm, em triplicata, como já descrito para as dobras cutâneas

Triagem e Avaliação Nutricional

Observação: Caso o nutricionista avalie a necessidade de monitorar a DCT, recomenda-se que a mesma seja realizada semanalmente, exceto nos seguintes casos:
- Presença de edema;
- Grandes queimados, cuja área esteja comprometida;
- Pacientes terminais;
- Recusa do paciente ou familiar.

Outras dobras cutâneas
- *Bíceps:* com a palma da mão voltada para fora, marcar o local da medida 1 cm acima do local marcado para a prega tricipital. Levante a dobra cutânea da face anterior do braço, diretamente acima do centro da fossa cubital, no mesmo nível da prega cutânea do tríceps e da circunferência do braço. Segurar a dobra verticalmente e aplicar o calibrador no local marcado;
- *Subescapular:* marcar o local logo abaixo do ângulo inferior à escápula. A pele é levantada 1 cm abaixo do ângulo de 45° entre esta e a coluna vertebral. O calibrador deverá ser aplicado estando o indivíduo com os braços e ombros relaxados;
- *Suprailíaca:* a dobra deverá ser formada 2 cm acima da crista ilíaca na linha axilar média, na posição diagonal; ou seja, seguindo a linha de clivagem natural da pele do lado direito do indivíduo;
- *Panturrilha:* a pele é segurada na face posterior, no mesmo nível da circunferência da panturrilha. A crista da prega deve estar paralela à perna.

Avaliação antropométrica no idoso (> 60 anos)
Os pontos de cortes do IMC para idoso são superiores aos do adulto. Isso se deve a maior susceptibilidade a doenças que esse grupo apresenta, necessitando, assim, de maior reserva de tecidos, que o protege contra a desnutrição. Os critérios de diagnóstico nutricional recomendados para a população podem ser vistos na Tabela 2.24.

Quanto aos indicadores de distribuição da gordura corporal, sugerem-se os mesmos pontos de cortes adotados para o adulto na avaliação da circunferência abdominal.

Força de preensão palmar (FPP)
A FPP é um método que serve não apenas para a avaliação da força da mão, pois também pode ser aplicado para a avaliação da força total do corpo. Diferentes instrumentos foram projetados para mensurar a FPP, desde a simples adaptação de equipamentos de pressão sanguínea até sistemas computadorizados sofisticados.

Desenvolvido por Bechtol, no ano de 1954, o dinamômetro Jamar® consiste em sistema hidráulico de aferição, sendo considerado o instrumento mais aceito para avaliar a FPP, por ser relativamente simples, fornecer leitura rápida e direta, além de sua fácil utilização em diferentes campos de pesquisa e de prática clínica ambulatorial.

A FPP mensurada com o uso do dinamômetro Jamar® consiste em procedimento objetivo, prático e de fácil utilização.

A posição recomendada é que o indivíduo esteja sentado com o ombro abduzido e neutramente rodado, cotovelo fletido a 90° e antebraço e punho em posição neutra. São realizadas três medidas em cada mão, primeiramente na mão direita e depois na esquerda, e com um intervalo de 5 segundos entre cada medida. Solicita-se ao voluntário

TABELA 2.18. Percentis para circunferência do braço (CB) – sexo masculino

IDADE (ANOS)	PERCENTIS								
	5	10	15	25	50	75	85	90	95
2,0-2,9	14,2	14,5	14,8	15,2	16,0	16,8	17,2	17,5	17,9
3,0-3,9	14,4	14,8	15,2	15,6	16,6	17,5	18,0	18,3	18,9
4,0-4,9	14,4	14,9	15,3	15,8	16,9	18,0	18,6	19,0	19,6
5,0-5,9	14,4	15,0	15,4	16,1	17,3	18,5	19,2	19,7	20,4
6,0-6,9	14,5	15,2	15,7	16,5	17,9	19,4	20,2	20,7	21,5
7,0-7,9	14,8	15,6	16,2	17,0	18,7	20,4	21,3	21,9	22,9
8,0-8,9	15,2	16,1	16,7	17,7	19,5	21,4	22,4	23,1	24,2
9,0-9,9	15,6	16,6	17,3	18,4	20,4	22,4	23,6	24,4	25,6
10,0-10,9	16,1	17,2	17,9	19,1	21,2	23,5	24,8	25,6	26,9
11,0-11,9	16,7	17,9	18,7	20,0	22,3	24,8	26,2	27,1	28,5
12,0-12,9	17,5	18,8	19,7	21,1	23,6	26,3	27,8	28,8	30,4
13,0-13,9	18,5	19,9	20,8	22,3	25,0	27,8	29,4	30,5	32,1
14,0-14,9	19,7	21,1	22,0	23,5	26,2	29,1	30,7	31,8	33,4
15,0-15,9	20,9	22,2	23,1	24,5	27,2	29,9	31,4	32,5	34,0
16,0-16,9	22,1	23,1	24,2	25,5	28,0	30,5	31,9	32,9	34,3
17,0-17,9	23,1	24,4	25,2	26,5	28,9	31,4	32,8	33,7	35,2
18,0-18,9	23,9	25,2	26,1	27,5	30,0	32,7	34,2	35,2	36,7
19,0-19,9	24,5	25,8	26,7	28,0	30,5	33,1	34,5	35,5	36,9
20,0-29,9	26,1	27,3	28,2	29,4	31,8	34,2	35,6	36,5	37,8
30,0-39,9	26,3	27,6	28,5	29,8	32,3	34,9	36,3	37,3	38,7
40,0-49,9	26,9	28,2	29,1	30,5	33,0	35,7	37,1	38,1	39,6
50,0-59,9	26,6	27,9	28,8	30,1	32,6	35,2	36,6	37,6	39,0
60,0-69,9	26,5	27,6	28,5	29,7	32,0	34,4	35,7	36,5	39,7
70,0-79,9	25,1	26,2	27,1	28,3	30,6	32,9	34,2	35,1	36,4
80,0-90,9	23,5	24,7	25,5	26,7	28,9	31,2	32,5	33,4	34,7

Fonte: Frisancho AR, 2008.

Triagem e Avaliação Nutricional

TABELA 2.19. Percentis para circunferência do braço (CB) – sexo feminino

IDADE (ANOS)	PERCENTIS								
	5	10	15	25	50	75	85	90	95
2,0-2,9	13,8	14,3	14,6	15,0	15,9	16,8	17,3	17,6	18,1
3,0-3,9	14,1	14,6	15,0	15,5	16,5	17,5	18,1	18,5	19,1
4,0-4,9	14,1	14,7	15,1	15,6	16,7	17,9	18,6	19,0	19,7
5,0-5,9	14,3	14,9	15,4	16,0	17,4	18,8	19,6	20,2	21,0
6,0-6,9	14,4	15,1	15,7	16,5	18,1	19,8	20,8	21,5	22,5
7,0-7,9	14,6	15,4	16,0	16,9	18,7	20,7	21,8	22,6	23,8
8,0-8,9	15,0	15,9	16,5	17,5	19,5	21,6	22,9	23,7	25,1
9,0-9,9	15,7	16,7	17,3	18,4	20,4	22,7	24,0	25,0	26,4
10,0-10,9	16,7	17,7	18,5	19,6	21,8	24,2	25,6	26,5	28,0
11,0-11,9	17,8	18,9	19,6	20,8	23,2	25,7	27,2	28,3	29,9
12,0-12,9	18,7	19,8	20,6	21,9	24,4	27,1	28,7	29,8	31,6
13,0-13,9	19,3	20,5	21,3	22,6	25,2	28,1	29,7	30,9	32,7
14,0-14,9	19,7	21,0	21,8	23,1	25,8	28,7	30,4	31,6	33,4
15,0-15,9	20,1	21,3	22,2	23,5	26,2	29,2	30,9	32,1	33,9
16,0-16,9	20,3	21,6	22,5	23,8	26,6	29,6	31,3	32,5	34,4
17,0-17,9	20,4	21,6	22,5	23,9	26,6	29,6	31,4	32,6	34,5
18,0-18,9	20,3	21,6	22,5	23,9	26,7	29,8	31,6	32,8	34,8
19,0-19,9	20,5	21,8	22,7	24,0	26,8	29,8	31,5	32,8	34,7
20,0-29,9	21,4	22,7	23,7	25,2	28,1	31,4	33,3	34,6	36,7
30,0-39,9	23,1	24,6	25,6	27,1	30,3	33,7	35,7	37,1	39,3
40,0-49,9	24,2	25,6	26,6	28,2	31,4	34,8	36,8	38,2	40,4
50,0-59,9	24,4	25,9	27,0	28,6	31,9	35,4	37,5	38,9	41,2
60,0-69,9	24,3	25,7	26,7	28,3	31,4	34,7	36,7	38,1	40,2
70,0-79,9	23,1	25,4	25,4	26,9	29,9	33,1	35,0	36,3	38,4
80,0-90,9	21,5	22,7	23,6	25,0	27,8	30,9	32,7	33,9	35,8

Fonte: Frisancho AR, 2008.

TABELA 2.20. Percentis para circunferência muscular do braço (CMB) – sexo masculino

IDADE (ANOS)	PERCENTIS						
	5	10	25	50	75	90	95
1,0-1,9	11,0	11,3	11,9	12,7	13,5	14,4	14,7
2,0-2,9	11,1	11,4	12,2	13,0	14,0	14,6	15,0
3,0-3,9	11,7	12,3	13,1	13,7	14,3	14,8	15,3
4,0-4,9	12,3	12,6	13,3	14,1	14,8	15,6	15,9
5,0-5,9	12,8	13,3	14,0	14,7	15,4	16,2	16,9
6,0-6,9	13,1	13,5	14,2	15,1	16,1	17,0	17,7
7,0-7,9	13,7	13,9	15,1	16,0	16,8	17,7	19,0
8,0-8,9	14,0	14,5	15,4	16,2	17,0	18,2	18,7
9,0-9,9	15,1	15,4	16,1	17,0	18,3	19,6	20,2
10,0-10,9	15,6	16,0	16,6	18,0	19,1	20,9	22,1
11,0-11,9	15,9	16,5	17,3	18,3	19,5	20,5	23,0
12,0-12,9	16,7	17,1	18,2	19,5	21,0	22,3	24,1
13,0-13,9	17,2	17,9	19,6	21,1	22,6	23,8	24,5
14,0-14,9	18,9	19,9	21,2	22,3	24,0	26,0	26,4
15,0-15,9	19,9	20,4	21,8	23,7	25,4	26,6	27,2
16,0-16,9	21,3	22,5	23,4	24,9	26,9	28,7	29,6
17,0-17,9	22,4	23,1	24,5	25,8	27,3	29,4	31,2
18,0-18,9	22,6	23,7	25,3	26,4	28,3	29,8	32,4
19,0-24,9	23,8	24,5	25,7	27,3	28,9	30,9	32,1
25,0-34,9	24,3	25,0	26,4	27,9	29,8	31,4	32,6
35,0-44,9	24,7	25,5	26,9	28,6	30,2	31,8	32,7
45,0-54,9	23,9	24,9	26,5	28,1	30,0	31,8	32,6
55,0-64,9	23,8	24,5	26,0	27,8	29,5	31,0	32,0
65,0-74,9	22,3	23,5	25,1	26,8	28,4	29,8	30,6

Fonte: Frisancho AR, 1981.

Triagem e Avaliação Nutricional

TABELA 2.21. Percentis para circunferência muscular do braço (CMB) – sexo feminino

IDADE (ANOS)	PERCENTIS						
	5	10	25	50	75	90	95
1,0-1,9	10,5	11,1	11,7	12,4	13,2	13,9	14,3
2,0-2,9	11,1	11,4	11,9	12,6	13,3	14,2	14,7
3,0-3,9	11,3	11,9	12,4	13,2	14,0	14,6	15,2
4,0-4,9	11,5	12,1	12,8	13,6	14,4	15,2	15,7
5,0-5,9	12,5	12,8	13,4	14,2	15,1	15,9	16,5
6,0-6,9	13,0	13,3	13,8	14,5	15,4	16,6	17,1
7,0-7,9	12,9	13,5	14,2	15,1	16,0	17,1	17,6
8,0-8,9	13,8	14,0	15,1	16,0	17,1	18,3	19,4
9,0-9,9	14,7	15,0	15,8	16,7	18,0	19,4	19,8
10,0-10,9	14,8	15,0	15,9	17,0	18,0	19,0	19,7
11,0-11,9	15,0	15,8	17,1	18,1	19,6	21,7	22,3
12,0-12,9	16,2	16,6	18,0	19,1	20,1	21,4	22,0
13,0-13,9	16,9	17,5	18,3	19,8	21,1	22,6	24,0
14,0-14,9	17,4	17,9	19,0	20,1	21,6	23,2	24,7
15,0-15,9	17,5	17,8	18,9	20,2	21,5	22,8	24,4
16,0-16,9	17,0	18,0	19,0	20,2	21,6	23,4	24,9
17,0-17,9	17,5	18,3	19,4	20,5	22,1	23,9	25,7
18,0-18,9	17,4	17,9	19,1	20,2	21,5	23,7	24,5
19,0-24,9	17,9	18,5	19,5	20,7	22,1	23,6	24,9
25,0-34,9	18,3	18,8	19,9	21,2	22,8	24,6	26,4
35,0-44,9	18,6	19,2	20,5	21,8	23,6	25,7	27,2
45,0-54,9	18,7	19,3	20,6	22,0	23,8	26,0	27,4
55,0-64,9	18,7	19,6	20,9	22,5	24,4	26,6	28,0
65,0-74,9	18,5	19,5	20,8	22,5	24,4	26,4	27,9

Fonte: Frisancho AR, 1981.

TABELA 2.22. Percentis para dobra cutânea tricipital (DCT) – sexo masculino

IDADE (ANOS)	PERCENTIS								
	5	10	15	25	50	75	85	90	95
2,0-2,9	6,0	6,4	6,8	7,4	8,6	10,3	11,3	12,2	13,6
3,0-3,9	5,7	6,2	6,6	7,2	8,5	10,2	11,4	12,3	13,9
4,0-4,9	5,3	5,8	6,1	6,7	8,1	10,0	11,2	12,2	14,0
5,0-5,9	4,9	5,4	5,8	6,4	8,0	10,4	12,0	13,4	16,0
6,0-6,9	4,4	5,0	5,4	6,1	8,1	11,0	13,4	15,4	19,4
7,0-7,9	4,2	4,7	5,2	6,0	8,1	11,7	14,7	17,4	23,0
8,0-8,9	4,2	4,8	5,3	6,2	8,5	12,5	15,9	19,1	26,0
9,0-9,9	4,6	5,2	5,8	6,7	9,3	13,7	17,5	21,1	28,7
10,0-10,9	5,0	5,7	6,3	7,3	10,1	14,9	19,1	22,9	31,3
11,0-11,9	5,2	5,9	6,6	7,7	10,7	15,9	20,4	24,7	34,1
12,0-12,9	5,0	5,7	6,3	7,5	10,5	16,0	21,0	25,8	36,6
13,0-13,9	4,4	5,2	5,7	6,8	9,8	15,2	20,3	25,4	37,3
14,0-14,9	3,9	4,5	5,1	6,0	8,8	13,9	18,8	23,8	35,8
15,0-15,9	3,7	4,3	4,8	5,7	8,2	12,9	17,4	21,8	32,5
16,0-16,9	3,8	4,4	4,9	5,8	8,4	13,1	17,5	21,9	32,2
17,0-17,9	4,0	4,7	5,2	6,1	8,7	13,5	17,8	22,1	32,0
18,0-18,9	3,7	4,4	5,0	6,1	8,8	13,2	16,8	19,9	26,0
19,0-19,9	3,9	4,6	5,2	6,2	9,0	13,6	17,3	20,5	26,7
20,0-29,9	4,3	5,2	6,0	7,2	10,2	14,4	17,3	19,7	23,6
30,0-39,9	4,7	5,6	6,4	7,7	10,8	15,1	18,1	20,5	24,5
40,0-49,9	5,2	6,2	7,0	8,3	11,5	15,7	18,6	20,9	24,7
50,0-59,9	5,4	6,4	7,2	8,5	11,7	15,9	18,8	21,0	24,7
60,0-69,9	5,5	6,5	7,3	8,6	11,6	15,6	18,3	20,4	24,0
70,0-79,9	5,5	6,5	7,2	8,5	11,4	15,2	17,8	19,8	23,2
80,0-90,9	5,4	6,3	7,0	8,2	10,9	14,5	16,9	18,7	21,8

Fonte: Frisancho AR, 2008.

Triagem e Avaliação Nutricional

TABELA 2.23. Percentis para dobra cutânea tricipital (DCT) – sexo feminino

IDADE (ANOS)	PERCENTIS								
	5	10	15	25	50	75	85	90	95
2,0-2,9	5,9	6,5	6,9	7,6	8,9	10,5	11,5	12,2	13,3
3,0-3,9	5,6	6,3	6,7	7,5	9,1	10,9	12,1	12,9	14,2
4,0-4,9	5,1	5,8	6,3	7,1	8,9	11,1	12,4	13,4	15,0
5,0-5,9	4,9	5,6	6,2	7,1	9,2	11,7	13,3	14,5	16,4
6,0-6,9	4,8	5,6	6,2	7,3	9,6	12,5	14,4	15,9	18,2
7,0-7,9	4,7	5,6	6,3	7,4	10,0	13,4	15,6	17,2	19,9
8,0-8,9	4,8	5,7	6,5	7,7	10,6	14,3	16,8	18,7	21,8
9,0-9,9	5,0	6,0	6,8	8,1	11,3	15,4	18,2	20,3	23,7
10,0-10,9	5,4	6,5	7,4	8,8	12,2	16,7	19,7	22,0	25,8
11,0-11,9	6,0	7,2	8,1	9,7	13,3	18,1	21,3	23,7	27,7
12,0-12,9	6,7	8,0	9,0	10,6	14,4	19,4	22,6	25,0	29,1
13,0-13,9	7,5	8,8	9,9	11,6	15,5	20,4	23,7	26,1	30,1
14,0-14,9	8,3	9,7	10,8	12,5	16,5	21,5	24,8	27,2	31,2
15,0-15,9	8,9	10,4	11,5	13,3	17,4	22,6	25,9	28,4	32,5
16,0-16,9	9,1	10,6	11,7	13,6	17,8	23,2	26,6	29,2	33,4
17,0-17,9	8,8	10,4	11,5	13,5	17,8	23,4	27,0	29,7	34,1
18,0-18,9	9,0	10,5	11,7	13,6	17,9	23,5	27,0	29,7	34,0
19,0-19,9	9,0	10,5	11,7	13,6	18,0	23,6	27,2	29,9	34,3
20,0-29,9	10,2	12,0	13,4	15,7	20,5	26,3	29,9	32,4	36,6
30,0-39,9	10,8	13,6	15,5	18,4	23,9	29,5	32,6	34,7	37,8
40,0-49,9	12,7	15,5	17,4	20,3	25,7	31,2	34,2	36,3	39,4
50,0-59,9	13,6	16,3	18,1	20,9	26,1	31,4	34,2	36,2	39,1
60,0-69,9	12,7	15,3	17,1	19,7	24,7	29,8	32,6	34,5	37,3
70,0-79,9	10,4	12,8	14,6	17,1	21,9	26,9	29,6	31,4	34,1
80,0-90,9	6,7	8,9	10,5	12,9	17,4	22,0	24,5	26,3	28,8

Fonte: Frisancho AR, 2008.

TABELA 2.24. Estado nutricional de idosos segundo o índice de massa corporal (IMC)

IMC (kg/m²)	CLASSIFICAÇÃO
< 23	Baixo peso
23 > IMC < 28	Eutrofia
≥ 28 e < 30	Sobrepeso
≥ 30	Obesidade

Fonte: Lebrão ML; Duarte YA – SABE/OPAS, 2003.

TABELA 2.25. Percentis da circunferência do braço (CB) (cm) para mulheres por idade (60 a ≥ 80 anos)

IDADE	5	10	25	50	75	90	95
60-64	26,00	28,00	30,00	33,00	35,00	37,00	39,00
65-69	25,00	27,00	28,00	31,00	34,00	36,00	38,45
70-74	24,00	25,00	28,00	31,00	34,00	37,00	40,00
75-79	24,00	26,00	28,00	31,00	33,00	36,00	38,00
≥ 80	22,00	23,00	26,00	29,00	31,00	34,00	35,15

Fonte: Barbosa AR, Souza JMP, Lebrão ML, Laurenti R, Marucci MFN, 2005.

TABELA 2.26. Percentis da circunferência do braço (CB) (cm) para homens por idade (60 a ≥ 80 anos)

IDADE	5	10	25	50	75	90	95
60-64	24,90	27,00	29,00	30,00	32,00	35,00	37,00
65-69	24,55	27,00	29,00	30,00	32,00	34,90	36,00
70-74	24,00	26,00	27,00	30,00	32,00	34,00	35,25
75-79	23,00	24,00	26,00	29,00	31,00	33,00	35,00
≥ 80	22,00	23,00	25,00	28,00	30,00	32,00	33,00

Fonte: Barbosa AR, Souza JMP, Lebrão ML, Laurenti R, Marucci MFN, 2005.

TABELA 2.27. Estado nutricional, segundo a classificação da CB em percentis

PERCENTIL	CLASSIFICAÇÃO
< P5	Desnutrição
P5-P10	Risco de desnutrição
P10-P90	Eutrofia
> P90	Obesidade ou musculatura desenvolvida

Fonte: Barbosa AR, Souza JMP, Lebrão ML, Laurenti R, Marucci MFN, 2005.

que aperte o dinamômetro com a força máxima, e que o segure até que o avaliador conte até três. Os pontos de corte para definir baixa força muscular são: < 30 kg para homens e < 20 kg para mulheres.

A dinamometria identifica uma proporção elevada de pacientes em risco nutricional, sendo um importante parâmetro durante a avaliação e determinação da funcionalidade das mãos em diversas condições clínicas.

A idade e o gênero influenciam a força muscular, na qual o decréscimo da força é mais evidente na população com idade superior a 60 anos. Apesar da alta correlação da FPP com variáveis antropométricas (peso, altura e IMC), alguns estudos demonstram

TABELA 2.28. Percentis de dobra cutânea tricipital (DCT) (mm) para mulheres por idade (60 a ≥ 80 anos)

IDADE	5	10	25	50	75	90	95
60-64	17,00	20,00	23,00	29,00	35,00	39,00	72,00
65-69	15,00	17,00	20,75	26,00	30,00	35,00	38,00
70-74	11,05	14,00	21,25	27,00	32,00	39,00	42,00
75-79	11,95	15,00	20,00	25,00	30,00	37,00	39,00
≥ 80	8,00	10,00	15,00	20,00	25,50	30,00	33,50

Fonte: Barbosa AR, Souza JMP, Lebrão ML, Laurenti R, Marucci MFN, 2005.

TABELA 2.29. Percentis de dobra cutânea tricipital (DCT) (mm) para homens por idade (60 a ≥ 80 anos)

IDADE	5	10	25	50	75	90	95
60-64	5,75	7,00	10,00	15,00	20,00	26,00	27,00
65-69	6,00	7,00	10,00	14,00	19,00	23,00	26,00
70-74	6,00	7,00	9,00	13,00	17,00	20,60	22,60
75-79	6,00	6,80	9,00	13,00	17,00	21,00	24,10
≥ 80	5,00	6,00	8,00	11,00	16,00	21,00	23,00

Fonte: Barbosa AR, Souza JMP, Lebrão ML, Laurenti R, Marucci MFN, 2005.

TABELA 2.30. Estado nutricional, segundo a classificação da DCT em percentis

PERCENTIL	CLASSIFICAÇÃO
< P5	Desnutrição
P5-P10	Risco de desnutrição
P10-P90	Eutrofia
> P90	Obesidade desenvolvida

Fonte: Barbosa AR, Souza JMP, Lebrão ML, Laurenti R, Marucci MFN, 2005.

TABELA 2.31. Percentis de circunferência muscular do braço (CMB) (cm) para mulheres por idade (60 a ≥ 80 anos)

IDADE	5	10	25	50	75	90	95
60-64	18,77	19,89	21,46	23,21	24,94	26,32	28,14
65-69	19,00	20,09	21,14	22,55	24,66	26,19	27,85
70-74	18,49	19,22	21,02	22,52	24,43	26,32	28,11
75-79	18,52	19,70	21,03	22,82	24,46	25,89	27,06
≥ 80	18,17	18,86	20,31	22,01	23,62	24,78	25,96

Fonte: Barbosa AR, Souza JMP, Lebrão ML, Laurenti R, Marucci MFN, 2005.

TABELA 2.32. Percentis de circunferência muscular do braço (CMB) (cm) para homens por idade (60 a ≥ 80 anos)

IDADE	5	10	25	50	75	90	95
60-64	20,74	21,97	23,86	25,60	27,29	28,82	29,86
65-69	21,18	22,36	24,12	25,72	27,17	28,49	29,20
70-74	20,99	21,77	23,49	25,03	26,52	28,19	28,91
75-79	20,34	21,11	23,79	24,60	26,32	28,12	28,73
≥ 80	19,15	20,12	21,65	23,66	25,49	26,60	27,41

Fonte: Barbosa AR, Souza JMP, Lebrão ML, Laurenti R, Marucci MFN, 2005.

TABELA 2.33. Estado nutricional, segundo a classificação da CMB em percentis

PERCENTIL	CLASSIFICAÇÃO
< P5	Desnutrição
P5-P10	Risco de desnutrição
P10-P90	Eutrofia
> P90	Obesidade ou musculatura desenvolvida

Fonte: Barbosa AR, Souza JMP, Lebrão ML, Laurenti R, Marucci MFN, 2005.

superioridade da FPP em detectar pequenas modificações de estado nutricional. Um estudo realizado por Gottschal e cols., comparando vários métodos para avaliação nutricional em pacientes cirróticos, verificou que nenhum paciente foi considerado desnutrido pelo IMC. Entretanto, a desnutrição foi diagnosticada pela avaliação subjetiva global em 38% e pela FPP em 85,7% dos pacientes.

A FPP é um método promissor, de baixo custo, fácil execução e reprodutibilidade de avaliação do estado nutricional e de função muscular (Fig. 2.5).

Triagem e Avaliação Nutricional

TABELA 2.34. Percentis de circunferência da panturrilha (CP) (cm) para mulheres por idade (60 a ≥ 80 anos)

IDADE	5	10	25	50	75	90	95
60-64	31,00	32,00	34,00	36,00	40,00	42,00	44,00
65-69	29,50	31,00	33,00	36,00	38,00	41,00	42,00
70-74	29,00	30,00	33,00	36,00	39,00	41,00	42,00
75-79	29,00	30,00	32,00	35,00	37,50	40,00	41,00
≥ 80	27,00	28,00	31,00	34,00	36,00	38,00	41,00

Fonte: Barbosa AR, Souza JMP, Lebrão ML, Laurenti R, Marucci MFN, 2005.

TABELA 2.35. Percentis de circunferência da panturrilha (CP) (cm) para homens por idade (60 a ≥ 80 anos)

IDADE	5	10	25	50	75	90	95
60-64	30,90	32,00	34,00	36,00	38,50	40,20	43,00
65-69	31,50	32,00	34,00	36,00	38,00	40,00	42,50
70-74	30,70	31,00	32,50	35,00	38,00	39,00	40,00
75-79	29,00	30,90	33,00	35,00	38,00	40,00	41,50
≥ 80	27,00	29,00	31,00	34,00	36,00	38,00	39,00

Fonte: Barbosa AR, Souza JMP, Lebrão ML, Laurenti R, Marucci MFN, 2005.

TABELA 2.36. Estado nutricional, segundo a classificação da CP em percentis

PERCENTIL	CLASSIFICAÇÃO
< P5	Desnutrição
P5-P10	Risco de desnutrição
P10-P90	Eutrofia
> P90	Obesidade ou musculatura desenvolvida

Fonte: Barbosa AR, Souza JMP, Lebrão ML, Laurenti R, Marucci MFN, 2005.

AVALIAÇÃO SUBJETIVA GLOBAL

A princípio, a avaliação subjetiva global foi desenvolvida para a triagem em população de pacientes cirúrgicos, mas atualmente é considerado um método de avaliação nutricional.

É instrumento que tem como base a condição clínica do indivíduo, e pode ser aplicado a outras situações clínicas, como nefropatia, oncologia, hepatopatia, geriatria e HIV (*human immunodeficiency virus* – vírus da imunodeficiência humana). Apresenta boa correlação em classificação do estado nutricional quando comparada com ferra-

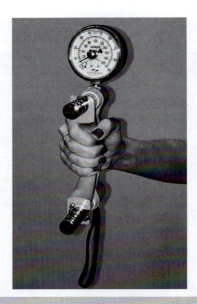

FIGURA 2.5 Medida da força de preensão palmar.

mentas objetivas, com associação a três medidas: morbidade, incidência de infecções e permanência hospitalar.

É um método fácil de execução, de baixo custo, que pode ser realizado por profissionais não médicos da equipe (após treinamento adequado). Tem como foco as questões relacionadas com a desnutrição, como porcentual de perda de peso nos últimos seis meses, modificação na consistência dos alimentos ingeridos, sintomatologia gastrointestinal persistente por mais de duas semanas e presença de gordura subcutânea e edema (Tabela 2.37).

Avaliação subjetiva global produzida pelo próprio paciente (ASG-PPP)

A avaliação subjetiva global produzida pelo próprio paciente (ASG-PPP) é um questionário modificado a partir da avaliação subjetiva global, proposta em 2011 por Langer e cols. Esse método se diferencia do original por incluir itens especificamente desenvolvidos para atender às características dos pacientes oncológicos (Anexos 1 e 2).

AVALIAÇÃO DIETÉTICA

A avaliação dietética tem como objetivo inicial identificar a quantidade e a qualidade da ingestão alimentar, e posteriormente avaliá-la em relação às recomendações nutricionais, permitindo verificar a ingestão deficiente ou excessiva de energia, de macro e micronutrientes, disponibilidade e o consumo de alimentos.

Várias metodologias podem ser usadas para a obtenção dos dados de ingestão alimentar, porém, ainda não existe um método considerado "padrão-ouro" e que garanta que a informação obtida realmente seja a ingestão real.

Triagem e Avaliação Nutricional

TABELA 2.37. Avaliação Subjetiva Global (ASG)

A. História
1. Alteração no peso:
   Perda total nos últimos 6 meses = ___ kg   % perda = ___
   Alteração do peso nas últimas 2 semanas: ( ) aumento ( ) sem alteração ( ) diminuição
2. Alteração na ingestão alimentar:
   ( ) sem alteração ( ) alterada   Duração: ___ semanas
   Tipo: ( ) dieta sólida subótima ( ) dieta líquida completa ( ) líquidos hipocalóricos ( ) inanição
3. Sintomas gastrointestinais (> 2 semanas):
   ( ) nenhum ( ) náusea ( ) vômitos ( ) diarreia ( ) anorexia
4. Capacidade funcional:
   ( ) normal ( ) diminuída   Duração: ___ semanas
   Tipo: ( ) atividades reduzidas ( ) deambulando ( ) acamado
5. Doença (diagnóstico primário) e sua relação com as necessidades nutricionais:
   Estresse metabólico: ( ) ausente ( ) baixo ( ) moderado ( ) elevado

B. Exame físico (onde: 0 = normal, 1 = leve, 2 = moderado, 3 = grave)
   ( ) perda de gordura subcutânea (tríceps, tórax)
   ( ) perda muscular (quadríceps, deltoide)
   ( ) edema tornozelo
   ( ) edema sacral
   ( ) ascite

C. Avaliação subjetiva global
   ( ) A = bem nutrido
   ( ) B = moderadamente desnutrido (ou risco de desnutrição)
   ( ) C = gravemente desnutrido

Fonte: Adaptada de Detsky e cols., 1987.

Métodos retrospectivos

Recordatório alimentar de 24 horas (Tabela 2.38)

É um método fácil, de baixo custo e rápido. Baseia-se em uma entrevista conduzida por um profissional treinado, com o objetivo de obter informações sobre a ingestão alimentar no período de 24 horas.

Não reflete a ingestão usual ou diferenças entre a ingestão de dias de semana e pode ser um impeditivo quando aplicado em pacientes com distúrbios de memória.

Questionário de frequência do consumo alimentar (QFCA) (Tabela 2.39)

Consiste em lista de alimentos ou grupo de alimentos para os quais o entrevistado deve anotar a frequência em que são consumidos em unidade de tempo. É um método excelente para a obtenção de padrões de ingestão ou para identificação do consumo de nutrientes ou alimentos específicos. Por outro lado, não fornece informação detalhada da quantidade consumida, podendo ser subestimado o consumo habitual de determinado alimento, caso o mesmo não esteja na lista.

História dietética (Tabela 2.40)

O paciente é entrevistado para fornecer informações detalhadas sobre seus hábitos alimentares presentes e passados (Recordatório e QFCA), permitindo a obtenção de

ANEXO 1. Avaliação subjetiva global produzida pelo paciente (ASG-PPP)

HISTÓRIA (caixas de 1 a 4 devem ser preenchidas pelo paciente)

1. Peso (veja anexo 1)

Resumo do meu peso atual e recente:

Eu atualmente peso aproximadamente
___,__ kg

Eu tenho aproximadamente 1 metro e
___ cm

Há um mês, eu pesava aproximadamente
___,__ kg

Há seis meses, eu pesava
aproximadamente ___,__ kg

Durante as duas últimas semanas,
o meu peso:

☐ diminuiu (1)

☐ ficou igual (0)

☐ aumentou (0)

Caixa 1 ☐

2. Ingestão alimentar: em comparação a minha alimentação normal, eu poderia considerar minha ingestão alimentar durante o último mês como:

☐ sem mudanças (0)

☐ mais que o normal (0)

☐ menos que o normal (1)

Atualmente, eu estou comendo:

☐ comida normal (alimentos sólidos) em menor quantidade (1)

☐ comida normal (alimentos sólidos) em pouca quantidade (2)

☐ apenas líquidos (3)

☐ apenas suplementos nutricionais (3)

☐ muito pouco de qualquer comida (4)

☐ apenas alimentos por sonda ou pela veia (0)

Caixa 2 ☐

3. Sintomas: durante as duas últimas semanas, eu tenho tido os seguintes problemas que me impedem de comer o suficiente (marque todos os que estiver sentindo):

☐ sem problemas para se alimentar (0)

☐ sem apetite, apenas sem vontade de comer (3)

☐ náusea (1)   ☐ vômito (3)

☐ constipação (1)   ☐ diarreia (3)

☐ feridas na boca (2)   ☐ boca seca (1)

☐ alimentos têm gosto estranho ou não têm gosto (1)

☐ os cheiros me enjoam (1)

☐ problemas para engolir (2)

☐ rapidamente me sinto satisfeito (1)

☐ dor; onde? (3) _____

☐ outros **(1) _____

**Por exemplo: depressão, problemas dentários ou financeiros

Caixa 3 ☐

4. Atividades e função: no último mês, eu consideraria minha atividade como:

☐ normal, sem nenhuma limitação (0)

☐ não totalmente normal, mas capaz de manter quase todas as atividades normais (1)

☐ não me sentindo bem para a maioria das coisas, mas ficando na cama ou na cadeira menos da metade do dia (2)

☐ capaz de fazer pouca atividade e passando a maior parte do tempo na cadeira ou na cama (3)

☐ bastante tempo acamado, raramente fora da cama (3)

Caixa 4 ☐

Somatório dos escores das caixas 1 a 4 A ☐

Continua

Triagem e Avaliação Nutricional

ANEXO 1. Avaliação subjetiva global produzida pelo paciente (ASG-PPP) (*cont.*)

O restante do questionário será preenchido por médico, enfermeiro ou nutricionista:

5. Doença e sua relação com requerimentos nutricionais (veja anexo 2)
Todos os diagnósticos relevantes (especifique) _____
Estadiamento da doença primária (circule se conhecido ou apropriado) I II III IV Outro _____
Idade _____

6. Demanda metabólica (veja **anexo 3**)

Escore numérico do anexo 2 B ☐
Escore numérico do anexo 3 C ☐

7. Exame físico (veja **anexo 4**)

Escore numérico do anexo 4 D ☐

Avaliação global (veja anexo 5)
☐ Bem nutrido ou anabólico (ASG A)
☐ Desnutrição moderada ou suspeita (ASG B)
☐ Gravemente desnutrido (ASG C)

Escore total da ASG produzida pelo paciente

Escore numérico total de A + B + C + D ☐
acima (Siga as orientações de triagem abaixo)

Recomendações de triagem nutricional: o somatório dos escores é utilizado para definir intervenções nutricionais específicas, incluindo a orientação do paciente e seus familiares, manuseio dos sintomas incluindo intervenções farmacológicas e intervenção nutricional adequada (alimentos, suplementos nutricionais, nutrição enteral ou parenteral). A primeira fase da intervenção nutricional inclui o manuseio adequado dos sintomas.
0-1: Não há necessidade de intervenção neste momento. Reavaliar de modo rotineiro durante o tratamento.
2-3: Educação do paciente e seus familiares pelo nutricionista, enfermeiro ou outro profissional, com intervenção farmacológica de acordo com o inquérito dos sintomas (caixa 3) e exames laboratoriais, se adequado.
4-8: Necessita intervenção pelo nutricionista, juntamente com o enfermeiro ou médico como indicado pelo inquérito dos sintomas (caixa 3).
≥ 9: Indica necessidade crítica de melhora no manuseio dos sintomas e/ou opções de intervenção nutricional.

informações, como preferências alimentares, versões, hábitos, intolerâncias, crenças, tabus, apetite, padrão de refeição (horário e local), hábitos e atividade física com o objetivo de auxiliar na hipótese e diagnóstico nutricional.

Métodos prospectivos

Registro alimentar (Tabela 2.41)

O individuo registra, no momento do consumo, todos os alimentos e bebidas ingeridos. Muito útil no ambiente hospitalar para avaliar o consumo alimentar durante a hospitalização, sendo uma importante ferramenta na indicação de nutrição enteral por baixa ingestão alimentar.

Registro alimentar pesado

Semelhante ao registro alimentar, porém, exige que os alimentos sejam pesados antes do consumo, fornecendo informação mais precisa da ingestão. É considerado pouco prático pelo tempo que exige, mas em situações específicas e individualizadas pode ser utilizado.

ANEXO 2. Regras para pontuação da avaliação subjetiva global produzida pelo paciente (ASG-PPP) (*cont.*)

As caixas de 1 a 4 da ASG-PPP foram feiras para serem preenchidas pelo paciente. O escore numérico da ASG-PPP é determinado usando os pontos entre parênteses anotados nas caixas 1 a 4 e na folha abaixo para itens não pontuados entre parênteses. Os escores para as caixas 1 e 3 são aditivos dentro de cada caixa e os escores das caixas 2 e 4 são baseados no escore mais alto marcado pelo paciente.

Folha 1 – Escore de perda de peso
Para determinar o escore, uso o peso de 1 mês atrás, se disponível. Use o peso de 6 meses atrás apenas se não tiver dados do peso do mês passado. Use os pontos abaixo para pontuar as mudanças do peso e acrescente pontos extras se o paciente perder peso nas últimas duas semanas. Coloque a pontuação total na caixa 1 da ASG-PPP.

Perda de peso em 1 mês	Pontos	Perda de peso em 6 meses
10% ou mais	4	20% ou mais
5-9,9%	3	10-19,9%
3-4,9%	2	6-9,9%
2-2,9%	1	2-5,9%
0-1,9%	0	0-1,9%

Pontuação para a folha 1
Anote na caixa A ☐

Folha 2 – Critério de pontuação para condição
A pontuação é obtida pela adição de 1 ponto para cada condição listada abaixo que o paciente apresente.

Categoria	Pontos
Câncer	1
AIDS	1
Caquexia pulmonar ou cardíaca	1
Úlcera de decúbito, ferida aberta ou fístula	1

Pontuação para a folha 2
Anote na caixa B ☐

Folha 3 – Pontuação do estresse metabólico
O escore para o estresse metabólico é determinado pelo número de variáveis conhecidas que aumentam as necessidades calóricas e proteicas. O escore é aditivo sendo que se o paciente tem febre > 38,9 °C (3 pontos) e toma 10 mg de prednisona cronicamente (2 pontos) teria uma pontuação de 5 pontos para esta seção.

Estresse	Nenhum (0)	Baixo (1)	Moderado (2)	Alto (3)
Febre	Sem febre	> 37,2 °C e < 38,3 °C	≥ 38,3 °C e < 38,9 °C	≥ 38,9 °C
Duração de febre	Sem febre	< 72 hs	72 hs	> 72 hs
Corticoesteroides	Sem corticoesteroides	Dose baixa (< 10 mg prednisona/dia)	Dose moderada (≥ 10 e < 30 mg prednisona)	Dose alta (≥ 30 mg prednisona)

Pontuação para a folha 3
Anote na caixa C ☐

Continua

Triagem e Avaliação Nutricional

ANEXO 2. Regras para pontuação da avaliação subjetiva global produzida pelo paciente (ASG-PPP) (*cont.*)

Folha 4 – Exame físico

O exame físico inclui avaliação subjetiva de três aspectos da composição corporal: gordura, músculo e estado de hidratação. Como é subjetiva, cada aspecto do exame é graduado pelo grau de déficit. O déficit muscular tem maior impacto no escore do que o déficit de gordura. *Definição das categorias:*
   0 = sem déficit, +1 = déficit leve, +2 = déficit moderado, +3 déficit grave.

A avaliação dos déficit nestas categorias não devem ser somadas, mas são usadas para avaliar clinicamente o grau de déficit (ou presença de líquidos em excesso).

Reservas de gordura					Estado de hidratação				
Região periorbital	0	+1	+2	+3	Edema no tornozelo	0	+1	+2	+3
Prega de tríceps	0	+1	+2	+3	Edema sacral	0	+1	+2	+3
Gordura sobre as últimas costelas	0	+1	+2	+3	Ascite	0	+1	+2	+3
Avaliação geral do déficit de gordura	**0**	**+1**	**+2**	**+3**		**0**	**+1**	**+2**	**+3**
Estado muscular					**Avaliação geral do estado de hidratação**				
Têmporas (músc. temporal)	0	+1	+2	+3	A pontuação do exame físico é determinada pela avaliação subjetiva geral do déficit corporal total.				
Clavículas (peitorais e deltoides)	0	+1	+2	+3					
Ombros (deltoide)	0	+1	+2	+3					
Musculatura interóssea	0	+1	+2	+3					
Escápula (dorsal maior, trapézio e deltoide)	0	+1	+2	+3	Sem déficit — Escore = 0 pontos				
Coxa (quadríceps)	0	+1	+2	+3	Déficit leve — Escore = 1 ponto Déficit moderado — Escore = 2 pontos Déficit grave — Escore = 3 pontos				
Panturrilha (gastrocnêmio)	0	+1	+2	+3					
Avaliação geral do estado muscular	**0**	**+1**	**+2**	**+3**	**Pontuação para folha 4** Anote na caixa D ☐				

Continua

ANEXO 2. Regras para pontuação da avaliação subjetiva global produzida pelo paciente (ASG-PPP) (*cont.*)

Folha 5 – Categorias da Avaliação Global da ASG-PPP			
	Estágio A	**Estágio B**	**Estágio C**
Categoria	Bem nutrido	Moderadamente desnutrido ou suspeito de desnutrição	Gravemente desnutrido
Peso	Sem perda **OU** ganho recente não hídrico	~ 5% PP em 1 mês (ou 10% em 6 meses) **OU** sem estabilização ou ganho de peso (continua perdendo)	> 5% PP em mês (ou 10% em 6 meses) **OU** sem estabilização ou ganho de peso (continua perdendo)
Ingestão de nutrientes	Sem déficit **OU** melhora significativa recente	Diminuição definitiva na ingestão	Déficit grave de ingestão
Sintomas com impacto nutricional	Nenhum **OU** melhora significativa recente permitindo ingestão adequada	Presença de sintomas de impacto nutricional (caixa 3 da ASG-PPP)	Presença de sintomas de impacto nutricional (caixa 3 da ASG-PPP)
Função	Sem déficit **OU** melhora significativa recente	Déficit funcional moderado ou piora recente	Déficit funcional grave **OU** piora recente significativa
Exame físico	Sem déficit **OU** déficit crônico, porém com recente melhora clínica	Evidência de perda leve a moderada de gordura e/ou massa muscular e/ou tônus muscular à palpação	Sinais óbvios de desnutrição (p. ex., perda importante dos tecidos subcutâneos, possível edema)

Fonte: Gonzalez MC e cols., 2010.

TABELA 2.38. Recordatório alimentar 24 horas

HORÁRIO	REFEIÇÃO	ALIMENTO	QUANTIDADE

Triagem e Avaliação Nutricional

TABELA 2.39. Questionário de frequência do consumo alimentar (QFCA)

ALIMENTOS	UNIDADE	MEDIDA CASEIRA	DIÁRIA	SEMANAL	MENSAL	EVENTUAL	NÃO CONSOME	AVERSÃO, ALERGIA
Leite (tipo)	CP							
Queijo (tipo)	FT							
Iogurte	CP							
Coalhada	CP							
TOTAL								
Carnes e ovos	PC = 100 g							
Bovina								
Suína								
Aves								
Peixe								
Embutidos								
Ovos	UND							
TOTAL								
Leguminosas	CH/CSP							
Feijão								
Ervilha								
Soja								
Lentilha								
Grão de bico								
TOTAL								
Cereais	ESC/CSP							
Arroz								
Macarrão								
Tubérculos								
Pão	UND							
Bolacha	UND							
Biscoito	UND							
Torrada	UND							
Pão de forma	FT							
TOTAL								

Continua

TABELA 2.39. Questionário de frequência do consumo alimentar (QFCA) (*cont.*)

ALIMENTOS	UNIDADE	MEDIDA CASEIRA	DIÁRIA	SEMANAL	MENSAL	EVENTUAL	NÃO CONSOME	AVERSÃO, ALERGIA
Verduras e legumes	CSP							
Legumes								
Verduras								
TOTAL								
Frutas	UND							
Total								
Doces e açúcares								
TOTAL								
Bebidas								
Refrigerantes								
Sucos								
Alcoólica								
Café/chá								
Água								
TOTAL								
Gorduras e óleos								
Óleo vegetal								
Margarina								
Manteiga								
Banha								
Azeite								
Frituras								
Maionese								
Patês								
TOTAL								

Unidade: CP = copo; XC = xícara; CSP = colher de sopa; CSB = colher de sobremesa; C Chá = colher de chá; C Café = colher de café; ESC = escumadeira; CH = concha; FT = fatia; UND = unidade.

GRUPOS	RECOMENDAÇÕES/PORÇÕES	ENCONTRADO
Gorduras, frituras, açúcares	2 a 6	
Leites e substitutos	2 a 3	
Verduras e legumes	3 a 5	
Carnes, leguminosas, embutidos, ovos	2 a 3	
Frutas	2 a 4	
Pães, cereais, massas	6 a 11	

Triagem e Avaliação Nutricional

TABELA 2.40. História dietética

DIFICULDADES:

Mastigação: ( ) sim ( ) não
Deglutição: ( ) sim ( ) não

Alergias: ( ) sim ( ) não
Quais: _____

Intolerâncias: ( ) sim ( ) não
Quais: _____

Aversões: ( ) sim ( ) não
Quais: _____

Tabus alimentares: ( ) sim ( ) não
Quais: _____

Limitação física: ( ) sim ( ) não
Quais: _____

Necessita ajuste de linguagem: ( ) sim ( ) não
Quais: _____
(idioma, deficiência física, compreensão etc.)

HÁBITOS:

Fumo: ( ) sim ( ) não
Quantidade/frequência: _____

Ingestão alcoólica: ( ) sim ( ) não
Quantidade/frequência: _____

Intestinal: ( ) normal ( ) atípico
Obs.: _____

Atividade física: ( ) sim ( ) não
Tipo: _____ Frequência: _____

Segue esquema alimentar específico: ( ) sim ( ) não
Qual: _____

Modificações alimentares devido à religião: ( ) sim ( ) não
Tipo: _____

Antecedentes familiares:
   Diabetes: ( ) sim ( ) não
   Obesidade: ( ) sim ( ) não
   Doença cardíaca: ( ) sim ( ) não
   Câncer: ( ) sim ( ) não

Alteração de peso nos últimos seis meses: ( ) sim ( ) não
( ) ganho ou ( ) perda
Quantos quilos: _____
% de perda de peso: _____

TABELA 2.41. Registro alimentar

REFEIÇÃO	QUANTIDADE
Desjejum:	
Colação:	
Almoço:	
Lanche:	
Jantar:	
Ceia:	

AVALIAÇÃO FÍSICA

O exame físico, combinado com outros componentes da avaliação nutricional, oferece uma perspectiva única da evolução do estado nutricional, e é capaz de fornecer evidências das deficiências nutricionais ou da piora funcional que influenciarão a condição nutricional.

A avaliação é feita de forma sistêmica, da cabeça aos pés (Tabela 2.42).

ELABORANDO A HIPÓTESE DIAGNÓSTICA E O DIAGNÓSTICO NUTRICIONAL

Com base nos resultados obtidos pela avaliação nutricional e avaliação dietética, é possível determinar a hipótese diagnóstica e o diagnóstico nutricional.

Para determinação do diagnóstico nutricional, é importante salientar que um método isolado de avaliação nutricional não é capaz de atender a todas as características, sendo necessário empregar uma associação de vários indicadores, no sentido de melhorar a acurácia e a precisão.

TABELA 2.42. Estado nutricional, segundo a avaliação física

REGIÃO	MÚSCULO	DICAS PARA AVALIAR	DESNUTRIÇÃO GRAVE	DESNUTRIÇÃO MODERADA	EUTROFIA
Região orbital	Músculo orbicular	Observar o paciente em pé. Ficar bem em frente dele. Toque acima do osso malar (maçã do rosto). Verificar: "almofada de gordura"	Côncavo, depressão, círculo escuro, pele solta (flácida)	Círculos ligeiramente escuros, levemente côncavos	Bolsa de gordura ligeiramente abaulada. Retenção de fluido pode mascarar
Região das têmporas	Músculo temporal	Observar o paciente em pé ou sentado. Ficar bem em frente dele. Peça a ele que vire a cabeça para os lados	Buraco escavado, depressão com visualização do osso	Depressão leve	Pode-se observar o músculo bem definido
Osso da clavícula	Músculos: peitoral maior, deltoide e trapézio	Paciente sentado: observar a proeminência do osso da clavícula. Certifique-se que o paciente não esteja curvado para frente	Osso proeminente	Visível em homens. Alguma protuberância em mulheres	Não visível em homens. Visível, mas não proeminente em mulheres

Continua

TABELA 2.42. Estado nutricional, segundo a avaliação física

REGIÃO	MÚSCULO	DICAS PARA AVALIAR	DESNUTRIÇÃO GRAVE	DESNUTRIÇÃO MODERADA	EUTROFIA
Região dos ossos da clavícula e acrômio	Músculo deltoide	Paciente sem camisa, de pé ou sentado. Braços ao lado do corpo. Observar contorno do músculo	Ossos proeminentes Acrômio: saliência muito proeminente	Acrômio ligeiramente saliente	Curvas arredondadas no braço e ombros
Região escapular	Músculos: trapézio, supraespinhal e intraespinhal	Solicite ao paciente para estender as mãos contra um objeto sólido (parede)	Ossos visivelmente proeminentes. Depressão entre escápula e costelas ou ombro e coluna	Depressão moderada ou o osso pode estar ligeiramente aparente	Nenhuma depressão, ossos não proeminentes
Região torácica e lombar	Perda de gordura subcutânea: costelas, parte inferior das costas e linha axilar média	Solicite ao paciente para estender as mãos contra um objeto sólido (parede)	Depressão intensa entre as costelas. Crista ilíaca muito proeminente	Depressão aparente entre as costelas. Crista ilíaca pouco proeminente	Costelas e crista ilíaca não aparente
Região do braço	Perda de gordura subcutânea na região do bíceps e tríceps	Braço dobrado segure a pele entre os dedos, não inclua o músculo	Espaço muito pequeno entre os dedos	Espaço um pouco maior entre os dedos	Percebe-se o tecido adiposo de maneira mais óbvia entre os dedos
Músculo da mão	Músculo interósseo dorsal da mão ("almofada")	Avaliar a "almofada" do polegar, quando a ponta do dedo indicador tocar a ponta do polegar	Depressão acentuada	Ligeira depressão	Pode ser plana em algumas pessoas bem nutridas
Pernas, joelho, coxa e panturrilha	Músculo: quadríceps e gastrocnêmios	Paciente com as pernas dobradas	Joelho: ossos proeminentes, pouco se enxerga o músculo ao redor do joelho Coxa: emagrecida Panturrilha: músculo não aparente	Joelho: menos proeminente, mais arredondado Coxa: depressão moderada Panturrilha: músculo pouco aparente	Joelho: ossos quase não aparecem, músculo evidente Coxa: bem arredondada Panturrilha: músculo bem desenvolvido

Fonte: Adaptada de Fuhrman MP. Nutrition-Focused Physical Assessment, 2009.

Leitura recomendada

Arends J, Bachmann P, Baracos V et al. ESPEN guidelines on nutrition in cancer patients. Clin Nutr 2016; Aug 6. pii: S0261-5614(16)30181-30189.

Barbosa AR, Souza JM, Lebrão ML et al. Anthropometry of elderly residents in the city of São Paulo, Brazil. Cad Saúde Pública 2005; 21(6):1929-38.

Barbosa-Silva TG, Bielemann RM, Gonzalez MC, Menezes AMB. Prevalence of sarcopenia among community-dwelling elderly of a medium-sized South American city: results of the COMO VAI? Study. Journal of Cachexia, Sarcopenia and Muscle 2015.

Blackburn GL, Thornton PA. Nutritional assessment of the hospitalized patient. Med Clin North Am 1979; 63(5):11103-15.

Brasil. Portaria nº 343, de 09 de março de 2005. Institui, no âmbito do SUS, mecanismos para implantação da assistência de alta complexidade em terapia nutricional. Diário Oficial da República Federativa do Brasil. http://bvsms.saude.gov.br/bvs/saudelegis/gm/2005/prt0343_07_03_2005.html

Brasil. Resolução do Conselho Federal de Nutricionistas – CFN nº 380, de 09 de dezembro de 2005. Dispõe sobre a definição das áreas de atuação do nutricionista e suas atribuições, estabelece parâmetros numéricos de referência, por área de atuação, e dá outras providências. Diário Oficial da República Federativa do Brasil, 2005 dez 10.

Brasil. Resolução da Diretoria Colegiada – RCD nº 63, de 6 de julho de 2000.

Ceniccola GD, Barbosa HA. Ferramentas tradicionais de avaliação nutricional adaptadas à unidade de terapia intensiva. In: Toledo DO, Castro MG. Terapia Nutricional na UTI. São Paulo: Rubio 2015; 17-22.

Chumlea WC, Roche AF, Mukherjee D. Nutritional assessment of the elderly through anthropometry. Columbus, Ohio: Ross Laboratories, 1987.

Correia MI, Campos AC, ELAN Cooperative Study. Prevalence of hospital malnutrition in Latin America: the multicenter ELAN study. Nutrition 2003; 19(10):823-5.

Correia MI, Perman MI, Waitzberg DL. Hospital malnutrition in Latin America: A systematic review. Clin Nutr 2016; 19.

Detsky AS, McLaughlin JR, Baker JP et al. What is subjective global assessment of nutritional status? JPEN J Parenter Enteral Nutr 1987; 11(1):8-13.

Dias MC, Horie LM, Waitzberg DL. Exame físico e antropometria. In: Waitzberg DL. Nutrição Oral, Enteral e Parenteral na Prática Clínica. 4 ed. São Paulo: Atheneu 2009; 383-419.

Dias MCG, Van Aanholt DPJ, Catalani LA et al. Triagem e Avaliação Nutricional, Projeto Diretrizes, 2011.

Ferguson M, Capra S, Bauer J, Banks M. Development of a valid and reliable malnutrition screening tool for adult acute hospital patients. Nutrition 1999; 15(6):458-64.

Frisancho AR. Anthropometric standards. An interactive nutricional reference of body size and body composition for children and adults. University Michigan 2008; 335p.

Frisancho AR. New norms of upper limb fat and muscle areas for assessment of nutritional status. Am J Clin Nutr 1981; 34(11):2540-5.

Fuhrman MP. Nutrition-Focused Physical Assessment. In: Charney P, Malone AM. ADA Pocket Guide to Nutrition Assessment, 2 ed. 2009; 40-61.

Gonzalez MC, Borges LR, Silveira DH et al. Validação da versão em português da avaliação subjetiva global produzida pelo próprio paciente. Revista Bras Nutr Clin 2010; 25(2):102-8.

Gonzalez MC, Duarte RR, Budziareck MB. Adductor pollicis muscle: reference values of its thickness in a healthy population. Clin Nutr 2010; 29(2):268-71.

Gottschall CBA, Álvares-da-Silva MR, Camargo ACR, Burtett RM, Silveira TR. Avaliação nutricional de pacientes com cirrose pelo vírus da hepatite C: a aplicação da calorimetria indireta. Arq Gastroenterol 2004; 41:220-4.

Guigoz Y. The Mini Nutritional Assessment (MNA) review of the literature--What does it tell us? J Nutr Health Aging 2006; 10(6):466-85.

Heredia LE, Pena GM, Galiana JR. Handgrip dynamometry in healthy adults. Clin Nutr 2005; 24:250-8.

Heyland DK, Dhaliwal R, Jiang X, Day AG. Identifying critically ill patients who benefit the most from nutrition therapy: the development and initial validation of a novel risk assessment tool. Crit Care 2011; 15(6):R268.

I Diretriz Brasileira de Diagnóstico e Tratamento da Síndrome Metabólica, 2004. Arquivos Brasileiros de Cardiologia.

Kaiser MJ, Bauer JM, Ramsch C, Uter W, Guigoz Y, Cederholm T, Thomas DR, Anthony P, Charlton KE, Maggio M, Tsai AC, Grathwohl D, Vellas B, Sieber CC; MNA-International Group. Validation of the Mini Nutritional Assessment short-form (MNA-SF): a practical tool for identification of nutritional status. J Nutr Health Aging 2009; 13(9):782-8.

Klidjian AM, Foster KJ, Kammerling RM et al. Relation of anthropometric and dynamometric variables to serious postoperative complication. BMJ 1980; 281:899-901.

Kondrup J, Allison SP, Elia M, Vellas B, Plauth M; Educational and Clinical Practice Committee, European Society of Parenteral and Enteral Nutrition (ESPEN). ESPEN guidelines for nutrition screening 2002. Clin Nutr 2003; 22(4):415-21.

Kondrup J, Rasmussen HH, Hamberg O, Stanga Z; Ad Hoc ESPEN Working Group. Nutritional risk screening (NRS 2002): a new method based on an analysis of controlled clinical trials. Clin Nutr 2003; 22(3):321-36.

Lauretani F, Russo CR, Bandinelli S et al. Age-associated changes in skeletal muscles and their effect on mobility: an operational diagnosis of sarcopenia. J Appl Physiol 2003; 95(5):1851-60.

Lebrão ML, Duarte YA, org. O Projeto SABE no Município de São Paulo: uma abordagem inicial. Brasília: OPAS/MS, 2003.

Levin R. Nutritional risk screening and assessment of the oncology patient. In: Oncology Nutrition for Clinical Practice. Oncology Nutrition Dietetic 2013; 25-32.

Marshall S, Young A, Bauer J, Isenring E. Nutrition Screening in Geriatric Rehabilitation: Criterion (Concurrent and Predictive) Validity of the Malnutrition Screening Tool and the Mini Nutritional Assessment – short form. J Acad Nutr Diet 2016; 116(5):795-801.

Martins C, Moreira SM, Pierosan SR. Interações Droga Nutriente, 2 ed. Paraná: Nutro Clínica, 2003

McClave SA, Taylor BE, Martindale RG, Warren MM, Johnson DR, Braunschweig C, McCarthy MS, Davanos E, Rice TW, Cresci GA, Gervasio JM, Sacks GS, Roberts PR, Compher C; Society of Critical Care Medicine; American Society for Parenteral and Enteral Nutrition. Guidelines for the Provision and Assessment of Nutrition Support Therapy in the Adult Critically Ill Patient: Society of Critical Care Medicine (SCCM) and American Society for Parenteral and Enteral Nutrition (ASPEN). JPEN J Parenter Enteral Nutr 2016; 40(2):159-211.

Moreira D, Álvarez RRA, Godoy JRd. Abordagem sobre preensão palmar utilizando o dinamômetro Jamar: uma revisão de literatura. R Bras Ci e Mov 2003; 11:95-9.

Mueller C, Compher C, Ellen DM; American Society for Parenteral and Enteral Nutrition (ASPEN) Board of Directors. ASPEN clinical guidelines: nutrition screening, assessment, and intervention in adults. JPEN J Parenter Enteral Nutr 2011; 35(1):16-24.

Nestlé Nutrition Services. Mini Avaliação Nutricional (MAN)[acesso em 20 nov 2016]. Disponível em: http//www.mna-elderly.com/forms/MNA_portuguese.pdf.

Organização Mundial da Saúde (OMS). Physical status: the use and interpretation of anthropometry. Geneva: WHO; 1995.

Osterkamp LK. Current perspective on assessment of human body proportions of relevance to amputees. J Am Diet Assoc 1995; 95(2):215-8.

Phillips W, Zechariah S. Minimizing False-Positive Nutrition Referrals Generated from the Malnutrition Screening Tool. J Acad Nutr Diet 2016 Jul 13.

Raslan M, Gonzalez MC, Torrinhas RS, Ravacci GR, Pereira JC, Waitzberg DL. Complementarity of Subjective Global Assessment (SGA) and Nutritional Risk Screening 2002 (NRS 2002) for predicting poor clinical outcomes in hospitalized patients. Clin Nutr 2011; 30(1):49-53.

Rubenstein LZ, Harker JO, Salvà A, Guigoz Y, Vellas B. Screening for undernutrition in geriatric practice: developing the short-form mini-nutritional assessment (MNA-SF). J Gerontol A Biol Sci Med Sci 2001; 56(6):M366-72.

Russel CA, Elia M. Nutrition screening survey in the UK and Republic of Ireland in 2010: A report by the British Association for Parenteral and Enteral Nutrition (BAPEN). 2011; 1(1):1-56. Disponível em: http://www.bapen.org.uk/pdfs/nsw/nsw10/nsw10-report.pdf. Acessado em 08 de dezembro de 2016.

Santarpia L, Contaldo F, Pasanisi F. Nutritional screening and early treatment of malnutrition in cancer patients. J Cachexia Sarcopenia Muscle 2011; 2(1):27-35.

Stratton RJ, Hackston A, Longmore D et al. Malnutrition in hospital outpatients and inpatients: prevalence, concurrent validity and ease of use of the 'malnutrition universal screening tool' ('MUST') for adults. Br J Nutr 2004; 92(5):799-808.

Vellas B, Guigoz Y, Garry PJ et al. The Mini Nutritional Assessment (MNA) and its use in grading the nutritional state of elderly patients. Nutrition 1999; 15(2):116-22.

Vellas B, Villars H, Abellan G et al. Overview of the MNA – Its history and challenges. J Nutr Health Aging 2006; 10(6):456-463; discussion 463-5.

Waitzberg DL, Caiaffa WT, Correia MI. Hospital malnutrition: the Brazilian national survey (IBRANUTRI): a study of 4000 patients. Nutrition 2001; 17(7-8):573-80.

White JV, Guenter P, Jensen G, Malone A, Schofield M; Academy Malnutrition Work Group.; ASPEN. Malnutrition Task Force.; ASPEN. Board of Directors. Consensus statement: Academy of Nutrition and Dietetics and American Society for Parenteral and Enteral Nutrition: characteristics recommended for the identification and documentation of adult malnutrition (undernutrition). JPEN J Parenter Enteral Nutr 2012; 36(3):275-83.

WHO Expert Consultation. Appropriate body-mass index for Asian populations and its implications for policy and intervention strategies. Lancet 2004; 363(9403):157-63.

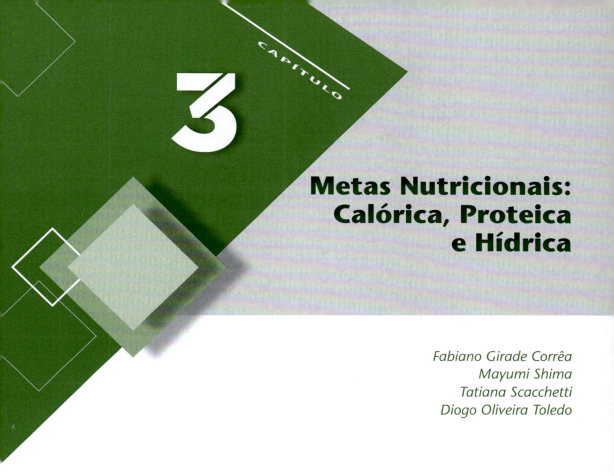

Metas Nutricionais: Calórica, Proteica e Hídrica

Fabiano Girade Corrêa
Mayumi Shima
Tatiana Scacchetti
Diogo Oliveira Toledo

INTRODUÇÃO

A oferta nutricional adequada para os pacientes críticos é um tema intensamente debatido na literatura atual. Vários estudos clínicos recentemente publicados, com resultados conflitantes com relação ao efeito da oferta calórica/proteica nos desfechos em unidade de terapia intensiva (UTI), têm complicado ainda mais o problema.

Alguns estudos sugerem que algumas estratégias nutricionais para o paciente crítico são deletérias em termos de controle glicêmico e outros desfechos clínicos, enquanto outros estudos confirmam que a desnutrição aguda causa complicações e aumenta a mortalidade nos casos de déficits calóricos e proteicos. Diversas publicações demonstraram que os pacientes críticos que alcançam as metas nutricionais definidas podem ter o curso clínico modificado favoravelmente, resultando em redução do tempo de permanência, taxa de mortalidade e custos do tratamento.

Os doentes críticos desenvolvem um estado de estresse catabólico e uma resposta inflamatória sistêmica que estão associadas a complicações como: aumento da morbidade infecciosa, disfunção múltipla de órgãos, hospitalização prolongada e mortalidade. Tal estado metabólico, quando somado a um quadro de desnutrição, pode resultar em disfunção imunológica, fraqueza muscular dos músculos da respiração, menor capacidade de ventilação e reduzida tolerância gastrointestinal.

Com as evidências constatadas sobre os possíveis impactos clínicos negativos relacionados com o estado nutricional desfavorável, o suporte nutricional tornou-se um dos pilares da medicina intensiva contemporânea. O que antes era considerado apenas um suporte, passou a ser considerado, já há alguns anos, terapia nutricional, justamente por ser capaz de influenciar nos desfechos clínicos.

Para definição de uma estratégia nutricional adequada para os pacientes críticos, a avaliação do gasto energético exerce um papel fundamental. No entanto, se o gasto energético deve ser medido ou estimado, segue como um tópico de grande debate na literatura.

COMO MEDIR OU ESTIMAR O GASTO ENERGÉTICO?

O gasto energético dos pacientes críticos é amplamente variável e dependente da composição corporal, gravidade da doença, comorbidades preexistentes e diagnósticos específicos.

O gasto energético total (GET) inclui três componentes: o gasto energético basal (GEB), a termogênese induzida pela dieta e a energia necessária para a atividade física. GEB é a energia necessária para manter a atividade metabólica celular básica e as funções orgânicas, como respiração e temperatura corporal, normais na ausência recente de ingestão de alimentos, atividade física e estresse psicológico.

Gasto energético de repouso (GER) tem sido utilizado para descrever o GEB em um estado pós-absortivo. Em indivíduos sedentários, o GER corresponde a cerca de 2/3 do GET. Isso não pode ser extrapolado para todos os pacientes críticos, uma vez que a dieta é, geralmente, ofertada de modo contínuo, a temperatura corporal pode ser modificada pela doença (febre, calafrios, taquipneia) ou pelo tratamento (hipotermia terapêutica, agentes sedativos, betabloqueadores). Estas circunstâncias podem aumentar ou diminuir o gasto energético.

Em pacientes críticos, a meta calórica tem sido definida como a quantidade de energia necessária ao metabolismo basal para preservar a massa magra corporal e para limitar os efeitos deletérios do catabolismo. Há três maneiras propostas para a avaliação do gasto energético: fórmulas simples, também conhecidas como "fórmulas de bolso"; equações preditivas e calorimetria indireta (CI).

A CI é o padrão-ouro, mas requer pessoal treinado, tem um elevado custo e muitas UTIs não têm acesso ao aparelho. Além disso, algumas condições específicas podem limitar o uso deste método. Portanto, algumas fórmulas simples e várias equações foram desenvolvidas para estimar o gasto energético em pacientes adultos críticos de um modo mais prático e acessível para os serviços que não têm a disponibilidade da CI.

Equações para estimar o gasto e as necessidades energéticas

Atualmente, existem mais de 200 equações desenvolvidas para o cálculo do gasto energético, com taxas de acurácia que variam de 40 a 75% quando comparadas com a CI (Tabela 3.1). De maneira simplificada, elas podem ser divididas em fórmulas baseadas em variáveis estáticas (sexo, idade, peso) somente (Harris-Benedict, Fusco, Mifflin, ACCP e outras) e fórmulas em que variáveis dinâmicas (temperatura corporal, volume-minuto e outras) foram adicionadas, refletindo o estado metabólico do paciente (Penn-State, Swinamer, Faizy e outras). Novas fórmulas foram criadas para permitir

Metas Nutricionais: Calórica, Proteica e Hídrica

TABELA 3.1. Perfil de acurácia das equações preditivas

	% ACURÁCIA*					
		TODAS IDADES, NÃO OBESOS	**JOVEM**		**IDOSO**	
	GERAL		**NÃO OBESO**	**OBESO**	**NÃO OBESO**	**OBESO**
Ireton-Jones (1992) $1925 - 10\,(I) + 5\,(P) + 292\,(T) + 851\,(Q)$	28, 60, 46	23	33	49	50	51
Ireton-Jones (1997) $1784 + 5\,(P) - 11\,(I) + 244\,(\text{homem}) + 239\,(T) + 804\,(Q)$	36	–	48		15	
Penn State (1998) $1,1\,(HBE) + 140\,(Tpmax) + 32\,(Ve) - 5.340$	68, 62	63	58	70	62	59
Penn State (2003) $0,96\,(MSJ) + 167\,(Tpmax) + 31\,(Ve) - 6.212$	57, 67	–	69	70	77	53
Penn State (2010) $0,71\,(MSJ) + 85\,(Tpmax) + 64\,(Ve) - 3.085$	–	–	–	–	–	74
Swinamer (1990) $945\,(ASC) - 64\,(I) + 108\,(Tpmax) + 24,2\,(FR) + 817\,(Vt) - 4.349$	55, 54	62	61	51	60	43
Brandi (1999) $0,96\,(HBE) + 7\,(FR) + 48\,(Ve) - 702$	55	–	61	55	61	41
Faisy (2003) $8\,(P) - 14\,(Alt) + 42\,(Ve) + 94\,(Tp) - 4.834$	53	–	65	72	37	39
Harris Benedict Homem: $13,7\,(P) + 5\,(alt) - 6,8\,(I) + 66$ Mulher: $9,6\,(P) + 1,8\,(alt) - 4,7\,(I) + 655$ Usar peso atual exceto se o peso esteja > 125% do peso ideal, então usar: $0,25\,(\text{peso atual} - \text{peso ideal}) + \text{peso ideal}$	18	52	31	0	27	12
Mifflin-St. Jeor (1990) Homem: $10\,(P) + 6,25\,(alt) - 5\,(\text{idade}) + 5$ Mulher: $10\,(\text{peso}) + 6,25\,(alt) - 5\,(\text{idade}) - 161$	25	–	23	21	21	35

*Dentro de 10% do gasto energético medido.

Não obeso, IMC < 30; Obeso, IMC > 30; Jovem, 60 anos; Idoso, > 60 anos; P, peso (kg); HBE, Harris Benedict Equation; Tpmax, temperatura máxima nas últimas 24 horas (°C); Ve, volume-minuto expirado (L/min); MSJ, *Mifflin-St. Jeor Equation*; ASC, área de superfície corporal (m²); FR, frequência respiratória (respirações/min); Vt, volume minuto (L/respiração); Tp, temperatura no momento da avaliação (°C); Alt, altura (cm).

Fonte: Adaptada de Maday e cols., Universal Journal of Clinical Medicine, 2013.

uma adaptação às doenças, como Ireton-Jones para trauma e queimados, Harris-Benedict corrigida para situações de estresse e para tipos específicos de pacientes (obesidade, por exemplo).

No entanto, poucos estudos validaram a acurácia do cálculo das necessidades energéticas em pacientes críticos. Frankenfield e cols. conduziram o maior estudo prospectivo para validação até o momento, comparando as equações preditivas com medidas de CI em pacientes clínicos, cirúrgicos e trauma, em ventilação mecânica. De 17 equações testadas, a equação de Penn State foi a que apresentou maior acurácia para avaliação do gasto energético de repouso (69 a 77%), exceto em pacientes obesos acima de 60 anos. Uma equação modificada (Penn State, 2010) foi proposta pelos mesmos investigadores para esse segmento de pacientes obesos e idosos, tendo sido demonstrada uma acurácia de 74%.

Portanto, equações estáticas, em particular quando não corrigidas para subestimação das necessidades energéticas (p. ex., HBE, Mifflin, ACCP) não tem seu uso recomendado no cenário de terapia intensiva. Equações desenvolvidas para populações específicas de pacientes (p. ex., Ireton-Jones para queimados e traumas) não têm acurácia para serem utilizadas em população de pacientes críticos médico-cirúrgicos. A equação de Penn State é a que possui maior acurácia para a população em geral desses pacientes e para os subgrupos. A equação de Faisy tem quase a mesma acurácia da equação de Penn State em pacientes com menos de 60 anos, mas, em pacientes acima dessa idade, torna-se não acurada pela superestimação do gasto energético.

Em pacientes com baixo peso não há dados consistentes para predizer o gasto energético de repouso. O estudo sobre pacientes hospitalizados com IMC entre 12,5 e 18,6 kg/m^2 realizado por Ahmad e cols., em 1999, identificou que o gasto energético de repouso medido por kg seria relativamente elevado em comparação com pacientes com peso normal. O autor recomenda, portanto, estimar o gasto energético desses pacientes usando 30-32 kcal/peso corporal atual/dia.

Fórmulas de bolso

As recomendações mais simples e amplamente disseminadas por algumas sociedades defendem a utilização de uma quantidade fixa de calorias por quilograma de peso corporal. Essas diretrizes são, de fato, muito simples e amplamente utilizadas para definirem um alvo calórico médio padrão para a maioria dos pacientes.

A fórmula de bolso mais comumente proposta visa atingir o alvo de 25 kcal/kg de peso corporal/dia. Essa abordagem é amplamente utilizada por sua facilidade de aplicação. Estima o GET e não requer a altura para o cálculo, e pode ser utilizada em diversas situações. Embora seja de fácil aplicação, não considera as diferenças entre sexo, idade e composição corporal. Recomenda-se adaptação para o IMC fora da faixa de normalidade.

Principais recomendações atuais para determinação das necessidades calóricas com uso de fórmulas de bolso conforme resumo abaixo:

ESPEN Guidelines on Enteral Nutrition: Intensive Care (2006)
- Fase aguda inicial: 20-25 kcal/kg/dia;
- Fase recuperação (fase anabólica, *flow phase*): 25-30 kcal/kg/dia;
- Desnutrição grave: 25-30 kcal/kg/dia.

Metas Nutricionais: Calórica, Proteica e Hídrica

ESPEN Guidelines on Parenteral Nutrition: Intensive Care (2009)
- Ofertar o mais próximo possível de energia do gasto energético medido. Na ausência de CI, ofertar 25 kcal/kg/dia, aumentando para a meta nos próximos 2-3 dias.

ASPEN/SCCM (2016)
- 25-30 kcal/kg/dia.

CANADIAN Clinical Practice Guidelines (2015)
- Dados são insuficientes para ser feita uma recomendação sobre necessidades energéticas em pacientes críticos.

Calorimetria indireta

A CI é a medida do gasto calórico de um paciente por meio da produção de calor pelo processo metabólico. A técnica precisa é impossível de ser realizada à beira do leito. Portanto, a CI foi elaborada para ser aplicada neste cenário.

A CI é o padrão-ouro para medida do gasto energético em pacientes críticos em ventilação mecânica e é utilizada como controle nos estudos que desenvolvem as equações preditivas para estes pacientes. A CI fornece o gasto energético indiretamente, medindo o consumo de oxigênio e a produção de gás carbônico, de onde o quociente respiratório (QR) é obtido. A partir do QR, o gasto energético é calculado utilizando-se a equação modificada de Wier.

Para a medida do gasto energético pela CI, o estado estacionário (*steady state*) é definido como o estado em que a variação da produção do CO_2 e do consumo do O_2 é menor do que 10% durante 5 minutos. Em pacientes em que o *steady state* não pode ser alcançado, deve ser utilizado o gasto energético médio medido durante 30 minutos.

As condições necessárias para utilização da CI na UTI são: fração inspirada de O_2 < 60%, sem variações recentes; PEEP (*positive end-expiratory pressure* – pressão expiratória final positiva) < 12 mmHg; ausência de fístulas broncopleurais; ausência de vazamento no tubo endotraqueal e circuito do respirador; ausência de inalação de óxido nítrico; ausência de uso de gás anestésico; ausência de terapia de substituição renal em curso; ausência de terapia com ECMO (*extracorporeal membrane oxygenation* – oxigenação por membrana extracorpórea); estabilidade hemodinâmica e de temperatura.

Como o gasto energético varia diariamente, confiar somente na primeira medida da CI pode expor os pacientes críticos ao risco de superalimentação (*overfeeding*) ou subalimentação (*underfeeding*). Portanto, a medida com a CI dever ser repetida, ao menos, semanalmente durante a internação na UTI ou sempre que houver mudanças significativas no quadro clínico.

A utilização da CI tem sido recomendada por especialistas, principalmente, em condições que afetam a acurácia da estimativa do gasto energético, incluindo insuficiência respiratória, grandes feridas abertas, queimaduras, composição corporal alterada (baixo peso, obesidade, amputação de membro), edema periférico, ascite, politrauma, falência múltipla de órgãos, pós-operatório de transplantes de órgãos, sepse e uso de bloqueadores neuromusculares.

Necessidade calórica

Em pacientes críticos, a meta calórica tem sido definida como a quantidade de energia necessária para o metabolismo basal preservar a massa magra corporal e para limitar os efeitos deletérios do catabolismo associados à doença crítica.

No entanto, a estimativa destas necessidades calóricas e da oferta calórica adequada para os pacientes críticos segue como tema de intenso debate na literatura e um desafio para as equipes de terapia nutricional.

Uma linha clássica de raciocínio considera que as necessidades calóricas deveriam ser iguais ao gasto energético, ou seja, a oferta de calorias deveria ser igual ao gasto energético medido ou estimado. Esta linha baseia-se no fato da existência do catabolismo muscular acelerado que ocorre quando a oferta calórica é restrita, especialmente em pacientes acamados.

Entretanto, alguns especialistas têm argumentado contra a oferta calórica total ser igual ao gasto energético na fase inicial da doença crítica, com base em evidências fisiológicas, que incluem a produção energética endógena pelo corpo a partir do catabolismo de seus próprios substratos e processo de autofagia.

Essa produção energética endógena é mais significativa na fase inicial da doença crítica, quando alcança entre 50 e 75% do gasto energético e não pode ser inibida pela oferta calórica externa. Após esta fase inicial, que geralmente dura de 1 a 3 dias, a produção endógena de calorias se encontra atenuada e, provavelmente, poderia ser negligenciável. Com relação à autofagia, os macronutrientes poderiam exercer efeitos distintos neste processo. Há relatos de um possível papel inibitório da autofagia pelas proteínas.

As diretrizes da ASPEN 2016 recomendam que os pacientes com risco nutricional elevado (NRS 2002 ≥ 5 ou NUTRIC *Score* ≥ 5) ou com desnutrição grave devam receber a oferta calórica e proteica > 80% do gasto energético estimado ou calculado. A progressão da terapia nutricional deverá ser realizada dentro de 48-72 horas, respeitando a tolerância de cada paciente.

Estas diretrizes recomendam, ainda, que tanto uma nutrição trófica ou plena via enteral são apropriadas para pacientes com SARA (síndrome da angústia respiratória aguda) e sem risco nutricional.

Necessidade proteica

Um adequado aporte proteico é essencial para a síntese de proteínas endógenas, defesa e recuperação celular, preservação da massa muscular esquelética e redução do catabolismo proteico para a neoglicogênese.

No entanto, a questão da necessidade proteica adequada para os pacientes de UTI não é menos complicada do que a questão da necessidade calórica. A opinião prevalente na medicina intensiva moderna é a de que 1,2-1,5 g proteína/kg peso normal/dia seria suficiente. Esta recomendação parece ter sido baseada em uma seleção de pequenos e não representativos subgrupos de estudos de baixa qualidade publicados entre 14 e 36 anos atrás, que incluíram pacientes críticos, superalimentados. Os estudos clínicos mais recentes revelaram resultados divergentes.

Atualmente, a maior parte dos pacientes críticos recebe menos da metade da recomendação vigente de 1,5 g proteína/kg/dia na primeira semana ou até em maior período de sua permanência na UTI.

Considerando a baixa qualidade metodológica da grande maioria dos estudos clínicos disponíveis e todas suas limitações, as diretrizes da ASPEN 2016, recomendam uma oferta proteica entre 1,2-2 g/kg de peso atual/dia, podendo ser mais elevada em pacientes queimados ou politraumatizados. Esta diretriz reforça, ainda, que o uso da

Metas Nutricionais: Calórica, Proteica e Hídrica

conhecida relação calorias não proteicas:nitrogênio (70:1-100:1) tem seu valor limitado no cenário de UTI.

A Sociedade Europeia (ESPEN) recomenda uma elevada oferta proteica (1,5 g/kg/dia) durante a fase inicial da internação na UTI, independente da oferta calórica recebida. Esta recomendação poderia reduzir o catabolismo, apesar de não ser suportada por fortes evidências. Na fase mais tardia da doença, a recomendação de oferta elevada de proteína se mantém, mas deve estar associada a uma adequada oferta calórica para evitar proteólise secundária ao déficit energético.

Apesar de alguns efeitos colaterais relacionados com a proteína em pacientes com insuficiência renal ou hepática terem sido sugeridos, não há dados claros disponíveis demonstrando que a oferta proteica deva ser limitada nestes pacientes críticos. Somente estudos prospectivos serão capazes de responder definitivamente se uma oferta proteica elevada (> 1,8 g/kg/dia) ajudará a melhorar os desfechos.

Para os pacientes com insuficiência renal, as diretrizes da ASPEN (2016) recomendam a mesma oferta proteica padrão orientada para os demais pacientes críticos (1,2-2 g/kg peso atual/dia). Para os pacientes em sessões frequentes de hemodiálise ou em terapia de substituição renal contínua – CRRT (*continuous renal replacement therapies* – CRRT) recomendam uma oferta proteica aumentada, até um máximo de 2,5 g/kg/dia. Proteína não deve ser restrita em pacientes com insuficiência renal como uma estratégia para evitar ou postergar o início da terapia dialítica. Pacientes críticos queimados devem receber oferta proteica entre 1,5-2 g/kg/dia, conforme recomendação da ASPEN (2016) e da ESPEN (2013).

QUADRO RESUMO. Meta calórica e proteica – adultos e idosos

FAIXA ETÁRIA/ ESTADO NUTRICIONAL	PESO PARA CÁLCULO	UTI	UTI MAIS QUE 10 DIAS UNIDADE DE INTERNAÇÃO/ SEMI-INTENSIVA
Adulto e idoso Desnutrido	Atual	25-30 kcal/kg 1,2-1,6 g/kg/dia	30-35 kcal/kg/dia 1,2-2 g/kg/dia
Adulto e idoso Eutrófico	Atual	25 kcal/kg 1,2-1,6 g/kg/dia	30 kcal/kg/dia 1,2-1,5 g/kg/dia
Adulto e idoso Obeso > 30 kg/m^2	Ideal adulto: $E^2 \times 25$ Ideal idoso: $E^2 \times 28$	25 kcal/kg 2 g/kg/dia	25 kcal/kg 2 g/kg/dia
Adulto e idoso IRA não dialítica	Atual	25 kcal/kg 1 a 1,5 g/kg/dia	30 kcal/kg/dia 1-1,5 g/kg/dia
Adulto e idoso IRC conservador	Atual	25 kcal/kg 0,8 a 1,2 g/kg/dia	30-35 kcal/kg/dia 0,8-1,2 g/kg/dia
Adulto e idoso IRC-HD	Atual	25 kcal/kg 1,2 a 1,8 g/kg/dia	30-35 kcal/kg/dia 1,2-1,8 g/kg/dia
Adulto e idoso IRC-CRRT	Atual	25 kcal/kg 2 g/kg/dia	30-35 kcal/kg/dia 2 g/kg/dia

*Idoso > 60 anos; E: estatura (m); IRA: insuficiência renal aguda; IRC: insuficiência renal crônica; HD: hemodiálise; CRRT: terapia de substituição renal contínua.
Fonte: ASPEN/SCCM 2016; Prot AGE study group, JAMDA 2013, 14:542-559; KDIGO, 2012.

Destacando o obeso grave pode-se considerar uma das duas opções:

Oferta calórica (entre 60-70% das necessidades estimadas):

IMC > 30: 11-14 kcal/kg/dia (peso atual)	*IMC > 30:* 22-25 kcal/kg/dia (peso ideal)

Oferta proteica:

IMC 30-40: ≥ 2 g/kg/dia (peso ideal)	*IMC > 40:* ≥ 2,5g/kg/dia (peso ideal)

Fonte: ASPEN 2009, 2016.

Considerar IMC

Classificação do estado nutricional de adultos segundo IMC

IMC (kg/m²)	CLASSIFICAÇÃO
< 16,0	Desnutrição grau III (grave)
16,0-16,9	Desnutrição grau II (moderada)
17,0-18,4	Desnutrição grau I (leve)
18,5-24,9	Eutrofia
25,0-29,9	Pré-obeso
30,0-34,9	Obesidade grau I
35,0-39,9	Obesidade grau II
≥ 40,0	Obesidade grau III

Fonte: Organização Mundial da Saúde (OMS), 1997.

Classificação do estado nutricional de idosos segundo IMC

IMC (kg/m²)	CLASSIFICAÇÃO
< 23	Baixo peso
23-28	Peso normal
28-30	Pré-obesidade
> 30	Obesidade

Fonte: Organização Pan-Americana de Saúde (OPAS) no projeto Saúde, Bem-estar e Envelhecimento (SABE), 2002; WHO, 2002.

Necessidade hídrica

A necessidade hídrica para os pacientes críticos é estimada em torno de 30-40 mL/kg de peso corporal, acrescida da reposição de perdas hídricas anormais. No entanto, a necessidade de reposição de fluidos dependerá basicamente de dois fatores: doenças de base do paciente, que podem ser as mais variadas e com necessidades hídricas distintas; quantidade de fluidos intravenosos ofertados pela equipe médica (Tabela 3.2).

Metas Nutricionais: Calórica, Proteica e Hídrica

TABELA 3.2. Necessidades hídricas para adultos e idosos

ADULTOS	
Jovem ativo	40 mL/kg/dia
Adulto (18-55 anos)	35 mL/kg/dia
IDOSOS	
Idosos até 75 anos	30 mL/kg/dia
Idosos > 75 anos	25 mL/kg/dia
Febre	+ 350 mL/°C > 37,5

Fonte: Adaptada de ASPEN, 1997; Waitzberg, 2009.

Portanto, as necessidades hídricas deverão sempre ser discutidas com a equipe médica assistente da UTI e individualizadas de acordo com o plano terapêutico programado, que pode permitir uma oferta hídrica padrão, uma restrição hídrica (cardiopatias, nefropatias, SARA etc.) ou necessidade de aumento da oferta hídrica (hipernatremia hipovolêmica, desidratação, fístulas, diarreia etc.).

CONSIDERAÇÕES FINAIS

Tem se tornado cada vez mais evidente que a terapia nutricional do paciente crítico não pode ser resumida em uma simples receita. Os resultados conflitantes dos recentes estudos podem ser explicados, em grande parte, pelas diferenças dos grupos de pacientes estudados. Esforços para fusão de estudos com diferentes populações de pacientes em meta-análises não trazem grandes contribuições, uma vez que os pacientes críticos não constituem uma população homogênea.

Em meio a tantas evidências contraditórias, destacam-se três pontos de consenso: a nutrição enteral precoce deve ser considerada em cada paciente que não tenha uma contraindicação absoluta; existe um maior risco de *overfeeding* na fase inicial da doença; a estimativa do gasto energético requer o uso da CI sempre que possível, não devendo ser estimada por equações preditivas de rotina.

Leitura recomendada

ASPEN Board of Directors. Enteral nutrition practice recommendations. JPEN J Parenter Enteral Nutr 2009 Mar-Apr; 33(2):122-67.

Bauer J et al. Evidence-based recommendations for optimal dietary protein intake in older people: a position paper from the PROT-AGE Study Group. JAMDA 2013;14:542-59.

Caesar MP et al. Nutrition in the acute phase of critical illness. N Engl J Med 2014; 370:1227-36.

Cooney RN et al. Determining energy needs in critically ill patients: equations or indirect calorimeters. Curr Opin Crit Care. 2012 Apr; 18(2):174-7.

Dias MCG, Van Aanholt DPJ, Catalani LA, Rey JSF, Gonzales MC, Coppini L et al. Triagem e avaliação do estado nutricional. In: Associação Médica Brasileira e Conselho Federal de Medicina. Projeto Diretrizes, 9 ed., 2011.

Dickerson RN. Optimal caloric intake for critically ill patients: first, do no harm. Nutr Clin Pract 2011 Feb; 26(1):48-54.

ESPEN Guidelines on Enteral Nutrition: Geriatrics. Clin Nutr 2006 Apr; 25(2):330-60.

ESPEN Guidelines on Parenteral Nutrition: intensive care. Clin Nutr 2009 Aug; 28(4):387-400.

Frainpont V, Preiser JC. Energy estimation and measurement in critically ill patients. JEN 2013; 37(6): 705-13.

Kidney Disease: Improving Global Outcomes (KDIGO) CKD Work Group. KDIGO 2012 clinical practice guideline for the evaluation and management of chronic kidney disease. Kidney Inter Suppl 2013; 3:1-150.

McClave SA et al. Guidelines for the Provision and Assessment of Nutrition Support Therapy in the Adult Critically Ill Patient: Society of Critical Care Medicine (SCCM) and American Society for Parenteral and Enteral Nutrition (ASPEN). JPEN J Parenter Enteral Nutr 2016 Feb; 40(2):159-211.

Preiser JC et al. Metabolic and nutritional support of critically ill patients: consensus and controversies. Crit Care 2015; 19(1):35.

Raslan M, Gonzalez MC, Torrinhas RS, Ravacci GR, Pereira JC, Waitzberg DL. Complementarity of Subjective Global Assessment (SGA) and Nutritional Risk Screening 2002 (NRS 2002) for predicting poor clinical outcomes in hospitalized patients. Clin Nutr 2010 Jul; 30(1):49-53.

Rehal MS et al. Nutritional needs for the critically ill in relation to inflamation. Curr Opin Clin Nutr Metab Care 2016 Mar; 19(2):138-43.

Russel CA, Elia M. Nutrition screening survey inthe uk and republic of ireland in 2010: A Report by the British Association for Parenteral and Enteral Nutrition (BAPEN). Bapen. 2011. Acessado em 2012 ago 26; 1(1):1-56. Disponível em: http://www.apetito.co.uk/Documents/BAPEN-Nutrtional-Screening-Survey-2010.pdf.

Singer P et al. Pragmatic approach to nutrition in the ICU: expert opinion regarding which calorie protein target. Clin Nutr. 2014 Apr; 33(2):246-51.

Spapen HD et al. Calculating energy needs in critically ill patients: sense or nonsense? Journal of Translational Internal Medicine. 2015 Apr; 2(4):150-3.

Toledo D, Castro M. Terapia Nutricional em UTI. São Paulo: Rubio 2015; Cap. 5.

Vincent P et al. Energy estimation and measurement in critically ill patients. JPEN J Parenter Enteral Nutr 2013 Nov; 37(6):705-13.

Waitzberg DL, Caiaffa WT, Correia MI. Hospital malnutrition: the Brazilian national survey (IBRANUTRI): a study of 4000 patients. Nutrition. 2001 Jul; 17 (7-8):573-80.

Waitzberg DL, Nutrição Oral, enteral e parenteral na prática clínica. 4 ed. São Paulo: Atheneu, 2009.

White JV, Guenter P, Jensen G, Malone A, Schofield M. Consensus Statement: Academy of Nutrition and Dietetics and American Society for Parenteral and Enteral Nutrition: Characteristics Recommended for the Identification and Documentation of Adult Malnutrition (Undernutrition). JPEN 2012 Maio; 36(3):275-83.

CAPÍTULO 4.

Monitoramento da Terapia Nutricional Enteral

Vanessa A. C. Ramis Figueira
Dyaiane Marques dos Santos
Ilusca Cardoso de Paula

INTRODUÇÃO

Na implementação do plano de cuidado nutricional deve-se atentar para os seguintes momentos: início da terapia nutricional, via de administração, evolução e monitoramento. O monitoramento é uma das fases fundamentais, uma vez que a TNE (terapia nutricional enteral) não é isenta de complicações.

Antes de se definir quais parâmetros serão utilizados no monitoramento do paciente em TNE, deve-se planejar o cuidado nutricional considerando o quadro clínico do paciente, suas comorbidades e o tratamento proposto.

Fase aguda da doença

Nesta fase, devido a uma série de alterações inflamatórias e metabólicas, resultantes de lesão aguda, instala-se um estado hipermetabólico e hipercatabólico, sendo parcialmente coberto pela produção endógena de glicose. Isso ocorre, principalmente, nos primeiros 5 dias de internação e pode resultar em maior risco de hiperalimentação.

A terapia nutricional deve ser iniciada precocemente, após a estabilidade hemodinâmica, e a oferta de nutrientes ser mais baixa. O papel da terapia nutricional nessa fase é prevenir ou minimizar a perda de massa magra, modular a resposta inflamatória, prevenir a síndrome de realimentação e outras complicações relacionadas com a terapia nutricional.

Fase de convalescença da doença aguda

Esta é uma fase anabólica em que a terapia nutricional adequada favorece a melhora da capacidade funcional do paciente e é possível a recuperação dos tecidos perdidos e ganho ponderal. Nesta fase evidencia-se mais o risco de hipoalimentação.

A nutrição deve ser integrada ao plano de cuidados e ao sistema de monitoração, e adequada à doença, farmacologia e às condições do paciente. O monitoramento em terapia nutricional deve ser realizado de maneira regular e sistemática, utilizando formulários sob a forma manual e/ou eletrônica, que estejam disponíveis para todos os membros da equipe multidisciplinar. Tal medida contribui para que qualquer alteração ou mudança de padrão seja percebida rapidamente, auxiliando na intervenção e na tomada de decisões adequadas.

MONITORAMENTO CLÍNICO

O monitoramento da TNE deve ser fundamentado em protocolos clínicos adaptados à realidade da instituição. Os membros da equipe devem ser bem treinados sobre as complicações da TNE que podem afetar a seleção da fórmula e prescrição de fluidos e eletrólitos, permitindo sua detecção e prevenção, garantindo o sucesso da terapia nutricional.

Parâmetros de monitoramento

Os parâmetros de monitoramento clínico diário devem contemplar os sinais clínicos, os parâmetros nutricionais, exames bioquímicos, as medidas antropométricas e funcionais, e o funcionamento do trato gastrointestinal (Tabela 4.1).

Monitoramento à tolerância da terapia nutricional enteral

A nutrição enteral é a via de administração preferida quando o trato gastrointestinal está funcionante, mas esta terapia também tem desafios. Muitas vezes os efeitos secundários do tratamento e as condições iatrogênicas podem ser considerados complicações.

As complicações do trato gastrointestinal mais frequentes em TNE estão relacionadas com a função intestinal. Ainda não existe consenso para se avaliar o funcionamento do trato gastrointestinal em pacientes críticos, mas deve ser incluída a avaliação das evacuações uma vez que a diarreia e a constipação intestinal estão entre as complicações do trato gastrointestinal mais frequentes em pacientes recebendo TNE.

Diarreia

É um tema controverso. Na literatura encontramos diversas definições que contemplam o número de evacuações ou o volume e a consistência das fezes, ou a combinação de dois ou mais desses elementos. No paciente em estado crítico, a diarreia é multifatorial, podendo estar associada principalmente a aspectos como: colonização enteropatogênica, isquemia intestinal, hipoperfusão, nutrição enteral – intolerância devida às características da fórmula, infusão em *bolus*, velocidade de infusão inapropriada, contaminação da fórmula enteral, infecção intestinal – colite pseudomembranosa (uso de vários antibióticos), medicação por sonda nasoentérica – medicações hiperosmolares, suplementações de eletrólitos, antibioticoterapia, pseudodiarreia causada por impacta-

Monitoramento da Terapia Nutricional Enteral

TABELA 4.1. Parâmetros clínicos de monitoramento do paciente em terapia nutricional enteral

Sinais clínicos/ metabólicos	• Estado de alerta do paciente
	• Sinais vitais:
	  – Temperatura
	  – Frequência cardíaca
	  – Frequência respiratória
	  – Pressão arterial média
	• Balanço hídrico
	• Exame clínico dos sistemas, conforme indicação
	• Glicemias
	• Anormalidades de eletrólitos e elementos-traço
	• Alterações da função hepática

Parâmetros nutricionais	• Apetite
	• Ingestão oral – quando apropriado
	• Tolerância da TNE – volume infundido
	• Total de calorias e proteínas recebidas por todas as vias (oral, enteral e parenteral)
	• Função gastrointestinal:
	  – Diarreia
	  – Constipação
	  – Distensão abdominal
	  – Dor abdominal
	  – Náuseas/vômitos
	  – Estase gástrica
	• Exame clínico nutricional – avaliação das reservas de tecido adiposo e massa muscular

Medidas antropométricas	• Peso no momento da admissão • Peso diário – essencial para o balanço hídrico • Peso semanal – reflete o balanço hídrico e as alterações das reservas corporais (massa muscular e tecido adiposo)
Medidas funcionais	• Força do aperto de mão (apenas para pacientes sem sedação) • Pressão expiratória máxima – reflete a força da musculatura respiratória

Fonte: Toledo D, Castro M. Monitoração da nutrição enteral. Terapia nutricional em UTI. Rio de Janeiro: Rubio, 2015.

ção fecal, hipoalbuminemia. A redução da diarreia pode ser obtida com a administração de fibras e com o uso de pré e probióticos (ver Capítulo 19 – Manejo da Diarreia).

Constipação

É definida como uma frequência menor que 1 evacuação a cada 3 dias. Este quadro está associado a maior tempo de ventilação mecânica, distensão abdominal, aumento da PIA, diminuição da complacência pulmonar e aumento do trabalho respiratório. A prevalência de constipação intestinal em unidade de terapia intensiva (UTI) pode acometer até 70% dos pacientes, podendo ser resolvida com uma hidratação adequada e inclusão de fibras à dieta enteral. Quando o quadro persiste, a administração de laxante à base de carboidratos não digeríveis (lactulose, manitol) pode ser feita por sonda nasoenteral.

Monitoramento laboratorial relacionado com a nutrição enteral

Os exames laboratoriais devem ser monitorados periodicamente, mas é importante destacar que as dosagens bioquímicas, quando avaliadas isoladamente, não servem como parâmetro de avaliação e/ou monitoramento do estado nutricional; porém, quando associadas ao contexto clínico do paciente, fornecem importantes informações para o manejo nutricional.

O monitoramento laboratorial em TNE deve ser realizado de maneira regular e sistemática, utilizando formulários sob a forma manual e/ou eletrônica, que estejam disponíveis para todos os membros da equipe multidisciplinar. Tal medida contribui para que qualquer alteração ou mudança de padrão seja percebida rapidamente, auxiliando na intervenção e na tomada de decisões adequadas.

O uso de biomarcadores para acompanhamento de TNE é indicado para identificar o impacto desta sobre a saúde do paciente. Um biomarcador confiável deve refletir exposição, *status* e efeito de um determinado nutriente sobre o paciente como um todo. No entanto, seu uso ainda gera confusão: não há consenso sobre a definição do que é um biomarcador nutricional, e o que poderia ser um indicador de exposição a um nutriente pode não necessariamente refletir adequação ou deficiência daquele nutriente, sua função ou seu impacto sobre o indivíduo. Isso é justificável pela falta de evidências científicas suportando e recomendando os diferentes parâmetros existentes e suas relações com a nutrição do paciente, e o desfecho de sua doença. Sendo assim, não existe uniformidade em se especificar quais biomarcadores devem ser avaliados e com que periodicidade.

Os parâmetros descritos a seguir auxiliam de forma importante na monitoração da resposta à TNE.

Balanço nitrogenado (BN)

É um dos indicadores bioquímicos que auxiliam no tratamento nutricional. Consiste no cálculo da diferença entre o nitrogênio ingerido e excretado, avaliando o grau de equilíbrio nitrogenado. A precisão do cálculo depende de fatores como: fidelidade na coleta de amostra de urina e a quantificação da ingestão protéica.

O cálculo exato do BN exigiria também a dosagem do nitrogênio perdido pelas outras vias, como fecal. O BN não resulta em diagnóstico nutricional, porém indica a gravidade do estado metabólico para possível adequação do tratamento nutricional.

$$Balanço\ nitrogenado:\ BN = NI - (NE + 4)$$

Onde: NI = nitrogênio (proteína) ingerido + infundida/6,25 e NE (nitrogênio/proteína excretado) = ureia $\times$ 0,47

Proteínas séricas

Algumas proteínas séricas podem ser utilizadas como parâmetro na avaliação do estado nutricional, quando o indivíduo está em desnutrição crônica, há uma diminuição da síntese de proteínas como albumina, transferrina e pré-albumina. A terapia nutricional adequada contribui para que as concentrações destas proteínas retornem a valores normais, porém, outros fatores, além dos nutricionais, podem modificar sua concentração (Tabelas 4.2 e 4.3).

A proteína C-reativa é uma das principais proteínas de fase aguda e compõe junto com a alfa-1-glipoproteína ácida, a albumina e a pré-albumina o índice inflamatório e

Monitoramento da Terapia Nutricional Enteral

TABELA 4.2. Proteínas séricas: considerações para interpretação

PROTEÍNA SÉRICA	VALOR DE REFERÊNCIA	MEIA-VIDA	OBSERVAÇÕES
Albumina	Normal: > 3,5 mg/dL Depleção leve: 3,0-3,5 mg/dL Depleção moderada: 2,4-2,9 mg/dL Depleção grave: < 2,4 mg/dL	18-20 dias	Indicador pouco sensível de desnutrição, pois a reserva corporal é grande Está reduzida nas doenças hepáticas, na inflamação e infecção A meia-vida longa dificulta a monitoração da eficácia da terapia nutricional
Transferrina	Depleção leve: 150-200 mg% Depleção moderada: 100-150 mg% Depleção grave: < 100 mg%	8-9 dias	Na deficiência de ferro, hepatites agudas, gestação e sangramento crônico, há elevação no plasma e aumento da síntese hepática Em estados catabólicos agudos encontra-se reduzida
Pré-albumina	Normal: 20 mg/dL Depleção leve: 10-15 mg/dL Depleção moderada: 5-10 mg/dL Depleção grave: < 5 mg/dL	2-3 dias	Encontra-se reduzida nas situações catabólicas agudas, infecção, inflamação, em pós-operatórios, doenças hepáticas Está elevada na insuficiência renal A vida média curta a torna uma índice sensível para a identificação da restrição proteica ou energética Pode ser considerada como a proteína mais conveniente para se utilizar para avaliar a eficácia da terapia nutricional, entretanto, suas variações não são específicas às variações do estado nutricional

Fonte: Adaptada de Bottoni A, Oliveira CO, Ferrini MT, Waitzberg DL. Avaliação nutricional: exames laboratoriais. In: Waitzberg DL. Nutrição oral, enteral e parenteral na prática clínica, 3 ed. São Paulo: Atheneu 2004; 279-94.

nutricional (Prognostic Inflammatory and Nutritional Index, PINI). Pode ser usada para discriminar um processo infeccioso; sua concentração pode aumentar precocemente em condições infecciosas, inflamatórias e em algumas neoplasias.

Se a proteína C-reativa permanecer estável, enquanto há um aumento da pré-albumina, pode ser devido a uma melhora do estado nutricional. Se os dois parâmetros se modificam em paralelo, o aumento da pré-albumina pode estar relacionado com a resolução da inflamação.

Outros parâmetros bioquímicos podem ser acompanhados, como creatinina, ureia, triglicérides, colesterol total e frações.

Na TNE de longo prazo, pode-se dosar oligoelementos (zinco, cobre e selênio) e vitaminas.

A seguir, sugestão de rotina de coleta de exames laboratoriais em paciente com TNE (Tabela 4.4).

TABELA 4.3. Interpretação das mudanças dos níveis de pré-albumina junto com as mudanças da proteína C-reativa

PROTEÍNA C-REATIVA	PRÉ-ALBUMINA	INTERPRETAÇÃO
Estável	Diminuição	Estado nutricional alterado
Estável	Aumento	Melhora do estado nutricional
Diminuição	Aumento	Diminuição da inflamação (com ou sem melhora do estado nutricional)
Aumento	Diminuição	Resposta inflamatória

Fonte: Sobotka L. Bases da nutrição clínica. Rio de Janeiro: Rubio, 2011.

TABELA 4.4. Rotina de coleta de exames laboratoriais em terapia de nutrição enteral

EXAMES	ADMISSÃO	DIÁRIO	SEMANAL	MENSAL
Hemograma completo	X		X	X
Eletrólitos: Na, K, Ca ionizado, P, Mg e Cl	X	X		X
Proteínas totais e frações	X		X	X
Proteína C-reativa	X		X	X
Marcadores renais: ureia e creatinina	X	X		X
Marcadores hepáticos: transaminase glutâmico-oxalacética (TGO) e transaminase glutâmico-pirúvica (TGP), fosfatase alcalina (FA), gamaglutamil transferase (GGT), bilirrubina total e frações	X		X	X
Enzimas pancreáticas: amilase e lipase			X	
Perfil do ferro: ferro sérico, ferritina e transferrina	X			X
Lipidograma	X		X	X
Glicemia	X	X	X	X

Fonte: Adaptada de Waitzberg, Cardenas, 2012. In: Toledo D, Castro M. Monitoração da nutrição enteral. Terapia nutricional em UTI. Rio de Janeiro: Rubio, 2015.

CONSIDERAÇÕES FINAIS

A monitoração clínica cuidadosa e eficaz é uma parte indispensável da terapia nutricional. Os parâmetros de monitoramento, clínicos e/ou bioquímicos, devem ser integrados e correlacionados de forma sistemática e contínua, possibilitando a análise e a intepretação dos dados durante a terapia nutricional e, desta forma, auxiliar na intervenção precoce quando surgirem alterações, evitando que se transformem em sérias complicações.

Monitoramento da Terapia Nutricional Enteral

Leitura recomendada

Bankhead R, Boullata J, Brantley S et al. Enteral nutrition practice recommendations. JPEN. J Parenter Enteral Nutr 2009; 33(2):122-67.

Bankhead R, Boullata J, Brantley S et al. Enteral Nutrition Practice Recommendations. JPEN 2009; 33(2):122-67.

Boateng AA, Sriram K, Meguid MM, Crook M. Refeeding syndrome: treatment considerations based on collective analysis of literature case reports. Nutrition. 2010; 26(2):156-67.

Combs GF Jr, Trumbo PR, McKinley MC et al.Biomarkers in nutrition: new frontiers in research and application. Ann N Y Acad Sci 2013 Mar; 1278:1-10. doi: 10.1111/nyas.12069.

Fraipont V, Preiser JC. Energy estimation and measurement in critically ill patients. JPEN J Parenter Enteral Nutr 2013; 37(6):705-13.

H. Lochs et al. ESPEN Guidelines on adult enteral nutrition. Clinical Nutrition 2006; 25:177-360.

Khan LU, Ahmed J, Khan S, Macfie J. Refeeding syndrome: a literature review. Gastroenterol Res Pract. 2011. pii: 410971. doi: 10.1155/2011/410971. Epub 2010 Aug 25.

Lloyd DA, Powell-Tuck J. Artificial nutrition: principles and practice of enteral feeding. Clin Colon Rectal Surg. 2004 May; 17(2):107-18. doi: 10.1055/s-2004-828657.

Malone A, Seres D, Lord L. Complications of Enteral Nutrition. The ASPEN Adult Nutrition Support Core Curriculum, 2 ed. 2012; 218-233.

Martins C, Moreira SM, Pierosan SR. Interações Droga Nutriente, 2 ed. Paraná: Nutroclínica, 2003.

McClave SA, Martindale RG, Vanek VW et al. Board of Directors, American College of Critical Care Medicine; Society of Critical Care Medicine. Guidelines for the Provision and Assessment of Nutrition Support Therapy in the Adult Critically Ill Patient: Society of Critical Care Medicine (SCCM) and American Society for Parenteral and Enteral Nutrition (ASPEN). JPEN J Parenter Enteral Nutr 2009; 33(3):277-316.

McClave SA, Taylor BE, Martindale RG et al. Guidelines for the Provision and Assessment of Nutrition Support Therapy in the Adult Critically Ill Patient: Society of Critical Care Medicine (SCCM) and American Society for Parenteral and Enteral Nutrition (ASPEN). JPEN. J Parenter Enteral Nutr 2016 Feb; 40(2):159-211.

Mehanna H, Nankivell PC, Moledina J, Travis J. Refeeding syndrome: Awareness, prevention and management. Head Neck Oncol. 2009 Jan 26; 1:4. doi: 10.1186/1758-3284-1-4. Review.

Mehanna H, Nankivell PC, Moledina J, Travis J. Refeeding syndrome – awareness, prevention and management. Head Neck Oncol 2009; 1:4.

National Institute for Health and Care Excellence: Nutrition support in adults. Clinical Guideline CG 32, 2006.

Parrish C. The Refeeding syndrome in 2009: prevention is the key to treatment. The Journal of Supportive Oncology 2009; 7(1):20-1.

Preiser JC, van Zanten AR, Berger MM et al. Metabolic and nutritional support of critically ill patients: consensus and controversies. Crit Care. 2015 Jan 29; 19:35. doi: 10.1186/s13054-015-0737-8. Review.

Silva MLT, Martins JR, Castro M, Waitzberg DL. Complicações da nutrição parenteral total. In: Waitzberg DL. Nutrição oral, enteral e parenteral na prática clínica. São Paulo: Atheneu 2009; 1021-1031.

Sobotka L, Allison SP, Forbes A et al. Basics in clinical nutrition, 4 ed. Praga: Galén, 2011.

Toledo D, Castro M. Terapia nutricional em UTI. Rio de Janeiro: Rubio 2015; 117-34.

Ukleja A, Freeman KL, Gilbert K et al. Task Force on Standards for Nutrition Support: Adult Hospitalized Patients, and the American Society for Parenteral and Enteral Nutrition Board of Directors. Standards for nutrition support: adult hospitalized patients. Nutr Clin Pract 2010; 25(4):403-14.

Viana Lde A, Burgos MG, Silva RA. Refeeding syndrome: clinical and nutritional relevance. Arq Bras Cir Dig 2012; 25(1):56-9.

Wagstaff G. Dietetic practice in refeeding syndrome. J Hum Nutr Diet 2011; 24(5):505-15.

Waitzberg DL. Avaliação nutricional: Exames laboratoriais. In: Waitzberg DL. Nutrição oral, enteral e parenteral na prática clínica, 3 ed. São Paulo: Atheneu 2004; 279-94.

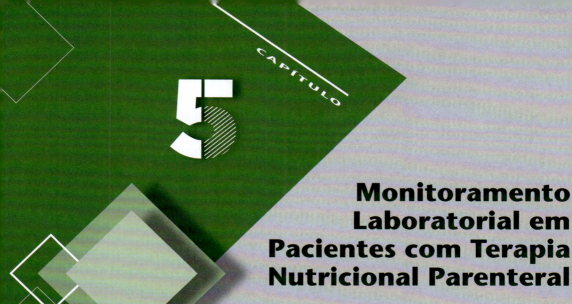

Monitoramento Laboratorial em Pacientes com Terapia Nutricional Parenteral

Maria Claudia Lima
João Manoel Silva Jr
Ivens Augusto Oliveira de Souza

INTRODUÇÃO

A oferta de nutrientes pela via endovenosa é imperativa em diversas situações clínicas. A não utilização do trato gastrointestinal, entretanto, faz com que uma série de efeitos adversos possam advir dessa modalidade. Dentre os riscos associados à nutrição parenteral, estão as complicações metabólicas, infecciosas e as relacionadas com o acesso venoso central.

Quando comparada com a nutrição enteral, estudos recentes demonstram que a nutrição parenteral tem se tornado uma prática segura, não havendo mais associação ao aumento de mortalidade, complicações infecciosas ou maior tempo de internação hospitalar, como era descrito em estudos mais antigos. Em uma meta-análise que incluiu 18 estudos randomizados e controlados em 3.347 pacientes, Elke e cols. destacam que os efeitos deletérios atribuídos à nutrição parenteral não estavam relacionados com a modalidade em si, mas sim com a quantidade de calorias ofertadas e com a hiperalimentação.

Nesse contexto, a busca contínua por orientações que minimizem as complicações da terapia nutricional parenteral é aspecto obrigatório nos serviços que executam essa prática. A monitoração clínica e laboratorial, portanto, é fundamental não só para ajustar a terapia nutricional, mas também para prevenir e corrigir precocemente possíveis danos aos pacientes.

Monitoramento Laboratorial em Pacientes com Terapia Nutricional Parenteral

O tipo e a frequência da monitoração dependerão da gravidade da doença, de exames prévios e do suporte nutricional instituído. Todo hospital deve ter um protocolo de acompanhamento de pacientes em uso de nutrição parenteral (NP), gerenciado pela Equipe Multiprofissional de Terapia Nutricional (EMTN). Pacientes internados são acompanhados diariamente pelo médico da EMTN, e aqueles em terapia nutricional parenteral (TNP) domiciliar são avaliados pelo especialista clínico, mensalmente nos primeiros meses, e a cada três meses após a estabilização clínica.

As complicações metabólicas relacionadas com a NP podem ser divididas em: deficiências de nutrientes, complicações agudas e complicações metabólicas crônicas em longo prazo (descritas em detalhes no Capítulo 14 – Complicações).

SEGUIMENTO DA TNP E PARÂMETROS LABORATORIAIS AVALIADOS

O seguimento da TNP envolve monitoração metabólica e nutricional. O componente metabólico consiste na coleta de exames laboratoriais seriados que possam auxiliar no ajuste da fórmula de NP. O componente nutricional consiste na coleta de parâmetros nutricionais que possam fornecer informações sobre os benefícios da NP ou auxiliar na eventual adequação do aporte proteico (por meio do balanço nitrogenado).

Diante das complicações metabólicas decorrentes do uso de NP, é fundamental o conhecimento acerca das recomendações dos nutrientes que serão monitorizados neste tipo de nutrição (Tabelas 5.1 a 5.3).

Assim, pode-se dividir a avaliação laboratorial de duas maneiras para facilitar o entendimento racional para coleta de exames realizados:

- *Metabólicos:* diariamente. Uma vez que estejam estáveis, uma ou duas vezes na semana: sódio, potássio, fósforo, magnésio, cálcio, glicemia, creatinina, ureia e hemograma. Antes do início da infusão e semanalmente, outros parâmetros a serem avaliados são: atividade de protrombina, TGO, TGP, triglicérides, bilirrubinas totais e frações, fosfatase alcalina, gama-GT;
- *Nutricionais:* avaliação diária de peso. Albumina, pré-albumina e urina de 24 hs semanalmente.

TABELA 5.1. Recomendação nutricional de eletrólitos para pacientes em TN parenteral – adulto

ELETRÓLITOS	QUANTIDADE
Cálcio	10 a 15 mEq
Magnésio	8 a 20 mEq
Fosfato	20 a 40 mmol
Sódio	1 a 2 mEq/kg + reposição
Potássio	1 a 2 mEq/kg
Acetato	Conforme necessidade para manter o balanço acidobásico
Cloreto	Conforme necessidade para manter o balanço acidobásico

Fonte: Calixto-Lima L e cols. Manual de nutrição parenteral. Rio de Janeiro: Rubio, 2010.

TABELA 5.2. Recomendação nutricional de vitaminas para pacientes em TN parenteral – adulto

VITAMINA	AMA 1979	FDA 2000
Vitamina A (UI)	3.300	3.300
Vitamina D (UI)	200	200
Vitamina E (UI)	10	10
Ácido ascórbico (mg)	100	200
B9 (ácido fólico) (mcg)	400	600
B3 (niacina) (mg)	40	40
B2 (riboflavina) (mg)	3,6	3,6
B1 (tiamina) (mg)	3	6
B6 (piridoxina) (mg)	4	6
B12 (cianocobalamina) (mcg)	5	5
B5 (ácido pantotênico) (mg)	15	15
B7 (biotina) (mcg)	60	60
Vitamina K (mcg)	–	150

Fonte: Adaptada de Waitzberg DL. Nutrição oral, enteral e parenteral na prática clínica. Atheneu, 2000; Calixto-Lima L e cols. Manual de nutrição parenteral. Rio de Janeiro: Rubio, 2010.

TABELA 5.3. Recomendação nutricional de elementos-traço em TN parenteral – adulto

ELEMENTOS-TRAÇO	QUANTIDADE
Zinco	2,5 a 5 mg
Cobre	0,3 a 0,5 mg
Cromo	10 a 15 mcg
Manganês	60 a 100 mcg
Selênio	20 a 60 mcg
Ferro	Não adicionado de rotina

Fonte: Calixto-Lima L e cols. Manual de nutrição parenteral. Rio de Janeiro: Rubio, 2010.

A avaliação dos testes laboratoriais antes do início do suporte nutricional é recomendada para identificar o *status* bioquímico e antecipar as correções das anormalidades de fluidos, eletrólitos, vitaminas e minerais.

Em pacientes críticos e/ou desnutridos, com risco de síndrome de realimentação, a monitoração dos eletrólitos deve ser feita de forma mais frequente, até de 4/4 horas, dependendo das condições clínicas e exames prévios. Além disso, as tendências dos resultados são de especial importância para a avaliação da resposta ao suporte nutricional instituído (Tabela 5.4).

TABELA 5.4. Sugestão de parâmetros a serem avaliados em terapia nutricional parenteral e sua periodicidade

PARÂMETROS	FREQUÊNCIA DOS CONTROLES			
	INICIAL	DIÁRIO	SEMANAL	QUINZENAL
Glicemia capilar	6/6 h	Após estabilização 12/12 h		
Glicemia	X	Até estabilização Diário	X Estabilizado	
Na, K, Ca, P, Mg, fosfato, ureia, creatinina, hemograma	X	Até estabilização Diário	X Estabilizado	
Triglicérides	X	Até estabilização Diário	X Estabilizado	
Albumina, pré-albumina, ALT, AST, INR, bilirrubinas, fosfatase alcalina e gama GT	X		X	X Estabilizado
Zinco, cobre	X			X
Ferro, ferritina	X			
Folato, B12	X			X
Selênio	X		X Dependendo do resultado basal	

CONSIDERAÇÕES FINAIS

A nutrição parenteral é fundamental para a manutenção do *status* nutricional nos pacientes com trato gastrointestinal disfuncionante. No entanto, diversas são as complicações metabólicas que podem advir dessa modalidade, sobretudo as decorrentes de hiperalimentação. Sendo assim, o acompanhamento laboratorial é um passo importante na avaliação e no cuidado de todos os pacientes recebendo suporte nutricional, e deve fazer parte dos protocolos institucionais. Uma monitoração eficiente pode resultar na redução das complicações associadas a TNP e, em consequência, na diminuição dos custos hospitalares.

Leitura recomendada

Ayers P, Adams S, Boullata J et al. ASPEN. Parenteral Nutrition Safety Consensus Recommendations. Journal of Parenteral and Enteral Nutrition 2013; 1-38.

Binkley JF, Mills B, Roy M et al. Spurious laboratory values from improper sampling of blood containing parenteral nutrition. Nutr Clin Pract 2004; 19:540-1.

Btaiche IF, Khalidi N. Metabolic complications of parenteral nutrition in adults, part 1. Am J Health Syst Pharm 2004; 61:1938-49.

Btaiche IF, Khalidi N. Metabolic complications of parenteral nutrition in adults, Part 2. Am J Health Syst Pharm 2004; 61:2050-7.

Calixto-Lima L et al. Manual de parenteral. Rio de Janeiro: Rubio 2010; 37-76.

Canada T, Crill C, Guenter P. ASPEN. Silverspring: Parenteral Nutrition Handbook. ASPEN, 2009.

Crook MA, Hally V, Panteli JV. The importance of the refeeding syndrome. Nutrition 2001; 17:632-7.

Elke G, van Zanten ARH, Lemieux M et al. Enteral versus parenteral nutrition in critically ill patients: an updated systematic review and meta-analysis of randomized controlled trials. Critical Care 2016; 20:117.

Gidden F, Shenkin A. Laboratory support of the clinical nutrition service. Clin Chem Lab Med 2000; 38:693-714.

Hartl WH, Jauch KW, Parhofer K, Working group for developing the guidelines for parenteral nutrition of The German Association for Nutritional Medicine. Complications and monitoring – Guidelines on Parenteral Nutrition, Chapter 11. GMS Ger Med Sci 2009; 7:Doc17.

Maroulis J, Kalfarentzos F. Complications of parenteral nutrition at the end of the century. Clin Nutr 2000; 19:295-304.

Mirtallo J, Canada T, Johnson MS et al. Safe practices for parenteral nutrition. JPEN J Parenter Enteral Nutr 2004; 28(6 suppl):S68.

NICE. Nutrition support in adults: oral nutrition support, enteral tube feeding and parenteral nutrition. NICE Clinical Guideline nº 32. London: NICE, 2006. Available from www.nice.org.uk.

Shenkin A. Biochemical monitoring of nutrition support. Ann Clin Biochem 2006; 43:269-72.

Silva JWM. Síndrome de realimentação. International Journal of Nutrology 2013; 6(1):28-35.

Singer P, Berger MM, Van den Berghe G et al. ESPEN guidelines on parenteral nutrition: intensive care. Clin Nutr 2009; 28(4):387-400.

Sobotka L, Camilo ME. Metabolic complications of parenteral nutrition. In: Sobotka L, Alison S, Forbes A et al. Basics in nutrition, 4 ed. Prague: Publing Galen 2011; 348-418.

Stephen A, Martindale RG, Warren MM et al. Guidelines for the Provision and Assessment of Nutrition Support Therapy in the Adult Critically Ill Patient: Society of Critical Care Medicine (SCCM) and American Society for Parenteral and Enteral Nutrition (ASPEN). Journal of Parenteral and Enteral Nutrition 2016; 159-211.

Waitzberg DL. Nutrição oral, enteral e parenteral na prática clínica. 4 ed. São Paulo: Atheneu, 2009.

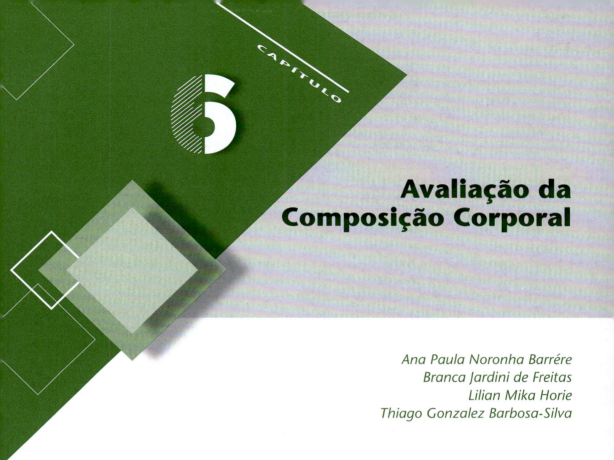

Avaliação da Composição Corporal

Ana Paula Noronha Barrére
Branca Jardini de Freitas
Lilian Mika Horie
Thiago Gonzalez Barbosa-Silva

INTRODUÇÃO

A avaliação da composição corporal consiste na análise e quantificação dos principais compartimentos corporais. Essa avaliação é necessária por motivos diversos, que vão desde a análise nutricional até a definição de doses medicamentosas e estimativa de prognóstico de pacientes críticos.

Os principais compartimentos corporais de interesse na prática clínica são o tecido muscular, o tecido adiposo e o tecido ósseo. Para tal finalidade, diversos métodos já foram descritos na literatura, com uma grande gama de variação dos quesitos acurácia, praticidade, segurança para o paciente e disponibilidade – dependendo do contexto em que são aplicados.

De modo geral, pode-se dividir os métodos de composição corporal em três grandes grupos:
- *Os de grande acurácia*, mas de difícil aplicabilidade: tomografia computadorizada (TC), ressonância magnética (RM), absortometria radiológica de dupla energia (DEXA – *dual-energy X-ray absorptiometry*), pletismografia por deslocamento de ar (BodPod);
- *Os de média acurácia* e práticos em aplicabilidade: bioimpedância elétrica (BIA), ultrassom (US);
- *Os de baixa acurácia*, mas amplamente disponíveis: antropometria e equações preditivas associadas.

O primeiro grupo refere-se aos instrumentos considerados padrão-ouro para determinados compartimentos (TC e RM para a massa muscular; DEXA para a massa óssea; BodPod para o tecido adiposo). Em geral, são instrumentos restritos a grandes centros ou unidades de pesquisa. Exigem o deslocamento do paciente e sua capacidade de permanecer imóvel; normalmente, são exames demorados e dispendiosos; apresentam restrições a próteses metálicas (RM) ou de silicone pletismografia por deslocamento de ar; e, ainda, apresentam o viés de serem baseados na emissão de radiação (pletismografia por deslocamento de ar, TC), o que limita a sua repetição em curtos intervalos de tempo. Porém, sua acurácia é excelente e, quando bem indicados, representam as melhores formas de avaliação pontual da composição corporal.

O segundo grupo é constituído por exames de média acurácia, mas factíveis para a prática clínica diária. Em geral, são exames que não exigem o deslocamento do paciente, podendo ser realizados à beira do leito; apresentam poucas restrições ao seu uso; fornecem resultados imediatos; são relativamente baratos; e não apresentam riscos ao paciente. São instrumentos utilizados, quase sempre, quando há necessidade de exames seriados, em que a radiação envolvida nos outros métodos supracitados torna-se um limitante na repetição frequente dos exames. Assim, fornecem informações dinâmicas, que podem ser registradas e acompanhadas ao longo dos dias, tomando o próprio paciente como referência; e permitem uma avaliação frequente dos diferentes compartimentos corporais, o que viabiliza a avaliação de terapias nutricionais específicas.

O terceiro grupo é constituído, basicamente, pelas medidas antropométricas. Em um passado não muito distante, pela falta de métodos mais precisos, a avaliação das circunferências, das pregas cutâneas, do peso corporal e da altura era a ferramenta em que se baseava a avaliação nutricional diária. Hoje, esses métodos não são mais considerados precisos o suficiente e o seu uso deve ser restrito para estudos epidemiológicos, triagem ou, ainda, associado a outros métodos.

Este capítulo abordará três dos principais métodos de avaliação da composição corporal: a TC, a BIA e o US. A aplicabilidade nos diferentes contextos, as principais vantagens e desvantagens de cada método serão pormenorizadas a seguir.

MÉTODOS

Tomografia computadorizada (TC)

A TC baseia-se na emissão e captação de feixes de raios X através de segmentos corporais, quantificando a atenuação sofrida pelos raios ao atravessar os diferentes tecidos. Assim, é capaz de gerar imagens bidimensionais de seções transversais do corpo humano.

As imagens geradas pela TC indicam a densidade dos tecidos avaliados através da dita escala de Hounsfield – uma escala de cinzas proporcional à densidade tecidual, com base na atenuação sofrida pela radiação ao transpassar os tecidos. Cada *pixel* de imagem corresponde à média de absorção dos tecidos nessa área, expresso em HU (*Hounsfield Unit* – Unidade de Hounsfield). Tomando como base o princípio que o ar (visto como preto) é menos denso que a água; e a água, menos densa que o tecido ósseo (visto como branco), pode-se avaliar objetiva ou subjetivamente a escala numérica, traduzida em tons de cinza, gerada pelos diferentes tecidos corporais (e, subsequentemente, suas diferentes densidades).

A avaliação da composição corporal pela TC permite alto grau de acurácia para discriminação dos vários órgãos e tecidos. O método possibilita a análise específica dos compartimentos de massa magra (músculo e órgãos) e tecido adiposo (subcutâneo, intramuscular e visceral), permitindo sua identificação e quantificação. É um dos métodos considerado padrão-ouro em composição corporal.

Entretanto, a TC também apresenta limitações. De modo geral, o exame tem custo elevado e quase sempre esses aparelhos só estão disponíveis nos grandes centros. Sua execução depende da capacidade do paciente em permanecer imóvel, além de exigir deslocamento do mesmo até a máquina. O próprio aparelho, dependendo do modelo, possui diferentes limites volumétricos – e, assim, o volume corporal do paciente pode ser um limitante na obtenção de imagens. Por fim, a dose de radiação envolvida não é desprezível e, apesar de segura para avaliações pontuais, torna-se um limitante na eventual necessidade de acompanhamento seriado.

O sítio anatômico utilizado com mais frequência como referência localiza-se 5 cm acima da transição L4/L5, aproximadamente na altura de L3. A imagem transversal obtida do segmento, então, pode ser analisada em *softwares* específicos, como o SliceOMatic (Tomovision; Montreal, Canadá), que permitem a demarcação dos diferentes tecidos com base em sua densidade. Assim, é possível quantificar a área segmentar e compará-la diretamente com pontos de corte estabelecidos em diferentes populações e diferentes tipos de pacientes; ou ainda, aplicá-la em equações preditivas visando obter valores estimados dos diferentes compartimentos corporais (Fig. 6.1).

O grande uso da TC na avaliação da composição corporal está no chamado "exame de conveniência", que consiste na análise retrospectiva de imagens armazenadas por indicações clínicas diversas. Dada a dose de radiação envolvida, a TC não é um exame adequado a ser indicado exclusivamente para a análise da composição corporal. Porém, pacientes hospitalizados – e, sobretudo, os críticos – em geral realizam tomografias abdominais por motivos clínicos durante sua hospitalização, e a posterior análise dessas imagens é de grande valia para o acompanhamento nutricional, por esse motivo a tomografia é eleita como um exame de "conveniência".

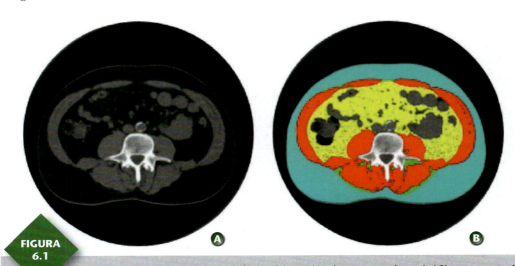

FIGURA 6.1 Imagem transversal de segmento abdominal (aproximadamente na altura de L3) por tomografia computadorizada (TC). **(A)** Imagem original; **(B)** imagem demarcada pelo SliceOMatic (Tomovision; Montreal, Canadá). Azul: tecido adiposo subcutâneo; vermelho: tecido muscular; amarelo: tecido adiposo visceral; verde: tecido adiposo intramuscular.

Bioimpedância elétrica (BIA)

A BIA baseia-se no princípio de que os diferentes tecidos corporais, a partir da quantidade de água em sua composição, apresentam diferentes níveis de condutibilidade elétrica. Sabe-se que o sangue e o músculo são bons condutores, enquanto o osso e a gordura, não. Assim, a BIA estima a composição dos diferentes compartimentos com base em uma corrente elétrica de baixa voltagem emitida e captada através do corpo. Ao analisar as alterações sofridas pela corrente em seu trajeto, o aparelho converte essas informações em valores de resistência (R) e reactância (Xc), os dois componentes principais do método. Dessa maneira, é capaz de estimar a impedância tecidual – ou seja, a capacidade tecidual de diminuir a condução de energia elétrica.

Os valores de R e Xc fornecidos pelo aparelho podem ser aplicados em equações preditivas, em geral específicas para determinados grupos populacionais, em busca de estimativas de massa livre de gordura (MLG). A MLG engloba o tecido proteico (músculo e órgãos), a água intracelular (AIC), água extracelular (AEC) e o tecido mineral ósseo. O complemento dessa estimativa é representado pela massa adiposa corporal.

A relação entre R e Xc permite, ainda, a análise do ângulo de fase (AF), por meio da transposição gráfica dos valores em vetores e a análise do ângulo formado entre eles (que pode variar de 5° a 15°). O AF pode ser utilizado como indicador de massa celular corporal e tem se mostrado relacionado com a qualidade da condição nutricional do paciente e, em consequência, sua potencial morbimortalidade. Nas últimas décadas, estudos têm investigado o papel do AF como marcador de saúde celular e indicador nutricional em diversas condições de doença, como câncer, insuficiência renal, anorexia nervosa, queimados, pacientes críticos e crianças desnutridas.

Valores de referência do ângulo de fase obtidos de uma população saudável foram recentemente publicados, o que permite que sua avaliação seja feita levando em consideração o sexo e a idade do paciente (ângulo de fase padronizado).

Embora o significado biológico do ângulo de fase não seja compreendido por completo, ele não reflete apenas a massa celular corporal, pois é também um indicador da função da membrana celular, pela razão entre água extracelular e água intracelular. Uma associação positiva entre o ângulo de fase e vários tipos de doenças graves sugere que este pode ser um importante instrumento para estimar ou monitorar resultados clínicos de pacientes.

A BIA tem como limitações o fato de ser facilmente influenciada por condições clínicas, como temperatura corporal, extremos de peso e estado hídrico do paciente. Assim, em situações de edema, desidratação ou ascite, por exemplo, os resultados podem não ser confiáveis. Ainda, a acurácia da estimativa dos compartimentos corporais em nível individual depende da adequabilidade da escolha da equação preditiva a ser utilizada – e, sobretudo, da população na qual a equação foi originada. Por fim, ao permitir apenas a diferenciação dos tecidos em MLG ou tecido adiposo, sua acurácia na estimativa de massa muscular, especificamente, pode ser comprometida (visto que a MLG não é composta apenas de tecido muscular).

Há que se considerar, ainda, que existem diversos aparelhos para medida de BIA disponíveis para avaliação da composição corporal que incluem modelos unifrequenciais e multifrequenciais.

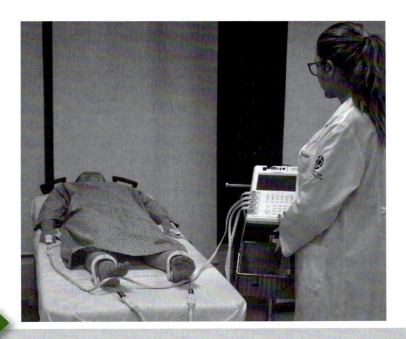

FIGURA 6.2 Avaliação de composição corporal por bioimpedância.

Os aparelhos de medida de BIA de frequência única são de baixo custo e costumam operar na frequência de 50 kHz. Nessa intensidade, o aparelho de BIA pode estimar a água corporal total (ACT), por não conseguir medir os compartimentos, AIC e AEC, porque a entrada da corrente elétrica na célula é parcialmente bloqueada pela capacitância da membrana celular. Com o uso de aparelhos de medida de BIA de duas ou mais frequências (5, 50, 100, 200 e 500 kHz) é possível a completa penetração da corrente elétrica na célula. Assim, com frequências altas é possível estimar a AIC e com o uso de frequências baixas predizer a AEC.

Apesar das limitações supracitadas, é um método não invasivo, de fácil execução e boa reprodutibilidade, prático e amplamente difundido. Possui baixo custo, requer treinamento mínimo e permite avaliações seriadas. Portanto, salvo em condições clínicas específicas, representa um dos principais métodos de avaliação da composição corporal na prática diária (Fig. 6.2).

Ultrassom (US)

O US baseia-se na atenuação de ondas sonoras ao passar por estruturas de diferentes densidades. A energia elétrica gerada pelo aparelho é convertida em ondas sonoras pelo transdutor, responsável pela emissão e captação dessas ondas após sua reflexão pelos tecidos. Parte das ondas emitidas volta para o transdutor, e parte é absorvida no trajeto – e essa diferença é convertida em imagens pelo aparelho.

O US pode desempenhar diferentes papéis na avaliação da composição corporal. Sua forma mais convencional, o modo B, pode servir tanto para a avaliação da espessura tecidual quanto para a determinação da ecogenicidade dos tecidos.

A aferição da espessura tecidual serve tanto para a avaliação da gordura quanto da musculatura. Por meio de medidas isoladas, os valores obtidos podem ser aplicados em equações preditivas. Porém, as poucas equações desenvolvidas e validadas até o momento são específicas para determinados grupos populacionais (asiáticos e europeus, por exemplo). Assim, a determinação dos compartimentos por avaliações pontuais ainda carece de estudos normativos que determinem valores de referência ultrassonográficos adequados.

Mesmo sem valores normativos, a avaliação seriada (seguindo protocolos próprios das diferentes instituições) permite estimativas subjetivas das alterações compartimentais. Ou seja, as alterações observadas nos diferentes compartimentos ao longo da evolução clínica do paciente são comparadas com avaliação inicial do mesmo. Assim, adotando como referência o primeiro exame realizado, é possível determinar ao longo dos dias subsequentes perdas musculares ou adiposas ou, inversamente, avaliar o sucesso de intervenções nutricionais específicas. Porém, para tal, o treinamento e a padronização são fundamentais: capazes de minimizar a variabilidade intra- e interobservador – e, assim, minimizar o caráter observador-dependente muitas vezes associado a um possível viés do método.

Sabe-se que a ecogenicidade muscular é relacionada com a força. Tal fato é reflexo do efeito negativo na mecânica muscular exercido pela infiltração gordurosa entre as fibras musculares – alteração perceptível por meio da avaliação ultrassonográfica. Contudo, essa avaliação ainda não faz parte da prática clínica convencional, visto que depende de *softwares* e treinamento específicos. Por ora, o seu uso está restrito ao âmbito de pesquisa.

Por fim, vale mencionar, ainda, o modo A. Trata-se de um método ultrassonográfico mais simples, precursor do modo B, mas recentemente desenvolvido no formato de aparelhos portáteis, acopláveis a um *notebook*. O baixo custo e a portabilidade desse novo formato fazem dele um instrumento potencialmente útil na prática clínica. Porém, ainda não está amplamente disponível e, assim, o seu uso ainda é muito restrito. Utilizando-se de princípios de plicometria, o US de modo A estima os compartimentos corporais por meio da avaliação por pontos, aplicando-os em equações preditivas disponíveis em *softwares* específicos. Seu uso na avaliação da massa adiposa, substituindo a avaliação das dobras cutâneas, já está bem estabelecido. Ainda, espera-se que em breve comprove-se também sua validade para a avaliação da massa muscular.

As limitações mais significativas do US consistem, justamente, na falta de padronização. A ausência de protocolos específicos de treinamento e aplicação dificulta a comparabilidade entre estudos que avaliem sua validade. Quais sítios anatômicos avaliar, o número de repetições, as configurações do aparelho e o nível de compressão tecidual a ser adotado são algumas das principais incógnitas da literatura atual acerca do tema. Além disso, como mencionado, ainda há a necessidade de estudos que estabeleçam valores normativos de referência de massa muscular e adiposa em diferentes populações.

Hoje, o principal papel do US consiste na avaliação da massa muscular do paciente crítico. Em geral, esses pacientes estão restritos ao leito, edemaciados e sedados – portanto, a avaliação por outros métodos é difícil. Ainda, seu ritmo catabólico aumentado exige avaliação seriada em curtos períodos de tempo, o que representa uma limitação importante para métodos que utilizem radiação. Assim, a avaliação por US em sítios anatômicos que não exijam mobilização e sejam bons representantes dos depósitos musculares (como o quadríceps femoral, por exemplo) tem sido adotada.

Mesmo com tantas questões a serem respondidas, o US já é um método factível de incorporação na prática clínica diária. É prático, rápido, amplamente disponível e não envolve radiação. Tem aplicações específicas que preenchem lacunas deixadas por outros métodos. Espera-se, portanto, que nos próximos anos seu papel na avaliação da composição corporal torne-se mais consolidado.

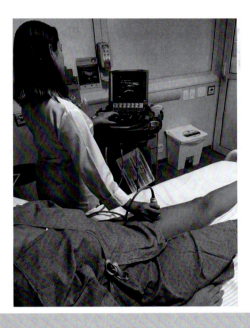

FIGURA 6.3 Avaliação da espessura do quadríceps por ultrassonografia.

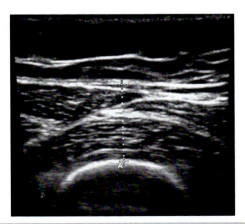

FIGURA 6.4 Imagem por US da espessura do quadríceps.

Absortometria radiológica de dupla energia (DXA)

O equipamento de absortometria radiológica de dupla energia (DEXA) baseia-se na diferenciação de atenuação dos raios X em tecidos moles (massa magra e gordura corporal) e ósseo. Consiste basicamente em equipamento com braço mecânico com *scanner*, detector de energia, mesa para a colocação do avaliado, tubo emissor de raios X abaixo da mesa e o *software* para a leitura da avaliação. Trata-se de método não invasivo com mínima dose de radiação (normalmente entre 2,6 e 75 µSv) e com tempo de execução relativamente curto (4 a 20 minutos).

Hoje, a DEXA é um dos métodos mais utilizados nos estudos da área de composição corporal para o desenvolvimento de modelos de avaliação duplamente indiretos, para a validação de outros modelos ou simplesmente para a caracterização de diferentes grupos populacionais.

A vantagem da DEXA reside na possibilidade de análise da composição corporal de modo segmentar, sendo possível quantificar, de forma absoluta e/ou relativa, os componentes da composição corporal de membros inferiores, superiores e tronco, dos hemicorpos direito e esquerdo. Por outro lado, as principais limitações do DEXA são seu alto custo operacional e tamanho corporal (obesidade e indivíduos com altura > 195 cm).

A avaliação da composição corporal por meio do DEXA é avaliada aferindo-se o corpo inteiro, além de segmentos corporais como tronco e membros inferiores e superiores. O indivíduo deve estar posicionado em decúbito dorsal sobre a superfície do próprio aparelho, na qual o braço do *scanner* desliza sobre seu corpo, a uma distância de 80 cm e de maneira retilínea, realizando-se o rastreamento a partir da cabeça até os pés. O detector capta as informações associadas à atenuação dos feixes de fótons, após a passagem pelo corpo do avaliado, e as envia para análise em microcomputador por meio de *software* específico.

Para a execução do exame recomendam-se 4 horas de jejum, esvaziamento da bexiga, suspensão de uso de diurético por 24 horas, evitar fazer o exame no período menstrual, não estar grávida, não ter feito exame com contraste recentemente, utilizar roupas leves, sem metais e não utilizar adornos.

Por meio da avaliação da composição corporal pelo DEXA é possível estimar massa muscular esquelética (MME) a partir da massa magra de braços e pernas, que são principalmente compostos por músculo (exceto por uma pequena quantidade de tecido conjuntivo e pele) e se correlaciona com massa muscular total e, a partir dessa estimativa, é possível calcular também o índice de massa muscular esquelética apendicular – IMMA (massa muscular esquelética dividida pela altura ao quadrado), uma ferramenta utilizada para análise de perda de massa muscular (sarcopenia).

CONSIDERAÇÕES FINAIS

Após as devidas considerações sobre os métodos supracitados, pode-se concluir que cada instrumento, dependendo do contexto, tem sua aplicabilidade na avaliação da composição corporal.

Alguns métodos, como a TC, possuem sua maior utilidade no dito exame de conveniência – ou seja, quando a indicação do exame advém de outros motivos clínicos e o exame está armazenado no sistema de registros para análise retrospectiva. Assim,

Avaliação da Composição Corporal

com o auxílio de *softwares* específicos, torna-se possível uma análise retrospectiva da composição corporal com acurácia elevada.

A avaliação por meio do DEXA pode ser utilizado como método complementar para diagnóstico de sarcopenia, porém o seu alto custo impossibilita seu uso na prática clínica.

A BIA representa um exame factível de ser realizado periodicamente, visando acompanhar alterações na distribuição dos diferentes segmentos corporais. Ainda, o US, quando adotados protocolos próprios de execução (até o surgimento de protocolos validados), permite a avaliação seriada de segmentos corporais específicos (tomando o próprio paciente como referência), sendo, portanto, de grande utilidade no acompanhamento clínico-nutricional de pacientes hospitalizados.

Leitura recomendada

Baim S, Wilson CR, Lewiecki EM et al. Precision assessment and radiation safety for dual-energy X-ray absorptiometry: position paper of the International Society for Clinical Densitometry. J Clin Densitom 2005; 8:371-8.

Baracos VE, Caserotti P, Earthman CP et al. Advances in the science and application of body composition measurement. JPEN J Parenter Enteral Nutr 2012; 36:96-107.

Barbosa-Silva MC, Barros AJ, Wang J et al. Bioelectrical impedance analysis: population reference values for phase angle by age and sex. Am J Clin Nutr 2005; 82(1):49-52.

Bielemann RM, Gonzalez MC, Barbosa-Silva TG et al. Estimation of body fat in adults using a portable A-mode ultrasound. Nutrition 2016; 32:441-6.

Choi YJ. Dual-energy X-ray absorptiometry: beyond bone mineral density determination. Endocrinol Metab (Seoul) 2016; 31(1):25-30.

Coin A, Sergi G, Minicuci N et al. Fat-free mass and fat mass reference values by dual-energy X-ray absorptiometry (DEXA) in a 20-80 year-old Italian population. Clin Nutr 2008; 27:87-94.

Davis MP, Yavuzsen T, Khoshknabi D et al. Bioelectrical impedance phase angle changes during hydration and prognosis in advanced cancer. Am J Hosp Palliat Care 2009 Jan 30.

Di Sebastiano KM, Mourtzakis M. A critical evaluation of body composition modalities used to assess adipose and skeletal muscle tissue in cancer. Appl Physiol Nutr Metab 2012; 37:811-21.

Earthman CP. Body composition tools for assessment of adult malnutrition at the bedside: a tutorial on research considerations and clinical applications. JPEN J Parenter Enteral Nutr 2015; 39(7):787-822.

Gupta D, Lammersfeld CA, Vashi PG et al. Bioelectrical impedance phase angle in clinical practice: implications for prognosis in stage IIIB and IV non-small cell lung cancer. BMC Cancer 2009 Jan; 9:37.

Kyle UG, Bosaeus I, De Lorenzo AD et al. Bioelectrical impedance analysis – part I: review of principles and methods. Clin Nutr 2004; 23(5):1226-43.

Lang P, Steiger P, Faulkner K, Glüer C, Genant HK. Osteoporosis: current techniques and recent developments in quantitative bone densitometry. Radiol Clin North Am 1991; 29:49-76.

Marra M, Caldara A, Montagnese C et al. Bioelectrical impedance phase angle in constitutionally lean females, ballet dancers and patients with anorexia nervosa. Eur J Clin Nutr 2008; Nov 12.

Mialich MS, Sicchieri JMF, Jordão Junior AA. Analysis of body composition: a critical review of the use of bioelectrical impedance analysis. Int J Clin Nutr 2014; 2(1):1-10.

Mourtzakis M, Prado CMM, Lieffers JR et al. A practical and precise approach to quantification of body composition in cancer patients using computed tomography images acquired during routine care. Appl Physiol Nutr Metab 2008; 33:997-1006.

Mourtzakis M, Wischmeyer P. Bedside ultrasound measurement of skeletal muscle. Curr Opin Clin Nutr Metab Care 2014; 17(5):389-95.

Nagano M, Suita S, Yamanouchi T. The validity of bioelectrical impedance phase angle for nutritional assessment in children. J Pediatr Surg 2000; 35(7):1035-9.

Paris M, Mourtzakis M. Assessment of skeletal muscle mass in critically ill patients: considerations for the utility of computed tomography imaging and ultrasonography. Curr Opin Clin Nutr Metab Care 2016; 19(2):125-30.

Prado CM, Heymsfield SB. Lean tissue imaging: a new era for nutritional assessment and intervention. JPEN J Parenter Enteral Nutr 2014; 38(8):940-3.

Shen W, Punyanitya M, Wang Z et al. Total body skeletal muscle and adipose tissue volumes: estimation from a single abdominal cross-sectional image. J Appl Physiol 2004; 97:2333-8.

Silva AM, Heymsfield SB, Sardinha LB. Assessing body composition in taller or broader individuals using dual-energy X-ray absorptiometry: a systematic review. Eur J Clin Nutr 2013; 67(10):1012-21.

Tillquist M, Kutsogiannis DJ, Wischmeyer PE et al. Bedside ultrasound is a practical and reliable measurement tool for assessing quadriceps muscle layer thickness. JPEN J Parenter Enteral Nutr 2014; 38(7):886-90.

Vannini FD, Antunes AA, Caramori JC et al. Associations between nutritional markers and inflammation in hemodialysis patients. Int Urol Nephrol 2009 Apr 12.

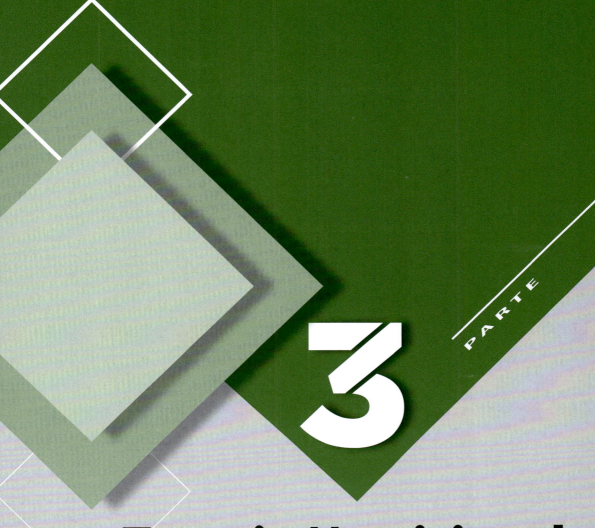

PARTE 3

Terapia Nutricional Enteral: Conceitos e Bases

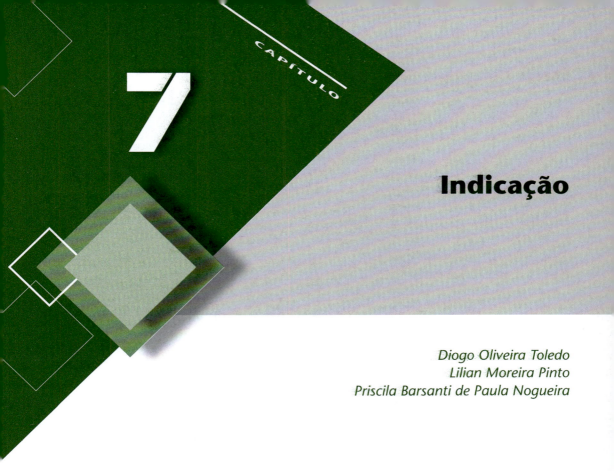

Indicação

Diogo Oliveira Toledo
Lilian Moreira Pinto
Priscila Barsanti de Paula Nogueira

INTRODUÇÃO

A terapia nutricional (TN) tem um impacto significativo na evolução clínica de um paciente hospitalizado, principalmente em pacientes internados em unidade de terapia intensiva (UTI), que apresentem anorexia e incapacidade de se alimentar por via oral por dias ou meses, fazendo com que haja indicação para terapia nutricional enteral (TNE) e/ou parenteral (TNP).

A TNE poderá ser indicada nas seguintes situações: pacientes impossibilitados de ingestão oral adequada para prover necessidades diárias nutricionais, seja por doenças do trato gastrointestinal alto, seja por intubação orotraqueal, seja por distúrbios neurológicos com comprometimento do nível de consciência ou dos movimentos mastigatórios. É indicada, também, nos casos em que o paciente não atinge a oferta oral (entre 60 a 70%), por anorexia e/ou diversas etiologias. Lembrando que, a administração de dieta por sonda nasoenteral não contraindica a alimentação oral, se essa não implicar em riscos para o paciente.

A Tabela 7.1 resume as principais indicações, de acordo com o quadro clínico e a doença/comorbidade. E a Tabela 7.2 resume as principais contraindicações da utilização da TNE.

94

Indicação

TABELA 7.1. Principais indicações da utilização da TNE

Pacientes que não podem se alimentar	Inconsciência Anorexia Lesões orais Acidentes vasculares encefálicos Neoplasias Doenças desmielinizantes
Pacientes com ingestão oral insuficiente	Trauma Sepse Alcoolismo crônico Depressão grave Queimaduras Intubação
Pacientes nos quais a alimentação comum produz dor e/ou desconforto	Doença de Crohn Colite ulcerativa Carcinoma do TGI Pancreatite Quimioterapia Radioterapia
Pacientes com disfunção do TGI	Síndrome de má absorção Fístula Síndrome de intestino curto

TGI: trato gastrointestinal.

TABELA 7.2. Principais contraindicações da utilização da TNE

Disfunção do TGI
Obstrução mecânica do TGI
Refluxo gastroesofágico intenso
Íleo paralítico
Hemorragia gastrointestinal
Vômitos e diarreia graves
Fístula no TGI de alto débito (> 500 mL/dia)
Enterocolite grave
Pancreatite aguda grave
Terminalidade com considerações de cada caso

PACIENTES CRÍTICOS

Os pacientes críticos têm um catabolismo exacerbado durante períodos de jejum prolongado. Isso ocorre em razão da presença de alterações metabólicas inerentes a esses pacientes, como alteração na função endócrina e pronunciada resposta inflamatória, que se somam à deficiência de fornecimento nutricional.

Indicação **95**

TABELA 7.3. Recomendações das principais diretrizes para início da terapia nutricional

SOCIEDADE/DIRETRIZ	ANO DE PUBLICAÇÃO	TEMPO PARA INÍCIO
Canadian Clinical Practice Guidelines	2015	Entre 24 a 48 horas após a admissão na UTI
ESPEN	2006	Antes de 24 horas da admissão e/ou do evento traumático
ASPEN	2016	Entre 24 a 48 horas após admissão e hemodinamicamente adequado

As principais diretrizes recomendam o início precoce e adequado da TN para pacientes críticos, visando a diminuição do déficit energético e, consequentemente, atenuar as alterações metabólicas presentes, bem como o catabolismo. É consenso, sempre que possível, utilizar o trato digestório. Assim, a nutrição enteral precoce tem sido superior para conduzir a estratégia nutricional desses pacientes.

A TNE precoce pode ser definida como início nas primeiras 24 a 48 horas, após a admissão hospitalar, a admissão na UTI ou após determinada abordagem cirúrgica. Esse início pode variar em decorrência da característica do paciente (clínico ou cirúrgico) e pela presença de estabilidade hemodinâmica – um pré-requisito para início da terapia nutricional.

Por causa da heterogeneidade da população de doentes gravemente enfermos, algumas sociedades trazem a recomendação de TNE para essa população com o grau de recomendação menor do que para pacientes cirúrgicos não críticos.

Khalid e cols. realizaram um estudo com 1.174 pacientes admitidos na UTI, que necessitaram de ventilação mecânica (VM) e usaram drogas vasoativas. O grupo que utilizou TNE precoce foi associada a uma menor mortalidade na UTI (22,5% *vs.* 28,3%; p = 0,03) e menor mortalidade hospitalar (34% *vs.* 44%; p < 0,001), sendo o efeito benéfico mais evidente nos pacientes tratados com vasopressores.

A Tabela 7.3 sintetiza o tempo de início da terapia enteral para pacientes graves, de acordo com as principais diretrizes.

PACIENTES CIRÚRGICOS

Para pacientes pós-cirúrgicos, a TNE precoce não é apenas segura, como também associada a uma recuperação avançada e menor risco de complicações.

Uma meta-análise que avaliou 15 estudos randomizados com 1.240 pacientes submetidos à ressecção do trato gastrointestinal, concluiu que a TNE precoce esteve associada a uma redução significativa na incidência de complicações totais em comparação com as práticas tradicionais de alimentação pós-operatórias. Não foram observadas diferenças significativas em relação à deiscência de anastomose, mortalidade e tempo de internação hospitalar.

A nutrição enteral (NE), quando comparada com a nutrição parenteral (NP), está associada a menores taxas de morbidade, menor custo, menor tempo de internação hospitalar, e preservação da barreira intestinal e da função imune.

BENEFÍCIOS DA TERAPIA NUTRICIONAL ENTERAL

Existem potenciais mecanismos pelos quais a TNE pode beneficiar o paciente hospitalizado, seja na enfermaria ou na UTI. Além de exercer as funções de digestão e absorção, o intestino é responsável por secretar hormônios gastrointestinais e funciona como uma barreira física e imunológica, sendo considerado o maior órgão endócrino do organismo. Pacientes sob algum estresse, e que permanecem em jejum prolongado, têm aumento da apoptose dos enterócitos e atrofia da mucosa, e essa quebra da barreira intestinal aumenta a permeabilidade intestinal e está associada à um hipercrescimento bacteriano. Sendo assim, além do fornecimento de energia e de micronutrientes, a TNE, principalmente precoce, tem como objetivo manter a integridade da mucosa intestinal e evitar o aumento de sua permeabilidade que pode favorecer a translocação de bactérias e de toxinas.

Essa modalidade de nutrição também pode ter um efeito adicional na redução da liberação de mediadores pró-inflamatórios que ocorrem no trauma e de outros hormônios relacionados com a resposta inflamatória.

A Tabela 7.4 resume os principais benefícios da TNE.

TABELA 7.4. Principais benefícios da TNE

Maior tolerância à dieta
Diminuição da disfunção da barreira intestinal
Menor morbidade infecciosa
Menor tempo de hospitalização
Menor incidência de úlcera de estresse e de lesão trófica intestinal
Menor produção sistêmica de citocinas inflamatórias

Leitura recomendada

Aguilar-Nascimento JE, Bicudo-Salomao A, Portari-Filho PE. Optimal timing for the initiation of enteral and parenteral nutrition in critical medical and surgical conditions. Nutrition 2012; 28(9):840-3.

Aguilar-Nascimento JE, Dock-Nascimento DB. Nutrição Enteral Precoce. In: Waitzberg, DL. Nutrição oral, enteral e parenteral na prática clínica. São Paulo: Editora Atheneu 2009; 799-808.

Casaer MP, Van den Berghe G. Nutrition in the acute phase of critical illness. N Engl J Med 2014 Mar 27; 370(13):1227-36.

Chourdakis M, Kraus MM, Tzellos T et al. Effect of early compared with delayed enteral nutrition on endocrine function in patients with traumatic brain injury: an open-labeled randomized trial. J Parenter Enteral Nutr 2012 Jan; 36(1):108-16.

Dhaliwal R, Cahill N, Lemieux M, Heyland DK. The Canadian critical care nutrition guidelines in 2013: an update on current recommendations and implementation strategies. Nutr Clin Pract 2014 Feb; 29(1):29-43.

Doig GS, Heighes PT, Simpson F, Sweetman EA. Early enteral nutrition reduces mortality in trauma patients requiring intensive care: a meta-analysis of randomised controlled trials. Injury 2011; 42: 50-56.

Doig GS, Heighes PT, Simpson F et al. Early enteral nutrition, provided within 24 h of injury or intensive care unit admission, significantly reduces mortality in critically ill patients: a metaanalysis of randomised controlled trials. Intensive Care Med 2009; 35:2018-27.

Fernández-Ortega JF, Herrero Meseguer JI, Martínez García P. Metabolism and Nutrition Working Group of the Spanish Society of Intensive Care Medicine and Coronary units. Guidelines for specialized nutritional and metabolic support in the critically-ill patient: update. Consensus SEMICYUC-SENPE: indications, timing and routes of nutrient delivery. Nutr Hosp 2011 Nov; 26(Suppl 2):7-11.

Fremont RD, Rice TW. How soon should we start interventional feeding in the ICU?. Curr Opin Gastroenterol 2014 Mar; 30(2):178-81.

Heyland DK, Dhaliwal R, Drover JW, Gramlich L, Dodek P. Canadian Clinical Practice Guidelines for Nutrition Support in Mechanically Ventilated, Critically Ill Adult Patients. J Parenter Enteral Nutr 2003; 27:355.

Huang HH, Hsu CW, Kang SP, Liu MY, Chang SJ. Association between illness severity and timing of initial enteral feeding in critically ill patients: a retrospective observational study. Nutr J 2012 May 3; 11:30.

Khalid I, Doshi P, DiGiovine B. Early enteral nutrition and outcomes of critically ill patients treated with vasopressors and mechanical ventilation. Am J Crit Care 2010 May; 19(3):261-8.

Kreymann KG, Berger MM, Deutz NE et al. DGEM (German Society for Nutritional Medicine), Ebner C, Hartl W, Heymann C, Spies C, ESPEN (European Society for Parenteral and Enteral Nutrition). ESPEN Guidelines on Enteral Nutrition: Intensive care. Clin Nutr 2006 Apr; 25(2):210-23.

Manba N, Koyama Y, Kosugi S et al. Is early enteral nutrition initiated within 24 hours better for the postoperative course in esophageal cancer surgery? J Clin Med Res 2014 Feb; 6(1):53-8.

McClave SA, Taylor BE, Martindale RG et al. Society of Critical Care Medicine; American Society for Parenteral and Enteral Nutrition. Guidelines for the Provision and Assessment of Nutrition Support Therapy in the Adult Critically Ill Patient: Society of Critical Care Medicine (SCCM) and American Society for Parenteral and Enteral Nutrition (ASPEN). JPEN J Parenter Enteral Nutr 2016 Feb; 40(2):159-211.

Moore EE, Jones TN. Benefits of immediate jejunostomy feeding after major abdominal trauma-a prospective, randomized study. J Trauma 1986 Oct; 26(10):874-81.

Nunes ALB, Koterba E, Alves VGF et al. Terapia nutricional no paciente grave. Projeto Diretrizes. São Paulo: SBNPE Associação Brasileira de Nutrologia, 2011.

Osland E, Yunus RM, Khan S, Memon MA. Early versus traditional postoperative feeding in patients undergoing resectional gastrointestinal surgery: a meta-analysis. J Parenter Enteral Nutr 2011 Jul; 35(4):473-87.

Pirat A, Tucker AM, Taylor KA et al. Comparison of measured versus predicted energy requirements in critically ill cancer patients. Respir Care 2009 Apr; 54(4):487-94.

Reignier J, Mercier E, Le Gouge A et al. Effect of not monitoring residual gastric volume on risk of ventilator-associated pneumonia in adults receiving mechanical ventilation and early enteral feeding: a randomized controlled trial. Clinical Research in Intensive Care and Sepsis (CRICS) Group. JAMA 2013 Jan 16; 309(3):249-56.

Toledo D, Castro M. Terapia Nutricional em UTI. Rio de Janeiro: Rubio 2015; 85-92.

Tsai JR, Chang WT, Sheu CC et al. Inadequate energy delivery during early critical illness correlates with increased risk of mortality in patients who survive at least seven days: a retrospective study. Clin Nutr 2011 Apr; 30(2):209-14.

Yang S, Wu X, Yu W, Li J. Early enteral nutrition in critically ill patients with hemodynamic instability: an evidence-based review and practical advice. Nutr Clin Pract 2014 Feb; 29(1):90-6.

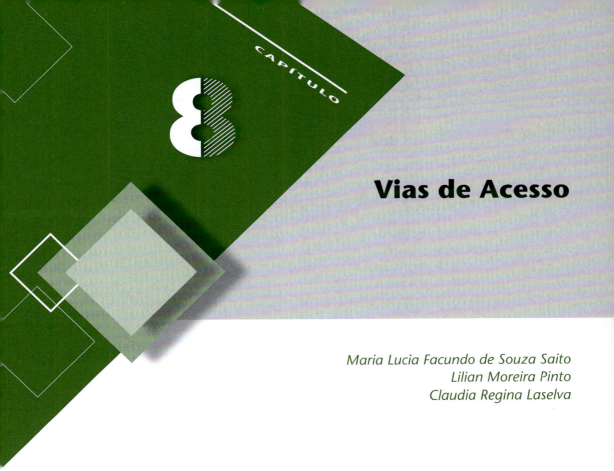

Vias de Acesso

Maria Lucia Facundo de Souza Saito
Lilian Moreira Pinto
Claudia Regina Laselva

INTRODUÇÃO

A terapia nutricional enteral (TNE) pode ser definida como um conjunto de procedimentos terapêuticos empregados para manutenção ou recuperação do estado nutricional mediante a oferta de nutrientes por cateteres de alimentação.

Por definição, o termo enteral indica o uso do sistema gastrointestinal, cujo acesso pode ser obtido por cateterização à beira do leito, guiado por endoscopia e radiologia ou até mesmo no centro cirúrgico.

Neste capítulo serão abordados os tipos de acesso enteral, tais como: cateteres nasogástrico e nasoenteral; e estomias: gastrostomia, jejunostomia e gastrojejunostomia.

Usualmente, utiliza-se o termo sonda/sondagem, mas que vem sendo substituído por cateter/cateterização, em razão da origem e significado da palavra.

Esses dispositivos são, geralmente, feitos de poliuretano ou silicone, sendo que os de gastrostomia e jejunostomia têm um mecanismo interno que fornece uma ancoragem para evitar a migração do cateter.

O tamanho do dispositivo a ser usado varia de acordo com a idade/tamanho do paciente: neonatos e lactentes normalmente exigem um padrão de tubo entre 2,5 a 5,0 Fr, e adultos, normalmente, requerem tubos de 10 a 20 Fr.

French (Fr) é a escala francesa utilizada para demonstrar o tamanho do lúmen interno do cateter. Uma unidade francesa é igual 0,33 mm, o que significa que o tamanho do maior cateter para adulto é de 6,6 mm/0,26 polegadas.

No geral, a tomada de decisão da escolha dos acessos deve levar em consideração os fatores tempo de utilização, a doença, a anatomia e o risco para broncoaspiração.

As principais diretrizes mundiais de terapia nutricional (TN) concordam que o tubo digestivo deve sempre ser a primeira opção de oferta nutricional. A TNE apresenta benefícios que vão desde a manutenção do estado nutricional, redução do tempo de hospitalização, até a diminuição da morbidade e mortalidade.

Quanto ao tempo previsto de administração da TNE, divide-se as vias de acesso em dois grandes grupos:

- *Acesso enteral de curta duração:* via nasogástrica (cateter nasogástrico), via nasoentérica (sondas duodenal e jejunal);
- *Acesso enteral de longa duração:* gastrostomia e jejunostomia.

ACESSO ENTERAL DE CURTA DURAÇÃO

O acesso ao tubo digestivo por meio do cateter nasoenteral é o mais utilizado na TNE. O cateter nasoentérico geralmente é utilizado quando se planeja uma TNE de curta duração, ou seja, por até 6 semanas. Um tempo prolongado de TNE requer um acesso direto ao tubo digestivo, por meio de uma estomia: gastrostomia ou jejunostomia.

São radiopacos e apresentam na extremidade distal um material radiopaco mais pesado, geralmente de tungstênio, que facilita a visualização na radiografia de controle para certificar a adequada localização.

Localização gástrica

Geralmente, é inserido à beira do leito. O dispositivo é introduzido na cavidade nasal e desce até o estômago, onde fica locado na posição gástrica.

Vantagens:
- Utiliza os processos digestivo, hormonal e bactericida normais do estômago;
- Permite alimentação em *bolus*, em razão da capacidade reservatória gástrica;
- Fácil posicionamento da sonda;
- Progressão mais rápida do aporte;
- Boa aceitação de fórmulas hiperosmóticas.

Desvantagem:
- Maior risco de aspiração pulmonar em pacientes com gastroparesia, pacientes neurológicos e decúbito a zero grau.

Para confirmar o posicionamento do cateter, deve-se aspirar o conteúdo gástrico e auscultar a região epigástrica durante a insuflação de ar para dentro do estômago. Deve-se realizar radiografia simples de abdômen para documentar a localização da extremidade do tubo.

Localização nasoduodenal ou nasojejunal

A sondagem pós-pilórica à beira do leito geralmente é mais difícil que a sondagem gástrica e pode haver necessidade do auxílio de endoscopia ou radiologia para locar a sonda no local desejado.

O posicionamento correto desses cateteres exige que a ponta do dispositivo passe pelo piloro e fique locada na posição duodenal ou jejunal.

Indicações:
- Pacientes que não conseguem tolerar a alimentação gástrica;
- Aspiração, refluxo gastroesofágico;
- Gastroparesia;
- Esvaziamento gástrico prejudicado.

Vantagens:
- Maior eficiência em evitar a saída acidental da sonda;
- Pode reduzir o risco de aspiração pulmonar em pacientes com gastroparesia, pacientes neurológicos e decúbito a zero grau;
- Sondagem nasojejunal melhora a tolerância e permite a nutrição precoce na pancreatite aguda grave.

Desvantagens:
- Pode requerer localização da sonda via endoscópica e atrasar o início da terapia nutricional;
- Pode necessitar de infusão contínua da dieta;
- Pode ocorrer desposicionamento do dispositivo com risco de aspiração;
- Requer dietas hipo-osmolares.

Atualmente, existem no mercado cateteres que são acoplados a dispositivos eletromagnéticos, eletrocardiográficos ou miográficos, que auxiliam o posicionamento póspilórico e melhoram a sensibilidade do método.

O posicionamento duodenal e jejunal deve ser sempre confirmado com radiografia simples de abdômen. É importante documentar a posição da extremidade distal da sonda com radiografia, mesmo quando a sondagem for realizada via endoscópica, pois existe a possibilidade do cateter retroceder com a retirada do endoscópio.

ACESSO ENTERAL DE LONGA DURAÇÃO

Quando a TNE é necessária por mais de 4 a 6 semanas, deve-se considerar a realização de gastrostomia ou jejunostomia.

O acesso direto ao tubo digestivo, por meio de uma estomia, evita algumas das complicações relacionadas com a sondagem nasoenteral, como irritação do trato gastrointestinal superior e infecção de seios da face, além de proporcionar maior conforto ao paciente.

Gastrostomia

O acesso de sondas diretamente para o lúmen gástrico pode ser conseguido por técnicas endoscópicas, radiológicas ou cirúrgicas (laparoscópica ou aberta).

Indicações:
- Requer funcionamento do estômago e reflexo de vômito;
- Terapia nutricional enteral necessária por tempo prolongado (maior que 4 a 6 semanas).

Vantagens:
- A capacidade reservatória do estômago permite alimentação em *bolus*;
- Sondas de grande calibre diminuem risco de obstrução por administração de medicações ou fórmulas viscosas.

Desvantagens:
- Maior risco de aspiração pulmonar;
- Exige cuidados com a estomia.

A incidência de complicações varia de 8 a 30%, sendo a infecção da incisão na parede abdominal a complicação mais frequente.

Atualmente, os procedimentos não cirúrgicos são mais comuns por serem tecnicamente mais simples, de fácil execução e baixa morbidade.

Gastrostomia endoscópica percutânea (GEP)

É a técnica mais utilizada nos tempos atuais. Pode ser realizada à beira do leito, com sedação e anestesia local. A sonda é guiada por um endoscópio desde a cavidade bucal até o estômago e, em seguida, é exteriorizada através da parede do abdômen.

São contraindicações absolutas à realização da GEP: obstrução do trato gastrointestinal, obstrução pilórica, ascite volumosa, distúrbios de coagulação não corrigidos, obesidade mórbida, impossibilidade de acesso endoscópico ao estômago, paciente terminal. São contraindicações relativas: cirurgias prévias abdominais no andar superior do abdômen, hepatomegalia, doenças neoplásicas com infiltração peritoneal, estomatites graves, candidíase esofágica, risco de peritonite e doenças respiratórias graves.

Vários estudos têm demonstrado que a técnica endoscópica apresenta menores índices de complicações, quando comparada com a técnica cirúrgica.

O aparecimento de pneumoperitôneo após a GEP pode chegar a 50% e o tratamento é conservador, na maioria dos casos.

Gastrostomia realizada pela radiologia intervencionista – técnica fluoroscópica

Assim como a GEP, a técnica radiológica é efetiva e apresenta baixo risco. No entanto, a passagem de sonda por fluoroscopia tem sido reservada, quando não há êxito pela técnica endoscópica.

Gastrostomia cirúrgica

Apesar de a gastrostomia endoscópica percutânea ser o procedimento de primeira escolha, a gastrostomia cirúrgica ainda é muito utilizada. Pode ser realizada por técnica aberta ou laparoscópica. Indicadas quando há contraindicações ou indisponibilidade do acesso endoscópico ou radiológico. As técnicas de Witzel e de Stamm são as cirurgias abertas mais realizadas. Os procedimentos laparoscópicos são bastante vantajosos por apresentarem tempo cirúrgico reduzido, bons resultados e baixo índice de complicações.

Jejunostomia

O acesso ao intestino delgado, bem como a gastrostomia, pode ser implantado via endoscópica, radiológica ou cirúrgica (aberta ou laparoscópica).

Indicações:
- Terapia nutricional enteral necessária por tempo prolongado (maior que 4 a 6 semanas);
- Utilizada quando o acesso ou funcionamento do estômago está prejudicado (retardo no esvaziamento gástrico, gastroparesia e refluxo frequente);

- Pacientes com alto risco de aspiração;
- Pacientes com cirurgia no trato gastrointestinal acima do jejuno.

Vantagens:
- Permite a nutrição precoce no pós-operatório ou pós-trauma.

Desvantagens:
- Cuidados com estomia;
- Pode requerer infusão contínua da dieta.

Gastrojejunostomia endoscópica percutânea (GJEP)

A técnica é a mesma da GEP, com deslocamento de uma sonda mais longa em direção pós-pilórica, via gástrica, até atingir o jejuno com auxílio do endoscópio.

Jejunostomia endoscópica percutânea (JEP)

O acesso é por meio da punção direta do jejuno com agulha. Utiliza-se endoscópios longos ou colonoscópios.

Jejunostomia realizada pela radiologia intervencionista – técnica fluoroscópica

Método pouco utilizado, reservado em situações em que há dificuldade da realização do procedimento endoscópico.

Jejunostomia cirúrgica

Pode ser realizada cirurgia convencional ou laparoscópica. A técnica cirúrgica de Witzel é a mais comumente utilizada.

CONSIDERAÇÕES FINAIS

A TNE apresenta benefícios que vão desde a manutenção do estado nutricional, redução do tempo de hospitalização até a diminuição da morbidade e mortalidade.

As diretrizes mundiais atuais recomendam que a TNE deve ser preferida à nutrição parenteral, se o tubo digestivo for acessível e apto a receber nutrientes.

O acesso ao tubo digestivo por meio de cateter nasoenteral é a modalidade mais utilizada na terapia nutricional enteral. Não há evidências de que a oferta pós-pilórica seja mais vantajosa do que a oferta gástrica, na população geral, conforme as diretrizes internacionais. O tempo prolongado de TNE requer um acesso direto ao tubo digestivo, por meio de uma estomia.

Leitura recomendada

Acosta-Escribano J. Gastric versus transpyloric feeding in severe traumatic brain injury: a prospective, randomized trial. Intensive Care Med, 2010.

Al Raiy B, Fakih MG, Bryan-Nomides N, Hopfner D, Riegel E, Nenninger T, Rey J, Szpunar S, Kale P, Khatib R. Peripherally inserted central venous catheters in the acute care setting: A safe alternative to high-risk short-term central venous catheters. American Journal of Infection Control. November, 20.2009/ J Patient Saf & Volume 3, Number 3, September 2007.

American Society for Parenteral and Enteral Nutrition (ASPEN). Clinical guidelines for the use of parenteral and enteral nutrition in adult and pediatric patients. JPEN J Parenter Enteral Nutr 2009; 33:255-9.

ASPEN Guidelines for the Provision and Assessment of Nutrition Support Therapy in the Adult Critically Ill Patient: SCCM and ASPEN, JPEN J Parenter Enteral Nutr 2009; 33-277.

Associação Médica Brasileira e Conselho Federal de Medicina. Projeto Diretizes, volume IX. São Paulo – AMB, Brasília – CFM. 2011.

Bankhead RR, Fisher CA, Rolandelli RH. Gastrostomy tube placement outcomes: comparison of surgical, endoscopic, and laparoscopic methods. Nutr Clin Pract 2005; 20:607-12.

Canadian clinical practice guidelines for nutrition support in mechanically ventilated, critically ill adults patients. JPEN J Parenter Enteral Nutr 2003 Sep-Oct; 27(5):355-73. Updated recommendations 2009.

CDC Guidelines. Guidelines for the Prevention of Intravascular Catheter-Related Infections, 2011.

ESPEN (European Society for Parenteral and Enteral Nutrition). ESPEN Guidelines on Parenteral Nutrition: Intensive Care. Clin Nutr 2009 Aug; 28(4):387-400.

ESPEN (European Society for Parenteral and Enteral Nutrition). ESPEN Guidelines one Enteral Nutrition: Intensive Care. ESPEN Clin Nutr 2006 Apr; 25(2):210-23.

Gabriel SA, Ackerman RJ. Placement of nasoenteral feeding tubes using external magnectic guidance. JPEN J Parenter Enteral Nutr 2004; 28:119-22.

Lamperti M, Bodenham AR, Pittiruti M et al. International evidence-based recommendations on ultrasound-guided vascular access. Intensive Care Med 2012; 38:1105-17.

Loser C, Aschl G, Hebuterne X et al. ESPEN guidelines on artificial enteral nutrition percutaneous endoscopic gastrostomy (PEG). Clin Nutr 2005; 24(5):848-61.

Maecken T, Grau T. Ultrasound imaging in vascular access. Crit Care Med 2007; 35:5(Suppl.).

Marik PE, Flammer M, Harrison W. The risk of catheter related bloodstream infection with femoral venous catheters as compared to subclavian and internal jugular venous catheters: A systematic review of the literature and meta-analysis. Crit Care Med 2012; 40:2479-85.

Mollee P, Jones M, Stackelroth J, van Kuilenburg R, Joubert W, Faoagali J, Looke D, Harper J, Clements A. Catheter-associated bloodstream infection incidence and risk factors in adults with cancer: a prospective cohort study. Journal of Hospital Infection 2011 May; 78(1):26-30. doi: 10.1016/j.jhin.2011.01.018. Epub 2011 Apr 2.

Nicholson FB, Korman MG, Richardson MA. Percutaneous endoscopic gastrostomy: a review of indications, complications and outcomes. J Gastroenterol Hepatol 2000; 15(1):21-5.

Pittiruti M, Hamilton H, Biffi R, MacFie J, Pertkiewic M. ESPEN guidelines on parenteral nutrition: central venous catheters (access, care, diagnosis and therapy of complications), Clinical Nutrition 2009; 28:365-77.

Rice TW et al. Randomized trial of initial trophic versus full-energy enteral nutrition in mechanically ventilated patients with acute respiratory failure. Crit Care Med 2011 May; 39(5):967-74.

Shiramizo SC, Vittorino MA, de Oliveira RM. Terapia Nutricional enteral: indicação e vias de acesso ao tubo digestório. In: Knobel E. Terapia intensiva nutrição. São Paulo: Atheneu 2005; 57-70.

Toledo D, Castro M. Terapia Nutricional em UTI. Editora Rubio 2015; 36:289-96.

Waitzberg DL, de Aguilar-Nascimento JE, Dock-Nascimento DB et al. Vias de acesso de nutrição enteral. In: Waitzberg DL. Nutrição oral, enteral e parenteral na prática clínica. São Paulo: Atheneu 2009; 809-22.

Waitzberg DL, Martins JR, Schlaad SW, Junior PEP, Gama-Rodrigues JJ, Pinotti HW et al. Vias de acesso de nutrição parenteral. In: Waitzberg DL. Nutrição oral, enteral e parenteral na prática clínica. São Paulo: Atheneu 2009; 941-59.

Wollmeister J, da Conceição D.B, Helayel PE, dos Santos RK. Uso do ultrassom para punção venosa central em paciente obeso com adenomegalia cervical. Rev Bras Anestesiol 2008; 58(4):403-8.

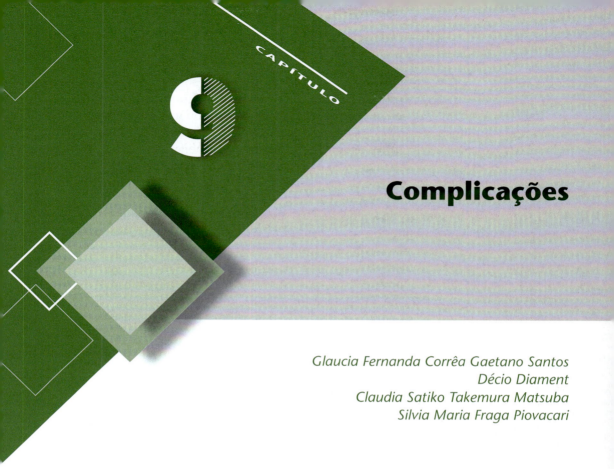

CAPÍTULO 9

Complicações

Glaucia Fernanda Corrêa Gaetano Santos
Décio Diament
Claudia Satiko Takemura Matsuba
Silvia Maria Fraga Piovacari

INTRODUÇÃO

A desnutrição é uma preocupação constante no tratamento do paciente grave hospitalizado. Considerando-se o estado clínico, está relacionada diretamente com o aumento da morbidade e mortalidade, interferindo negativamente na evolução clínica.

A terapia de nutrição enteral (TNE) é rotineiramente empregada como alternativa bem-sucedida para melhorar a condição nutricional dos pacientes hospitalizados, buscando a manutenção e a recuperação do estado nutricional e maior sobrevida, reduzindo o catabolismo.

Apesar dos benefícios que a TNE apresenta, não é isenta de riscos e complicações. O acompanhamento e a monitoração dos indicadores relacionados com a incidência das complicações garante que a equipe multidisciplinar tome decisões assertivas e preventivas, diminuindo danos nutricionais ao paciente hospitalizado.

As complicações relacionadas com a TNE podem ser classificadas em: mecânicas, gastrointestinais, infecciosas e metabólicas.

COMPLICAÇÕES MECÂNICAS

As complicações mecânicas da TNE estão relacionadas com manipulação direta da sonda, diferentes calibres, diferentes apresentações farmacêuticas e presença de protocolos institucionais. O deslocamento ou a saída acidental da sonda nasoenteral (SNE), bem como a obstrução, são as complicações mecânicas mais comuns.

A obstrução da sonda é secundária à formação de coalhos ou irrigação inadequada do tubo após a administração de dieta ou medicação. A sonda pode ser desobstruída com administração suave de enzimas pancreáticas ou com bicarbonato de sódio dissolvido em 5 mL de água morna. A frequência da obstrução está relacionada com o diâmetro da sonda, a qualidade do cuidado de enfermagem, o tipo de sonda e o tempo de instalação da mesma. É uma complicação que ocorre na frequência de 6 a 77%.

O mau posicionamento da sonda poderá ser evitado se o procedimento for realizado por profissional habilitado e acompanhado de exame radiológico. Medidas eficazes de segurança do paciente devem ser implementadas para evitar deslocamento não programado da sonda, como verificação das causas de agitação do paciente, cautela na aspiração de vias aéreas superiores e educação permanente da equipe assistencial, do paciente e familiar. A fixação adequada, a demarcação do local de saída da sonda da narina com tinta indelével, após confirmação pela radiografia abdominal do correto posicionamento, e o controle periódico dessa fixação (a cada 6 horas) são ações importantes para evitar acidentes mecânicos. Na via nasogástrica, geralmente a sonda é passada à beira do leito. A sondagem pós-pilórica é mais complexa à beira do leito e, muitas vezes, deve ser feita mediante endoscopia. Não há evidências de que a posição pós-pilórica seja mais vantajosa que a posição gástrica, porém, o posicionamento duodenal pode ser vantajoso em casos de risco de aspiração.

Na Tabela 9.1 estão resumidas as possíveis causas e medidas preventivas das complicações mecânicas no uso da TNE.

TABELA 9.1. Complicações mecânicas relacionadas ao uso de terapia nutricional enteral

PROBLEMA	POSSÍVEL CAUSA	PREVENÇÃO
Irritação nasofaríngea	Uso prolongado de sondas de grosso calibre	Usar sondas flexíveis de pequeno calibre (< 10 F) de silicone ou poliuretano
	Respiração pela boca devido à sonda	Usar sondas de acordo com a faixa etária, estatura e peso do paciente
	Deficiência de salivação devido à diminuição da mastigação	Considerar alimentação por gastrostomia ou jejunostomia
		Utilizar a outra narina para nova repassagem
Resíduo gástrico alto	Atraso no esvaziamento gástrico	Checar resíduo com seringas de maior calibre, evitando risco de obstrução
	Cabeceira da cama não elevada a 30° durante e 30 minutos após a administração da dieta	Posicionar a sonda na porção distal do ligamento de Treitz
		Adotar infusão contínua
		Estimular a deambulação sempre que possível
		Utilizar medicações pró-cinéticas
		Reduzir a velocidade de infusão e aumentar conforme tolerância
		Manter a cabeceira da cama elevada a 30° durante a administração e a infusão da dieta e 30 minutos após para auxiliar o esvaziamento gástrico

Continua

Complicações **107**

TABELA 9.1. Complicações mecânicas relacionadas ao uso de terapia nutricional enteral

PROBLEMA	POSSÍVEL CAUSA	PREVENÇÃO
Otite aguda média	A pressão da sonda abre a tuba de Eustáquio, permitindo possível infecção bacteriana Uso prolongado de sondas com materiais não compatíveis	Considerar alimentação por gastrostomia ou jejunostomia Usar sondas flexíveis de pequeno calibre (< 10 F) de silicone ou poliuretano
Esofagite, ulceração esofágica e estenose	Pressão da sonda na mucosa Uso prolongado de sondas com materiais não compatíveis	Usar sondas flexíveis de pequeno calibre (< 10 F) de silicone ou poliuretano Discutir indicação de sondas de gastrostomia
Irritação da pele ou escoriação da estomia	Vazamento de secreção gástrica ou intestinal próximo da estomia	Verificar e corrigir as causas do extravasamento (orifício alargado, balonete desinsuflado, exteriorização acidental da sonda) Proteger adequadamente a estomia
Desposicionamento da sonda	Tosse, vômito	Repassar a sonda e verificar o posicionamento antes de iniciar a dieta Verificar indicação de antitussígeno
Obstrução da sonda	Lavagem incorreta da sonda após administração da dieta ou de medicamentos	Lavar adequadamente a sonda com água (normalmente 20 a 50 mL) antes e após a interrupção da dieta ou administração de medicação, a cada 4 horas para infusão contínua e antes e depois para administração intermitente ou em *bolus* Diluir todas as apresentações farmacêuticas, inclusive gotas e xaropes Usar medicações líquidas quando possível Utilizar volumes maiores de água para diluição de medicamentos na apresentação em pó (100 a 150 mL) Consultar o farmacêutico para diluir medicações por causa de alterações farmacológicas após a manipulação da medicação ou indicar medicamento na fórmula magistral

COMPLICAÇÕES INFECCIOSAS

A pneumonia aspirativa é a complicação de maior gravidade em TNE e sua incidência pode variar de 21 a 95%. Fatores de risco como intubação orotraqueal, alto volume residual gástrico (VRG), vômitos, retardo do esvaziamento gástrico, íleo paralítico e mau posicionamento da SNE, sobretudo em pacientes neurológicos, proporcionam maior prevalência de pneumonia aspirativa.

TABELA 9.2. Orientações de procedimentos relacionados ao uso de terapia nutricional enteral

POSSÍVEL CAUSA	EXEMPLO	PREVENÇÃO
Pneumonia aspirativa	Desposicionamento da sonda, migração para o esôfago Obstrução esofágica por sonda de grande calibre Refluxo gastroesofágico, diminuição do reflexo de vômito Regurgitação do conteúdo gástrico	Checar o posicionamento da sonda antes de iniciar a dieta e a cada 4 a 8 horas para infusão contínua Retirada da sonda e repassagem, na vigência de exteriorização Utilizar sonda de calibre até 12 F Posicionar a sonda no duodeno ou no jejuno Monitorar o resíduo gástrico a cada 4 a 8 horas
Higiene pessoal inadequada	Lavagem inadequada de mãos durante o preparo ou a administração da dieta	Lavar corretamente as mãos antes do preparo da dieta ou do manuseio do sistema de administração Manter a higiene dos materiais utilizados

Em pacientes comatosos e cardíacos, o reflexo de tosse pode estar diminuído e ocorrer aspiração pulmonar do conteúdo gástrico decorrente de refluxo gastroesofágico.

A aspiração pulmonar não está somente associada à presença da SNE, mas também à velocidade de infusão da dieta, calibre e flexibilidade escolhida da sonda, posicionamento da sonda e posição do paciente no leito.

Não há evidências de que a oferta da TNE pós-pilórica seja mais vantajosa do que a oferta gástrica na população em geral, porém, em pacientes com doenças neurológicas e traumatismo encefálico a oferta da dieta em posicionamento de sonda pós-pilórica reduz o risco de pneumonia aspirativa e possibilita a oferta de maiores volumes de dieta enteral.

A manutenção do paciente em decúbito elevado entre 30° e 45°, a oferta de dieta em infusão contínua, a posição de sonda pós-pilórica e o uso de pró-cinéticos podem reduzir o risco da pneumonia aspirativa.

Outra complicação infecciosa importante é a contaminação microbiana no preparo e na administração da dieta enteral. Normas e orientações específicas sobre armazenamento, transporte, manipulação e administração devem ser seguidas. A higienização correta do manipulador, principalmente higiene das mãos, do ambiente e dos utensílios tem o objetivo de garantir a qualidade do produto final. A Resolução da Diretoria Colegiada (RDC) nº 63, de 06/07/2000, da Agência Nacional de Vigilância Sanitária (ANVISA) estabelece orientações gerais para aplicação nas operações realizadas com dieta enteral, bem como treinamentos para os manipuladores (Tabela 9.2).

COMPLICAÇÕES METABÓLICAS

As complicações metabólicas da TNE são, de fato, muito semelhantes àquelas que ocorrem com a nutrição parenteral (NP), porém, são menos frequentes e com menor gravidade.

Complicações **109**

Síndrome de realimentação

A síndrome de realimentação é uma complicação grave que pode ocorrer em pacientes subnutridos em jejum. Os principais fatores de risco são: desnutrição grave, anorexia nervosa, realimentação muito rápida, altas cargas de carboidratos, alcoolismo e pós-operatório de cirurgias bariátricas restritivas.

Pode causar complicações neurológicas, pulmonares, cardíacas, neuromusculares e/ou hematológicas decorrentes de diversas alterações metabólicas e distúrbios hidroeletrolíticos.

Em indivíduos desnutridos graves, os níveis plasmáticos de eletrólitos são normais ou pouco alterados em razão do desvio desses eletrólitos do intracelular para o plasma. Na realimentação, as células passam a captar glicose, gordura e aminoácidos, junto com fósforo, potássio e magnésio, levando à diminuição desses eletrólitos no plasma, o que pode gerar arritmias cardíacas e parada cardiocirculatória.

É importante estar atento ao aparecimento da síndrome de realimentação quando se inicia a terapia nutricional em um paciente subnutrido. O aporte energético e de proteína e a restauração do volume circulatório devem ser instituídos lentamente. Recomenda-se iniciar a terapia nutricional concomitantemente à reposição hidroeletrolítica, minimizando o tempo de jejum inicial. Pacientes com risco de síndrome de realimentação devem receber terapia nutricional inicial com 10 kcal/kg, a fim de alcançar a meta nutricional em 4 a 7 dias, dependendo da evolução clínica. As alterações relacionadas com hipofosfatemia, hipomagnesemia e hipocalemia serão detalhadas no Capítulo 14 – Complicações da Nutrição Parenteral.

Deficiência de vitaminas

A deficiência de tiamina (vitamina B1) é a principal deficiência vitamínica na síndrome de realimentação, em razão de seu rápido consumo na glicólise. A tiamina é necessária para a descarboxilação do piruvato. Em pacientes com deficiência de tiamina, o piruvato é convertido em lactato contribuindo para a ocorrência de acidose láctica. A perda de memória e a síndrome de Korsakov podem desenvolver-se nessa deficiência.

Na Tabela 9.3, a seguir, serão enumeradas outras complicações metabólicas que podem acometer o paciente hospitalizado em uso de TNE.

COMPLICAÇÕES GASTROINTESTINAIS (Tabela 9.4)

Constipação intestinal

A constipação é definida como eliminação de fezes inferior a três vezes por semana, sensação de esvaziamento retal incompleto, fezes endurecidas e necessidade de esforço para evacuação. É um distúrbio da motilidade intestinal que leva à diminuição do tônus muscular do intestino. Pode ser decorrente da ingestão hídrica inadequada, falta de impulso de defecação em pacientes graves, dieta sem fibras, uso de medicamentos que retardam a motilidade do trato intestinal, destacando-se os opioides e os benzodiazepínicos, além do repouso prolongado no leito.

A constipação intestinal está associada a maior tempo de internação na unidade de terapia intensiva (UTI) decorrente da saída retardada do paciente da ventilação artificial e intolerância da dieta enteral recebida.

TABELA 9.3. Complicações metabólicas relacionadas ao uso de terapia nutricional enteral

COMPLICAÇÃO	POSSÍVEL CAUSA	PREVENÇÃO
Hiperglicemia	Síndrome de realimentação em desnutridos Doenças ou condições específicas como diabetes melito, traumatismo, sepse Estresse metabólico	Monitorar os níveis de glicose séricos diariamente até estabilizar (entre 140 e 180 mg/dL) Manter volume tolerado e aumentar gradativamente Utilizar hipoglicemiantes orais ou insulina. Prover 30 a 50% de lipídeos do total de calorias
Desidratação hipertônica	Oferta de líquidos inadequada Perda excessiva de fluidos Administração de hipertônicos, fórmulas ricas em proteínas em pacientes incapazes de expressar sede (decorrente de inconsciência e afasia)	Monitorar diariamente a ingestão de fluidos; monitorar o peso corpóreo diário; alterações de peso > 0,2 kg por dia refletem aumento ou diminuição do fluido celular. Monitorar eletrólitos séricos, ureia e creatinina Realizar zeragem da bomba infusora da dieta enteral periodicamente (setores críticos a cada 2 horas e setores não críticos a cada 6 horas) Avaliar turgor de pele e existência de edema
Hiper-hidratação	Excessiva oferta de líquidos Rápida realimentação em pacientes desnutridos Aumento do catabolismo extracelular causando diminuição da massa celular corpórea com subsequente perda de potássio Elevação nos níveis de aldosterona causando retenção de sódio Alteração na bomba de sódio causando retenção do sódio intracelular Insuficiência cardíaca, renal ou hepática	Avaliação do estado hídrico, monitorar diariamente o balanço hídrico Realizar zeragem da bomba infusora da dieta enteral periodicamente (setores críticos a cada 2 horas e setores não críticos a cada 6 horas) Avaliar turgor de pele e existência de edema Monitorar eletrólitos séricos diariamente Monitorar o peso corpóreo diário; alterações de peso > 0,2 kg por dia refletem aumento ou diminuição do fluido celular Terapia diurética Utilizar fórmulas enterais com alta densidade calórica

As dietas enterais com acréscimo de mistura de fibras estão disponíveis para normalizar a motilidade intestinal e reduzir o uso de medicamentos laxantes. O tratamento para o paciente em uso de TNE deve ser individualizado com indicação de fibras, laxantes e enemas.

Gastroparesia

A gastroparesia compreende um conjunto variado de condições crônicas que se caracterizam por esvaziamento gástrico retardado na ausência de obstrução mecânica antro-piloro-duodenal. Pode ocasionar: náuseas, saciedade precoce, vômito, distensão

Complicações

TABELA 9.4. Complicações gastrointestinais relacionadas ao uso de terapia nutricional enteral

PROBLEMA	POSSÍVEL CAUSA	PREVENÇÃO
Náusea e vômito	Retenção gástrica (gastroparesia diabética, gastroparesia associada a traumatismo, sepse e manipulação peritoneal) Rápida infusão ou fórmulas hiperosmolares Fórmulas enterais contendo gordura acima do tolerado Intolerância à lactose	Preferir fórmulas isotônicas sempre que possível; manter a cabeceira elevada de 30º a 45º; considerar medicações pró-cinéticas (metoclopramida, eritromicina, domperidona ou bromoprida) Iniciar a dieta com velocidade de infusão 20 a 25 mL/h, aumentar gradativamente 5 mL/h a cada 8 h se bem tolerado Considerar posicionamento da sonda: jejunal ou duodenal Administrar a dieta em infusão contínua lenta e aumentar gradativamente conforme tolerância Usar fórmulas com 30 a 40% de lipídeos do valor calórico total Usar fórmulas isentas de lactose
Distensão abdominal	Rápida infusão intermitente ou em *bolus* de dieta gelada Rápida infusão da dieta Diminuição do esvaziamento gástrico e/ou retenção gástrica (gastroparesia diabética, gastroparesia associada a traumatismo, sepse e manipulação peritoneal) Má absorção Rápida infusão de triglicerídeos de cadeia média	Administrar a dieta em temperatura ambiente Infusão contínua com baixa velocidade de infusão, aumentando gradativamente Utilizar fórmulas com nutrientes hidrolisados isenta de nutrientes que causam má absorção (p. ex., lactose, sacarose, glúten) Administrar triglicerídeos de cadeia média, se indicado
Esvaziamento gástrico diminuído	Retenção gástrica (gastroparesia diabética, gastroparesia associada a traumatismo, sepse e manipulação peritoneal) Cirurgia gástrica Medicações (p. ex., analgésicos opioides e anticolinérgicos podem diminuir a motilidade gástrica)	Checar resíduo gástrico antes de iniciar a dieta a cada 4 horas para infusão intermitente; se apresentar resíduo > 100 mL, parar por 1 hora e checar novamente. Se permanecer > 100 mL, contatar o médico Utilizar infusão contínua Deambular quando possível Iniciar com baixa velocidade de infusão e aumentar gradativamente Consultar o médico para avaliação das medicações que podem afetar o esvaziamento gástrico Considerar medicações pró-cinéticas para estimular a motilidade do trato gastrointestinal superior sem induzir hipersecreção do suco digestivo

Continua

TABELA 9.4. Complicações gastrointestinais relacionadas ao uso de terapia nutricional enteral

PROBLEMA	POSSÍVEL CAUSA	PREVENÇÃO
Constipação	Desidratação Obstrução gastrointestinal Inadequada ingestão de fibras Inadequada atividade física	Avaliar o estado de hidratação e suplementar quando necessário Obstrução intestinal pode requerer descompressão e intervenção cirúrgica Individualizar a indicação de fibra para paciente em TNE Aumentar a atividade física
Diarreia (fatores não relacionados com a dieta)	Antibioticoterapia de amplo espectro Colite pseudomembranosa (por *C. difficile*) Antiácidos com magnésio Medicações com sorbitol Suplemento com fósforo Hipoalbuminemia Distúrbios gastrointestinais ou outras doenças (síndrome de intestino curto, síndromes com disfunção pancreática como fibrose cística ou pancreatite)	Obter pesquisa para *C. difficile* e/ou pesquisa positiva nas fezes para toxinas A e B do *Clostridium*. Ou, ainda, retossigmoidoscopia com visualização direta de pseudomembranas. Tratamento habitualmente com metronidazol, 500 mg, VS de 8/8 h. Para casos recidivantes ou muito graves: vancomicina 125 mg, VS de 6/6 h, podendo ser aumentado até 500 mg, 6/6 h em casos graves. Consultar o médico para rever prescrição Sorbitol nem sempre está indicado na etiqueta do medicamento, pois é considerado um ingrediente inativo. Consultar o médico para rever prescrição Utilizar fórmulas isotônicas quando possível. Iniciar a dieta com velocidade de infusão 20 a 25 mL/h aumentar gradativamente 5 mL/h a cada 8 horas se bem tolerado Se necessário, suplementar com enzimas pancreáticas Considerar fórmulas elementares ou nutrição parenteral, se necessário
Diarreia (fatores relacionados com a dieta)	Ingestão inadequada de fibras Rápida infusão da dieta Hiperosmolaridade da dieta Má absorção Rápida infusão de triglicerídeos de cadeia média Rápido esvaziamento gástrico Dietas geladas	Considerar prebióticos*, probióticos e simbióticos Administrar a dieta em infusão contínua ou diminuir a velocidade de infusão para 30 mL/h Preferir dieta em sistema fechado quando possível Utilizar fórmulas isôtonicas, ou diluir a dieta, diminuir velocidade de infusão Utilizar fórmulas isentas de lactose, sacarose e glúten Administrar triglicerídeos de cadeia média gradativamente Utilizar fórmulas com fibras para retardar o esvaziamento gástrico Administrar em temperatura ambiente

*As fibras solúveis são benéficas em pacientes hemodinamicamente estáveis, sem risco de isquemia intestinal.
Fonte: McClave SA e cols. JPEN 2016; 40:159-211.

abdominal e dor abdominal. Pode estar associada a diabetes melito, doenças neurológicas, cirurgias gástricas e utilização de alguns medicamentos. As opções terapêuticas devem ser avaliadas criteriosamente com uso de agentes pró-cinéticos e antieméticos pela equipe de terapia enteral.

Náuseas e vômitos

Náusea e/ou vômito podem ocorrer em 12 a 20% dos pacientes que recebem TNE. Essas complicações são atribuídas, em grande parte, à diminuição do esvaziamento gástrico que pode ser secundária à sepse, sedação, catecolaminas, doenças autoimunes, uso de anticolinérgicos, infecção ou hiperglicemia. O odor ou o aspecto de algumas dietas pode acarretar náusea ou vômitos em pacientes despertos. Os agentes antieméticos devem ser administrados de acordo com a necessidade para ajudar a aliviar os sintomas.

Distensão abdominal

A distensão abdominal está associada a anormalidades que retardam o trânsito intestinal. É uma complicação relacionada com o uso de dieta enteral e a condição clínica que o paciente apresenta, provocando dismotilidade ao trânsito intestinal. Uso de medicamentos, infecções, alterações de eletrólitos e a integridade da circulação esplâncnica também são fatores que podem provocar distensão abdominal em pacientes de uso de TNE.

Essa complicação pode ser grave e acarretar síndrome compartimental abdominal, vômito e broncoaspiração. Impede a administração de dieta e pode levar ao uso de nutrição parenteral. Serve de alerta para prevenção de outras complicações e reavaliação da fórmula enteral utilizada.

Diarreia

Diarreia é a eliminação de fezes na consistência líquida ou amolecidas, por mais de três vezes em um período de 24 horas. Está diretamente associada a pacientes hospitalizados que utilizam TNE e apresenta a incidência de 2 a 95% neste grupo.

É uma das complicações mais comuns e que mais gera insatisfação no âmbito hospitalar. Apenas 20% das diarreias podem ser imputadas exclusivamente ao uso de TNE. Quando associada exclusivamente ao uso da nutrição enteral, pode ser resultante de contaminação microbiana da dieta, ausência de fibra, osmolalidade elevada, má absorção, bem como velocidade de infusão excessiva. Outros fatores causais podem ser citados como: antibioticoterapia, hipoalbuminemia, diferentes medicamentos contendo sorbitol, dentre outros.

As consequências da diarreia incluem: piora do estado nutricional quando a TNE é interrompida, translocação bacteriana, desequilíbrio hidroeletrolítico, risco para dermatite associada à incontinência e lesão por pressão, contaminação de lesão de pele e privação de sono.

O tratamento medicamentoso pode influenciar na motilidade intestinal pelo mecanismo de ação no organismo. Os medicamentos mais comuns que podem causar diarreia são os antibióticos, pois podem alterar a microflora intestinal, facilitando a colonização pelo *Clostridium difficile*, entre outras bactérias. Essa alteração pode aumentar a motilidade e reduzir a fermentação de carboidratos intraluminais, desencadeando diarreia osmótica.

A diarreia pode ser multifatorial, portanto, é válida a investigação e identificação da causa antes do início do tratamento. É indicado que não seja interrompida a TNE durante a investigação até que a descoberta do fator desencadeante seja esclarecida.

CONSIDERAÇÕES FINAIS

É de extrema importância que seja realizada, pelos profissionais da equipe multiprofissional de terapia nutricional (EMTN), a monitorização das complicações da TNE, objetivando a melhoria da qualidade da assistência nutricional com adequado desfecho clínico. Atualmente, o suporte nutricional é visto como mais uma ferramenta terapêutica, tendo papel fundamental no manejo do paciente quando a ingestão oral não é possível. Além disso, o gerenciamento das complicações deve fazer parte do acompanhamento de indicadores assistenciais mediante determinação de metas em alinhamento com a instituição.

Leitura recomendada

American Diabetes Association (ADA). Standards of medical care in diabetes 2016. Diabetes Care 2016; 39:S75-S89.

ASPEN Board of Directors and the Clinical Guidelines Task Force. Guidelines for the use of parenteral and enteral nutrition in adult and pediatric patients. JPEN J Parenter Enteral Nutr 2002; 26(1 Suppl):1SA-138SA2.

ASPEN. Guidelines for the use of parenteral and enteral nutrition in adult and pediatric patients. JPEN 2002; 31:6-93.

Associação Médica Brasileira e Conselho Federal de Medicina. Projeto Diretrizes – DITEN. Volume IX. São Paulo – AMB, Brasília – CFM, 2011.

Bankhead R, Boullata J, Brantley S et al. Enteral nutrition practice recommendations. ASPEN, 2009.

Brasil. Ministério da Saúde (MS). Agência Nacional de Vigilância Sanitária (Anvisa). Resolução RDC nº 63, de 25 de novembro de 2011.

Camilleri M, Parkman HP, Shafi MA, Abell TL, Gerson L. Clinical guideline: management of gastroparesis. Am J Gastroenterol 2012; doi: 10.1038/ajg.2012.373.

Carroll KC, Bartlett JG. Biology of Clostridium difficile: implications for epidemiology and diagnosis. Annu Rev Microbiol 2011; 65:501-21.

Coppini LZ, Waitzberg DL. Complicações em nutrição enteral. In: Waitzberg DL. Nutrição oral, enteral e parenteral na prática clínica, 3 ed. 2000; 723-731.

Eisenberg P. An Overview of diarrhea in the patient receiving enteral nutrition. Gastroenterol Nurs 2002; 25(3):95-104.

ESPEN Guidelines on Enteral Nutrition: Geriatrics. In: Clinical Nutrition – Official Journal of ESPEN (The European Society for Clinical Nutrition and Metabolism) 2006; 25(2):354-55.

Irish Society for Clinical Nutrition & Metabolism. Critical care: reference document for nutrition support guideline (adults), 2012.

Khan LU, Ahmed J, Khan S, Macfie J. Refeeding syndrome: a literature review. Gastroenterol Res Pract, 2011.

Maione AM, Seres DS, Lord L. Complications of enteral nutrition. ASPEN Nutrit Supp Core Curr 2007; 248-54.

McClave SA, Kozar R, Martindale RG et al. Summary points and consensus recommendations from the North American Surgical Nutrition Summit. JPEN J Parenter Enteral Nutr 2013; 37(5):99S-105S.

McClave SA, Martindale RG, Vanek VW et al. Clinical guidelines for the provision and assessment of nutrition support therapy in the adult critically ill patients: Society of Critical Care Medicine (SCCM) and American Society for Parenteral and Enteral Nutrition (ASPEN). JPEN J Parenter Enteral Nutr 2009; 33(3):277-316.

McClave SA, Tayler BE, Martindale RG et al. Journal of Parenteral and Enteral Nutrition. American Society for Parenteral and Enteral Nutrition and Society of Critical Care Medicine 2016; 40(2):159-211.

Complicações

Montejo JC, Minambres E, Bordeje L et al. Gastric residual volume during enteral nutrition in ICU patients: the REGANE study. Intens Care Med 2010; 36(8):1386-93.

Montejo JC. Enteral nutrition-related gastrointestinal complications in critically ill patients: a multicenter study. The Nutritional and Metabolic Working Group of the Spanish Society of Intensive Care Medicine and Coronary Units. Crit Care Med 1999; 1447-53.

Stanga Z, Brunner A, Leuenberger M et al. Nutrition in clinical practice – the refeeding syndrome: illustrative cases and guidelines for prevention and treatment. Eur J Clin Nutr 2008; 62:687-94.

Thomson AD, Guerrini I, Marshall EJ. The evolution and treatment of Korsakoff's syndrome: out of sight, out of mind? Neuropsychol Rev 2012; 22:81-92.

Toledo D, Castro M. Terapia nutricional em UTI. Rio de Janeiro: Rubio 2015; 121-8.

Umpierrez GE, Hellman R, Korytkowski MT et al. Management of hyperglycemia in hospitalized patients in non-critical care setting: an endocrine society clinical practice guideline. J Clin Endocrinol Metab 2012; 97(1):10-21.

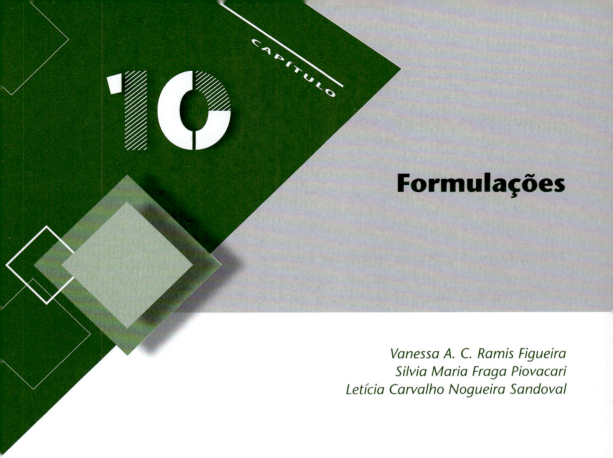

CAPÍTULO 10

Formulações

Vanessa A. C. Ramis Figueira
Silvia Maria Fraga Piovacari
Letícia Carvalho Nogueira Sandoval

INTRODUÇÃO

Este capítulo tem por objetivo descrever as características básicas das fórmulas enterais disponíveis no mercado para auxiliar na categorização e na padronização das dietas enterais por similaridade.

Em uma instituição, a padronização e/ou categorização das dietas enterais permite uniformizar e alinhar o atendimento nutricional pela equipe, garantindo o uso correto da terapia, o controle dos custos e a melhor comunicação entre os membros da assistência, das áreas de planejamento e de compras.

A Resolução de Diretoria Colegiada (RDC) nº 63, de 06/07/2000, da Agência Nacional de Vigilância Sanitária (ANVISA), define a nutrição enteral (NE) como alimento para fins especiais, com ingestão controlada de nutrientes, na forma isolada ou combinada, de composição definida ou estimada, especialmente formulada e elaborada para uso por sondas ou via oral, industrializada ou não, utilizado exclusiva ou parcialmente para substituir ou complementar a alimentação oral em pacientes desnutridos ou não, conforme suas necessidades nutricionais, em regime hospitalar, ambulatorial ou domiciliar, visando a síntese ou manutenção dos tecidos, órgãos ou sistema.

FORMULAÇÕES

Em 2015, foi publicada a RDC nº 21, de 13/05/2015, da ANVISA, que dispõe sobre o regulamento técnico de fórmulas para NE. Esse regulamento tem o objetivo de estabelecer a classificação, a designação e os requisitos de composição, qualidade, segurança e rotulagem das fórmulas para NE. A resolução adota as seguintes definições:

Fórmula para nutrição enteral

Alimento para fins especiais, industrializado, apto para uso por tubo e, opcionalmente, por via oral, consumido somente sob orientação médica ou de nutricionista, especialmente processado ou elaborado para ser utilizado de forma exclusiva ou complementar na alimentação de pacientes com capacidade limitada de ingerir, digerir, absorver ou metabolizar alimentos convencionais ou de pacientes que possuem necessidades nutricionais específicas determinadas por sua condição clínica.

Fórmula-padrão para nutrição enteral

Fórmula para NE que atende aos requisitos de composição para macro e micronutrientes estabelecidos com base nas recomendações para população saudável.

A fórmula-padrão para NE deve conter obrigatoriamente proteínas, lipídeos, carboidratos, vitaminas e minerais:

- *Proteínas:* a quantidade presente na formulação deve ser $\geq 10\%$ e $\leq 20\%$ do valor energético total (VET) do produto; devem estar presentes na forma intacta e devem ser de origem animal e/ou vegetal;
- *Lipídeos:* a quantidade total presente na formulação deve ser $\geq 15\%$ e $\leq 35\%$ do VET, de acordo com os seguintes critérios do VET: ácidos graxos trans $\leq 1\%$; ácidos graxos monoinsaturados $\leq 20\%$; ácidos graxos poli-insaturados n-6 $\geq 2\%$ e $\leq 9\%$; ácidos graxos poli-insaturados n-3 $\geq 0,5\%$ e $\leq 2\%$;
- *Carboidratos:* a quantidade deve ser $\geq 45\%$ e $\leq 75\%$ do VET. Os ingredientes utilizados podem fornecer carboidratos na forma intacta ou hidrolisada. As formulações enterais devem conter vitaminas e minerais.

A fórmula-padrão para NE pode ser adicionada de:

- Fibra alimentar, desde que a quantidade não seja superior a 2 g/100 kcal (2 gramas por 100 quilocalorias);
- Flúor, desde que a quantidade não seja superior a 0,5 mg/100 kcal (0,5 miligrama por 100 quilocalorias);
- Taurina, desde que a quantidade não seja superior a 50 mg/100 kcal (50 miligramas por 100 quilocalorias);
- Carnitina, desde que a quantidade não seja superior a 100 mg/100 kcal (100 miligramas por 100 quilocalorias);
- Inositol, desde que a quantidade não seja superior a 50 mg/100 kcal (50 miligramas por 100 quilocalorias).

A adição de outras substâncias ou probióticos deve ser avaliada quanto à segurança de uso pela ANVISA previamente à comercialização do produto.

Fórmula modificada para nutrição enteral

Fórmula para NE que sofreu alteração em relação aos requisitos de composição estabelecidos para fórmula-padrão para NE, que implique ausência, redução ou aumento dos nutrientes, adição de substâncias não previstas na RDC 21 ou de proteínas hidrolisadas.

Formulações

O conteúdo de nutrientes da fórmula modificada para NE deve ter como base os requisitos de composição específicos para as fórmulas-padrão para NE, contendo as modificações destinadas a atender às necessidades especiais de pacientes em decorrência de alterações fisiológicas, alterações metabólicas, doenças ou agravos à saúde.

As modificações incluem aquelas destinadas a atender às necessidades nutricionais específicas das faixas etárias para as quais o produto é indicado, inclusive as necessárias para a elaboração das fórmulas pediátricas para NE.

A fórmula modificada para NE pode ser adicionada de substâncias ou probióticos não permitidos ou previstos para fórmulas-padrão para NE, desde que sua segurança de uso seja avaliada pela ANVISA, previamente à comercialização do produto.

Recentemente, os laboratórios atualizaram o nome comercial de várias dietas atendendo à RDC 21 em virtude de especificações para a rotulagem que não pode apresentar vocábulos, palavras, expressões e/ou imagens que:

- Induzam o uso do produto a partir de falso conceito de vantagem ou segurança;
- Indiquem condições de saúde para as quais o produto possa ser utilizado, inclusive aquelas relacionadas com a redução do risco de doenças ou de agravos à saúde;
- Direcionem o produto para faixas etárias específicas.

Para auxiliar na similaridade das dietas para padronização na instituição, convém avaliar na RDC 21 os critérios que podem ser alegados pelos laboratórios para classificação de acordo com os nutrientes ou substâncias (Tabela 10.1).

Uma das muitas decisões quando o paciente irá iniciar NE é identificar adequadamente qual fórmula irá atender melhor às necessidades estimadas para esse paciente.

O mercado brasileiro possui inúmeras formulações de dietas enterais, com diferentes formas de apresentação e indicações. A análise cuidadosa da composição dessas dietas possibilita ao profissional e à equipe de terapia nutricional a seleção da fórmula mais apropriada para cada situação clínica, conforme avaliação e acompanhamento do paciente.

Além da indicação clássica da NE para pacientes com incapacidade de deglutição, há indicação de NE a qualquer indivíduo em condições de atender ao menos 60% de suas necessidades nutricionais, voluntariamente, por meio da via oral, desde que o trato gastrointestinal esteja funcionante e seja capaz de digerir e absorver alimentos, mesmo que parcialmente. Estão disponíveis no mercado mais de 100 fórmulas enterais, em sistemas aberto e fechado, comercializadas por oito diferentes laboratórios, sem considerar os suplementos orais e módulos. De maneira geral, as dietas têm diferentes apresentações (pó, líquida em *tetrapack* ou *pack*), mas relativa similaridade na distribuição de macronutrientes. Por essa razão, algumas variáveis têm sido comumente consideradas na prática clínica, visando facilitar a escolha da formulação.

CRITÉRIOS PARA SELEÇÃO DA DIETA

Densidade calórica

A determinação desse valor dependerá do total de calorias que o paciente precisa receber *versus* o volume de dieta enteral que deverá ser administrado durante o dia. A Tabela 10.2 apresenta a categorização.

No momento da definição da oferta hídrica é importante que o profissional tenha conhecimento da quantidade de água presente na dieta, pois quanto maior a densidade calórica, menor será a quantidade de água, conforme Tabela 10.3.

TABELA 10.1. Classificação das dietas enterais, de acordo com a distribuição dos nutrientes

NUTRIENTE OU SUBSTÂNCIA	ALEGAÇÃO	CRITÉRIOS NA FÓRMULA PRONTA PARA O CONSUMO DE ACORDO COM INSTRUÇÕES DE PREPARO DO FABRICANTE
Energia	Fórmula com densidade energética baixa	Densidade energética ≤ 0,9 kcal/mL
	Fórmula com densidade energética normal	Densidade energética ≥ 0,9 kcal/mL e ≤ 1,2 kcal/mL
	Fórmula com densidade energética alta	Densidade energética ≥ 1,2 kcal/mL
Proteína	Fórmula hipoproteica	Quantidade de proteínas ≤ 10% do VET
	Fórmula normoproteica	Quantidade de proteínas ≥ 10% e ≤ 20% do VET
	Fórmula hiperproteica	Quantidade de proteínas ≥ 20% do VET
	Fórmula intacta ou fórmula polimérica	Somente com proteínas na forma intacta, com exceção dos casos previstos no § 1º do art. 9º
	Fórmula de aminoácidos livres, fórmula elementar ou fórmula monomérica	Somente com aminoácidos livres
	Fórmula hidrolisada ou fórmula oligomérica	Quantidade de proteínas hidrolisadas na forma de peptídeos ≥ 50% do teor de proteína no produto, não podem conter proteínas na forma intacta
Lipídeos	Fórmula hipolipídica	Quantidade de lipídeos inferior a 15% do VET
	Fórmula normolipídica	Quantidade de lipídeos ≥ 15% e ≤ 35% do valor energético total
	Fórmula hiperlipídica	Quantidade de lipídeos ≥ 35% do VET
	Alto teor de gorduras monoinsaturadas, alto teor de MUFA ou alto teor de ômega-9	Quantidade de ácidos graxos monoinsaturados ≥ 20% do VET
	Baixo em gorduras saturadas	Soma das quantidades de ácidos graxos saturados e trans ≤ 0,5 g/100 kcal
	Fonte de ômega-3	Quantidade de ácido linolênico ≥ 300 mg/100 kcal ou soma das quantidades de EPA e DHA ≥ 40 mg/100 kcal
	Alto teor de ômega-3	Quantidade de ácido linolênico ≥ 600 mg/100 kcal ou soma das quantidades de EPA e DHA ≥ 80 mg/100 kcal
Carboidratos	Sem lactose, não contém lactose ou isento de lactose	Quantidade de lactose ≤ 25 mg/100 kcal
	Sem adição de sacarose	Não contém sacarose adicionada nem ingredientes que contenham sacarose
Fibras	Fonte de fibras	Quantidade de fibra ≥ 1,5 g/100 kcal
	Alto teor de fibras	Quantidade de fibra ≥ 3 g/100 kcal
	Sem fibras	Quantidade de fibra inferior a 0,1 g/100 kcal

DHA: ácido docosa-hexaenoico; EPA: ácido eicosapentaenoico; MUFA: *monounsaturated fatty acids* – ácidos graxos monoinsaturados.
Fonte: Adaptada da RDC nº 21, de 13/05/2015, da ANVISA.

Formulações

121

TABELA 10.2. Categorização das dietas enterais, de acordo com a densidade calórica

CATEGORIZAÇÃO DA DENSIDADE CALÓRICA (kcal/mL)	DENSIDADE CALÓRICA (kcal/mL)	CATEGORIZAÇÃO DA FÓRMULA
Muito baixa	< 0,6	Acentuadamente hipocalórica
Baixa	0,6-0,8	Hipocalórica
Padrão	0,9-1,2	Normocalórica
Alta	1,3-1,5	Hipercalórica
Muito alta	≥ 1,5	Acentuadamente hipercalórica

Fonte: Waitzberg DL. Nutrição oral, enteral e parenteral na prática clínica, 4 ed. Rio de Janeiro: Atheneu, 2009.

TABELA 10.3. Distribuição de água das dietas enterais, de acordo com a densidade calórica

DENSIDADE CALÓRICA (kcal/mL)	QUANTIDADE DE ÁGUA (mL/1.000 mL DE FÓRMULA)	QUANTIDADE DE ÁGUA (%)
1-1,2	800-860	80-86
1,5	760-780	76-78
2,0	690-710	69-71

Fonte: Waitzberg DL. Nutrição oral, enteral e parenteral na prática clínica, 4 ed. Rio de Janeiro: Atheneu, 2009.

Osmolaridade ou osmolalidade

A osmolaridade refere-se ao número de miliosmoles por litro de solução e a osmolalidade, ao número de miliosmoles por quilograma de água.

Ambos refletem a concentração de partículas osmoticamente ativas na solução. Na prática clínica, esses valores são muitas vezes relativos à tolerância digestiva da dieta enteral.

Enquanto o estômago tolera dietas com osmolaridade mais elevada, porções mais distais do trato gastrointestinal respondem melhor às formulações isosmolares (Tabela 10.4).

CATEGORIZAÇÃO DAS DIETAS ENTERAIS

Dependendo da forma de apresentação, das características organolépticas e nutricionais, bem como da forma de preparo, essas dietas podem ser subdivididas em subcategorias.

Quanto à forma de preparo

- Dietas caseiras, artesanais ou *blender*;
- Preparadas à base de alimentos *in natura* ou mesclas de produtos naturais com industrializados (módulos);
- Dietas enterais industrializadas: líquida semipronta para uso, pronta para uso ou em pó para reconstituição.

TABELA 10.4. Categorização das dietas enterais, de acordo com a osmolalidade

CATEGORIZAÇÃO	VALORES DE OSMOLALIDADE
Hipotônica	280-300 mOsm/kg
Isotônica	300-350 mOsm/kg
Levemente hipertônica	350-550 mOsm/kg
Hipertônica	550-750 mOsm/kg
Acentuadamente hipertônica	> 750 mOsm/kg

Fonte: Waitzberg DL. Nutrição oral, enteral e parenteral na prática clínica, 4 ed. Rio de Janeiro: Atheneu, 2009.

Cada um dos sistemas tem suas vantagens e desvantagens relativas a individualização, segurança microbiológica, custo, armazenamento, entre outros aspectos.

Quanto à indicação, segundo os objetivos da terapia nutricional

- *Dieta de formulação-padrão:* seu objetivo é suprir as necessidades nutricionais dos pacientes, de modo a manter ou melhorar o estado nutricional;
- *Dieta de formulação especializada:* tem como objetivo atuar mais ativamente no tratamento clínico do paciente.

Quanto ao suprimento de calorias

- *Nutricionalmente completa:* fornece oferta calórica adequada para suprir as necessidades do paciente, sem fornecimento de fluidos superior ao recomendado;
- *Suplemento nutricional:* somente alcançará as necessidades calóricas do paciente se a oferta de fluidos ultrapassar o recomendado.

Quanto à complexidade dos nutrientes

- *Dieta polimérica:* os macronutrientes, em especial a proteína, apresentam-se na sua forma intacta;
- *Dieta oligomérica:* os macronutrientes, em especial a proteína, apresentam-se na sua forma parcialmente hidrolisada (pré-digeridas, semielementar);
- *Dieta elementar:* os macronutrientes, em especial a proteína, apresentam-se na sua forma totalmente hidrolisada (vale ressaltar que não há mais dietas elementares para adulto no mercado nacional).

Quanto à presença ou ausência de algum elemento específico

- Imunomoduladores, lactose, sacarose, fibras, aminoácidos de cadeia ramificada.

Para a seleção de uma dieta enteral, é necessário o conhecimento dos requerimentos específicos do paciente, além da composição exata da fórmula.

Na Tabela 10.5, de modo prático, estão alguns exemplos para facilitar o cálculo de quantas calorias/kg e proteína/kg podem ser ofertadas ao paciente, dependendo da composição da fórmula (densidade calórica e gramas de proteínas/litro).

Formulações

TABELA 10.5. Distribuição proteica segundo a oferta calórica (kcal/kg)

COMPOSIÇÃO DA DIETA ENTERAL DENSIDADE CALÓRICA (g PROTEÍNAS/L)	20 kcal/ kg/dia	25 kcal/ kg/dia	28 kcal/ kg/dia	30 kcal/ kg/dia
1,0 kcal/mL 38 g ptn	0,76	0,95	1,06	1,14
1,25 kcal/mL 62,5 g ptn	1,00	1,25	1,40	1,50
1,5 kcal/mL 60 g ptn	0,80	1,00	1,12	1,20
1,5 kcal/mL 75 g ptn	1,00	1,25	1,40	1,50
1,5 kcal/mL 100 g ptn	1,33	1,66	1,86	2,00
1,28 kcal/mL 75 g ptn	1,17	1,46	1,64	1,75
1,5 kcal/mL 77 g ptn	1,02	1,28	1,43	1,54
1,0 kcal/mL 93 g ptn	1,86	2,32	2,60	2,79
1,3 kcal/mL 66 g ptn	1,01	1,26	1,42	1,52
1,5 kcal/mL 68 g ptn	0,90	1,13	1,26	1,36

A Tabela 10.6 apresenta a composição nutricional das dietas disponíveis em sistema fechado, informações coletadas nas fichas técnicas e rótulos dos produtos.

TABELA 10.6. Padronização de dietas enterais em sistema fechado (SF)

PRODUTO	LABORATÓRIO	CATEGORIA	FRASCO	DENS. CAL. (kcal/mL)	PROTEÍNA (g)	FONTE	CARBOIDRATO (g)	FONTE
Novasource GI Control	Nestlé	Controle gastrointestinal	1 L	1,5	6	Caseinato de cálcio/sódio	18	Maltodextrina
Nutrison Advanced Diason	Danone	Controle glicêmico 1,0 kcal	1 L	1,0	4,3	Proteína isolada de soja	11	Amido de tapioca e frutose
Glucerna RTH	Abbott	Controle glicêmico 1,0 kcal	1 L	1,0	4,2	Caseinato de sódio/cálcio	8,1	Maltodextrina, polissacarídeo da soja, frutose
Novasource GC	Nestlé	Controle glicêmico 1,0 kcal	1 L	1,12	4,9	Caseinato de cálcio/sódio, proteína de soja	9,5	Amido de tapioca, frutose, maltodextrina
Novasource GC 1.5	Nestlé	Controle glicêmico 1,5 kcal	1 L	1,49	7,5	Caseinato de cálcio/sódio, proteína isolada de soja	13	Amido de tapioca, isomaltose, maltodextrina
Nutrison Advanced Diason Energy HP	Danone	Controle glicêmico 1,5 kcal	1 L	1,5	7,7	Proteína de soja parcialmente hidrolisada, caseinato	12	Maltodextrina, isomaltulose
Glucerna 1,5	Abbott	Controle glicêmico 1,5 kcal	500 mL	1,5	7,5	Caseinato de sódio/cálcio, isolado proteico de soja	13	Maltodextrina, isomaltulose, poliol, FOS, frutose, fibra de aveia e soja
Novasource GC HP	Nestlé	Controle glicêmico 1,5 kcal	1 L	1,5	6,3	Caseinato de cálcio/sódio, proteína isolada de soja	12	Maltodextrina
Fresubin Soya Fibre	Fresenius	Fórmula à base de soja	1 L	1,0	3,8	Proteína isolada de soja	12,1	Maltodextrina e frutose
Nutrison Energy Multi Fiber	Danone	Hipercalórica com fibras	1 L	1,5	6	Soro do leite, caseinato de sódio, proteína isolada de soja, ervilha	18	Maltodextrina, xarope de glicose
Fresubin Energy Fibre	Fresenius	Hipercalórica com fibras	500 mL; 1 L; 1,5 L	1,5	5,6	Proteína isolada de soja, caseinato	18	Maltodextrina

Formulações

PRODUTO	LIPÍDEOS (g)	FONTE	FIBRA (g)	FONTE	K (mg)	NA (mg)	OSMOLALIDADE	OSMOLARIDADE	LACTOSE	SACAROSE
Novasource GI Control	6	Óleos de soja e canola, lecitina, triglicerídeos de cadeia média	2	Goma guar parcialmente hidrolisada	126	121	440	SI	0	Não
Nutrison Advanced Diason	4,2	Óleos de canola e girassol	15	Polissacarídeo de soja, inulina, amido resistente, FOS, goma arábica, celulose	150	100	360	300	Não	Não
Glucerna RTH	5,4	Óleos de canola e girassol e lecitina	1,4	Polissacarídeo de soja	130	93	354	300	Não	Não
Novasource GC	6,0	Óleo de canola e lecitina	1,5	Goma guar, fibra de soja, inulina	140	150	400	SI	Não	Não
Novasource GC 1.5	7,4	Óleos de girassol e canola e lecitina	1,5	Goma guar, celulose, inulina	260	152	530	SI	Não	Não
Nutrison Advanced Diason Energy HP	7,7	Óleos de canola, girassol e peixe	1,5	Polissacarídeo de soja, inulina, amido resistente, FOS, goma arábica, celulose	200	131	515	395	Não	Não
Glucerna 1,5	7,5	Óleos de canola e girassol e lecitina	0,9	Fibras de soja e aveia, FOS	165	140	800	614	Não	Não
Novasource GC HP	4,5	Óleos de girassol e soja, lecitina e triglicerídeos de cadeia média	1,2	Goma guar parcialmente hidrolisada e fibra de soja	129	130	320	SI	Não	Não
Fresubin Soya Fibre	3,6	Óleos de canola, girassol e peixe	2	Inulina, celulose, fibra de trigo	133	100	SI	410	Não	Não
Nutrison Energy Multi Fiber	5,8	Óleos de peixe, canola e girassol, triglicerídeos de cadeia média	1,5	Polissacarídeo de soja, inulina, amido resistente, FOS, goma arábica, celulose	201	134	500	390	Não	Não
Fresubin Energy Fibre	5,8	Óleos de canola, girassol e peixe	1,5	Inulina, celulose, fibra de trigo	207	100	SI	330	Não	Não

Continua

TABELA 10.6. Padronização de dietas enterais em sistema fechado (SF)

PRODUTO	LABORATÓRIO	CATEGORIA	FRASCO	DENS. CAL. (kcal/mL)	PROTEÍNA (g)	FONTE	CARBOIDRATO (g)	FONTE
Jevity HiCal	Abbott	Hipercalórica com fibras	1 L	1,5	6,4	Caseinato de sódio/cálcio, proteína isolada de soja	21,6	Maltodextrina, xarope de milho
Isosource 1.5	Nestlé	Hipercalórica com fibras	1 L	1,5	6,3	Caseinato de cálcio/sódio	15	Maltodextrina
Fresubin Energy	Fresenius	Hipercalórica sem fibras	500 mL; 1 L; 1,5 L	1,5	5,6	Proteína do soro do leite, caseinato	18,8	Maltodextrina
Osmolite HiCal	Abbott	Hipercalórica sem fibras	1 L	1,5	6,3	Caseinato de sódio/cálcio, proteína isolada de soja	20,4	Maltodextrina
Nutrison Advanced Protison	Danone	Hiperproteica com fibras	500 mL	1,28	7,5	Caseinato	8	Maltodextrina
Nutrison Protein Plus MultiFiber	Danone	Hiperproteica com fibras	1 L	1,25	6,3	Caseinato de sódio/cálcio	14	Maltodextrina
Novasource Sênior	Nestlé	Hiperproteica sem fibras	1 L	1,2	6,5	Caseinato de sódio/cálcio, proteína de soja	14	Maltodextrina
Nutrison Protein Plus Energy 1.5	Danone	Hiperproteica sem fibras	1 L	1,5	7,5	Soro do leite, caseinato de sódio, proteína isolada de soja, ervilha	17	Maltodextrina
Fresubin HP Energy	Fresenius	Hiperproteica sem fibras	500 mL, 1 L	1,5	7,5	Proteína do soro do leite, caseinato	17	Maltodextrina
Nutrison Advanced Cubison	Danone	Imunomo- duladora	1 L	1,0	5,5	Caseinato de cálcio/sódio, arginina	12	Maltrodextrina

Formulações

PRODUTO	LIPÍDEOS (g)	FONTE	FIBRA (g)	FONTE	K (mg)	NA (mg)	OSMOLALIDADE	OSMOLARIDADE	LACTOSE	SACAROSE
Jevity HiCal	5	Óleos de canola e milho, triglicerídeos de cadeia média, lecitina	2,2	Fibra de soja, FOS, goma arábica, fibra de aveia	215	140	525	396	Não	Não
Isosource 1.5	6,7	Óleos de canola e soja, lecitina e triglicerídeos de cadeia média	0,8	Goma guar parcialmente hidrolisada e fibra de soja	160	100	320	SI	Não	Não
Fresubin Energy	5,8	Óleos de canola, girassol e peixe	Isento	Isento	206,7	100	SI	330	Não	Não
Osmolite HiCal	4,9	Óleos de canola e girassol e triglicerídeos de cadeia média	Isento	Isento	165	140	510	392	Não	Não
Nutrison Advanced Protison	3,7	Óleos de canola e girassol	1,5	Polissacarídeo de soja, inulina, amido resistente, FOS, goma arábica, celulose	150	81	340	270	Não	Não
Nutrison Protein Plus MultiFiber	4,9	Óleos de canola e girassol	1,5	Polissacarídeo de soja, inulina, amido resistente, FOS, goma arábica, celulose	168	111	360	280	Não	Não
Novasource Sênior	4,7	Óleos de canola e girassol, triglicerídeos de cadeia média, lecitina	Isento	Isento	160	105	391	SI	Não	Não
Nutrison Protein Plus Energy 1.5	5,8	Óleos de girassol, canola e peixe, triglicerídeos de cadeia média	Isento	Isento	154	100	360	280	Não	Não
Fresubin HP Energy	5,8	Óleos de soja, linhaça e peixe e triglicerídeos de cadeia média	Isento	Isento	234	120	SI	300	Não	Não
Nutrison Advanced Cubison	33	Óleos de canola e girassol, triglicerídeos de cadeia média	1,5	Polissacarídeo de soja, inulina, amido resistente, FOS, goma arábica, celulose	150	100	380	315	Não	Não

Continua

TABELA 10.6. Padronização de dietas enterais em sistema fechado (SF)

PRODUTO	LABORATÓRIO	CATEGORIA	FRASCO	DENS. CAL. (kcal/mL)	PROTEÍNA (g)	FONTE	CARBOIDRATO (g)	FONTE
Reconvan	Fresenius	Imunomo-duladora	500 mL	1,0	5,5	Caseinato, glutamina, arginina	12	Maltodextrina
Impact	Nestlé	Imunomo-duladora	1 L	1,09	6,5	Caseinato de cálcio/sódio	14	Maltodextrina
Fresubin Hepa	Fresenius	Insuficiência hepática	500	1,3	4	Proteína isolada de soja, caseinato, AACR, arginina	17,4	Maltodextrina
Novasource Ren	Nestlé	Insuficiência renal dialítica	1 L	2	7,4	Caseinato de cálcio/sódio, L-arginina	20	Xarope de milho, frutose
Isosource fiber	Nestlé	Normocalórica com fibras	1 L	1,2	4,3	Caseinato de cálcio/sódio	16	Maltodextrina
Fresubin Original Fibre	Fresenius	Normocalórica com fibras	500 mL; 1 L; 1,5 L	1,0	3,8	Proteína isolada de soja, caseinato	13	Maltodextrina
Jevity Plus	Abbott	Normocalórica com fibras	1 L	1,2	5,6	Caseinato de sódio/cálcio	15,1	Maltodextrina, xarope de milho
Nutrison Multifiber	Danone	Normocalórica com fibras	1 L	1,0	4	Soro do leite, caseinato de sódio, proteína isolada de soja, ervilha	12	Maltodextrina
Osmolite Plus HN	Abbott	Normocalórica sem fibras	1 L	1,2	5,6	Caseinato de sódio/cálcio	15,8	Maltodextrina
Fresubin Original	Fresenius	Normocalórica sem fibras	500 mL; 1 L; 1,5 L	1,0	3,8	Proteína isolada de soja, caseinato	13,8	Maltodextrina

Formulações

PRODUTO	LIPÍDEOS (g)	FONTE	FIBRA (g)	FONTE	K (mg)	NA (mg)	OSMOLALIDADE	OSMOLARIDADE	LACTOSE	SACAROSE
Reconvan	3,3	Óleo de peixe, açafrão, linhaça e triglicerídeos de cadeia média	Isento	Isento	207	138	SI	270	Não	Não
Impact	2,8	Óleos de peixe e milho, triglicerídeos de cadeia média, lecitina	Isento	Isento	75	130	350	SI	Não	Não
Fresubin Hepa	4,7	Óleos de canola e soja, triglicerídeos de cadeia média	1	Polissacarídeo da soja	120	75	420	330	Não	Não
Novasource Ren	10	Óleos de girassol e milho, triglicerídeos de cadeia média, lecitina	Isento	Isento	150	155	960	SI	Não	Não
Isosource Fiber	4,6	Óleo de canola, lecitina e triglicerídeos de cadeia média	1,5	Goma guar parcialmente hidrolisada e fibra de soja	140	95	390	SI	Não	Não
Fresubin Original Fibre	3,4	Óleos de canola, girassol e peixe	1,5	Inulina, celulose, fibra de trigo	155	133	SI	285	Não	Não
Jevity Plus	3,9	Óleos de canola e açafrão, triglicerídeos de cadeia média, lecitina	1,2	Fibra de soja, FOS, goma arábica, fibra de aveia	185	135	450	365	Não	Não
Nutrison Multifiber	3,9	Óleos de girassol, canola e peixe, triglicerídeos de cadeia média	1,5	Polissacarídeo de soja, inulina, amido resistente, FOS, goma arábica, celulose	150	100	300	250	Não	Não
Osmolite Plus HN	3,9	Óleos de canola e açafrão, triglicerídeos de cadeia média, lecitina	Isento	Isento	181	134	360	295	Não	Não
Fresubin Original	3,4	Óleos de canola, girassol e peixe	Isento	Isento	125	75	SI	220	Não	Não

Continua

TABELA 10.6. Padronização de dietas enterais em sistema fechado (SF)

PRODUTO	LABORATÓRIO	CATEGORIA	FRASCO	DENS. CAL. (kcal/mL)	PROTEÍNA (g)	FONTE	CARBOIDRATO (g)	FONTE
Nutrison	Danone	Normocalórica sem fibras	1 L	1,0	4	Soro do leite, caseinato de sódio, proteína isolada de soja, ervilha	12	Maltodextrina e farinha de arroz
Fresubin Lipid	Fresenius	Paciente oncológico	500 mL	1,5	10,0	Proteína do soro do leite, caseinato	11,8	Maltodextrina e sacarose
Prosure	Abbott	Paciente oncológico	500 mL	1,27	6,6	Caseinato de sódio/cálcio, caseinato de sódio hidrolisado, concentrado do soro do leite	18,3	Maltodextrina e sacarose
Nutrini Multifiber	Danone	Pediátrica com fibras	500 mL	1,0	2,5	Soro do leite, caseína	6	Maltodextrina
Frebini Original Fibre	Fresenius	Pediátrica com fibras	500 mL	1,0	2,5	Proteína do soro do leite, caseinato	12,1	Maltodextrina
Nutrini Energy Multifiber	Danone	Pediátrica hipercalórica	500 mL	1,5	6	Soro do leite, caseína	9	Maltodextrina
Frebini Energy	Fresenius	Pediátrica hipercalórica	500 mL	1,5	3,8	Proteína do soro do leite, caseinato	18,7	Maltodextrina
Nutrini Standard	Danone	Pediátrica sem fibras	500 mL	1,0	2,5	Soro do leite, caseína	6	Maltodextrina
Frebini Original	Fresenius	Pediátrica sem fibras	500 mL	1,0	2,5	Proteína do soro do leite, caseinato	12,5	Maltodextrina
Novasource HI Protein	Nestlé	Hiperproteica com fibras	1 L	1,5	7,7	Caseinato de cálcio/sódio	12	Maltodextrina

Formulações

PRODUTO	LIPÍDEOS (g)	FONTE	FIBRA (g)	FONTE	K (mg)	NA (mg)	OSMOLALIDADE	OSMOLARIDADE	LACTOSE	SACAROSE
Nutrison	3,9	Óleos de girassol, canola e peixe, triglicerídeos de cadeia média	Isento		150	100	305	255	Não	Não
Fresubin Lipid	6,7	Óleos de peixe, açafrão e girassol e triglicerídeos de cadeia média	1,2	Inulina, fibra de trigo	128	47,5	SI	340	Não	Sim
Prosure	2,56	Óleos de canola, soja e peixe, triglicerídeos de cadeia média, lecitina	2,04	Fibra de soja, FOS, goma arábica	200	150	599	474	Não	Sim
Nutrini Multifiber	4,4	Óleo de girassol, canola e peixe	3,75	Polissacarídeo de soja, inulina, amido resistente, FOS, goma arábica, celulose	55	30	240	205	Não	Não
Frebini Original Fibre	4,4	Óleos de canola e peixe e triglicerídeos de cadeia média	0,8	Inulina, celulose, fibra de trigo	100	54	SI	220	Não	Não
Nutrini Energy Multifiber	6,7	Óleos de girassol, canola e peixe	3,75	Polissacarídeo de soja, inulina, amido resistente, FOS, goma arábica, celulose	82,5	45	405	315	Não	Não
Frebini Energy	6,7	Óleos de canola e peixe e triglicerídeos de cadeia média	Isento	Isento	150	86	SI	345	Não	Não
Nutrini Standard	4,4	Óleos de girassol, canola e peixe	0	Isento	55	30	235	200	Não	Não
Frebini Original	4,4	Óleos de canola e peixe e triglicerídeos de cadeia média	Isento	Isento	100	54	SI	220	Não	Não
Novasource HI Protein	8	Óleos de canola e soja, triglicerídeos de cadeia média, lecitina	0,8	Fibra de soja, goma guar	205	128	375	SI	Não	Não

Continua

TABELA 10.6. PPadronização de dietas enterais em sistema fechado (SF)

PRODUTO	LABORATÓRIO	CATEGORIA	FRASCO	DENS. CAL. (kcal/mL)	PROTEÍNA (g)	FONTE	CARBOIDRATO (g)	FONTE
Peptamen 1.5	Nestlé	Semielementar hipercalórica	1 L	1,5	6,8	Soro do leite hidrolisado	19	Maltodextrina e amido de milho
Peptamen HN	Nestlé	Semielementar hipercalórica e hiperproteica	500 mL	1,35	6,6	Soro do leite hidrolisado	16	Maltrodextrina e amido de milho
Peptamen ARG	Nestlé	Semielementar hipercalórica e hiperproteica com arginina	1 L	1,5	9,4	Caseina hidrolisada, L-arginina	14	Maltodextrina e amido de milho
Peptamen AF	Nestlé	Semielementar hiperproteica	1 L	1,24	7,6	Soro do leite hidrolisado	11	Maltrodextrina e amido de milho
Peptamen Intense	Nestlé	Semielementar normocalórica hiperproteica	1 L	1,0	9,3	Soro do leite hidrolisado	7,2	Maltrodextrina e amido de milho
Peptamen Prebio	Nestlé	Semielementar normocalórica normoproteica	1 L	0,99	4	Soro do leite hidrolisado	12	Maltodextrina e amido de milho
Nutrison Advanced Peptisorb	Danone	Semielementar normocalórica normoproteica	1 L	1,0	4	Hidrolisado de lactoalbumina	18	Maltodextrina
Survimed	Fresenius	Semielementar normocalórica normoproteica	500 mL, 1 L	1,0	4,5	Proteína do soro do leite hidrolisado	14,3	Maltodextrina
Nutrini Pepti	Danone	Semielementar pediátrica	500 mL	1,0	3	Soro do leite hidrolisado	7	Maltodextrina e amido
Oxepa	Abbott	Ventilação mecânica	500 mL	1,5	6,2	Caseinato de cálcio/sódio	10,6	Maltodextrina e sacarose

Formulações

PRODUTO	LIPÍDEOS (g)	FONTE	FIBRA (g)	FONTE	K (mg)	NA (mg)	OSMOLALIDADE	OSMOLARIDADE	LACTOSE	SACAROSE
Peptamen 1.5	5,6	Triglicerídeos de cadeia média, óleo de soja e lecitina	Isento	Isento	187	103	550	SI	Não	Não
Peptamen HN	4,9	Óleo de soja e lecitina, triglicerídeos de cadeia média	Isento	Isento	165	90	490	SI	Não	Não
Peptamen ARG	6,4	Triglicerídeos de cadeia média, óleos de peixe e soja e lecitina	Isento	Isento	188	116	510	SI	Não	Não
Peptamen AF	5,5	Óleos de soja e peixe e lecitina, triglicerídeos de cadeia média	0,7	FOS e inulina	160	80	390	SI	Não	Não
Peptamen Intense	3,8	Óleos de peixe, cártamo e soja e lecitina, triglicerídeos de cadeia média	Isento	Isento	136	68	364	345	Não	Não
Peptamen Prebio	3,9	Triglicerídeos de cadeia média, óleo de soja e lecitina	0,6	FOS e inulina	151	56	300	SI	Não	Não
Nutrison Advanced Peptisorb	1,7	Óleo de soja, triglicerídeos de cadeia média	Isento	Isento	150	100	535	455	Não	Não
Survimed	2,8	Óleos de peixe, açafrão e canola e triglicerídeos de cadeia média	Isento	Isento	200	80	SI	300	Não	Não
Nutrini Pepti	3,9	Triglicerídeos de cadeia média e óleo de soja	Isento	Isento	110	60	345	295	0	0
Oxepa	9,4	Óleos de canola e peixe, borragem, triglicerídeos de cadeia média e lecitina	Isento	Isento	196	131	490	384	Não	Não

Continua

TABELA 10.6. Padronização de dietas enterais em sistema fechado (SF)

PRODUTO	LABORATÓRIO	CATEGORIA	FRASCO	DENS. CAL. (kcal/mL)	PROTEÍNA (g)	FONTE	CARBOIDRATO (g)	FONTE
Nutricomp Energy HN	Bbraun	Hiperproteica sem fibras	500 mL	1,5	7,5	Caseína e proteína de soja	19,0	Maltodextrina
Nutricomp Energy HN Fiber	Bbraun	Hiperproteica com fibras	500 mL	1,5	7,5	Caseína e proteína de soja	19,0	Maltodextrina e amido resistente
Nutricomp Standard Fiber	Bbraun	Normocalórica com fibras	500 mL	1	3,8	Caseína e proteína de soja	14,0	Maltodextrina e amido resistente
Nutricomp Standard	Bbraun	Normocalórica sem fibras	500 mL	1	3,8	Caseína e proteína de soja	14,0	Maltodextrina e amido resistente
Fresubin 1.2 HP Fibre	Fresenius	Normocalórica com fibras	1 L	1,2	6,0	100% caseinato	14,0	Maltodextrina
Nutrison Energy	Danone	Hipercalórica sem fibras	1 L	1,5	6	Soro do leite, caseinato de sódio, proteína isolada de soja, ervilha	18	Maltodextrina

AACR: aminoácidos de cadeia ramificada; DHA: ácido docosa-hexaenoico; EPA: ácido eicosapentaenoico; FOS: frutooligossacarídeos.

Formulações

PRODUTO	LIPÍDEOS (g)	FONTE	FIBRA (g)	FONTE	K (mg)	NA (mg)	OSMOLALIDADE	OSMOLARIDADE	LACTOSE	SACAROSE
Nutricomp Energy HN	5,0	Óleos de soja, peixe e canola, triglicerídeos de cadeia média, EPA, DHA	Isento	Isento	225	150	450	344	Não	Não
Nutricomp Energy HN Fiber	5,0	Óleos de soja, peixe e canola, triglicerídeos de cadeia média, EPA, DHA	2	70% solúveis – inulina, dextrina do trigo, 30% insolúveis – amido resistente e celulose	225	150	588	439	Não	Não
Nutricomp Standard Fiber	3,3	Óleos de soja, peixe e canola, triglicerídeos de cadeia média, EPA, DHA	1,5	60% solúveis – inulina e 40% insolúveis – amido resistente e fibra de aveia	150	100	313	261	Não	Não
Nutricomp Standard	3,3	Óleos de soja, peixe e canola, triglicerídeos de cadeia média, EPA, DHA	Isento	Isento	150	100	244	205	Não	Não
Fresubin 1.2 HP Fibre	4,1	Óleos de peixe, canola e girassol, EPA e DHA	2,0	Inulina, celulose, fibra de trigo	223	153	SI	345	Não	Não
Nutrison Energy	5,8	Óleos de peixe, canola e girassol, triglicerídeos de cadeia média	Isento	Isento	201	134	460	360	Não	Não

Leitura recomendada

Baxter YC, Waitzberg DL. Tratado de alimentação, nutrição e dietoterapia, 2 ed. Rio de Janeiro: Roca 2011; 1025-34.

Brasil. Ministério da Saúde (MS). Agência Nacional de Vigilância Sanitária (ANVISA). RDC nº 63, de 6 de julho de 2000. Aprova o regulamento técnico para fixar requiisitos mínimos exigidos para a terapia de nutrição enteral. Diário Oficial da União; Poder Executivo, de 7 de julho de 2000. Revoga a portaria nº 337, de 14 de abril de 1999.

Brasil. Ministério da Saúde (MS). Agência Nacional de Vigilância Sanitária (ANVISA). RDC nº 21, de 13 de maio de 2015. Dispõe sobre o regulamento técnico de fórmulas para nutrição enteral. Revoga a portaria nº 449 de 9 de setembro de 1999.

Cresci G, Lefton J, Esper D. Enteral formulations, 2 ed. ASPEN Adult Nutr Supp Core Curr, 2012.

Waitzberg DL. Nutrição oral, enteral e parenteral na prática clínica, 4 ed. Rio de Janeiro: Atheneu, 2009.

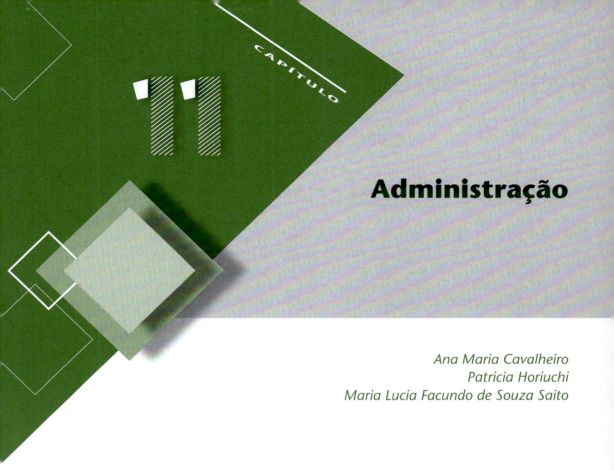

Administração

Ana Maria Cavalheiro
Patricia Horiuchi
Maria Lucia Facundo de Souza Saito

INTRODUÇÃO

A atuação da enfermagem na administração da nutrição enteral (NE) é de vital importância, desde a sua instalação, manutenção, controle do volume administrado até as condições de acesso para sua administração, incluindo todas as fases terapêuticas do paciente.

A equipe de enfermagem deve ter conhecimento e estar habilitada a prestar o cuidado individualizado ao paciente em terapia nutricional, guiada pela sistematização da assistência de enfermagem, que é fundamental para planejar e atender às necessidades do cuidado.

O acesso para administração da NE é realizado por meio de cateteres nasogástrico e nasoenteral, e por estomias, localizadas em vários segmentos do sistema digestório, em pacientes que tenham o trato gastrointestinal funcional, mas são incapazes de satisfazer as suas necessidades nutricionais por ingestão oral.

A Portaria nº 272, de 08/04/1998, e a Resolução de Diretoria Colegiada (RDC) nº 63, de 06/07/2000, da Agência Nacional de Vigilância Sanitária (ANVISA), estabelecem os requisitos mínimos exigidos para a administração da nutrição enteral.

A eficácia da administração da NE está diretamente relacionada à conservação e manutenção das vias de acesso, conforme abordado a seguir:

CUIDADOS COM O ACESSO ENTERAL

O cuidado com o acesso enteral se inicia no planejamento multidisciplinar da escolha do tipo de cateter e do local onde será inserido, considerando-se o tempo de infusão planejada, limitações fisiológicas e anatômicas.

Os cateteres fabricados de poliuretano ou silicone, por serem biocompatíveis, permitem a sua permanência por tempo prolongado e diminuem a incidência de complicações relacionadas ao mesmo. Devem ser posicionados, em geral, no duodeno, jejuno ou estômago. Possuem a extremidade radiopaca de tungstênio e são resistentes ao pH ácido, não havendo alterações estruturais, mantendo, assim, sua flexibilidade e maleabilidade, devido ao fino calibre, o que permite o fechamento dos esfíncteres da cárdia e do piloro.

Segundo a Associação Médica Brasileira (AMB) e o Conselho Federal de Medicina (CFM) (Projeto Diretrizes), a recomendação para utilização do cateter enteral para terapia nutricional enteral (TNE) não deve ultrapassar o período de 4 a 6 semanas. Caso haja necessidade de exceder esse tempo recomendado, uma gastrostomia/jejunostomia deve ser indicada.

A confirmação radiológica do posicionamento correto do cateter nasoenteral, após a inserção, é considerado padrão-ouro para garantir a segurança da localização adequada e a prevenção de complicações relacionadas ao mal posicionamento.

Na prática clínica, o enfermeiro dispõe de diversas técnicas de verificação do posicionamento das sondas à beira do leito, tais como: ausculta da região gástrica após injeção de ar, aspiração de resíduo gástrico. Entretanto, a literatura mostra que alguns desses métodos utilizados, isoladamente ou em conjunto não se mostram seguros.

Outro método de verificação que pode ser usado é a avaliação do pH do conteúdo aspirado por meio do cateter nasoenteral, em que a aparência e o pH podem fornecer pistas sobre a localização do acesso gastrointestinal, principalmente quando se busca diferenciar entre o posicionamento gástrico e traqueopulmonar.

Entretanto, é necessário ressaltar que alguns autores afirmam que o método não é eficaz para detectar o posicionamento esofágico, devido à possibilidade de aspiração de conteúdo resultante de refluxo gástrico. A utilização de fármacos antagonistas do receptor H2 (ranitidina e cimetidina, por exemplo), que elevam o pH gástrico, também dificulta a determinação do local exato da posição da sonda.

A fixação adequada do cateter, de modo a não tracionar a narina, impede sua migração e previne lesão por pressão associada ao uso do dispositivo. A mensuração da porção exteriorizada, com registro em prontuário e reavaliação periódica, consiste em mecanismo de segurança.

A manutenção da permeabilidade do cateter, por meio da infusão de água, programada periodicamente e a realização de *flushing* com turbilhonamento, consiste em evidência da qualidade da assistência de enfermagem.

ADMINISTRAÇÃO

A forma de administração da dieta enteral pode variar e, conforme a Sociedade Americana de Nutrição Parenteral e Enteral (ASPEN), existem três métodos de administração da nutrição enteral:

- *Bomba de infusão:* de preferência, de uso exclusivo e com equipo específico, com velocidade de infusão calculada pelo volume total a ser infundido dividido pelo total de horas da infusão;

Administração

- *Gravitacional:* o controle da infusão se dá manualmente por meio de roldana do equipo;
- *Bolus:* administrada por gravidade por meio de uma seringa. Contraindicado para alimentação via duodenal e jejunostomia.

A infusão pode ser:

- *Intermitente:* infusão de determinado volume, em intervalos regulares e com período de pausa. Pode ocorrer por meio de bomba de infusão ou sistema aberto;
- *Cíclica:* administração da dieta durante um período predeterminado, mas com pausa, por exemplo, durante o período noturno;
- *Contínua:* infusão contínua durante 24 horas, sem pausa.

Independente do modo utilizado, é fundamental atentar-se aos padrões de higiene recomendados na manipulação do acesso enteral e ao prazo de validade da formulação dietética após abertura do frasco.

Controle do peso corpóreo conforme protocolo institucional e do volume infundido fazem parte dos cuidados da terapia nutricional enteral.

POSICIONAMENTO

O posicionamento do paciente deve ser em decúbito elevado, semi *Fowler* 30-45°, durante toda a infusão e 1 hora após o término, para evitar risco de broncoaspiração.

ADMINISTRAÇÃO DE ÁGUA

A administração de água filtrada deve ocorrer de forma individualizada para hidratação do paciente, de acordo com a terapia instituída e para manutenção da permeabilidade do acesso. É recomendada a infusão de água filtrada 20-30 mL a cada 4 horas, de forma programada e em *flushing* realizado com dosador, com infusão em etapas e sob pressão, visando a formação de um turbilhonamento, independente da tecnologia adotada. Antes e após a administração de medicamentos via sonda 10 mL de agua filtrada deve ser utilizado.

CONSIDERAÇÕES FINAIS

A manutenção do sistema de nutrição enteral é um cuidado fundamental para adequada recuperação do paciente, garantindo o aporte nutricional necessário para sua recuperação.

A equipe de enfermagem desempenha papel fundamental dentro da equipe multidisciplinar pelo cuidado, vigilância e monitoramento dos acessos para terapia enteral, acompanhamento e orientação de paciente e família, no processo de educação continuada e garantia da segurança dos processos e protocolos institucionais.

Leitura recomendada

Alkhawaja S, Martin C, Butler RJ, Gwadry-Sridhar F. Post-pyloric versus gastric tube feeding for preventing pneumonia and improving nutritional outcomes in critically ill adults. Cochrane Database of Systematic Reviews 2015 [Internet]. Ago 2015 [Acessado em 29 de Nov de 2015]; Issue 8. Art. nº CD008875. Disponível em: http://onlinelibrary.wiley.com/doi/10.1002/14651858.CD008875.pub2/full

Brasil. Agência Nacional de Vigilância Sanitária. Secretaria de Vigilância Sanitária do Ministério da Saúde. Portaria nº 272, de 08 de abril de 1998. Regulamento Técnico para a Terapia de Nutrição Parenteral.

Brasil. Conselho Federal de Enfermagem (COFEN). Resolução nº 277, de 16 de junho 2003.

Brasil. Ministério da Saúde. Agencia Nacional de Vigilância Sanitária, RDC nº 63, de 6 de julho de 2000. Regulamento Técnico para a Terapia de Nutrição Enteral.

Ciosak SI, Matsuba CST, Silva MLT, Serpa LF, Poltronieri MJ. Acessos para Terapia de Nutrição Parenteral e Enteral in: Projeto Diretrizes – Associação Médica Brasileira e Conselho Federal de Medicina – Volume IX, 2011; 15-24.

Colaço AD, Nascimento ERP. Bundle de intervenções de Enfermagem em nutrição enteral na terapia intensiva: uma construção coletiva. Rev. esc. enferm. USP [Internet]. 2014 Out [Acessado em 30 de out 2015]; 48(5):844-50. Disponível em: http://www.scielo.br/scielo.php?pid=S0080-62342014000500844&script=sci_arttext&tlng=pt

Novaretti MCZ, Santos EV, Quitério LM, Daud-Gallotti RM. Sobrecarga de trabalho da Enfermagem e incidentes e eventos adversos em pacientes internados em UTI. Rev. Bras. Enferm. [Internet]. 2014 Out [Acessado em 30 de out 2015]; 67(5):692-9. Disponível em: http://www.scielo.br/scielo.php?pid=S003471672014000500692&script=sci_arttexthttp://www.scielo.br/scielo.php?pid=S003471672014000500692&script=sci_arttext

Pereira SRM, Coelho MJ, Mesquita AMF, Teixeira AO, Graciano SA. Causas da retirada não planejada da sonda de alimentação em terapia intensiva. Acta Paul. Enferm. [Internet]. 2013 Ago [Acessado em 30 de out 2015]; 26(4):338-44. Disponível em: http://www.scielo.br/scielo.php?pid=S0103-21002013000400007&script=sci_arttext

Racco M. An Enteral Nutrition Protocol to Improve Efficiency in Achieving Nutritional Goals. Critical Care Nurse [Internet]. 2012 Ago [Acessado em 01 de Nov de 2015]; 32(4):72-5. Disponível em: http://www.ncbi.nlm.nih.gov/pubmed/22855082

Stewart ML. Interruptions in enteral nutrition delivery in critically ill patients and recommendations for clinical practice. Critical Care Nurse [Internet]. 2014 Ago [Acessado 01 de Nov de 2015]; 34(4):14-20. Disponível em: http://www.ncbi.nlm.nih.gov/pubmed/25086090

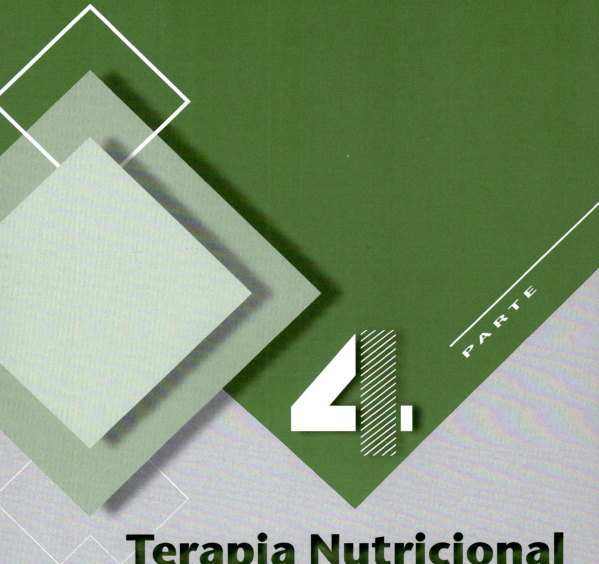

Terapia Nutricional Parenteral: Conceitos e Bases

PARTE 4.

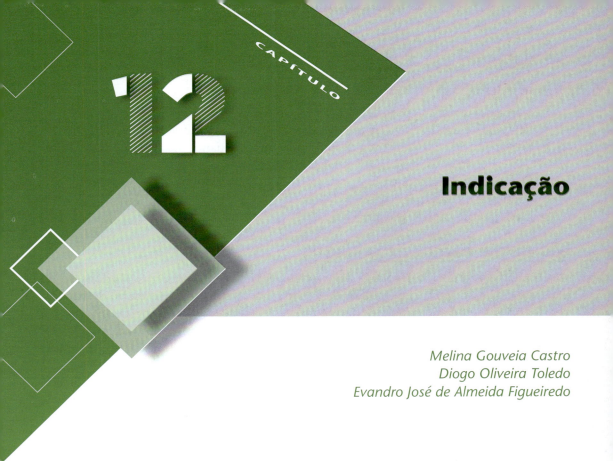

CAPÍTULO 12

Indicação

Melina Gouveia Castro
Diogo Oliveira Toledo
Evandro José de Almeida Figueiredo

INTRODUÇÃO

A terapia nutricional parenteral (TNP) é indicada, na grande maioria das vezes, na impossibilidade de utilização do trato gastrointestinal para nutrir um indivíduo, ou na incapacidade de atingir necessidades nutricionais pela via digestiva.

Segundo a Portaria nº 272, de 08/04/1998, da Agência Nacional de Vigilância Sanitária (ANVISA), a TNP está indicada para pacientes que não satisfazem suas necessidades nutricionais pela via digestiva, considerando-se também seu estado clínico e qualidade de vida.

O comprometimento ou incapacidade da via digestiva pode estar associado a algum distúrbio de má absorção, acarretando grandes perdas de água, eletrólitos e nutrientes. Pode haver alteração do trânsito gastrointestinal normal, por fatores metabólicos ou mecânicos, acarretando sintomas digestivos graves como diarreia, vômitos e distensão abdominal. Esses sintomas podem prejudicar ou até mesmo contraindicar o uso da via digestiva.

PRINCIPAIS INDICAÇÕES

As principais situações nas quais se utiliza TNP são:
- Síndrome do intestino curto;
- Fístulas digestivas de alto débito, especialmente de trato gastrointestinal baixo;
- Doenças inflamatórias intestinais;

- Obstrução intestinal sem indicação imediata de cirurgia;
- Íleo paralítico;
- Vômitos de difícil controle;
- Pancreatite aguda grave com intolerância a nutrição enteral (TNE);
- Pré-operatório de pacientes desnutridos graves, quando há incapacidade de receber nutrição total ou parcial pela via digestiva;
- Diarreia de difícil controle;
- Lactentes prematuros e de baixo peso;
- Inadequação ou fracasso da TNE.

USO DE TNP PRECOCE × TARDIO

O início da terapia nutricional dentro das primeiras 48 horas após a admissão do paciente está associado a um melhor desfecho clínico, como menor tempo de suporte ventilatório, menor incidência de novas infecções, redução de tempo de internação, atenuação da perda de massa muscular, entre outros. Esses resultados são bem descritos com o uso de terapia nutricional enteral precoce, porém, quanto ao uso de terapia de nutrição parenteral precoce, os resultados ainda são controversos.

Diferentemente da maioria das recomendações, cujo início da TNP está indicado em torno de 3 a 7 dias após insucesso ou impossibilidade de alimentação via digestiva, um recente estudo conduzido por Doig e cols. descreveram os resultados do uso precoce de nutrição parenteral (primeiras 24 horas da admissão na UTI).

Esse trabalho multicêntrico avaliou os efeitos da introdução de nutrição parenteral nas primeiras 24 horas após admissão na UTI em pacientes contraindicados para o uso de TNE. Foi realizada a randomização de 1.372 pacientes críticos em dois grupos: um grupo recebeu nutrição parenteral precoce nas primeiras 24 horas da admissão e o outro recebeu cuidados-padrão não protocolados, em que o intensivista definia a rota e momento de início da terapia nutricional, assim como as necessidades metabólicas e a composição das dietas parenterais. No segundo grupo, 29,2% receberam nutrição enteral, 27,3% receberam nutrição parenteral e 40,8% mantiveram sem terapia nutricional. O tempo médio para início da terapia nutricional nesse grupo foi de 2,8 dias, enquanto o tempo médio para iniciar nutrição parenteral no primeiro grupo foi de 44 minutos.

Ao comparar o desfecho clínico dos dois grupos, observou-se que, no grupo que recebeu TNP precoce, não houve diferença na mortalidade em 60 dias ($p = 0,60$), na incidência de novas infecções e no tempo de permanência hospitalar e na UTI. Porém, esse grupo ficou menos tempo em ventilação mecânica ($p = 0,01$) e teve uma menor perda de massa muscular ($p = 0,01$) e de gordura ($p = 0,04$).

Segundo os autores, a discussão sobre os resultados bastante diferentes, quando comparados a outros trabalhos, está no fato da nutrição parenteral ser utilizada de forma exclusiva, e não suplementar à nutrição por via digestiva como ocorreu em outros estudos. A conclusão é que o uso precoce de nutrição parenteral exclusiva reduziu o tempo de ventilação mecânica. Embora não tenha reduzido o tempo de permanência e a mortalidade dos doentes críticos, nenhum risco foi observado com o uso precoce de nutrição parenteral nesse estudo.

Indicação

A última diretriz americana publicada no início de 2016 postula que, para pacientes desnutridos graves ou com alto risco nutricional, a TNP seja indicada precocemente; já para pacientes de baixo risco nutricional que sejam aguardados 7 dias para início de TNP.

Já a diretriz europeia de doente crítico, publicada em 2009, defende que a TNP deve ser iniciada para todos os pacientes que, após três dias de internação, não são nutridos adequadamente por via digestiva, seja por apresentar contraindicação absoluta ao seu uso ou não tolerar adequadamente a TNE.

INDICAÇÕES DE TERAPIA NUTRICIONAL PARENTERAL SUPLEMENTAR

É consenso na literatura que a terapia nutricional precoce está diretamente ligada à evolução e ao desfecho clínico do paciente. A via enteral sempre é a primeira escolha; porém, o paciente crítico frequentemente não consegue atingir meta energética e proteica com o uso exclusivo da via digestiva, fato esse que leva ao déficit energético e proteico tão comum nesta população. Frente a isso, alguns profissionais adotaram a prática de utilizar nutrição parenteral suplementar à TNE a fim de minimizar esse déficit.

Visto que o déficit energético parece apresentar forte associação com sepse (p = 0,035), falência renal (0,0001), lesão por pressão (0,013), insuficiência respiratória aguda (p = 0,0003) e necessidade de cirurgia (0,023).

Em um trabalho retrospectivo, Tsai JR e cols. avaliaram 295 pacientes críticos, divididos em 2 grupos: o primeiro recebeu mais de 60% das necessidades energéticas (alto aporte calórico) e o outro até 60% (baixo aporte calórico) por sete dias de internação. O grupo de baixo aporte energético teve o risco de morte aumentado em 2,4 vezes (p = 0,02) quando comparado ao grupo de alto aporte.

Frente a essa necessidade de reduzir o déficit energético em situações de dificuldade de uso da via digestiva, surge o conceito de nutrição parenteral suplementar ao uso da enteral. A introdução de TNP suplementar no doente crítico ainda é controversa na literatura. Um grande estudo aberto, multicêntrico, randomizado, *Impact of Early Parenteral Nutrition Completing Enteral Nutrition in Adult Critically ill Patients* (EPaNIC), analisou o desfecho clínico da TNP suplementar em pacientes internados na UTI.

Um grupo de 4.640 indivíduos, avaliados com risco nutricional por meio da *Nutritional Risk Screening* (NRS), foram divididos em dois grupos: 2.312 que receberam TNE exclusiva até o 7º dia, associando-se a TNP no 8º dia (grupo de início tardio), e 2.328 pacientes que recebiam TNP suplementar a partir do 3º dia de internação (grupo de início precoce). Ambos os grupos receberam solução glicosada desde o primeiro dia de internação. Para o grupo de início precoce, foram observadas menores taxas de saída precoce da UTI (p = 0,04) e do hospital (p = 0,04). Além disso, houve maior incidência de infecções na UTI para esse grupo, comparado ao grupo de início tardio (26,2% *vs.* 22,8%, p = 0,008).

Os autores concluem que o início precoce da nutrição parenteral como suporte à nutrição enteral é uma estratégia inferior ao início tardio da TNP suplementar, que esteve associada ao melhor desfecho clínico do paciente. Vale ressaltar que tal estudo sofreu algumas críticas importantes quanto a seu desenho, sendo as principais: exclusão de doentes desnutridos, pacientes com curto período de internação na UTI, grande parte de pacientes provenientes de cirurgia cardíaca e alta oferta energética calculada, o que poderia ter resultado em hiperalimentação.

Heidegger CP e cols., num trabalho multicêntrico, randomizado, selecionaram 305 pacientes críticos, dos quais 153 entraram com TNP suplementar e 152 mantiveram apenas TNE. A nutrição parenteral foi introduzida a partir do 4º dia de internação, nos pacientes cuja TNE fornecia menos de 60% das necessidades energéticas. A TNP suplementar foi mantida por 5 dias, e no período do 9º dia até o 28º dia foi analisada a incidência de infecção nosocomial. O nível de gravidade do paciente foi classificado por meio do escore Acute Physiology and Chronic Health Disease Classification System (APACHE II) e a necessidade calórica foi estabelecida por calorimetria indireta.

A média cumulativa de déficit energético foi de 3.999 kcal até o 3º dia. A média do balanço energético no período de intervenção foi +124 kcal para os pacientes em TNP suplementar e –2.317 kcal para o grupo de TNE exclusiva. O grupo suplementado por nutrição parenteral teve incidência de infecção menor que o grupo de TNE exclusiva (p = 0,033). A análise de distúrbios glicêmicos entre os grupos não revelou diferenças significativas.

Três fatores fundamentais do estudo foram sinalizados: protocolo de triagem, que instaurou o início de NP no 4º dia após internação, permitindo ajuste, evolução e monitoramento da TNE; ajuste cuidadoso do aporte calórico, evitando assim, hiperalimentação; e monitoramento de distúrbios metabólicos.

Uma análise *post hoc* dos dados do EPaNIC mostrou que quanto mais grave o paciente pelo escore de APACHE II, pior foi o efeito do uso de TNP suplementar em termos de mortalidade e infecção. Os autores levantam a hipótese de que a TN agressiva precoce (primeira semana de internação), independentemente da via de administração, apresenta efeitos prejudiciais por suprimir a autofagia, importante para a recuperação da disfunção orgânica, por meio tanto da resposta imune quanto da remoção de metabólitos intracelulares tóxicos e organelas danificadas. No entanto, essa hipótese necessita de mais evidências para ser validada.

Uma revisão publicada recentemente discute os resultados bastante conflitantes da literatura atual sobre o tema, que geraram diretrizes divergentes, recomendando ou contraindicando o uso de nutrição parenteral suplementar. Os autores terminam concluindo que os pacientes críticos devem receber TNE precoce, quando tolerada. Nos pacientes com alto risco nutricional, seja por causa de evidências de desnutrição, seja pela maior gravidade da doença, deve-se tentar atingir a meta energética e proteica o quanto antes.

Frente a essas evidências, as recomendações atuais quanto ao uso de TNP suplementar ainda são bastante controversas. A diretriz americana de 2016 orienta utilizar TNP suplementar apenas após o 7º dia, independente do risco nutricional.

CONSIDERAÇÕES FINAIS

O uso de TNP deve estar indicado não apenas na impossibilidade de uso da via digestiva, como também em situações em que existe déficit energético proteico com o uso exclusivo da via enteral.

O tempo para início da TNP exclusiva está cada vez mais relacionado ao risco nutricional, visto que quanto pior o estado nutricional ou mais hipercatabólico for o paciente, mais precoce deve ser essa indicação.

Indicação **147**

O uso de nutrição parenteral suplementar à enteral deve ser bem indicado para evitar efeitos adversos associados a uma má indicação da técnica. O melhor momento de início permanece uma grande dúvida ainda hoje.

Leitura recomendada

Brasil. Secretaria de Vigilância Sanitária do Ministério da Saúde. Regulamento técnico para terapia de nutrição parenteral. Portaria nº 272, de 8 de abril de 1998. Diário Oficial de União; Poder Executivo, Brasília, 1998.

Canadian Clinical Practice Guidelines. Early vs. Delayed Supplemental Parenteral Nutrition, 2013. Disponível em: http://www.criticalcarenutrition.com/docs/cpgs2012/7.2.pdfhttp://www.criticalcarenutrition.com/docs/cpgs2012/7.2.pdf

Casaer MP et al. Early versus late parenteral nutrition in critically ill adults. N Engl J Med 2011 Aug 11; 365(6):506-17.

Cove MC, Pinsky MR. Early or late parenteral nutrition: ASPEN vs. ESPEN. Crit Care 2011; 15(6):317.

Desai SV, McClave SA, Rice TW. Nutrition in the ICU: an evidence-based approach. Chest 2014 May; 145(5):1148-57.

Doig GS, Simpson F, Sweetman EA, Finfer SR, Cooper DJ, Heighes PT, Davies AR, O'Leary M, Solano T, Peake S, Early PN. Investigators of the ANZICS Clinical Trials Group. Early parenteral nutrition in critically ill patients with short-term relative contraindications to early enteral nutrition: a randomized controlled trial. JAMA 2013 May 22; 309(20):2130-8.

Dvir D, Cohen J, Singer P. Computerized energy balance and complications in critically ill patients: an observational study. Clin Nutr 2006 Feb; 25(1):37-44.

Heidegger CP, Berger MM, Graf S, Zingg W, Darmon P, Costanza MC, Thibault R, Pichard C. Optimisation of energy provision with supplemental parenteral nutrition in critically ill patients: a randomised controlled clinical trial. Lancet 2013 Feb 2; 381(9864):385-93.

Mahmoodpoor A, Golzari SE, Sanaie S. Early enteral nutrition and optimization of the energy with supplemental parenteral nutrition. Int J Surg 2014; 12(4):365.

McClave SA, Martindale RG, Vanek VW, McCarthy M, Roberts P, Taylor B, Ochoa JB, Napolitano L, Cresci G; ASPEN. Board of Directors; American College of Critical Care Medicine; Society of Critical Care Medicine. Guidelines for the Provision and Assessment of Nutrition Support Therapy in the Adult Critically Ill Patient: Society of Critical Care Medicine (SCCM) and American Society for Parenteral and Enteral Nutrition (ASPEN). JPEN J Parenter Enteral Nutr 2009 May-Jun; 33(3):277-316.

McClave SA, Taylor BE, Martindale RG, Warren MM, Johnson DR, Braunschweig C, McCarthy MS, Davanos E, Rice TW, Cresci GA, Gervasio JM, Sacks GS, Roberts PR, Compher C, Society of Critical Care Medicine. American Society for Parenteral and Enteral Nutrition.. Guidelines for the Provision and Assessment of Nutrition Support Therapy in the Adult Critically Ill Patient: Society of Critical Care Medicine (SCCM) and American Society for Parenteral and Enteral Nutrition (ASPEN). JPEN J Parenter Enteral Nutr 2016 Feb; 40(2):159-211.

Nunes ALB, Koterba E, Alves VGF, Abrahão V, Correia MITD, Sociedade Brasileira de Nutrição Parenteral e Enteral, Associação Brasileira de Nutrologia. Terapia Nutricional no Paciente Grave. Agosto 2011 [Acessado em: jul 2014]. Disponível em: http://www.projetodiretrizes.org.br/novas_diretrizes.php

Silva MLT, Dias MCG, Vasconcelos MIL, Sapucahy MV, Catalani LA, Miguel BZB, Buzzini R, Sociedade Brasileira de Nutrição Parenteral e Enteral, Associação Brasileira de Nutrologia. Terapia Nutricional na Doença de Crohn, 2011. Disponível em: http://www.projetodiretrizes.org.br/novas_diretrizes.php

Singer P, Berger MM, Van den Berghe G, Biolo G, Calder P, Forbes A, Griffiths R, Kreyman G, Leverve X, Pichard C, ESPEN. ESPEN Guidelines Parenteral Nutrition: Intensive Care. Clin Nutr 2009 Aug; 28(4):387-400.

Tsai JR, Chang WT, Sheu CC, Wu YJ, Sheu YH, Liu PL, Ker CG, Huang MC. Inadequate energy delivery during early critical illness correlates with increased risk of mortality in patients who survive at least seven days: a retrospective study. Clin Nutr 2011 Apr; 30(2):209-14.

Villet S, Chiolero RL, Bollmann MD, Revelly JP, Cayeux R N MC, Delarue J, Berger MM. Negative impact of hypocaloric feeding and energy balance on clinical outcome in ICU patients. Clin Nutr 2005 Aug; 24(4):502-9.

CAPÍTULO 13

Terapia Infusional e Nutrição Parenteral

Claudia Candido da Luz
Claudia Regina Laselva
Jorge L. Saraiva dos Santos
Lilian Moreira Pinto

INTRODUÇÃO

A terapia nutricional parenteral (TNP) pode ser definida como um conjunto de procedimentos terapêuticos empregados para manutenção ou recuperação do estado nutricional mediante a oferta de nutrientes diretamente para a corrente sanguínea por via intravenosa, indicada quando os pacientes estão impossibilitados de receber dieta pelo trato gastrointestinal (via oral e enteral). Pode ser utilizada também como adjuvante da nutrição oral e enteral para otimizar a oferta calórica e proteica e suprir as necessidades nutricionais diárias dos pacientes.

Em geral, a tomada de decisão das escolhas dos acessos leva em consideração os fatores relacionados ao tempo de utilização, comorbidades e anatomia para uma melhor customização.

Este capítulo abordará os seguintes tópicos relacionados com a escolha da via de acesso à terapia nutricional (TN), especificamente o acesso à nutrição parenteral: central (curta permanência, longa permanência, semi-implantado e totalmente implantado) e acesso periférico – indicado somente quando a osmolaridade < 800 mOsm/L, prevenindo complicações, como flebites.

Além disso, será abordado nos tópicos a seguir o uso da ultrassonografia na prática para acesso vascular.

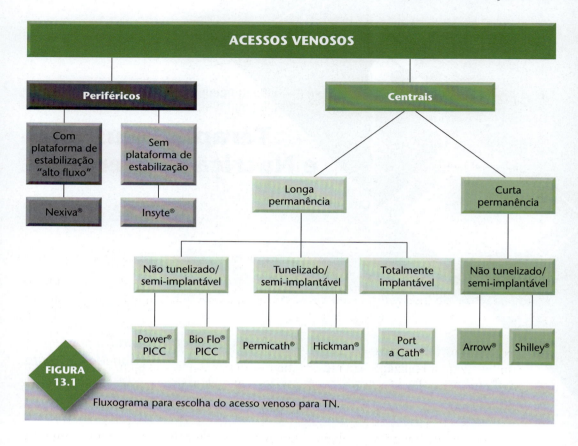

FIGURA 13.1 Fluxograma para escolha do acesso venoso para TN.

ACESSO VENOSO CENTRAL (Fig. 13.1)

É um dispositivo intravenoso inserido através de uma veia superficial ou profunda, o qual progride até a veia cava superior ou inferior. Esse dispositivo geralmente possui um, dois ou três lumens; é longo, flexível, radiopaco, feito com material em silicone, poliuretano, carbotano e endexo de polímero, sendo todas as tecnologias bioestáveis e biocompatíveis.

Indicação:
- Tempo de duração da terapia nutricional prolongado: > 5 dias.

Vantagens:
- Permite administração de soluções hiperosmolares;
- Menor risco de flebite, infiltração, extravasamento e complicações locais.

Desvantagens:
- Maior custo;
- Técnica mais complexa;
- Risco de trombose venosa;
- Maior incidência de complicações infecciosas: infecção de corrente sanguínea (ICS) e sepse;
- Maior risco de complicações pela inserção do cateter (Tabela 13.1).

Terapia Infusional e Nutrição Parenteral

TABELA 13.1. Complicações relacionadas com a inserção de cateteres venosos centrais

Pneumotórax	Lesão do nervo frênico
Hemotórax	Lesão da traqueia
Lesão de plexo braquial	Trombose venosa
Hidrotórax	Embolia pulmonar
Hemo e hidromediastino	Embolia gasosa
Punção e laceração arterial	Embolia do cateter ou do fio-guia
Lesão do ducto torácico	Arritmias

Há diferentes tipos de cateter venoso central. Eles podem variar quanto ao número de lumens, local de inserção (periférico ou central), posição da implantação do cateter (semi-implantado ou totalmente implantado) e tempo de permanência (curta ou longa duração). Independentemente do tipo do cateter, recomenda-se que a nutrição parenteral (NP) seja infundida em via exclusiva para reduzir o risco de infecções.

É fundamental a realização de radiografia de tórax após a passagem do dispositivo para confirmar a localização da ponta do cateter antes de iniciar a infusão da NP.

Acesso central de curta permanência (Fig. 13.1)

São cateteres utilizados no ambiente hospitalar, por um período limitado (até 15 dias) conforme recomendação do Centers for Diseases Control and Prevention (CDC), classificados também como semi-implantado/não tunelizados, implantados em algumas ocasiões à beira do leito e construídos do material em poliuretano: tipo Shilley® e tipo Arrow®.

Tipo Arrow®/Shilley® (Fig. 13.2)

Quanto ao número de lumens, podem ser classificados de acordo com a quantidade de vias na extremidade proximal: mono, duplo e triplo lúmen. Hoje já há no mercado cateteres com até 5 lumens. Quanto maior o número de lumens, maior o risco de infecção.

Quanto aos locais de implantação do cateter venoso central, podem ser utilizados os acessos por veia subclávia, jugular interna e veia femoral. A escolha do local de punção depende de alguns fatores, como experiência do médico, existência de coagulopatia, anatomia do paciente, presença de infecção no local escolhido ou próximo a ele, falência respiratória ou instabilidade hemodinâmica (Tabela 13.2).

Os cateteres devem ser passados com técnica asséptica, barreira máxima e utilizando a técnica de Seldinger que consiste em quatro etapas: punção, introdução do fio-guia, dilatação e introdução do cateter sobre o fio-guia.

Como todo dispositivo central, é fundamental a realização de radiografia de tórax após a passagem do cateter para confirmar o posicionamento correto.

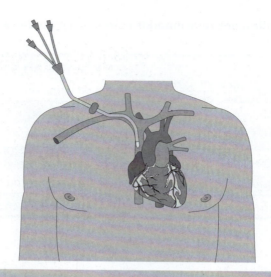

FIGURA 13.2 Implante de cateter de curta permanência.

TABELA 13.2. Contraindicações relativas à punção venosa central

Estados de hipocoagulabilidade
Enfisema pulmonar acentuado
Deformidade torácica
Cirurgia ou irradiação prévia da região cervical
Assistência ventilatória com pressão positiva
Prematuros e crianças até 1 ano de idade
Choque hipovolêmico grave

Acesso central de longa permanência

Cateter utilizado no ambiente hospitalar, ambulatorial e domiciliar, por um longo período, podendo variar entre dias, meses até anos, de acordo com o tipo e a técnica de inserção do cateter conforme recomendação do CDC.

Pode ser classificado como:
- Totalmente implantado;
- Semi-implantado/tunelizado;
- Semi-implantado/não tunelizados.

Implantados e removidos em ambiente cirúrgico (totalmente implantado e semi-implantados/tunelizados), em algumas ocasiões são implantados à beira do leito (semi-implantados/não tunelizados).

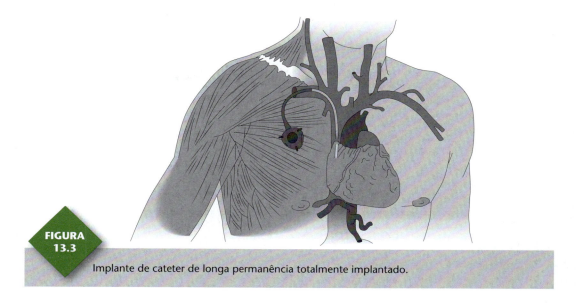

Figura 13.3 Implante de cateter de longa permanência totalmente implantado.

Tipo Port a Cath® (Fig. 13.3)

Dispositivo totalmente implantado recoberto sob a pele, conectado em um reservatório inserido no subcutâneo com técnica cirúrgica onde são realizadas as punções para a infusão da terapia nutricional.

Alguns estudos mostram que os dispositivos implantados no subcutâneo apresentam menores taxas de infecção quando comparados aos outros cateteres centrais.

Tipo Hickman®/Permicath® (Fig. 13.4)

Dispositivo semi-implantado/tunelizado, ou seja, parte do cateter é inserido por baixo da pele no tecido subcutâneo, ficando exposta apenas a parte proximal do dispositivo onde é infundida a terapia nutricional.

A tunelização visa diminuir a progressão bacteriana na superfície externa do cateter, diminuindo, assim, a incidência de complicações sépticas.

Tipo PICC® (Fig. 13.5)

Cateter central de inserção periférica (*peripherally inserted central cateter* – PICC).

O dispositivo é inserido em uma veia periférica preferencialmente em membros superiores, exceto em neonatos, que apresentam a possibilidade de inserção em membros inferiores, o posicionamento ideal será no interior na junção da veia cava superior/inferior com átrio direito.

Pode ser inserido por enfermeiros e médicos após treinamento específico.

As principais vantagens em relação aos outros tipos de cateter venoso central são menor custo e menor incidência de infecções.

As principais desvantagens são acesso limitado, dificuldade de obter o posicionamento adequado (longos trajetos) e necessidade de treinamento específico para passagem do dispositivo.

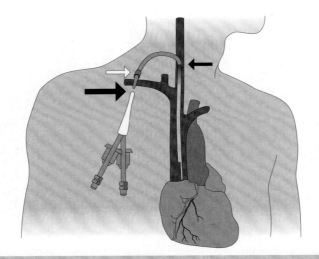

FIGURA 13.4 Implante de cateter de longa permanência totalmente tuneilizado.

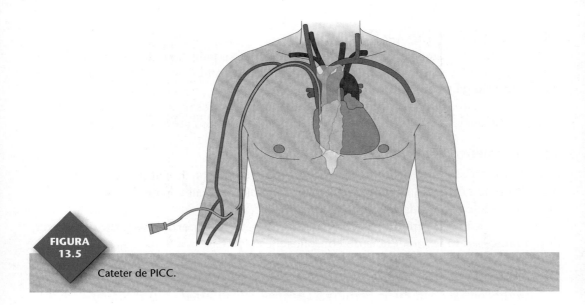

FIGURA 13.5 Cateter de PICC.

São classificados como cateteres de média permanência por alguns autores.

O uso domiciliar pode ser considerado quando a terapia nutricional parenteral não exceder tempo maior que três meses.

USO DE ULTRASSONOGRAFIA NA PRÁTICA PARA ACESSO VASCULAR (Figs. 13.6 e 13.7)

Estudos mostram que incorporar o uso de ultrassonografia na inserção de cateteres venosos evidencia a redução no tempo do procedimento, diminuição do número

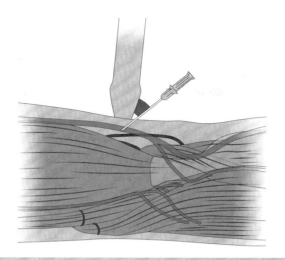

FIGURA 13.6 Ppunção venosa guiada por ultrassom.

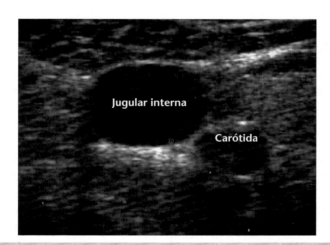

FIGURA 13.7 Imagem ultrassonográfica da veia jugular interna esquerda e artéria carótida esquerda.

de tentativas para canulação do vaso e redução dos custos, por diminuir as taxas de complicações mecânicas de maneira bastante significativa. Além de guiar a punção de modo mais rápido e seguro, a ultrassonografia possibilita o diagnóstico e detecção de variações anatômicas, lesões e possíveis complicações.

Hoje há no mercado diversos tipos e variadas marcas de aparelhos ultrassonográficos portáteis disponíveis para o uso na inserção dos cateteres.

Fortes evidências demonstram que o auxílio ultrassonográfico para punção no sítio jugular interno é benéfico (inclusive sob o ponto de vista econômico).

Embora o método pareça atraente para os demais sítios, ainda não há estudos suficientes que sustentem alguma recomendação.

ACESSO VENOSO PERIFÉRICO

É um dispositivo curto construído com poliuretano, teflon ou vialon, com ou sem plataforma de estabilização, inserido em uma veia superficial preferencialmente nos membros superiores (MMSS): mão, antebraço e braço.

Indicações:
- Tempo curto de duração da terapia: < 5 dias e/ou osmolaridade < 800 mOsm/L;
- Terapia complementar à oferta via oral (VO) ou enteral.

Vantagens:
- Acesso fácil e rápido;
- Baixo custo;
- Não requer cuidados especializados;
- Complicações de baixa complexidade quando comparado ao acesso venoso central.

Desvantagens:
- Complicações como infiltração e/ou extravasamento, dor local e tromboflebite;
- Requer troca frequente do acesso;
- Contraindicada a infusão de soluções hiperosmolares (> 800 mOsmq/L).

CONSIDERAÇÕES FINAIS

As terapias de nutrição enteral e parenteral apresentam benefícios que vão desde a manutenção do estado nutricional, redução do tempo de hospitalização até a diminuição da morbidade e mortalidade.

A indicação de TNP ocorre em caso de impossibilidade de receber dieta pelo trato gastrintestinal, entretanto, existem casos nos quais ocorre a TNP em conjunto à terapia nutricional oral e/ou enteral. Pode ser administrada tanto por acesso periférico (temporariamente) como por acesso venoso central. A escolha do acesso depende do tempo de duração da terapia, características da dieta, como osmolaridade da solução, anatomia do local de acesso e presença de distúrbios de coagulação.

Hoje, o uso de ultrassonografia para guiar punção vascular na inserção de cateteres mostra relevância na redução no tempo do procedimento e redução dos custos pela diminuição das taxas de complicações mecânicas.

Leitura recomendada

Al Raiy B, Fakih MG, Bryan-Nomides N, Hopfner D, Riegel E, Nenninger T, Rey J, Szpunar S, Kale P, Khatib R. Peripherally inserted central venous catheters in the acute care setting: A safe alternative to high-risk short-term central venous catheters. American Journal of Infection Control. November, 20.2009/ J Patient Saf & Volume 3, Number 3, September 2007.

American Society for Parenteral and Enteral Nutrition (ASPEN). Clinical guidelines for the use of parenteral and enteral nutrition in adult and pediatric patients.JPEN J Parenter Enteral Nutr 2009; (33):255-9.

Canadian clinical practice guidelines for nutrition support in mechanically ventilated, critically ill adults patients. JPEN J Parenter Enteral Nutr, 2016.

Catheter-associated bloodstream infection incidence and risk factors in adults with cancer: a prospective cohort study. Journal of Hospital Infection, 2011.

CDC Guidelines – Guidelines for the Prevention of Intravascular Catheter-Related Infections, 2011.

ESPEN Guidelines on Parenteral Nutrition: Intensive Care. Clin Nutr 2009 Aug; 28(4):387-400.

Lamperti M, Bodenham A.R, Pittiruti M. et al. International evidence-based recommendations on ultrasound-guided vascular access. Intensive Care Med 2012; 38:1105-17.

Maecken T, Grau T. Ultrasound imaging in vascular access. Crit Care Med 2007; 35(5 Suppl.).

Marik PE, Flammer M, Harrison W. The risk of catheter related bloodstream infection with femoral venous catheters as compared to subclavian and internal jugular venous catheters: A systematic review of the literature and meta-analysis. Crit Care Med 2012; 40:2479-85

Pittiruti M, Hamilton H, Biffi R, MacFie J, Pertkiewic M. ESPEN guidelines on parenteral nutrition: central venous catheters (acess, care, diagnosis and therapy of complications), Clinical Nutrition, 2009; (28):365-77.

Waitzberg DL, Martins JR, Schlaad SW, Junior PEP, Gama-Rodrigues JJ, Pinotti HW et al. Vias de acesso de nutrição parenteral. In: Waitzberg DL. Nutrição oral, enteral e parenteral na prática clínica. São Paulo: Atheneu, 2009: 941-59.

Wollmeister J, da Conceição DB, Helayel PE, dos Santos RK. Uso do ultrassom para punção venosa central em paciente obeso com adenomegalia cervical. Rev Bras Anestesiol 2008; 58(4):403-8.

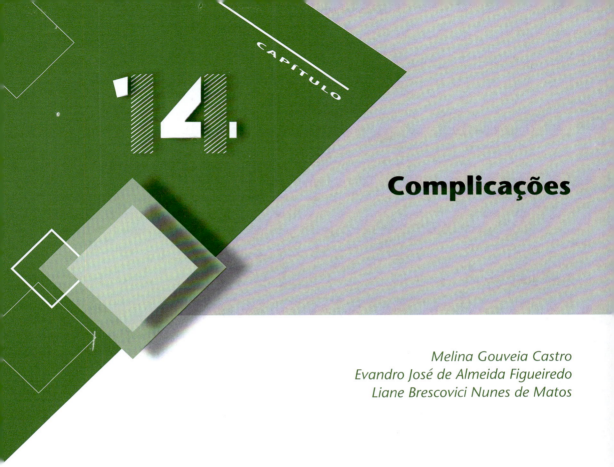

Complicações

Melina Gouveia Castro
Evandro José de Almeida Figueiredo
Liane Brescovici Nunes de Matos

INTRODUÇÃO

Nas últimas duas décadas, a terapia nutricional parenteral (TNP) evoluiu consideravelmente, porém, ainda é um procedimento que deve ser utilizado de forma cautelosa, atentando-se sempre para as possíveis complicações. A atuação da equipe multiprofissional e a educação permanente podem reduzir essas complicações.

As intercorrências relacionadas com a TNP podem ser divididas em três grupos principais: mecânicas, infecciosas e metabólicas. Este capítulo tem como objetivo apontá-las de modo prático e orientar o manejo adequado.

COMPLICAÇÕES MECÂNICAS

Estão relacionadas com o uso do cateter venoso (central ou periférico). A passagem do cateter venoso central (CVC) guiado por ultrassonografia e a maior experiência do profissional que realiza o procedimento estão associados a menores taxas de complicações mecânicas.

Flebite

É a complicação mais comum relacionada com a TNP periférica. Dentre os principais fatores associados, devem ser considerados a osmolaridade das soluções, os aditivos como heparina e lipídeos, a duração da administração da nutrição parenteral (NP) periférica e os tipos de cateteres e agulhas utilizados. Os sinais e sintomas da flebite são rubor, edema e dor no local da punção.

Para a prevenção dessa complicação, as seguintes medidas são recomendadas:
- Uso da NP periférica por períodos que não ultrapassem 10 dias; porém, nos casos de tempo de uso prolongado, optar por NP central;
- Considerar o aumento do aporte lipídico, assim como a redução da glicose e de outros aditivos da NP;
- Evitar o uso de terapias não apropriadas para acessos periféricos, como fluidos parenterais com concentrações mais elevadas, soluções ou medicamentos com pH menor do que 5 ou maior do que 9 e soluções ou medicamentos com osmolaridade maior do que 900 mOsm/L.

Pneumotórax

Complicação relativamente frequente da passagem do CVC. A realização da punção guiada com auxílio de ultrassonografia pode reduzir as taxas dessa complicação. Além disso, é obrigatória a obtenção de uma radiografia de tórax após a passagem de CVC, nos sítios subclávia e jugular, a fim de avaliar a presença de pneumotórax e o seu posicionamento adequado.

Trombose relacionada com o cateter

A trombose do CVC pode acontecer em duas situações: pode haver o revestimento externo do cateter por fibrina, normalmente não aderente à parede do vaso, ou a formação de um trombo, com obstrução total ou parcial do CVC.

Como medidas preventivas, destacam-se:
- Nos cateteres de curta permanência, evitar coleta de sangue para análises laboratoriais e períodos de não uso do cateter;
- Posicionar o CVC na junção cavoatrial sempre que possível;
- Sempre lavar o CVC com solução salina após o uso;
- Utilizar, preferencialmente, o cateter de silicone ou poliuretano, em vez do cateter de polietileno.

Em caso de trombose venosa diagnosticada, o tratamento consiste em anticoagulação plena por três a seis meses. A remoção do cateter é obrigatória quando houver infecção associada ou obstrução.

COMPLICAÇÕES INFECCIOSAS

Pacientes recebendo NP têm maior risco de adquirir uma infecção de corrente sanguínea (bacteriana ou fúngica), comparados aos pacientes em uso de cateteres venosos centrais, mas que não estão recebendo TNP.

Os fatores que são independentemente associados à infecção de corrente sanguínea incluem: a não utilização do trato gastrointestinal, por aumentar o risco de translocação bacteriana; inadequada higiene do paciente; inserção do cateter venoso central sob circunstâncias emergenciais; e, em menor proporção, a gravidade da doença e duração da cateterização venosa central.

Fatores relacionados com o tipo de cateter podem afetar de modo significativo o risco de infecção. O CVC tunelizado ou cirurgicamente inserido, quando totalmente

Complicações

implantado, apresenta riscos diminuídos em relação ao cateter semi-implantável, uma vez que estão protegidos da contaminação extraluminal. Os CVCs tuneilizados são indicados para o acesso vascular em longo prazo, como o uso da NP domiciliar. Em casos de uso de CVC multilúmen, a NP deve ser infundida exclusivamente em uma das vias.

A utilização da ultrassonografia na inserção do cateter pode reduzir indiretamente o risco de contaminação e infecção quando comparado à punção venosa às cegas, devido à facilitação mecânica, causando menor trauma aos tecidos e menor tempo necessário para a realização do procedimento.

Na escolha do local de inserção mais adequado para um CVC, são necessárias algumas considerações, como condições específicas do paciente (por exemplo, CVC preexistente, anormalidades anatômicas, diátese hemorrágica, alguns tipos de pressão positiva na ventilação mecânica), risco relativo de complicações mecânicas (por exemplo, sangramento, pneumotórax, trombose), bem como risco de infecção. Alguns estudos sugerem que o cateter central de inserção periférica (PICC) pode estar associado a um risco mais baixo de infecção se comparado com CVC semi-implantável de curto prazo.

A adoção de um conjunto de intervenções, como lavagem das mãos, máxima precaução no momento da inserção do cateter, barreira de proteção, paramentação completa, manipulação estéril, antissepsia da pele com clorexidina, curativos estéreis para cobrir o orifício e o canhão após o uso, e menor manipulação possível, produzem um efeito eficaz e persistente na incidência de infecção da corrente sanguínea.

COMPLICAÇÕES METABÓLICAS

As complicações metabólicas associadas à NP podem ocorrer em curto prazo e necessitam de vigilância diária. Destacam-se a deficiência ou excesso dos componentes da NP, como eletrólitos, minerais, glicose, ácidos graxos essenciais e vitaminas. Portanto, pode haver comprometimento ou sobrecarga de sistemas, fígado e vias biliares e, em longo prazo, se não houver prescrição e monitoração adequadas, déficit de nutrientes, microelementos e vitaminas.

Hipoglicemia e hiperglicemia

No paciente hospitalizado, situações metabólicas, como sepse, disfunção hepática, disfunção pancreática, diabetes melito, deficiência de cromo, estresse pós-operatório, uso de esteroides e infusão de soluções ricas em glicose, aumentam o risco de alterações glicêmicas. A hiperglicemia é a complicação metabólica mais comum associada à NP, ocorrendo sobretudo em pacientes críticos, devido a maior resistência à insulina, e está associada ao aumento do risco de complicações hospitalares e de mortalidade.

Medidas como o uso de insulina, dosagem da quantidade de carboidratos, controle de fontes alternativas de glicose ofertada por outros meios, como soro, medicações, nutrição enteral suplementar e até mesmo a diminuição da concentração de glicose na NP, favorecem o maior controle da taxa glicêmica.

A introdução gradual da NP, o controle da velocidade de infusão de glicose (VIG), que não deve ultrapassar 3-5 mg/kg/min nos pacientes críticos, o uso de substratos mistos em sua formulação e a utilização de insulinoterapia podem prevenir a hiperglicemia. Nos pacientes críticos, recomenda-se manter a glicemia em níveis menores do que 180 mg/dL.

Por outro lado, a hipoglicemia é muito menos frequente do que a hiperglicemia nos pacientes de UTI. Valores menores do que 70 mg/dL podem causar sintomas, como rebaixamento do nível de consciência, tremores e sudorese.

Nos pacientes em uso de NP, a secreção de insulina está aumentada cerca de seis vezes em relação aos níveis basais. Por isso, em caso de suspensão súbita da infusão da NP, a concentração ainda elevada de insulina circulante pode provocar um quadro de hipoglicemia reativa.

É recomendada a redução gradual da velocidade de infusão da NP sempre que garantida outra via de alimentação (oral ou enteral) antes da suspensão da TNP.

Distúrbios eletrolíticos

Os distúrbios eletrolíticos são bastante frequentes nos pacientes hospitalizados, sobretudo em uso de NP. Assim, os eletrólitos devem ser monitorados diariamente. Além disso, é necessária a monitoração do balanço hídrico e diurese do paciente, a fim de evitar hipervolemia ou hipovolemia.

Na Tabela 14.1, estão listados os principais distúrbios eletrolíticos dos pacientes em uso de NP e o seu respectivo tratamento.

Hipertrigliceridemia

É definida como elevação dos níveis séricos de triglicerídeos acima de 150% do limite superior de referência após 8 horas da infusão da emulsão lipídica ou uma dosagem superior a 264 mg/dL. Pode causar diminuição da imunidade, piora da função pulmonar, aumento do risco de pancreatite e esteatose hepática. São fatores de risco para hipertrigliceridemia: sepse, hiperglicemia, uso de corticoides em doses elevadas, disfunção renal e pancreatite.

Devem-se manter os níveis séricos de triglicerídeos abaixo de 400 mg/dL durante a infusão de NP. Recomenda-se manter a infusão de emulsões lipídicas entre 0,8 e 1,5 g/kg/dia e suspender a infusão temporariamente nos casos em que a hipertrigliceridemia (> 1.000 mg/dL) persistir por mais de 72 horas.

Algumas medidas que podem auxiliar no controle e prevenção da hipertrigliceridemia são:
- Limitar a quantidade de lipídeo infundido a, no máximo, 1,0 g/kg/dia;
- Diminuir a velocidade de infusão para ≤ 0,12 g/kg/h;
- Utilizar infusão contínua durante 24 h em vez de infusões cíclicas de lipídeo;
- Suspender a infusão lipídica diária em caso de o soro se tornar lipêmico ou triglicerídeos séricos em valores ≥ 400 mg/dL;
- Descontar a quantidade de lipídeo fornecida pelo uso do propofol (0,1 g/mL) da dose total calculada na formulação da dieta parenteral;
- Monitorar os níveis séricos de triglicerídeos antes do início da TNP e semanalmente.

A terapia com hipolipemiantes está indicada quando os níveis séricos dos triglicerídeos não puderem ser mantidos abaixo de 1.000 mg/dL. Estudos recentes sugerem que emulsões lipídicas contendo óleo de peixe ou lipídeos estruturados contendo triglicerídeos de cadeia média (TCM) estão associadas a um clareamento mais rápido dos triglicerídeos, porém, ainda não é consenso.

Complicações

TABELA 14.1. Causa e tratamento dos distúrbios eletrolíticos

DISTÚRBIO ELETROLÍTICO	CAUSAS	TRATAMENTO
Hipercalemia Potássio sérico > 5,0 mEq/L	Disfunção renal, acidose metabólica, uso de diuréticos, heparina, betabloqueadores, anti-hipertensivos, iatrogenia (reposição excessiva)	• Suspensão de substâncias ou de reposição • Correção da acidose metabólica • Uso de resinas de troca e diuréticos de alça • Hemodiálise
Hipocalemia Potássio sérico < 3,5 mEq/L	Perda de potássio em fístulas, vômitos, diarreia, nefropatias, alcalose metabólica, medicamentos (antibióticos, insulina, laxantes, diuréticos)	• Aumentar a quantidade de potássio ofertado na nutrição parenteral • Reposição endovenosa isolada • Corrigir hipomagnesemia, se houver
Hipernatremia Sódio sérico < 145 mEq/L	Desidratação (queimadura, vômitos, diarreia, fístulas), diabetes *insipidus*, iatrogenia (infusão excessiva), diuréticos de alça	• Restrição de sódio • Ajuste de déficit de água livre, respeitando a variação de até 12 mEq/L por dia para evitar edema cerebral
Hiponatremia Sódio sérico < 135 mEq/L	Hiper-hidratação, insuficiência adrenal, insuficiência cardíaca congestiva, hepatopatias, hipotireoidismo, diuréticos tiazídicos	• Restrição hídrica • Reposição de sódio, respeitando a variação de sódio até 12 mEq/L por dia para evitar edema cerebral e mielinólise puntina • Diuréticos de alça
Hipomagnesemia Mg sérico < 1,6 mg/dL*	Síndrome de realimentação, alcoolismo, diarreia, vômitos, síndromes disabsortivas, pancreatite aguda e cetoacidose diabética	• Aumento da suplementação de magnésio na NP ou reposição oral ou endovenosa isolada
Hipofosfatemia Fósforo sérico < 2,5 mg/dL*	Alcalose aguda, síndrome de realimentação, uso de diuréticos, uso de esteroides, hiperparatireoidismo, fístulas intestinais e diarreia	• Correção da causa de base • Aumento da suplementação de fósforo na NP ou reposição oral/endovenosa isolada

*A depender do valor de referência do laboratório.

Em pacientes com níveis persistentemente elevados de triglicérides, em uso de NP com baixa quantidade ou sem lipídeos, a oferta de 250 mL de uma emulsão lipídica de óleo de soja a 20% duas vezes por semana é o suficiente para a prevenção de deficiência de ácidos graxos essenciais. Outra medida que pode ser utilizada é ofertar de 2 a 4% do valor calórico total, como ácido linoleico (n-6), e de 0,25 a 0,5%, como ácido linolênico (n-3).

SÍNDROME DA REALIMENTAÇÃO

É conhecida como uma consequência da ingestão alimentar rápida e excessiva em indivíduos desnutridos e caracterizada por hipofosfatemia, hipomagnesemia, hipocalemia, deficiência vitamínica (sobretudo tiamina) e retenção hídrica. A intensidade das manifestações pode variar de leve a grave, conforme o grau de desnutrição, tempo de jejum, condição clínica, prontidão de diagnóstico e tratamento empregado.

As principais recomendações foram publicadas em 2006 pelo National Institute for Health and Clinical Excellence (NICE) e trouxeram incrementos no manejo dessa síndrome, descrevendo os critérios para seu reconhecimento, conforme Tabela 14.2.

Fisiopatologia da síndrome de realimentação

O mecanismo fisiopatológico da síndrome de realimentação começa no estágio inicial da privação nutricional, em que há queda dos níveis de glicose sanguínea resultando em diminuição de insulina e aumento de glucagon. Isso estimula a glicogenólise hepática e lipólise como fontes de energia para os tecidos. À medida que as reservas de glicogênio são depletadas, a gliconeogênese passa a ser estimulada no fígado, utilizando aminoácidos (provenientes dos músculos), lactato e glicerol para a síntese de glicose para cérebro, hemácias e células medulares renais, usuárias obrigatórias de glicose. Com a manutenção da privação nutricional, o corpo passa a tentar preservar músculos e proteína, reduzindo o uso tissular de corpos cetônicos e passando a usar ácidos graxos como principal fonte de energia. Como consequência, vários minerais intracelulares são depletados, mesmo em alguns indivíduos com dosagens séricas normais.

Com a realimentação rápida, independente da via escolhida, seja por via oral, enteral ou parenteral, há mudanças metabólicas e hormonais pelo retorno de uso de carboidratos como principal fonte de energia: a glicose absorvida leva à elevação de seus níveis séricos que, por sua vez, aumentam a produção de insulina e diminuem a de glucagon. Isso resulta em síntese de glicogênio, gordura e proteína, e esse estado anabólico requer consumo de minerais, como fosfato e magnésio, além de cofatores, como a tiamina. A insulina vai estimular a absorção de potássio pelas células e tanto fosfato

---

TABELA 14.2. Critérios para determinação dos pacientes com alto risco de desenvolver síndrome de realimentação

O paciente tem uma ou mais das seguintes características:
• IMC inferior a 16 kg/m^2
• Perda involuntária de peso superior a 15% nos últimos 3-6 meses
• Baixa ou nenhuma aceitação alimentar por mais de 10 dias
• Baixos níveis de potássio, fosfato ou magnésio antes da alimentação
Ou o paciente tem duas ou mais das seguintes características:
• IMC inferior a 18,5 kg/m^2
• Perda de peso involuntária superior a 10% nos últimos 3-6 meses
• Baixa ou nenhuma aceitação alimentar por mais de cinco dias
• História de abuso de álcool ou drogas, como insulina, quimioterapia, antiácidos ou diuréticos

Fonte: National Institute for Health and Care Excellence (NICE), 2006.

Complicações **165**

quanto magnésio também são mobilizados para o meio intracelular, além de água por osmose, o que diminui os níveis séricos de fósforo, potássio e magnésio e resulta nas manifestações da síndrome de realimentação.

Manifestações clínicas da síndrome de realimentação

Os sintomas são variáveis e imprevisíveis, e com diminuições leves dos eletrólitos citados pode não haver sintomas. Mais comumente, o espectro de apresentação varia desde náuseas e vômitos a letargia e insuficiência respiratória, falência cardíaca, hipotensão, arritmias, _delirium_, coma e morte. A piora clínica pode ocorrer rapidamente se a causa não for identificada e adequadamente tratada (Tabela 14.3).

Prevenção e tratamento da síndrome de realimentação

O primeiro passo para a prevenção do desenvolvimento da síndrome de realimentação é reconhecer os pacientes com alto risco de desenvolvimento da síndrome e monitorar parâmetros, como funções vitais, balanço hídrico, checagem de eletrólitos plasmáticos e urinários (Na, K, P, Mg, Ca), monitoração do ritmo cardíaco, funções ventilatórias e gasometria.

O tratamento se baseia na correção das alterações bioquímicas e do desbalanço hídrico em paralelo ao início da alimentação do paciente, minimizando o tempo em jejum. A reposição vitamínica deve começar imediatamente, especialmente a de tiamina e de outras proteínas do complexo B, para reduzir a incidência de encefalopatia de Wernicke ou síndrome de Korsakoff.

A reposição de eletrólitos pode ser feita por via oral, enteral ou parenteral a depender do juízo clínico. O National Institute for Health and Care Excellence (NICE) recomenda reposições de potássio de 2-4 mmol/kg/dia, fosfato de 0,3-0,6 mmol/kg/dia e magnésio de 0,2 mmol/kg/dia por via endovenosa, ou 0,4 mmol/kg/dia por via oral.

A velocidade de realimentação varia com a gravidade da desnutrição do paciente previamente à realimentação. O aporte energético na fase inicial (1º ao 3º dia) a partir de 5 kcal/kg/dia no caso de pacientes críticos, e 10 kcal/kg/dia para os outros pacientes durante o período. Não é indicado ultrapassar 20% das necessidades energéticas basais na fase inicial. Do 4º ao 10º dia, progredir lentamente de 15-20 kcal/kg/dia. A partir daí, a progressão dietética até a meta nutricional pode evoluir conforme condição clínica e resultados dos exames laboratoriais. A oferta proteica geralmente pode ser dada desde o início, desde que as funções renal e hepática estejam preservadas. O tempo de suplementação dos micronutrientes dependerá da evolução do estado nutricional, condição clínica e parâmetros laboratoriais.

DOENÇAS HEPÁTICAS

Mais de 60% dos pacientes de UTI em uso de TNP por mais de duas semanas podem apresentar exames de função hepática alterados. Isso pode ser causado pela TNP ou por outros fatores, como sepse, isquemia hepática, drogas, hipoxemia. Para monitoração, é recomendada a dosagem sérica duas vezes por semana da aspartato aminotransferase (AST), alanina aminotransferase (ALT), gama-glutamil transferase, fosfatase alcalina e bilirrubinas.

TABELA 14.3. Manifestações clínicas da síndrome de realimentação

	HIPOFOSFATEMIA	HIPOMAGNESEMIA	HIPOCALEMIA	INTOLERÂNCIA À GLICOSE E LÍQUIDOS
Cardíaca	Alteração da função do miocárdio, arritmia, insuficiência cardíaca congestiva, morte súbita	Arritmia, taquicardia	Arritmia, parada cardíaca, hipotensão ortostática, aumento da sensibilidade ao digital, alteração no ECG	Insuficiência cardíaca congestiva, morte súbita, hipotensão
Gastrointestinal	Disfunção hepática	Dor abdominal, anorexia, diarreia, obstipação	Obstipação, íleo, exacerbação da encefalopatia hepática	Esteatose hepática
Neuromuscular	Paralisia arreflexiva aguda, confusão, coma, paralisia de nervos cranianos, perda difusa do sensório, letargia, parestesia, rabdomiólise, convulsões, síndromes de Guillain-Barré símile e fraqueza	Ataxia, confusão, fasciculação, hiporreflexia, irritabilidade, tremor muscular, mudança da personalidade, sinal de Trousseau positivo, convulsões, tetania, vertigem, fraqueza	Arreflexia, hiporreflexia, parestesia, paralisia, insuficiência respiratória, rabdomiólise, fraqueza	Coma hiperosmolar não cetótico
Metabólica			Alcalose metabólica, hipocalemia, intolerância à glicose	Hiperglicemia, hipernatremia, cetoacidose metabólica, desidratação
Pulmonar	Insuficiência respiratória aguda			Retenção de CO_2
Renal			Diminuição da concentração urinária, poliúria, polidipsia, nefropatia, mioglobinúria	Diurese osmótica, azotemia pré-renal
Hematológica	Alteração da morfologia da hemácia, anemia hemolítica, trombocitopenia, diminuição da função das plaquetas, hemorragia, disfunção de leucócitos			

Fonte: Silva MLT, Martins JR, Castro M, Waitzberg DL. Complicações da nutrição parenteral total. In: Waitzberg DL. Nutrição oral, enteral e parenteral na prática clínica. São Paulo: Atheneu 2009; 1021-31.

Complicações

As doenças hepáticas mais frequentes são:

- *Esteatose hepática:* é a principal complicação hepática relacionada com o uso prolongado de NP. Pode ocorrer entre a 1ª e 4ª semana após o início da NP, com mais frequência em pacientes adultos. As principais causas estão relacionadas com a velocidade aumentada de infusão de lipídeos e a hiperalimentação (excesso de calorias ofertadas na forma de carboidratos);
- *Colestase:* predominante em prematuros e neonatos, está relacionada com a dificuldade ou completa obstrução à secreção de bile. Alguns fatores que contribuem para a colestase associada à NP são infecções recorrentes, resposta inflamatória aumentada ou diminuída, composição inapropriada da fórmula de solução de NP (oferta excessiva de lipídeos e/ou carboidratos), contaminantes na solução de NP provenientes da bolsa ou equipos. O uso prolongado da NP também está relacionado com o aparecimento de colestase e fibrose no parênquima hepático;
- *Lama biliar/colelicistite acalculosa:* a lama biliar e a estase nos ductos biliares podem estar associadas à TNP prolongada, levando à inflamação da vesícula biliar (colecistite) mesmo sem a presença de cálculos. A prevenção pode ser feita com a administração de pequenos volumes de dieta enteral (100-200 mL/dia).

As seguintes recomendações podem atuar na prevenção, diminuindo a taxa de doenças hepáticas associadas à NP:

- Controlar a infusão de carboidratos e lipídeos (redução da oferta calórica e adequação da oferta lipídica), evitando a hiperalimentação;
- Associar nutrição enteral ou via oral em pequena quantidade, quando esta via estiver disponível;
- Associar ômega-3 à emulsão lipídica.

CONSIDERAÇÕES FINAIS

A terapia nutricional parenteral é importante como integrante no cuidado global do paciente grave, mas não está isenta de complicações. Elas podem ser reduzidas com a atuação de uma equipe multiprofissional. As complicações relacionadas com a NP podem ser mecânicas, infecciosas e metabólicas. Dentre as metabólicas, destacam-se alterações glicêmicas, distúrbios eletrolíticos, disfunção hepática e síndrome de realimentação.

Leitura recomendada

Britt RC, Novosel TJ, Britt LD, Sullivan M. The impact of central line simulation before the ICU experience. AM J Surg 2009; 197:533.

Castro M, Correa FG, Antunes C. Manejo das complicações relacionadas a Terapia Nutricional Parenteral. In: Toledo D, Castro M. Terapia Nutricional em UTI: Sarcopenia/ Fraqueza adquirida na UTI. Rio de Janeiro: Rubbio 2015; 161-168.

Center for Disease Control and Prevention. Guidelines for the prevention of intravascular catheter-related infections, 2011. http://www.cdc.gov/hicpac.pdfguidelines/bsi-guidelines-2011.pdf.

Centers for Disease Control and Prevention. Guidelines for the prevention of intravascular catheter-related infections. MMWR 2002; 51 (RR-10):1-28.

Chapter 797, Pharmaceutical compounding – sterile preparations. physical tests. United States Pharmacopeia 28/National Formulary 23. Rockville: The United States Pharmacopeial Convention 2005; 2461-77.

Dellinger RP, Levy MM, Carlet JM et al. Surviving Sepsis Campaign: international guidelines for management of severe sepsis and septic shock: 2008. Crit Care Med 2008; 36:296-327.

Dhaliwal R, Cahill N, Lemieux M, Heyland DK. The Canadian critical care nutrition guidelines in 2013: an update on current recommendations and implementation strategies. Nutr Clin Pract 2014 Feb; 29(1):29-43.

Elnenaei MO, Alaghband-Zadeh J, Sherwook R, Awara MA, Moniz C, le Roux CW. Leptin and Insulin growth fator 1: diagnostic markers of the reffeding syndrome and mortality. Br J Nutr 2011; 106: 906-12.

Finfer S, Chittock DR, Su SY et al. Intensive vs conventional glucose control in critically ill patients. N Engl J Med 2009; 360:1283-97.

Hart WH, Jauch KW, Parhofer K, Rittler P; Working group for developing the guidelines for parenteral nutrition of The German Association for Nutritional Medicine. Complications and monitoring – Guidelines on Parenteral Nutrition, Chapter 11. Ger Med Sci 2009 Nov 18:7: Doc17. Doi: 10.3205/000076.

Llop J, Sabin P, Garau M, Burgos R, Pérez M, Massó J et al. The importance of clinical factors in parenteral nutrition-associated hypertrigliceridemia. Clin Nutr 2003 Dec; 22(6):577-83.

McMahon MM, Nystrom E, Braunschweig C, Miles J, Compher C; American Society for Parenteral and Enteral Nutrition (ASPEN) Board of Directors; American Society for Parenteral and Enteral Nutrition. ASPEN. Clinical guidelines: Nutrition support of adult patients with hyperglycemia. JPEN J Parenter Enteral Nutr 2013 Jan; 37(1):23-36.

National Institute for Health and Care Excellence: Nutrition support in adults. Clinical Guideline CG 32, 2006.

Naylor CJ, Griffiths RD, Fernandez RS. Does a mutidisciplinary total paternteral nutition team improve patient outcome? A systematic review. JPEN J Parenter Enteral Nutr 2004; 28:251-8.

NICE-SUGAR Study Investigators. Intensive versus conventional glucose control in critically ill patients. N Engl J Med 2009; 360:1283-97.

Pasquel FJ, Smiley D, Spiegelman R, Lin E, Peng L, Umpierrez GE. Hyperglicemia is associated with increased hospital complications and mortality during parenteral nutrition. Minneap: Hosp Pract 2011; 39:81-88.

Pittiruti M, Hamilton H, Biffi R, MacFie J, Pertkiewicz M. ESPEN Guidelines on Parenteral Nutrition: central venous catheters (access, care, diagnosis and therapy of complications). Clinical Nutrition 2009; 28(4):365-77.

Preiser JC, Devos P, Ruiz-Santana S et al. A prospective randomised multicentre controlled trial on tight glucose control by intensive insulin therapy in adult intensive care units: the Glucontrol study. Intensive Care Med 2008; 358(2):125-39.

Singer P. (ed): Nutrition in Intensive Care Medicine: Beyond Physiology. World Rev Nutr Diet, Karger 2013; 105:59-68.

Sobotka L, Camilo ME. Metabolic complications of parenteral nutrition. In: Sobotka L, Allison S, Forbes A, Ljungqvist O, Meier R, Pertkiewicz M, Soeters P (eds.). Basics in Clinical Nutrition, 4 ed. Publishing House Galen, Praque, Czech Republic 2011; 348-418.

Sobotka L. Refeeding syndrome. In: Sobotka L, Allison S, Forbes A, Ljungqvist O, Meier R, Pertkiewicz M, Soeters P (eds.). Basics in Clinical Nutrition, 4 ed. Publishing House Galen, Praque, Czech Republic 2011; 348-418.

Task Force of ASPEN; American Dietetic Association Dietitians in Nutrition Support Dietetic Practice Group, Russell M, Stieber M, Brantley S et al. ASPEN. Board of Directors; ADA Quality Management Committee. American Society for Parenteral and Enteral Nutrition (ASPEN.) and American Dietetic Association (ADA): standards of practice and standards of professional performance for registered dietitians (generalist, specialty, and advanced) in nutrition support. Nutr Clin Pract 2007 Oct; 22(5):558-86.

Van den Berghe G, Wouters P, Weekers F et al. Intensive insulin therapy in the critically ill patients. N Engl J Med 2001; 345:1359-67.

Weisinger JR, Bellorín-Font E. Magnesium and phosphorus. Lancet 1998 Aug 1; 352(9125):391-6.

Wu SY, Ling Q, Cao LH et al. Real-time two-dimensional ultrasound guidance for central venous canulation: a meta-analysis. Anesthesiology 2013; 118:361.

Yilmaz G, Koksal I, Aydin K, Caylan R, Sucu N, Aksoy F. Risk factors of cateter-related bloodstream infections in parenteral nutrition catheterization. JPEN J Parenteral Enteral Nutr 2007; 31(4):284.

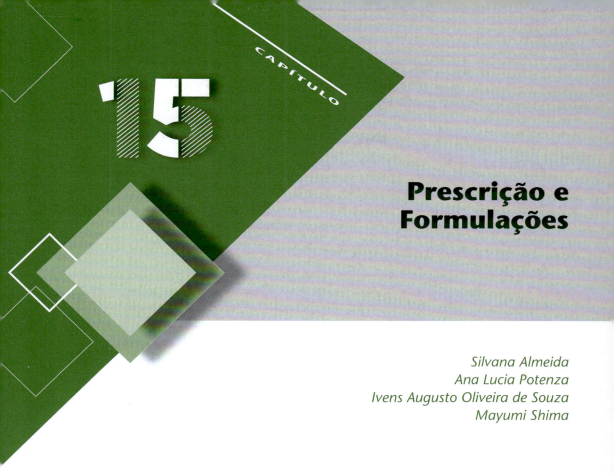

CAPÍTULO 15

Prescrição e Formulações

Silvana Almeida
Ana Lucia Potenza
Ivens Augusto Oliveira de Souza
Mayumi Shima

INTRODUÇÃO

No Brasil, a terapia nutricional parenteral (TNP) é regulamentada pela Portaria nº 272, de 08/04/1998, da Agência Nacional de Vigilância Sanitária (ANVISA), que, além de pontuar os requisitos mínimos exigidos dessa modalidade, fixa os procedimentos de boas práticas.

As formulações de nutrição parenteral (NP) são estéreis e apirogênicas, podendo ser envasadas em recipiente de vidro ou plástico. Para que tais formulações apresentem a qualidade exigida após a sua manipulação, a validação da manipulação asséptica e do ambiente se faz necessária; assim como também é recomendada a validação técnica de cada manipulador.

CONTROLE DE QUALIDADE

Uma das grandes metas a serem atingidas pela equipe multiprofissional de terapia nutricional (EMTN) é assegurar aos pacientes hospitalizados a assistência nutricional adequada, com o objetivo de reduzir a morbimortalidade causada pela desnutrição, tornando o custo-benefício o mais adequado possível. Nesse contexto, minimizar os riscos e garantir a qualidade da terapia nutricional é de fundamental importância.

A NP se caracteriza pela infusão direta de nutrientes na corrente sanguínea do paciente. Sendo assim, a qualidade das formulações está diretamente relacionada ao rigoroso controle de qualidade, realização de validações, existência de procedimentos operacionais padrão, registro de etapas do processo de manipulação e, sobretudo, gerência, vigilância e consistência por parte tanto do pessoal responsável como de todos os funcionários envolvidos de forma direta ou indireta com a manipulação da NP.

SUBSTRATOS DAS SOLUÇÕES DE NP

A formulação de NP deve ser adaptada às necessidades individuais de cada paciente, devendo ser alterada em sua composição ao longo da internação à medida que as condições mórbidas do paciente apresentem variações.

Fonte de carboidratos: glicose

Os carboidratos funcionam como os principais substratos geradores de energia na NP e sua quantidade é determinada pelos requerimentos calóricos do paciente, taxa de oxidação de glicose e pela melhor relação carboidrato/lipídeo para calorias não proteicas.

- A principal fonte de carboidrato é a solução de glicose a 25%, 50% ou 70%. Na neonatologia também é utilizada a concentração de 50%;
- A velocidade de infusão de glicose (VIG) para recém-nascido pré-termo pode ser de 4 mg/kg/min até 12 mg/kg/min. Em adultos, a administração de glicose não deve ultrapassar 5 mg/kg/min;
- A quantidade mínima de glicose/dia requerida em adultos é de aproximadamente 100 a 200 g, primariamente para o cérebro;
- Cada grama de glicose mono-hidratada fornece 3,4 kcal.

Fonte nitrogenada: aminoácidos (aa)

- Proteínas podem ser administradas sob a forma de aa cristalinos (essenciais e não essenciais) ou dipeptídeos;
- Os aa cristalinos são a forma mais utilizada nas formulações de NP. Possuem vantagem significativa sobre os antigos aa hidrolisados de proteínas por apresentarem uma flexibilidade para a alteração das quantidades de vários aa;
- Produtos específicos têm sido desenvolvidos para recém-nascidos e lactentes, pacientes hepatopatas, nefropatas e para estados de hipermetabolismo, como sepse;
- Solução-padrão de aa, geralmente na concentração de 8,5 a 15%, é diluída em apropriada quantidade de glicose de modo a atingir concentração final de 3,5 a 5%;
- Existem formulações específicas, por exemplo, para hepatopatas e nefropatas, ricas em aa ramificados e essenciais, respectivamente;
- Na neonatologia é utilizada solução de aminoácidos com taurina à 10%;
- Cada grama de aminoácidos fornece 4,0 kcal/g.

Fonte de lipídeos: emulsões lipídicas

- Emulsões lipídicas são fontes seguras e eficazes de calorias não proteicas (alta densidade calórica, isotonicidade, baixa toxicidade) e de ácidos graxos essenciais;
- Essas emulsões são preparadas a partir de triglicerídeos de cadeia longa (TCL) obtidos da semente de soja, em combinação com triglicerídeos de cadeia média (TCM), óleo de oliva e/ou óleo de peixe;
- Comercialmente, estão disponíveis apresentações em concentrações de 10 e 20%;
- As emulsões lipídicas são isotônicas e podem ser administradas por veia periférica;

Prescrição e Formulações

- São utilizadas como fonte calórica (20 a 30% da energia total infundida) e para prevenir deficiência de ácidos graxos essenciais (2 a 4% do total de energia como ácido linoleico). Para prevenir a deficiência de ácidos graxos essenciais, a solução deve fornecer 0,25 g/kg/dia para recém-nascido pré-termo e 0,1 g/kg/dia para recém-nascido termo;
- Para pacientes adultos com NP exclusiva, que não estejam recebendo lipídeos na formulação, é sugerida uma reposição de óleo de soja semanal de 100 g, dividida em 2 vezes, para repor ácidos graxos essenciais;
- Emulsões a 10 e 20% fornecem 1,1 e 2 kcal/mL, respectivamente;
- A taxa de infusão deve ser até 100 mL/hora para emulsões a 10%, e 50 mL/hora para emulsões a 20% para prevenir sobrecarga do sistema retículo-endotelial;
- Não se recomenda administração superior a 2,0 g/kg/dia (administra-se geralmente 1 g/kg/dia) para evitar sobrecarga de gordura (hepatomegalia, icterícia e plaquetopenia);
- O uso de emulsões lipídicas contendo TCM, associado a TCL, pode ser vantajoso no sentido de diminuir a incidência de alterações nas enzimas hepáticas e melhorar o aproveitamento desses lipídeos, uma vez que TCM não dependem de carnitina para seu metabolismo. Há também a manutenção da razão de colesterol HDL/LDL, não observada em emulsões exclusivas com TCL;
- A solução de óleo de oliva contém 20% TCL e 80% óleo de oliva. Trata-se de uma solução lipídica mais balanceada e inerte, rica em ômega-9;
- A solução do tipo SMOF é composta por 30% óleo de soja, 30% TCM, 25% óleo de oliva e 15% óleo de peixe. Também é uma emulsão lipídica mais balanceada, com uma concentração ômega-6 : ômega-3 de 35 mg : 4,5 mg/mL;
- Existe ainda uma emulsão lipídica composta exclusivamente por óleo de peixe (100% ômega-3), que pode ser usada no intuito de modular a resposta inflamatória do indivíduo, em situações específicas. Geralmente ela é utilizada em conjunto com outras emulsões lipídicas para aumentar o teor de ômega-3 na solução, e não deve ser utilizada de forma exclusiva por mais de 7 dias.

Vitaminas

- As vitaminas são compostos orgânicos necessários em pequena quantidade para o crescimento normal, para a manutenção do estado físico e para a reprodução;
- Diferem dos outros nutrientes orgânicos, uma vez que não entram para a estrutura tecidual e não sofrem metabolização para o fornecimento de energia;
- Possuem papel metabólico importante, atuando como cofatores de enzimas no metabolismo intermediário e também na profilaxia de deficiências clínicas e subclínicas;
- Existem polivitamínicos para NP com composição apropriada à manutenção diária das necessidades vitamínicas, tanto de adultos como de crianças.

Eletrólitos

- Alguns micronutrientes, como sódio, cloro, potássio, cálcio, magnésio e fosfato são essenciais (em quantidades superiores a 200 mg/dia) para a manutenção do balanço hídrico, função cardíaca, mineralização do esqueleto, função dos sistemas nervoso, muscular e enzimático;

- A repleção nutricional envolve a formação de unidades teciduais, contendo protoplasma e líquido extracelular, em proporção e composição fixas. Se tanto um elemento protoplástico (potássio, fósforo) quanto um elemento extracelular não estiverem presentes, a unidade de protoplasma e o líquido correspondente não poderão ser sintetizados.

Oligoelementos

- Os oligoelementos são os metais inorgânicos cujas necessidades diárias são inferiores a 100 mg, de modo que suas reservas no organismo não ultrapassam 4 g;
- São considerados oligoelementos essenciais para o organismo humano: ferro, iodo, zinco, cobre, cromo, manganês, selênio, molibdênio e cobalto.

OSMOLARIDADE/OSMOLALIDADE DAS SOLUÇÕES DE NP

- A osmolaridade é a medida da concentração das partículas osmoticamente ativas na formulação. Refere-se ao número de miliosmoles por litro de formulação (mOsm/L);
- Osmolalidade refere-se ao número de miliosmoles por quilo de água (mOsm/kg);
- Clinicamente, os dois termos podem ser considerados equivalentes;
- Os nutrientes que mais influenciam na osmolaridade de uma formulação são os açúcares simples (monossacarídeos, dissacarídeos), sais inorgânicos que se dissociam em íons quando em solução, e em menor grau o cloreto de sódio, os peptídeos menores e os aminoácidos cristalinos;
- Lipídeos não influenciam na osmolaridade, pois são praticamente insolúveis em água;
- Os limites de osmolaridade podem ser observados na Tabela 15.1.

TABELA 15.1. Limites de osmolaridade na NP

| Adultos | • *Periférica:* até 900 mOsm/L |
| | • *Central:* > 900 mOsm/L |

Fonte: Adaptada de ASPEN, 2004 e Core Curriculum (Mirtallo J, Canada T, Johnson D e cols. ASPEN. Board of directors and Task Force for Revision of Safe Practices for Parenteral Nutrition. JPEN J Parenter Enteral Nutr 2004; 28(6):S39-S70.

TIPOS DE NUTRIÇÃO PARENTERAL

Existem dois tipos de formulações de NP: as padronizadas, ou prontas para uso; e as individualizadas, que demandam uma manipulação diária, preparadas manualmente por profissionais farmacêuticos. As formulações industrializadas podem vir em bolsas bi ou tricompartimentadas.

Prescrição e Formulações

Nutrição parenteral padronizada

São formulações prontas para uso, com composição e volume preestabelecido, que ficam em estoque e dispensam refrigeração em geladeira, podendo ser utilizadas rapidamente após a sua prescrição.

A padronização das soluções parenterais tem como vantagem:

- Evitar o desperdício, por erros de cálculo, nas necessidades diárias de cada paciente;
- Diminuir a quantidade de manipulações de soluções parenterais efetuadas pelo serviço de farmácia;
- Incrementar o controle de qualidade dos nutrientes administrados;
- Controlar, de maneira eficaz, o consumo e, sobretudo, os gastos com o suporte nutricional parenteral;
- Minimizar os efeitos colaterais, resultantes do uso inadvertido de nutrientes potencialmente nocivos, por exemplo, excesso de potássio;
- Menor custo;
- Apresentam validade de 2 anos;
- Menor tempo de espera entre a prescrição e a administração ao paciente.

Embora existam várias vantagens no emprego de soluções parenterais padronizadas, como já foi citado, é importante ressaltar que há perda de especificidade para o paciente. Dessa maneira, nenhum regime parenteral único pode ser ideal para todos os pacientes, com uma grande variedade de processos patológicos, nem para todas as idades, nem para o mesmo paciente durante todas as fases da doença.

Bolsas bi ou tricompartimentadas

Com a evolução da terapia nutricional, a infusão de lípides, aminoácidos e glicose em garrafas e equipos de infusão individuais (sistema *multi-bottle*) vem sendo substituída pelo sistema 3:1 (*all in one*), que consiste na mistura desses nutrientes em uma bolsa plástica única infundida por equipo comum. O sistema *all in one* reduz a necessidade de manipulação e monitoramento da nutrição parenteral, contribuindo para a redução do risco de infecção e de erros na prescrição, produção e administração a ela associados. Apesar das vantagens descritas, reações físico-químicas na mistura de nutrientes podem resultar na deterioração de emulsão lipídica, precipitação de matéria particulada e degradação de aminoácidos e vitaminas, reduzindo a estabilidade da solução parenteral, que permanece viável por apenas 24 horas, ou até no máximo 48 horas. Alternativamente, sistemas *all in one* podem ser manufaturados industrialmente, de forma padronizada, como bolsas bi ou tricompartimentadas. Bolsas tricompartimentadas permitem uma maior estabilidade da fórmula parenteral por separar seus componentes reativos (lípides, glicose e aminoácidos) em diferentes compartimentos, que são rompidos por pressão no momento da infusão no paciente. A melhor estabilidade das bolsas tricompartimentadas possibilita seu armazenamento por maiores períodos. Entretanto, para adequação individual ao paciente, essas preparações precisam ser suplementadas com eletrólitos, vitaminas e elementos-traço. Apesar dos escassos trabalhos disponíveis na literatura, o uso de bolsas tricompartimentadas mostrou-se seguro, econômico e ergonômico para o tratamento de pacientes adultos hospitalizados. No entanto, apesar de sua praticidade, na presença de doenças específicas é necessário realizar adequações.

Prescrição e Formulações

Nutrição parenteral individualizada

São formulações que demandam uma manipulação diária de insumos, com composição e volume exatamente igual à prescrição individualizada de cada paciente. Essa manipulação pode ser feita no próprio hospital, em setor especializado, ou terceirizado por outro serviço e transportado diariamente para o hospital, não exigindo área de estocagem.

A grande vantagem da NP individualizada é, como o próprio nome diz, permitir a prescrição exata das recomendações para cada paciente. As complicações metabólicas associadas à NP são comuns e podem ser extremamente graves se não tratadas adequadamente. Sendo assim, é possível antecipar ou mesmo tratar as alterações laboratoriais apresentadas pelos pacientes por meio de uma NP mais específica.

Todos os macro e micronutrientes são armazenados em uma mesma bolsa, dispensando infusões paralelas. A NP individualizada é constituída por soluções de aminoácidos, adicionada de carboidratos, lipídeos, eletrólitos, oligoelementos e vitaminas, de acordo com as recomendações diárias de nutrientes preconizadas pelas organizações internacionais e padronizadas dentro da instituição.

A desvantagem dessa modalidade é o custo maior, o tempo despendido para a manipulação dos insumos e a necessidade de transporte da indústria manipuladora até o hospital.

Uma NP para adulto pode ser representada pela formulação abaixo:

- Solução de aminoácidos 10%   300-600 mL
- Solução de glicose 50%   300-600 mL
- Cloreto de sódio 20%   10-20 mL
- Cloreto de potássio 19%   5-10 mL
- Fosfato de potássio   5-10 mL
- Gluconato de cálcio   5-10 mL
- Sulfato de magnésio   5-10 mL
- Solução multivitamínica   10 mL
- Solução de oligoelementos   5 mL
- Solução de lipídeo 20%   100-200 mL

COMO PRESCREVER?

Passo a passo da prescrição de nutrição parenteral – pacientes adultos

Seguir as etapas abaixo:
- Avaliar o paciente: considerar o diagnóstico, situação clínica, exames bioquímicos, estado nutricional e uso de medicamentos;
- Determinar as necessidades nutricionais, a partir das recomendações abaixo (Tabela 15.2):
  - Líquidos;
  - Calorias totais;
  - Calcular para pacientes adultos a relação de calorias não proteicas por grama de nitrogênio (relação calorias não proteicas/g de nitrogênio). Em neonatologia isso não se aplica, pois o recém-nascido após 2 horas de nascimento já recebe solução de aminiácidos e glicose.

Prescrição e Formulações

TABELA 15.2. Recomendações nutricionais para pacientes em TNP – adultos

NUTRIENTE	PACIENTES GRAVES – ADULTOS	PACIENTES ESTÁVEIS – ADULTOS
Proteína	1,2 a 2,0 g prot/kg/dia	1,2 a 1,5 g prot/kg/dia
Carboidrato	Até 4 mg/kg/min	Até 7 mg/kg/min
Lipídeos	1 g/kg/dia	1 g/kg/dia
Calorias	25 a 30 kcal/kg/dia	30 a 35 kcal/kg/dia
Líquidos	Mínimo para distribuição adequada de macronutrientes	30 a 40 mL/kg/dia

Fonte: ASPEN, 2016.

- Determinar o tipo de solução de aa, conforme necessidade nutricional estimada:
  - Solução-padrão de aa a 10%;
  - Solução especializada de aa para hepatopatas;
  - Solução especializada de aa para nefropatas.
- Calcular proteína/24 horas e o volume correspondente da solução de aa escolhida;
- Determinar o tipo de emulsão de lipídeo a ser utilizada:
  - Triglicerídeos de cadeia longa;
  - Triglicerídeos de cadeia média e longa;
  - Triglicerídeos de cadeia longa e óleo de oliva;
  - Triglicerídeos de cadeia média, longa, óleo de oliva e óleo de peixe.
- Calcular quantidade de lipídeo (g)/24 horas e o volume correspondente da emulsão de lipídeo (EL) a 10 ou 20% que foi escolhida;
- Calcular a quantidade de glicose/24 horas, a velocidade de infusão (VIG) nesse período e o volume correspondente da solução glicosada (5 a 70%):
  - Cálculo da VIG = g de glicose 1.000/1.440/peso;
  - Cálculo das gramas de glicose = VIG × P(kg) 1,44;
    Em adultos, a máxima concentração de glicose que pode ser administrada perifericamente é 10%.
- Checar as recomendações de eletrólitos para elaborar a prescrição (Tabela 15.3).

Checar as recomendações de vitaminas

Se a necessidade de vitaminas for igual à recomendação diária, prescrever a reposição utilizando um dos produtos comercialmente disponíveis. Se for diferente, utilizar produtos que contenham as vitaminas separadamente. Quando a vitamina K não estiver contida nas soluções de polivitamínicos, poderá ser administrada da seguinte maneira: uma ampola de 10 mg intramuscular/semana (adulto). Na neonatologia, a vitamina K é administrada em dose única de 1 mg/dia para todos os recém-nascidos, independente do peso (Tabela 15.4).

Checar se as recomendações de oligoelementos (elementos-traço) são iguais ou diferentes das necessidades diárias (Tabela 15.5). Se iguais, prescrever a reposição utilizando um dos produtos comercialmente disponíveis.

TABELA 15.3. Recomendação nutricional de eletrólitos para pacientes em TNP – adultos

ELETRÓLITOS	QUANTIDADE
Cálcio	10 a 15 mEq
Magnésio	8 a 20 mEq
Fosfato	20 a 40 mmol
Sódio	1 a 2 mEq/kg + reposição
Potássio	1 a 2 mEq/kg
Acetato	Conforme necessidade para manter o balanço acidobásico
Cloreto	Conforme necessidade para manter o balanço acidobásico

Fonte: Calixto-Lima L e cols. Manual de nutrição parenteral. Rio de Janeiro: Rubio, 2010.

TABELA 15.4. Recomendação nutricional de vitaminas para pacientes em TNP – adultos

VITAMINA	AMA, 1979	FDA, 2000
Vitamina A (UI)	3.300	3.300
Vitamina D (UI)	200	200
Vitamina E (UI)	10	10
Ácido ascórbico (mg)	100	200
B9 (ácido fólico) (mcg)	400	600
B3 (niacina) (mg)	40	40
B2 (riboflavina) (mg)	3,6	3,6
B1 (tiamina) (mg)	3,0	6,0
B6 (piridoxina) (mg)	4,0	6,0
B12 (cianocobalamina) (mcg)	5,0	5,0
B5 (ácido pantotênico) (mg)	15	15
B7 (biotina) (mcg)	60	60
Vitamina K (mcg)	–	150

Fonte: Adaptada de American Medical Association Department of Foods and Nutrition (AMA 1979); Waitzberg DL. Nutrição oral, enteral e parenteral na prática clínica. São Paulo: Atheneu, 2000; Calixto-Lima L e cols. Manual de nutrição parenteral. Rio de Janeiro: Rubio, 2010.

Prescrição e Formulações

TABELA 15.5. Recomendação nutricional de elementos-traço para pacientes em TNP – adultos

ELEMENTOS-TRAÇO	QUANTIDADE
Zinco	2,5 a 5 mg
Cobre	0,3 a 0,5 mg
Cromo	10 a 15 mcg
Manganês	60 a 100 mcg
Selênio	20 a 60 mcg
Ferro	Não adicionado de rotina

Fonte: Calixto-Lima L e cols. Manual de nutrição parenteral. Rio de Janeiro: Rubio, 2010.

Para facilitar a elaboração e análise da NP, sugere-se dividir o cálculo em 3 etapas:
- *1ª etapa* – cálculo das necessidades hídricas e de macronutrientes.
- *2ª etapa* – cálculo das necessidades de micronutrientes e volume final da solução.
- *3ª etapa* – análise da osmolaridade, relação kcal não ptn/g N, VIG da formulação final.

Exemplo: elaboração de solução 3 em 1

1ª etapa:

Para determinar as necessidades de água e macronutrientes, é necessário:
1. Definir as necessidades hídricas (mL/dia);
2. Definir as necessidades calóricas (kcal/dia);
3. Definir as necessidades proteicas (g ptn/dia);
4. Calcular o volume da solução de AA conforme concentração escolhida (7,5 a 15%). Geralmente é utilizada a concentração de 10%;
5. Definir as necessidades lipídicas (g lipídeo/dia); calcular o volume da emulsão lipídica conforme concentração escolhida (10 a 20%). Geralmente é utilizada a concentração de 20%;
6. Definir as necessidades glicídicas (g glicose/dia, kcal/dia e VIG);
7. Calcular o volume da solução glicídica conforme concentração escolhida (5 a 70%). Geralmente é utilizada a concentração de 50%;
8. Cálculo do volume da solução da glicose;
9. Cálculo da concentração de glicose;
10. Calcular o volume final da solução e calcular a taxa de infusão por hora (velocidade de infusão).

2ª etapa:

Calcular volume de micronutrientes e volume final da solução:
1. Fornecimento de minerais;
2. Fornecimento de vitaminas;
3. Fornecimento de elementos-traço;
4. Volume final da solução.

TABELA 15.6. Etapas do calculo da osmolaridade

NUTRIENTE	CÁLCULO
Aminoácidos	× a concentração de aminoácidos* (%) por 100
Glicose	× a concentração de glicose** (%) por 50
Lipídeo	× a concentração de lipídeo*** (%) por 1,7
Sódio	× 2
Potássio	× 2
Magnésio	× 1
Cálcio	× 1,4

*para calcular: $\dfrac{\text{g de aa}}{\text{vol. final NP}} \times 100$ = concentração de AA em %

**para calcular: $\dfrac{\text{g de glicose}}{\text{vol. final NP}} \times 100$ = concentração de glicose em %

***para calcular: $\dfrac{\text{g de lipídeo}}{\text{vol. final NP}} \times 100$ = concentração de lipídeo em %

3ª etapa:

1. Calcular osmolaridade da formulação (mOsm/L);
2. Calcular a relação calorias não proteicas/g N_2 (normal = 100:1 a 150:1);
3. Calcular a relação Ca:P;
4. Calcular a velocidade de infusão da formulação (mL/hora).

A osmolaridade pode ser calculada conforme a Tabela 15.6.

CONCLUSÃO

A utilização de NP envolve todo um processo que vai desde a prescrição, manipulação, solubilização de nutrientes, controle de temperatura, transporte e administração endovenosa no paciente. A garantia da qualidade durante todas essas fases é crucial, a fim de minimizar os riscos que podem advir dessa prática. E a escolha de formulações padronizadas e/ou individualizadas deve levar em conta a realidade de cada serviço, necessidade de cada paciente e protocolos da instituição.

Leitura recomendada

Auad GRV, Buzzini R. Recomendações para o Preparo da Nutrição Parenteral. In: Projeto Diretrizes, volume IX, Associação Médica Brasileira; Brasília, Conselho Federal de Medicina, 2011.

Ayers P, Adams S et al. ASPEN. Parenteral nutrition consensus recommendations. JPEN J Parenteral Enteral Nutr 2014; 38(3):296.

Brasil. Secretaria de Vigilância Sanitária do Ministério da Saúde. Regulamento técnico para terapia de nutrição parenteral. Portaria nº 272, 8 de abril de 1988. Diário Oficial da União: Poder Executivo, Brasília, 1998.

Calixto-Lima L et al. Manual de nutrição parenteral. Rio de Janeiro: Rubio 2010; 37-76.

Ferrini MT, Martins DP. Produtos industrializados na nutrição parenteral. In: Waitzberg DL. Nutrição oral, enteral e parenteral na prática clínica, 3 ed. São Paulo: Atheneu, 2000.

Kochevar M, Guenter P, Holcombe B et al. ASPEN Statement on Parenteral Nutrition Standartization. Task Force on Parenteral Nutrition Standartization. JPEN J Parenter Enteral Nutr 2007 Sep-Oct; 31(5):441-8.

Marchini JS et al. Nutrição parenteral – princípios gerais, formulários de prescrição e monitorização. Ribeirão Preto: Medicina 1998; 31:62-72.

McClave AS, Taylor BE, Martindale RG et al. Guideline for Provision and Assessment of Nutrition Support Therapy in the Adult Critically III Patiente: Society of Critical Care Medicine (SCCM) and American Society for Parenteral and Enteral Nutrition (ASPEN). JPEN J Parenter Enteral Nutr 2016 Feb; 40(2):159-211.

Naylor CJ, Griffiths RD et sal. Does a multidisciplinary total parenteral nutrition team improve patient outcomes? A systematic review. JPEN J Parenteral Enteral Nutr 2004; 28(4):251.

White JV, Guenter P et al. Consensus statement: Academy of Nutrition an Dietetics and American Society for Parenteral and Enteral Nutrition: characteristics recommended for the identification and documentation of adult malnutrition. JPEN J Parenteral Enteral Nutr 2012; 36(3):275-83.

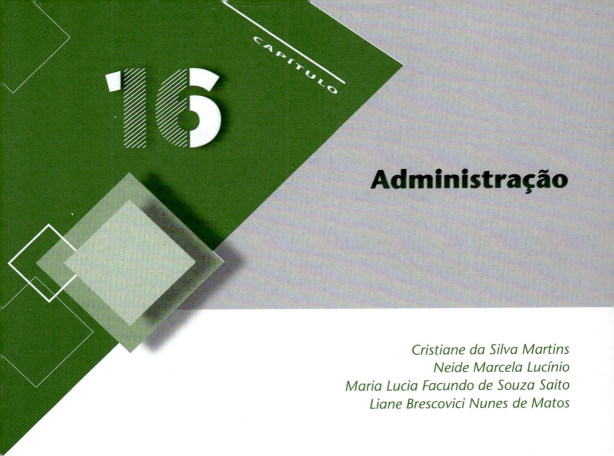

Administração

Cristiane da Silva Martins
Neide Marcela Lucínio
Maria Lucia Facundo de Souza Saito
Liane Brescovici Nunes de Matos

INTRODUÇÃO

A administração da terapia nutricional parenteral (TNP) demanda cuidados elementares que são essenciais para prevenir complicações. Deve-se obedecer a um protocolo institucional de boas práticas, tendo a equipe multidisciplinar de terapia nutricional (EMTN) à frente do processo.

Os princípios de assepsia, antissepsia e o uso adequado de equipamentos de proteção individual (EPIs) garantem a segurança do processo e do paciente.

É responsabilidade da enfermagem receber, acondicionar e inspecionar o conteúdo das soluções de nutrição parenteral (NP). Deve-se seguir as Metas Internacionais de Segurança, com foco na identificação do paciente (pelo menos dois identificadores), além de observar a integridade dos frascos e verificar se há presença de elementos estranhos no produto a ser utilizado (Portaria nº 272, de 08/04/1998, da Agência Nacional de Vigilância Sanitária – ANVISA).

As responsabilidades do enfermeiro associadas à administração TNP incluem:
- Verificar se os componentes estão de acordo com a solução prescrita e se o aspecto da solução está adequado para infusão (ausência de partículas ou precipitados);
- Programar o início da terapia, com uso de bomba de infusão contínua, aumentando gradualmente ou diminuindo a velocidade de infusão com base na prescrição médica e em protocolos de progressão ou de desmame.

Destaca-se também a importância do monitoramento da glicemia capilar prevenindo hipoglicemia e hiperglicemia, controle do balanço hídrico e também do peso corporal.

ADMINISTRAÇÃO CONTÍNUA DE TNP

Consiste na infusão contínua de nutrientes, em períodos de 12 a 24 horas, com fluxo constante, sem interrupção. Tem-se como principais parâmetros os níveis séricos de glicose e o quadro clínico do paciente, até o alcance das necessidades nutricionais calculadas e prescritas.

A depender da sua formulação, a NP pode ser administrada por acesso venoso periférico ou central. Fórmulas com até 900 mOsm/L podem ser administradas em veia periférica e é prudente evitar soluções ou medicamentos com pH menor do que 5 ou maior do que 9.

TIPOS DE NUTRIÇÃO PARENTERAL

A NP possui duas apresentações, industrializada e manipulada ou individualizada. As bolsas de NP industrializada podem ser tri ou bicompartimentais previamente preparadas por indústrias farmacêuticas. Estas, por sua vez, devem ser habilitadas de acordo com as práticas de fabricação de medicação descritas pela Resolução de Diretoria Colegiada (RDC) nº 210, de 04/08/2003, da Agência Nacional de Vigilância Sanitária (ANVISA). Nessa apresentação, os macronutrientes e eletrólitos são separados em compartimentos e devem ser misturados imediatamente antes da infusão no paciente. As vitaminas e os oligoelementos devem ser administrados separadamente.

A NP industrializada está disponível para uso imediato, permitindo o início rápido da terapia nutricional. Além disso, tem validade mais longa, oferece maior segurança (vigilância estrita quanto à contaminação microbiana) e não necessita de armazenamento sob refrigeração, otimizando o tempo do enfermeiro ao administrar. Em caso de emergência, apresenta pronta possibilidade de troca da bolsa.

A NP individualizada é preparada manualmente por profissionais farmacêuticos, conforme a prescrição médica. Pode ser preparada no ambiente hospitalar ou por empresas terceirizadas, seguindo os critérios de práticas de manipulação definidos pela Portaria nº 272, de 08/04/1998, da Agência Nacional de Vigilância Sanitária (ANVISA).

A NP individualizada apresenta vantagens como: atender às necessidades específicas de cada paciente, com individualização da prescrição e todos os macronutrientes, vitaminas e oligoelementos serem armazenados administrados em um mesmo frasco. Uma desvantagem é o prazo de validade menor, até 48 horas, se armazenada sob refrigeração.

RECEBIMENTO E CONSERVAÇÃO DA NUTRIÇÃO PARENTERAL

A responsabilidade de receber e conferir os itens do rótulo da bolsa com a prescrição médica é do enfermeiro. Para isso, é recomendada a confecção de um impresso exclusivo para a prescrição de NP com um campo em sua parte inferior para o registro de conferência da enfermagem, qualificando assim o processo e tornando-o mais seguro para o paciente. Os itens que devem ser verificados obrigatoriamente no ato do recebimento são:

- Identificação do paciente;
- Volume da solução;
- Composição, integridade da bolsa;
- Presença de precipitados;
- Alteração da cor;

Administração

- Prazo de validade (industrializadas);
- Data e hora do preparo (manipuladas).

As soluções manipuladas recebidas pelo enfermeiro que não serão administradas de imediato devem ser conservadas em refrigeradores específicos, sob temperatura de 2 a 8 °C, com prazo de validade de 48 horas.

As soluções industrializadas apresentam prazo de validade em torno de 2 anos e não precisam de refrigeração, exceto quando são reconstituídas e não administradas de imediato.

TIPOS DE ACESSOS VASCULARES PARA A ADMINISTRAÇÃO DA NUTRIÇÃO PARENTERAL

A NP pode ser administrada via cateter central, ou seja, cateter com a extremidade localizada em uma veia central, geralmente na veia cava superior próxima ao átrio direito. Pode ser administrada por dispositivo periférico; essa opção, por sua vez, deve respeitar um prazo curto de terapia (7 a 10 dias), com solução de baixa osmolaridade. Nesse caso, é contraindicado aos pacientes que requerem uma concentração elevada de glicose ou eletrólitos ou que possuam acesso venoso periférico inadequado (rede venosa debilitada).

INSTALAÇÃO DA NUTRIÇÃO PARENTERAL

Assim como o recebimento, a instalação é de responsabilidade do enfermeiro e não deve ser delegada a nenhum outro membro da equipe de enfermagem.

As soluções armazenadas sob refrigeração devem ser retiradas para degelo em média 2 horas antes da instalação (o que pode variar de acordo com o tempo de armazenamento), recomenda-se que a NP seja instalada em temperatura ambiente. Não é permitido aquecer a bolsa para elevar a temperatura, pois os seus componentes podem ser degradados.

O equipo de administração e o conector de sistema fechado devem ser trocados a cada nova bolsa, com técnica asséptica. Deve-se atentar para o momento de conectar o equipo, a bolsa deve estar apoiada em uma superfície plana, evitando assim o risco de perfuração da mesma.

Preconiza-se a utilização de uma bolsa única de NP, com o volume total prescrito, evitando, assim, a manipulação, o risco de contaminação do cateter e também propiciando redução de custos.

ADMINISTRAÇÃO DA NUTRIÇÃO PARENTERAL

A administração deve ser feita com o objetivo de evitar a contaminação e manter a segurança do processo, seguindo condutas que devem ser tomadas.

A transferência da NP para outro frasco é absolutamente contraindicada. Não se deve acrescentar nenhuma medicação na bolsa para não comprometer a sua estabilidade.

A antissepsia da extremidade do cateter deve ser feita antes da conexão do equipo com álcool a 70%. Após a abertura do sistema (conexão do equipo na bolsa de NP), seja ela manipulada ou industrializada, a solução passa a ter validade de 24 horas, após esse período a solução deve ser substituída. A via utilizada para administração da NP deve ser de uso exclusivo; em casos de impossibilidades de vias, consultar o farmacêutico sobre as possíveis interações com fármacos e buscar respaldo junto à EMTN.

Outros cuidados são recomendados na administração da NP:

- Recomenda-se uma via exclusiva para infusão da NP;
- Quando houver a interrupção não programada da infusão, ou atraso do recebimento da próxima solução, faz-se necessário instalar soro glicosado para evitar alterações na glicemia;
- Manter a bolsa de NP protegida da incidência direta de luz e fontes geradoras de calor (como bombas de infusão e foco de luz), pois podem alterar as suas propriedades;
- A infusão deve ser controlada rigorosamente através de uma bomba de infusão. Deve-se anotar o volume infundido nas 24 horas;
- Não se deve compensar o volume de infusão da NP, em caso de pausa ou atraso na administração, com o aumento da velocidade de infusão;
- Registrar: peso diário, balanço hídrico a cada 6 horas, controle glicêmico e qualquer sintoma apresentado quando associado à NP.

MANUTENÇÃO E CUIDADOS COM O ACESSO VENOSO CENTRAL

É imprescindível lavar as mãos antes e após a manipulação do cateter e obedecer às regras de assepsia nas trocas de equipos e conectores para prevenir o risco de infecção.

O curativo ideal para o acesso venoso deve ser estéril, permitindo uma fixação firme, ser fácil de aplicar e retirar e resultar em comodidade e conforto para o paciente, proporcionando uma barreira efetiva contra bactérias.

O cateter utilizado para NP pode obstruir de forma recorrente e progressiva, tendo como uma causa provável a precipitação da solução. Nesse caso não se deve tentar a desobstrução com irrigação ou inserção do fio-guia.

CONSIDERAÇÕES FINAIS

A utilização da NP demanda cuidados relacionados à segurança do paciente. Esses vão desde a indicação e prescrição adequadas, formulação, armazenamento e administração da NP. Nesse aspecto, o enfermeiro tem papel fundamental na administração e controle da terapia infusional, atuando como elo com a EMTN e agente facilitador e educador na terapia de nutrição parenteral. Sua atuação impacta na recuperação e na boa evolução clínica do paciente.

Leitura recomendada

Adolph M, Heller AR, Koch T et al. Lipid emulsions – Guidelines on Parenteral Nutrition. Ger Med Sci 2009; 7(6):22.

ASPEN Board of Directors and the Clinical Guidelines Task Force. Guidelines for the use of parenteral and enteral nutrition in adult and pediatric patients. JPEN J Parenter Enteral Nutr. 2002 Jan-Feb; 26(1 Suppl):1SA-138SA.

Brasil, Ministério da Saúde, Secretaria de Vigilância Sanitária. Portaria nº 272, de 8 de abril de 1988. Regulamento Técnico para os requisitos mínimos exigidos para a terapia nutricional parenteral. Diário Oficial da União, p. 78, Brasília, 15/04/1988.

Jesen GL, Bistrian BR. Techniques for preventing and managing complications of parenteral nutrition. Crit Illness 1989; 2:345-64.

Administração

Matsuba SI, Serpa LF, Poltronieri M, Oliseski MS. Terapia nutricional: administração e monitoramento. Projeto Diretrizes, 2011.

Singer P, Berger MM, Van den Berge et al. ESPEN Guidelines on Parenteral Nutrition: intensive care. Clin Nutr 2009; 28:387-400.

Sobotka L, Wanten G, Camilo ME. Metabolic Complications of Parenteral Nutrition. In: Sobotka L, editor. Basics in Clinical Nutrition. Prague: Galen 2011; 411-417.

Viall CD. Your complete guide to central venous catheteres. Nurs 1990; 34-42.

Waitzberg DL. Nutrição oral, parenteral e enteral na prática clínica. 3 ed. São Paulo: Atheneu 2001; 841-53.

Walsh K, Spears T. Parenteral nutrition: administering via central venous access. Cinahl Information Systems, Glendale, 2015.

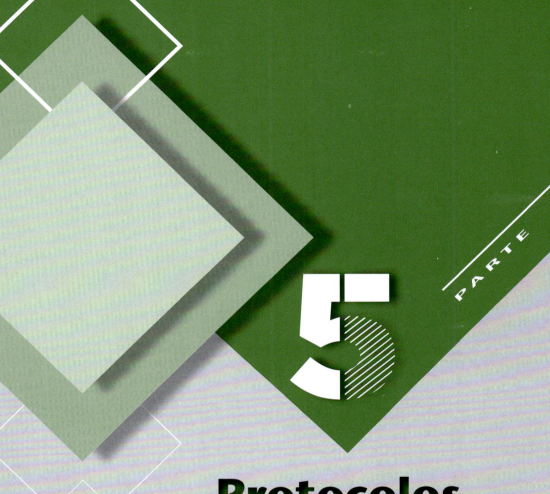

Protocolos

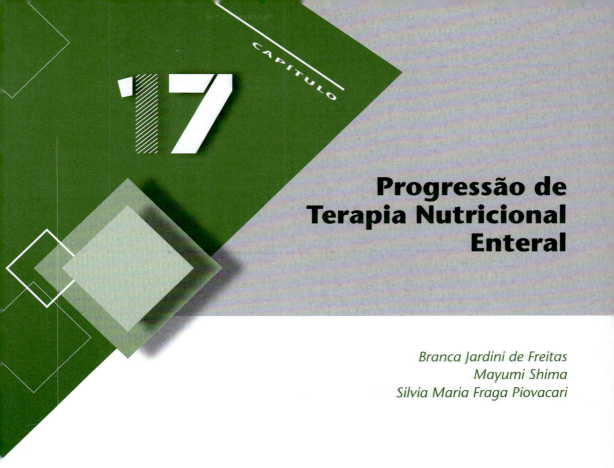

CAPÍTULO 17

Progressão de Terapia Nutricional Enteral

Branca Jardini de Freitas
Mayumi Shima
Silvia Maria Fraga Piovacari

A desnutrição é prevalente em unidade de terapia intensiva (UTI) e está associada ao aumento da morbidade e mortalidade. É reconhecida como uma grande preocupação em pacientes gravemente doentes. Dessa maneira, esses pacientes apresentam alto risco de depleção do estado nutricional, o que pode agravar ainda mais sua condição clínica.

O suporte nutricional é uma terapia adjuvante importante com os objetivos primários para evitar a desnutrição. Dados existentes na literatura sugerem que a introdução precoce e adequada da terapia nutricional enteral (TNE) pode reduzir consideravelmente a incidência de infecções e o tempo de permanência hospitalar. Entretanto, pacientes em terapia intensiva frequentemente apresentam inadequações da terapia nutricional, tanto pela sub ou superestimação das necessidades nutricionais diárias quanto pela introdução tardia da TNE e interrupções para procedimentos.

Estudos randomizados controlados recomendam que o estabelecimento de um protocolo de progressão de nutrição enteral deva ser considerado, pois incorpora estratégias para otimizar o fornecimento de nutrição enteral em pacientes críticos adultos.

Com base no consenso de especialistas, recomenda-se que os pacientes sejam monitorados diariamente em relação à tolerância da nutrição enteral (NE), evitando sua suspensão inadequada. A alimentação deve começar em ritmo lento, constante e avançado, reduzindo o risco de contaminação microbiana e atingindo a meta nutricional o quanto antes.

Os protocolos de progressão devem ser individualizados para atender às necessidades do paciente, bem como as realidades de cada centro de saúde. Diretrizes como a ASPEN – Sociedade Americana de Nutrição Parenteral e Enteral, recomendam início da NE entre 10 e 40 mL/h, progredindo para meta 10 a 20 mL a cada 4-8 horas conforme tolerância, excluindo pacientes graves que se beneficiam com volume inicial e progressão do volume mais conservador. Já o *Guideline* Canadense recomenda início da NE em 20 a 25 mL/h, progredindo 20 a 25 mL a cada 8-12 horas.

A alimentação por NE baseada em volume deve ser usada com cuidado. A cada progressão do volume, enfermeiros responsáveis pela progressão devem avaliar sinais de intolerância à dieta, como distensão abdominal, náuseas, vômitos e diarreia. Uma equipe multiprofissional é necessária para desenvolver planos de cuidados e monitoramento da terapia nutricional.

Sendo assim, o protocolo adotado em cada unidade de saúde favorece uma adequada progressão da fórmula enteral, reduzindo os riscos e as complicações e promovendo uma evolução rápida e eficaz, contribuindo para minimizar o desgaste nutricional, possibilitando um melhor desfecho clínico (Fig. 17.1).

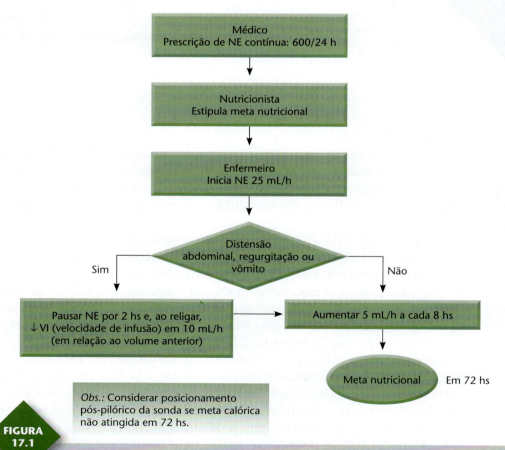

FIGURA 17.1 Sugestão de protocolo de progressão de dieta enteral. (*Fonte:* ASPEN/SCCM 2016; NICE, 2006; Waitzberg, 2009.)

Leitura recomendada

Canadian Clinical Practice Guidelines. Enteral Nutrition (Other): Continuous vs. Other Methods of Administration. Kingston: Critical Care Nutrition; 2013. Disponível em: http://www.criticalcarenutrition.com

Canadian Clinical Practice Guidelines. Strategies to optimize delivery and minimize risks of EN: Feeding Protocols, May 2015.

Cartolano FC, Caruso L, Soriano FG. Terapia nutricional enteral: aplicação de indicadores de qualidade. Rev Bras Ter Intensiva 2009; 21(4):376-383.

Heyland DK et al. Implementing the PEP uP Protocol in Critical Care Units in Canada: Results of a Multicenter. Quality Improvement Study, 2014.

Kreymann KG et al. ESPEN Guidelines on Enteral Nutrition: Intensive care. Clinical Nutrition 2006; 25:210-23.

Kreymann KG et al. Preliminary Evidence for a Medical Nutrition Therapy Protocol: Enteral Feedings for Critically Ill Patients. J Am Diet Assoc 2006; 106:1226-41.

McClave SA et al. Guidelines for the Provision and Assessment of Nutrition Support Therapy in the Adult Critically Ill Patient: Society of Critical Care Medicine (SCCM) and American Society for Parenteral and Enteral Nutrition (ASPEN). Journal of Parenteral and Enteral Nutrition 2016; 40(2):159-211.

McClave SA et al. Guidelines for the Provision and Assessment of Nutrition Support Therapy in the Adult Critically Ill Patient: Society of Critical Care Medicine (SCCM) and American Society for Parenteral and Enteral Nutrition (ASPEN). Journal of Parenteral and Enteral Nutrition May/June 2009; 33(2):277-316.

National Institute for Health and Clinical Excellence (NICE) Guideline. Nutrition support in adults, Feb 2006. Disponível em www.nice.org.uk/guidance/cg32. Acessado em: 31 de outubro de 2016.

Waitzberg DL. Nutrição oral, enteral e parenteral na prática clínica, 4 ed. São Paulo: Atheneu, 2009.

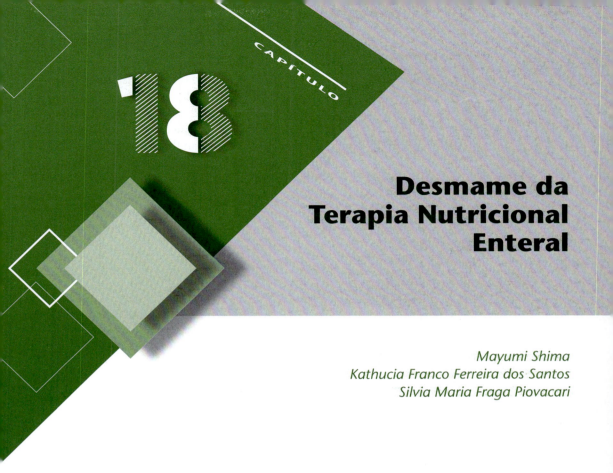

Desmame da Terapia Nutricional Enteral

Mayumi Shima
Kathucia Franco Ferreira dos Santos
Silvia Maria Fraga Piovacari

Protocolos de suporte nutricional são utilizados para prevenir e tratar a desnutrição em pacientes críticos, aumentando o aporte de nutrientes, reduzindo as interrupções da alimentação e diminuindo o tempo necessário para atingir as metas nutricionais.

A utilização de um protocolo baseado em evidências fornece à equipe interdisciplinar orientações relacionadas à alimentação enteral, incluindo o início da terapia, progressão da dieta e desmame da nutrição enteral (NE), de acordo com as recomendações das diretrizes práticas e evidências clínicas do Canadian Medical Association e American Society for Parenteral and Enteral Nutrition (ASPEN).

O objetivo da NE é atender às necessidades nutricionais, quando a ingestão oral é inadequada ou impossível, desde que o trato gastrointestinal funcione adequadamente. Segundo Curran, a terapia nutricional enteral (TNE) deve ser mantida até que condições mais seguras sejam identificadas para a reintrodução da alimentação por via oral.

As fases de reintrodução da alimentação são gradativas na consistência e na quantidade de alimentos oferecidos, o que torna os aportes calórico, proteico e de fluidos insuficientes, sendo necessária a manutenção da TNE.

Entretanto, o desmame da TNE deve ser realizado em consenso com a equipe multiprofissional de terapia nutricional (EMTN), avaliando a função gastrointestinal e determinando as necessidades nutricionais adequadas ao paciente. De acordo com a Sociedade Brasileira de Geriatria e Gerontologia, na presença de deglutição efetiva e segura, e quando o paciente atingir ingestão alimentar entre 50 e 75% de suas necessidades nutricionais, pode-se iniciar o desmame da TNE.

Para monitorar a aceitação alimentar, sugere-se a utilização, durante 3 dias, de um registro do consumo alimentar (Fig. 18.1 e Tabela 18.1), em que constam informações relacionadas ao consumo em cada refeição servida (café e lanche da manhã, almoço, lanche da tarde, jantar e ceia), bem como aceitação do suplemento oral (se indicado). Este registro deverá ser preenchido pelo próprio paciente ou acompanhante. Com o objetivo de estimular a ingestão via oral, sugere-se pausar a dieta enteral 1 hora antes das principais refeições, ou programar infusão cíclica noturna (dependendo da aceitação alimentar). Entretanto, deve-se discutir com a equipe médica se o paciente faz uso de medicações hipoglicemiantes e para acompanhamento das glicemias capilares, a fim de evitar episódios de hipoglicemia.

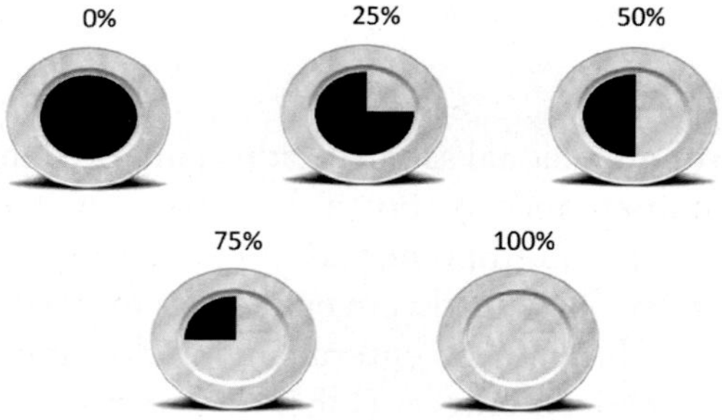

FIGURA 18.1 Acompanhamento do consumo alimentar.

Desmame da Terapia Nutricional Enteral

Quando a ingestão via oral atingir, pelo menos, 75% das necessidades nutricionais, sugere-se a suspensão da fórmula enteral e avalia-se a necessidade de introdução de terapia nutricional oral (TNO).

Dessa forma, o paciente poderá, sem riscos, ser reabilitado e evoluir da alimentação por sonda enteral ou gastrostomia para alimentação por via oral sem prejuízo à sua saúde e evolução clínica/nutricional (Fig. 18.2).

TABELA 18.1. Recordatório alimentar

DATA:

Anote a quantidade de alimentos ingeridos no dia, seja o mais preciso possível, forneça o tipo e a quantidade de cada alimento ingerido e de preferência em medida caseira.

REFEIÇÃO	QUANTIDADE
Desjejum:	
Lanche da manhã:	
Almoço:	
Lanche tarde:	
Jantar:	
Ceia:	

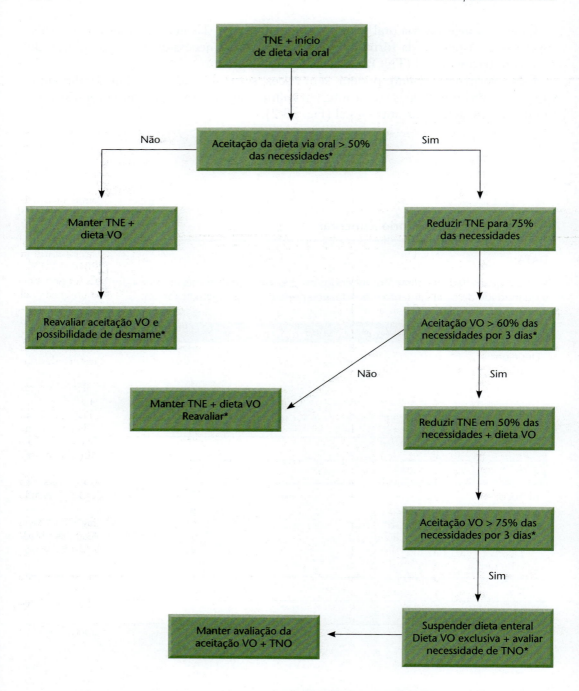

FIGURA 18.2 Sugestão de fluxograma para o desmame da nutrição enteral. (*Fonte:* ASPEN/SCCM 2016; NICE, 2006; Waitzberg, 2009.)

Desmame da Terapia Nutricional Enteral

Leitura recomendada

ASPEN: Board of Directors: Standards for nutrition support: Hospitalized patients. Nutr Clin Pract 1995; 10:208-18.

Bankhead R, Boullata J, Brantley S et al. ASPEN. enteral nutrition practice recommendations. JPEN J Parenter Enteral Nutr 2009; 33(2):122-67.

Curran JE. Nutritional considerations. In: Groher ME. Dysphagia: diagnosis and management. USA: Butterworth Heinemann 1992; 255-66.

Doig GS, Heighes PT, Simpson F et al. Early enteral nutrition, provided within 24 h of injury or intensive care unit admission, significantly reduces mortality in critically ill patients: a meta-analysis of randomized controlled trials. J Intensive Care Med 2009; 35(12):2018-27.

Doig GS, Simpson F, Finfer S et al. Effect of evidence-based feeding guidelines on mortality of critically ill adults: a cluster randomized controlled trial. JAMA 2008; 300(23):2731-41.

European Society for Parenteral and Enteral Nutrition. Dysphagia, food and nutrition: from clinical evidence to dietary adaptation. ESPEN, 2004.

Fujino V, Nogueira LABNS. Terapia nutricional enteral em pacientes graves: revisão de literatura. São José do Rio Preto: Arquivos de Ciências da Saúde out/dez. 2007; 14(4):220-6.

Heyland DK, Cahill NE, Dhaliwal R et al. Enhanced protein-energy provision via the enteral route in critically ill patients: a single center feasibility trial of the PEPuP protocol. Crit Care 2010; 14:R78.

Heyland DK, Dhaliwal R, Day A et al. Validation of the Canadian clinical practice guidelines for nutrition support in mechanically ventilated, critically ill adult patients: results of prospective observational study. Crit Care Med 2004; 32(11):2260-6.

Heyland DK, Dhaliwal R, Drover JW et al. Canadian clinical practice guidelines for nutrition support in mechanically ventilated, critically ill adult patients. JPEN J Parenter Enteral Nutr 2003; 27(5):355-73.

Mackenzie SL, Zygun DA, Whitmore BL et al. Implementation of a nutrition support protocol increases the proportion of mechanically ventilated patients reaching enteral nutrition targets in the adult intensive care unit. JPEN J Parenter Enteral Nutr 2005; 29(2):74-80.

Martin CM, Doig GS, Heyland DK et al. Multicentre, cluster-randomized clinical trial of algorithms for critical-care enteral and parenteral therapy (ACCEPT). CMAJ. 2004; 170(2):197-204.

McClave S et al; and the Society of Critical Care Medicine and the American Society for Parenteral and Enteral Nutrition. Guidelines for the Provision and Assessment of Nutrition Support Therapy in the Adult Critically Ill Patient: Society of Critical Care Medicine (SCCM) and American Society for Parenteral and Enteral Nutrition (ASPEN). Journal of Parenteral and Enteral Nutrition 40(2) February 2016; 159-211. Acessado em 25 Julho, 2016

National Institute for Health and Clinical Excellence (NICE) Guideline. Nutrition support in adults, Feb 2006. Disponível em em www.nice.org.uk/guidance/cg32www.nice.org.uk/guidance/cg32. Acessado em 31 de de outubro de 2016.

Sociedade Brasileira de Geriatria e Gerontologia. I Consenso Brasileiro de Nutrição e Disfagia em Idosos Hospitalizados. Editora Manole 2011. Disponível em: http://sbgg.org.br/wp-content/uploads/2014/10/Consenso_Brasileiro_de_Nutricao1.pdfhttp://sbgg.org.br/wp-content/uploads/2014/10/Consenso_Brasileiro_de_Nutricao1.pdf. Acessado em 31 de de outubro de 2016.

Sociedade Brasileira de Nutrição Parenteral e Enteral e Associação Brasileira de Nutrologia. Acessos para Terapia de Nutrição Parenteral e Enteral. Elaboração final: 8 de outubro de 2011.

The ASPEN nutrition support core curriculum: a case-based approach-the adult patient. Enteral Nutrition Practice Recommendations. ASPEN, 2009.

Waitzberg DL. Nutrição oral, enteral e parenteral na prática clínica, 4 ed. São Paulo: Atheneu, 2009.

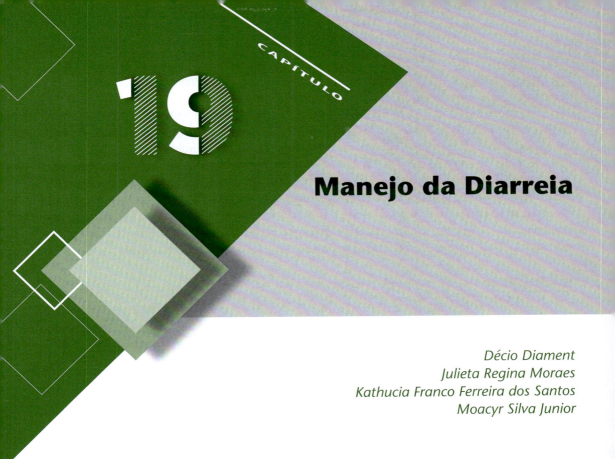

Manejo da Diarreia

Décio Diament
Julieta Regina Moraes
Kathucia Franco Ferreira dos Santos
Moacyr Silva Junior

INTRODUÇÃO

A diarreia é uma das complicações mais comuns durante o uso de terapia nutricional enteral (TNE), sendo sua etiologia multifatorial. Identificar a etiologia da diarreia é o primeiro passo para seu o tratamento. As características e a frequência das evacuações oferecem informações clínicas importantes sobre o adequado funcionamento do aparelho digestório, aceitação da dieta e efeitos adversos do uso de medicamentos.

DEFINIÇÃO DE DIARREIA

Caracteriza-se doença diarreica a presença de três ou mais episódios de evacuações com consistência líquida no período de 24 horas. As definições mais comumente utilizadas em terapia intensiva são: duas a três evacuações líquidas por dia ou mais que 250 g de fezes líquidas por dia.

PRINCIPAIS CAUSAS DE DIARREIA

Considera-se o fator de maior impacto na causa de diarreia os medicamentos, uma vez que trazem efeitos colaterais, toxicidade e direta correlação para alteração da flora intestinal. Os medicamentos que mais contribuem para a prevalência da diarreia são: antibióticos de amplo espectro, inibidores de bomba de próton, laxantes osmóticos, antiácidos com magnésio, suplementos com potássio e fósforo, inibidores seletivos da recaptação da serotonina (ISRS), anti-inflamatórios não esteroidais, procinéticos, betabloqueadores, medicamentos contendo sorbitol e manitol.

Segundo a ASPEN (American Society for Parenteral and Enteral Nutrition), preparações hipertônicas contendo lactose, sorbitol ou demais compostos osmoticamente ativos podem induzir diarreia osmótica devido à sua hipertonicidade.

Tem sido observado que FODMAPs (*fermentable, oligosaccharides, disaccharides, monosaccharides and polyols*) induzem a diarreia durante a TNE, por serem pobremente absorvidos, altamente osmóticos e rapidamente fermentados pelas bactérias intestinais. Essas substâncias aceleram o trânsito no intestino delgado, aumentam a carga osmótica, ocasionando distensão, edema, cólica e diarreia. Fórmulas com altas quantidades poderiam contribuir para a diarreia nos pacientes em uso de antibioticoterapia.

INCIDÊNCIA

A incidência da doença diarreica em adultos hospitalizados é descrita entre 5 e 70%. Essa variabilidade está associada a diferentes definições adotadas para seu diagnóstico. A prevalência de diarreia relacionada à assistência à saúde varia de 8 a 21% nos pacientes.

A incidência de diarreia em pacientes submetidos à TNE varia de 2 a 95%, devido à grande variedade de definições (na literatura encontram-se mais de 33 definições) e pela habilidade de coletar e medir as amostras de fezes. Considerando o ambiente da unidade de terapia intensiva (UTI) e pacientes críticos, a incidência de diarreia pode chegar a mais de 95%.

DIETA ENTERAL

Estudos mostram que a osmolalidade por si só não é a causa da diarreia, mas a combinação de fórmula hiperosmolar e cofatores como hipoalbuminemia favorecem ambiente propício à diarreia. A osmolalidade das dietas poderia causar diarreia e intolerância via efeitos osmóticos. Tem sido preconizado o modo de oferta da TNE com bomba de infusão contínua, visando minimizar esse efeito.

IDENTIFICAR AS CAUSAS

Dentre as causas identificáveis destacam-se: uso de medicamentos indutores de diarreia, o tempo prolongado de antibioticoterapia, infecções, fecalomas, isquemia intestinal, fístula intestinal, sepse, forma de administração da nutrição enteral e intolerância à fórmula (osmolaridade, concentração de lípideos e presença de lactose), contaminação bacteriana, hipoalbuminemia, desnutrição prévia, disbiose, implicações da própria doença, síndromes disabsortivas.

As consequências da diarreia incluem a desidratação, desequilíbrio hidroeletrolítico, lesões cutâneas por pressão, ruptura da pele perianal e sua contaminação, infecções de cateter, maior desgaste da equipe da enfermagem, desnutrição e déficit energético e proteico.

Com relação aos mecanismos fisiopatológicos da diarreia, pode ser classificada em:
- *Diarreia osmótica*: resulta da presença de substâncias não absorvíveis, de alta osmolaridade, que carreiam grande quantidade de água para luz intestinal. Fór-

Manejo da Diarreia

mulas hiperosmolares podem induzir diarreia osmótica. Recomenda-se distinguir a diarreia infecciosa da osmótica;

- *Diarreia secretora:* desequilíbrio entre absorção e secreção de eletrólitos, levando ao aumento da secreção de água. Há grande secreção de fluidos e eletrólitos ativamente para luz intestinal, devido à ação de toxinas, geralmente de origem infecciosa. Exemplo: colite pseudomembranosa (*Clostridium difficile*);
- *Diarreia exsudativa:* ocorre quando há dano no epitélio intestinal, com exsudação de substâncias. Exemplo: doenças inflamatórias intestinais;
- *Diarreia motora:* trânsito intestinal acelerado, pouco contato com superfície absortiva. Exemplo: ressecções intestinais.

Com relação à gravidade da diarreia, pode-se classificá-la como leve, quando não há perdas hídricas nem distúrbios hidroeletrolíticos importantes; ou diarreia grave, quando há presença de perdas hídricas e distúrbios hidroeletrolíticos importantes, a qual demanda tratamento.

Considera-se diarreia aguda quando a duração é de até duas semanas, e diarreia crônica aquela com duração acima de quatro semanas. A maioria dos pacientes críticos tem diarreia aguda.

A diarreia relacionada à doença de base pode ser por causa inespecífica ou quando a causa de doença é específica, por exemplo, por insuficiência pancreática exócrina ou por má absorção de sais biliares, síndrome do intestino curto e doença de Crohn. Alguns estudos afirmam que a hipoalbuminemia poderia causar diarreia por má absorção, em casos de albumina sérica menor que 2,5 g/dL, devido à redução da pressão oncótica, ocasionando um edema de mucosa intestinal e redução da reabsorção de água do lúmen intestinal. Entretanto, a hipoalbuminemia tem sido considerada um marcador de gravidade da doença e de mortalidade.

Sob esse aspecto, é importante considerar que, em ambiente de UTI, os laxantes e procinéticos devem ser descontinuados das prescrições médicas quando não há mais sua indicação.

A diluição também pode propiciar diarreia, principalmente se a via de administração for enteral, assim como alta osmolaridade do medicamento. Sugere-se observar os ingredientes dos medicamentos e considerar possíveis substituições.

O uso de antimicrobianos é fator predisponente de diarreia relacionada a assistência à saúde. Os antibióticos reduzem a flora bacteriana normal, favorecendo o crescimento de bactérias frequentemente associadas às infecções, com aumento do risco de diarreia de duas até quatro vezes.

A ASPEN sugere não interromper automaticamente a nutrição enteral na vigência de diarreia.

Segundo estudo de Gramlich L e cols., em 2004, a nutrição enteral pode ter sido considerada erroneamente um precipitante comum da diarreia, uma vez que mostrou risco similar para diarreia tanto para pacientes em TNE quanto para pacientes em terapia nutricional parenteral (TNP).

Segundo Thibault e cols., em 2013, foi observado um aumento do risco para diarreia em pacientes com meta alcançada da TNE maior que 60% do programado e aumento do risco em pacientes em uso de antimicrobiano (antibióticos e antifúngicos).

Com relação à composição da dieta, apenas três fatores podem estar relacionados à diarreia: contaminação bacteriana, alta osmolalidade e ausência de fibras prebióticas.

Na presença de doença diarreica, durante uso de dieta enteral, deve-se atentar para composição e osmolalidade da dieta, a forma e velocidade de infusão, posição da sonda e a presença de lactose na formulação. As infecções gastrointestinais são as principais causas da diarreia aguda, e estão associadas à contaminação da dieta enteral ou a modificação da flora intestinal.

CONDUTA NO PACIENTE COM DIARREIA

Investigar a causa e etiologia da diarreia é a primeira conduta a ser tomada, uma vez que sua causa é multifatorial. Os consensos de terapia nutricional em pacientes críticos recomendam fortemente a utilização de protocolos de investigação e manejo da diarreia nos pacientes em TNE.

Na maioria das vezes a diarreia não está relacionada à dieta enteral, mas sim a outros fatores. A estratégia de interrupção ou redução da dieta enteral em pacientes com diarreia não deve ser utilizada antes da realização de um algoritmo que permita identificar os fatores mais comumente relacionados com o desenvolvimento da mesma. Recomenda-se não suspender a dieta enteral, avaliar a composição e osmolalidade da dieta, a forma e velocidade de infusão, posição da sonda e a presença de lactose na formulação. O algoritmo de diarreia está demonstrado na Figura 19.1.

As diretrizes da ASPEN 2016 recomendam a utilização de módulo de fibra solúvel para tratamento da diarreia para pacientes hemodinamicamente estáveis: 10 a 20 g de fibra solúvel por dia (administradas em doses divididas ao longo de 24 horas).

Os mecanismos envolvidos na redução da diarreia com fibras solúveis incluem a geração de ácidos graxos de cadeia curta, que nutrem os colonócitos e aumentam a absorção colônica de sódio e água; função de barreira intestinal; e redução do pH colônico, favorecendo o crescimento de bactérias benéficas (bifidobactérias e *lactobacillus*).

O uso de fibra solúvel parece mostrar mais benefícios do que a mistura de fibras na redução da diarreia. Deve ser evitado para pacientes que apresentam alto risco para isquemia intestinal e dismotilidade grave.

O uso de probióticos para o tratamento da diarreia associada à antibioticoterapia e C. *difficile* tem resultados controversos, alguns estudos referem pouco ou nenhum resultado para sua indicação.

Estudos demonstram que os probióticos podem ser eficazes na prevenção da gastroenterite infecciosa. Em particular, os probióticos devem ser usados com cautela em pacientes com imunidade comprometida devido ao aumento do risco de translocação intestinal de organismos probióticos e casos raros de bacteremia.

Segundo as diretrizes canadenses, o uso de probióticos não mostrou efeito em relação à mortalidade hospitalar ou na UTI, mas apontou redução significativa nas complicações infecciosas gerais e uma tendência a redução na incidência de pneumonia associada à ventilação (PAV). Há tendência de redução no tempo de permanência na UTI, mas sem efeito no tempo de permanência hospitalar ou diarreia.

Segundo a ASPEN, os probióticos devem ser usados somente para pacientes clínicos e cirúrgicos selecionados, na prevenção de PAV, colite pseudomembranosa e diarreia associada a antibióticos. Não se pode fazer recomendação, no momento, para o uso rotineiro de probióticos para a população em geral de pacientes de UTI.

Manejo da Diarreia

Quanto ao tratamento da diarreia em pacientes em TNE, a maioria dos artigos recomenda que a nutrição enteral não seja interrompida e que seja realizada uma investigação do fator desencadeante.

INFECÇÃO POR *CLOSTRIDIUM DIFFICILE*

A colonização e infecção intestinal por *Clostridium difficile* é responsável por 15 a 20% dos casos de diarreia associados ao uso de antibióticos, sendo comum em UTI com uso de antibioticoterapia múltipla por períodos prolongados, pacientes idosos e imunossuprimidos.

Em pacientes críticos que apresentam diarreia é fundamental afastar a possibilidade de colite pseudomembranosa, principalmente naqueles com os fatores de risco. A investigação é realizada com a pesquisa da toxina ou DNA do *Clostridium difficile* nas fezes.

A diarreia por *C. difficile* aumentou sua incidência e sua morbiletalidade nos últimos anos. Os principais fatores de risco relacionados são uso de antibióticos, idade acima de 60 anos e permanência hospitalar prolongada. A combinação de múltiplos antibióticos constitui o principal fator de risco para o desenvolvimento de infecção ou de recorrência de diarreia associada ao *C. difficile*.

O gatilho para o crescimento do micro-organismo é a liberação das toxinas e o uso de antibióticos. Os esporos sobrevivem na acidez gástrica, germinam no cólon e iniciam a produção de toxinas. A colonização e a ligação à mucosa intestinal do *C. difficile* é facilitada pelo uso da antibioticoterapia com alteração do equilíbrio da microbiota intestinal. A produção da toxina A e B estimulam a produção de fator de necrose tumoral, interleucinas e aumento da permeabilidade vascular. A toxina A é responsável pela ativação e recrutamento dos mediadores inflamatórios e a toxina B tem efeito citotóxico direto. O intenso processo inflamatório resulta na destruição da lâmina própria intestinal, impedindo a absorção de nutrientes, e levando a quadro disabsortivo e translocação bacteriana.

Precaução de contato e coleta de fezes

Para pacientes com mais de três evacuações líquidas, sem uso nas últimas 48 horas de fármacos laxativos ou procinéticos e/ou sem mudança da dieta oral ou enteral, deve-se pensar em diarreia infecciosa e instituir a precaução de contato empírico. Nesses casos, deve-se pesquisar a infecção por *Clostridium difficile*, mantendo-se a precaução de contato após melhora da diarreia e sua suspensão após 48 horas da cessação da diarreia.

Diagnóstico

O teste dehidrogenase glutamato é um teste de triagem altamente sensível, mas não consegue diferenciar entre cepas que são toxigênicas ou não. Sendo positivo, deve-se seguir com outro teste para detecção da produção da toxina. Sendo negativos ambos os testes, exclui-se infecção por esse agente. O algoritmo para diagnóstico de *C. difficile* está na Figura 19.2.

Probióticos

Podem ser usados para prevenção ou tratamento adjuvante da infecção por C. *difficile*. São contraindicados em pacientes imunossuprimidos pelo risco de infecção da corrente sanguínea.

Antidiarreicos

Agentes antidiarreicos são recomendados em casos de *Clostrium difficile* negativo, não sendo recomendado em pacientes imunossuprimidos, e na vigência de diarreia grave exige monitoração e intervenção mais agressiva.

As medicações antidiarreicas que podem ser utilizadas para redução no número e volume das evacuações são a loperamida e o racecadotril. A sua utilização é sugerida exceto em pacientes com colite pseudomembranosa, isquemia mesentérica ou infecções bacterianas enteroinvasivas.

Pesquisa de C. *difficile* como critério de cura

A pesquisa pode permanecer positiva por vários meses e não serve como critério de cura a sua negativação.

Critérios de gravidade

- Febre ≥ 38,5 °C;
- Sinais ou sintomas de irritação peritoneal ou perfuração;
- Instabilidade hemodinâmica;
- Leucocitose ≥ 15.000 cel/mm^3;
- Creatinina ≥ 1,5× do valor basal;
- Lactato ≥ 20 mg/dL;
- Albumina ≤ 3 mg/dL;
- Megacólon, distensão de cólon ou afilamento de parede em tomografia de abdômen;
- Pseudomenbrana na colonoscopia;
- Admissão em unidade de terapia intensiva.

Tratamento para infecções por C. *difficile*

Os dois principais antibióticos utilizados para tratamento de infecção por C. *difficile* são o metronidazol e a vancomicina.

O metronidazol é recomendado como terapia inicial para tratar a diarreia em adultos e idosos, por seu baixo custo, boa disponibilidade e seus poucos efeitos colaterais. A vancomicina oral não é bem absorvida a partir do trato gastrointestinal, e seu uso é recomendado nos pacientes cujo tratamento com metronidazol não tenha sido eficaz. É indicada nos pacientes com quadros graves ou em pacientes que apresentam recidiva. Não se deve usar a vancomicina VO (via oral) como terapêutica de escolha em todos os casos de infecção por C. *difficile* sem levar em consideração o critério de gravidade, pois o uso excessivo desse antibiótico pode levar ao surgimento e/ou aumento de casos *Enterococcus* sp. resistente a vancomicina na instituição. Na Tabela 19.1 estão as principais drogas para tratamento da infecção por C. *difficile*.

Manejo da Diarreia

TABELA 19.1. Principais drogas, indicações e tempo de tratamento para infecção por *C. difficile*

DROGA	INDICAÇÃO	DOSE	DURAÇÃO
Metronidazol	Infecção leve-moderada	500 mg VO 8/8 h	10-14 dias
Vancomicina	Gestantes e puérperas	125 mg VO 6/6 h	10-14 dias
Vancomicina	Grave	125 mg VO 6/6 h	10-14 dias
Vancomicina + metronidazol	Grave	125 mg VO 6/6 h + 500 mg VO 8/8 h ou 125 mg VO 6/6 h + 500 mg EV 8/8 h	14 dias
Vancomicina ou fidaxomicina	2ª recorrência	125 mg VO 6/6 h ou 200 mg VO 12/12 h	14 dias e após desmame com vancomicina*
Transplante de fezes	3ª recorrência ou em pacientes graves, associado à vancomicina		

*Desmame da vancomicina: 125 mg a cada 6 h VO por 2 semanas, 125 mg a cada 8 h VO por 1 semana, 125 mg a cada 12 h VO por 1 semana, 125 mg 1×/dia VO por 1 semana, 125 mg a cada 48 h VO por 1 semana, 125 mg a cada 72 h por 1 semana.
VO: via oral; EV: via endovenosa.
Obs: Em pacientes que não melhoram após 3 dias do uso de metronidazol, deve-se fazer a substituição por vancomicina VO. A vancomicina endovenosa não tem eficácia para o tratamento de *C. difficile*, sendo contraindicada, e não há necessidade de vancocinemia, pois não é absorvida, assim, não ocorre nível sérico da droga.

Tratamento cirúrgico

O cirurgião deve avaliar os pacientes com infecção grave ou suspeita de perfuração. A colectomia subtotal com manutenção do reto é a cirurgia preconizada.

Recorrência

A diarreia por *Clostridium difficile* é recorrente em 15 a 35% desses pacientes, podendo ocorrer reinfecção ou posterior germinação dos esporos residuais dentro do cólon, recomendando-se o tratamento de repetição com metronidazol ou vancomicina oral.

Recorrência é definida como recidiva da infecção nas primeiras oito semanas do episódio inicial. Nos casos de primeira recorrência, deve-se indicar o mesmo antibiótico de acordo com a gravidade do caso. Na segunda recorrência deve-se utilizar como antibiótico de escolha a vancomicina ou fidaxomicina. Em pacientes que apresentam a terceira recorrência o transplante de fezes é indicado, associado ou não a vancomicina.

Fluxograma para o manejo da diarreia em pacientes submetidos à TNE

Deve-se avaliar medicamentos indutores de diarreia (procinéticos, medicamentos osmóticos, laxativos) e antibioticoterapia, solicitar pesquisa para toxinas ou DNA de *C. difficile*, observar história clínica e condições abdominais, pseudodiarreia por feca-

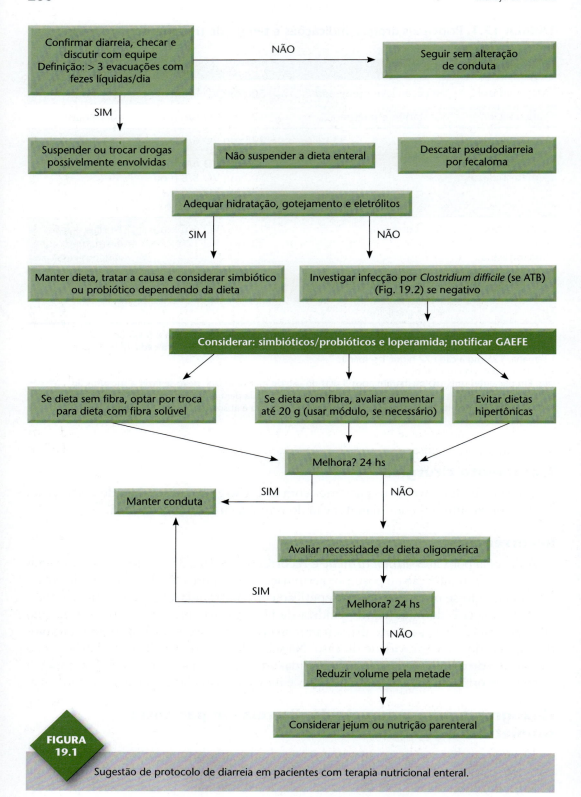

FIGURA 19.1 Sugestão de protocolo de diarreia em pacientes com terapia nutricional enteral.

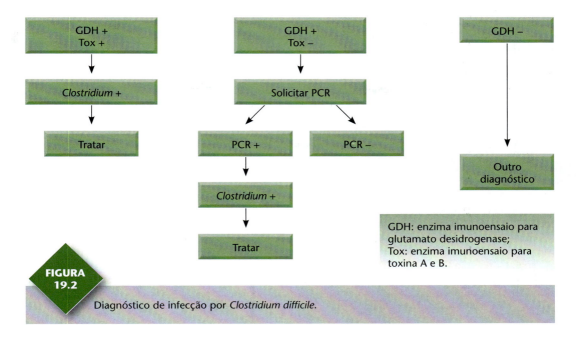

FIGURA 19.2 Diagnóstico de infecção por *Clostridium difficile*.

loma, checar hipoalbuminemia, avaliar forma de administração da dieta enteral, velocidade de infusão, tipo de dieta enteral, considerar fibras e osmolalidade, e agentes antidiarreicos, quando indicados. Devido à alta prevalência de pacientes que apresentam alterações da consistência e aumento da frequência das evacuações, foi elaborado um fluxograma para analisar as causas de diarreia nos pacientes hospitalizados em TNE e direcionar o manejo clínico.

Leitura recomendada

Bagdasarian N, Rao K, Malani PN. JAMA. 2015; 313(4):398-408.
Bolton RP, Culshaw MA. Faecal metronidazole concentrations during oral and intravenous therapy for antibiotic associated colitis due to *Clostridium difficile*. Gut 1986; 27(10):1169-72.
Chang SJ, Huang HH. Diarrhea in enterally fed patients: blame the diet? Curr Opin Clin Nutr Metab Care 2013; 16(5):588-94.
Chang VT, Nelson K. The role of physical proximity in nosocomial diarrhea. Clin Infect Dis 2000; 31(3):717-22.
Cohen SH, Gerding DN, Johnson S et al. Clinical practice guidelines for *Clostridium difficile* infection in adults: 2010 update by the Society for Healthcare Epidemiology of America (SHEA) and the Infectious Diseases Society of America (IDSA). Infect Control Hosp Epidemiol 2010; 31:431-55.
De Lalla F, Nicolin R, Rinaldi E, Scarpellini P, Rigoli R, Manfrin V et al. Prospective study of oral teicoplanin versus oral vancomycin for therapy of pseudomembranous colitis and *Clostridium difficile* – associated diarrhea. Antimicrob Agents Chemother 1992; 36(10):2192-6.
DeMeo M, Kolli S, Keshavarzian A et al. Beneficial effect of a bile acid resin binder on enteral feeding induced diarrhea. Am J Gastroenterol 1998; 93(6):967-71.
Edes TE, Walk BE, Austin JL. Diarrhea in tube-fed patients: feeding formula not necessarily the cause. Am J Med 1990; 88(2):91-3.
Fekety R. Guidelines for the diagnosis and management of *Clostridium difficile* – associated diarrhea and colitis. American College of Gastroenterology, Practice Parameters Committee. Am J Gastroenterol 1997; 92(5):739-50.

Gramlich et al. Does enteral nutrition compared to parenteral nutrition result in better outcomes in critically ill adult patients? A Systematic Review of the Literature. Nutrition 2004; 20:843-8.

Guerrant RL et al. Diarrhea in developed and developing countries: magnitude, special settings, and etiologies. Rev Infect Dis. 1990; 12(Suppl 1):S41-50.

Kyne L, Sougioultzis S, McFarland LV, Kelly CP. Underlying disease severity as a major risk factor for nosocomial *Clostridium difficile* diarrhea. Infect Control Hosp Epidemiol. 2002; 23(11):653-9.

Lebak KJ et al. What's new on defining diahrrea in tube-feeding studies. Clin Nurs Res 2003; 12(2):174-204.

Liong MT. Safety of probiotics: translocation and infection. Nutr Rev 2008; 66:192-202.

Manatsathit S, Dupont HL, Farthing M, Kositchaiwat C, Leelakusolvong S, Ramakrishna BS et al. Working Party Report. Guideline for the management of acute diarrhea in adults. J Gastroenterol Hepatol 2002; 17(Suppl):54-71.

McFarland LV et al. Nosocomial acquisition of *Clostridium difficile* infection. N Engl J Med 1989; 320(4):204-10.

McFarland LV, Surawicz CM, Stamm WE. Risk factors for *Clostridium difficile* carriage and C. difficile-associated diarrhea in a cohort of hospitalized patients. J Infect Dis 1990; 162(3):678-84.

Mensa J, Feher C. A comparison of current guidelines of five international societies on *Clostridium difficile*. Infection Management. Infect Dis Ther 2016; 5:207-30.

Morrow LE, Gogineni V, Malesker MA. Synbiotics and probiotics in the critically ill after the PROPATRIA trial. Curr Opin Clin Nutr Metab Care 2012; 15:147-50.

Mylonakis E, Ryan ET, Calderwood SB. *Clostridium difficile* – associated diarrhea. Arch Intern Med 2001; 161:525-33.

Nunes ALB, Koterba E, Alves VGF, Abrahão V, Correia MITD. DITEN – Terapia Nutricional no Paciente Grave. Projeto Diretrizes – Associação Médica Brasileira e Conselho Federal de Medicina, 2011.

Ofosu A. *Clostridium difficile* infection: a review of current and emerging therapies. Annals of Gastroenterology 2016; 29:147-54.

Olson MM, Shanholtzer CJ, Lee JT Jr, Gerding DN. Ten years of prospective *Clostridium difficile* – associated disease surveillance and treatment at the Minneapolis VA Medical Center, 1982-1991. Infect Control Hosp Epidemiol 1994; 15(6):371-81.

Postma N, Kiers D, Pickkers P. The challenge of *Clostridium difficile* infection: Overview of clinicalmanifestations, diagnostic tools and therapeutic options. International Journal of Antimicrobial Agents 2015; 46:S47-S50.

Rushdi TA, Pichard C, Khater YH. Control of diarrhea by fiber-enriched diet in ICU patients on enteral nutrition: a prospective randomized controlled trial. Clin Nutr 2004; 23(6):1344-52.

Sartelli M et al. World Journal of Emergency Surgery 2015; 10:38.

Silva Junior M. Recentes mudanças da infecção por *Clostridium difficile*. Rev Einstein 2012; 10(1):105-9.

Stein A, Voigt W, Jordan K. Chemotherapy-induced diarrhea: pathophysiology, frequency and guideline-based management. Ther Adv Med Oncol 2010; 2:51-63.

Teasley DG, Gerding DN, Olson MM, Peterson LR, Gebhard RL, Schwartz MJ et al. Prospective randomised trial of metronidazole versus vancomycin for *Clostridium difficile* – associated diarrhoea and colitis. Lancet 1983; 2(8358):1043-6.

Thibault R et al. Diarrhoea in the ICU: respective contribution of feeding and antibiotics. Critical Care 2013; 17:R153.

Whelan K, Schneider SM. Mechanisms, prevention, and management of diarrhea in enteral nutrition. Curr Opin Gastroenterol 2011; 27:152-9.

Wiesen P, Van Gossum A, Preiser JC. Diarrhoea in the critically ill. Curr Opin Crit Care 2006; 12:149-54.

World Health Organization.http://www.who.int/mediacentre/factsheets/fs330/en/Published. April 2013. [Acessado 08 August 2016].

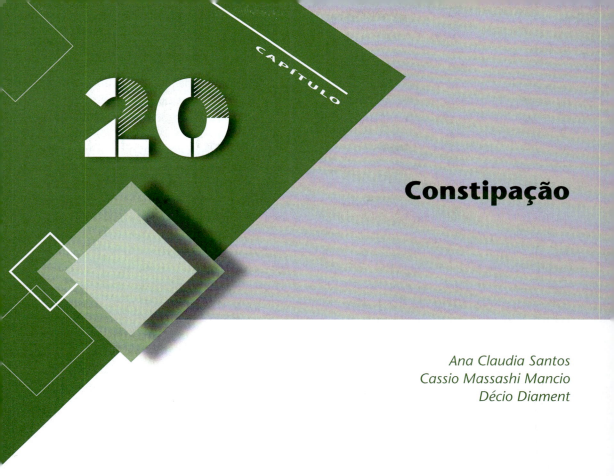

Constipação

Ana Claudia Santos
Cassio Massashi Mancio
Décio Diament

INTRODUÇÃO

Constipação é uma alteração do trânsito intestinal, mais especificamente no intestino grosso, caracterizada por diminuição do número de evacuações, com fezes endurecidas e esforço à defecação. A constipação funcional é definida por dois ou mais dos seguintes critérios:
- Esforço evacuatório durante pelo menos 25% das evacuações;
- Fezes grumosas ou duras em pelo menos 25% das defecações;
- Sensação de evacuação incompleta em pelo menos 25% das defecações;
- Sensação de obstrução ou bloqueio anorretal das fezes em pelo menos 25% das evacuações;
- Manobras manuais para facilitar em pelo menos 25% das evacuações;
- Menos de três evacuações por semana.

Em terapia intensiva, na qual muitos pacientes estão inconscientes, muitos desses critérios, com exceção do último, não podem ser verificados. Para pacientes em terapia intensiva, define-se constipação como a ausência de evacuação por três a seis dias após a admissão. A incidência varia muito e depende do critério de definição, podendo ir de 15% a mais de 80%.

As causas mais comuns são evacuação insatisfatória, esforço excessivo para evacuar, evacuação incompleta, fezes endurecidas, período prolongado entre uma e outra evacuação, distensão abdominal, flatulência. As causas de constipação são multifatoriais, como uso de medicamentos, sedentarismo, neuropatia do intestino grosso, neuropatia diabética, hemorroidas. Em terapia intensiva, as causas podem ser várias: imobilização, sepse, vasopressores, opiáceos etc. A constipação em pacientes graves se relaciona a maior tempo de ventilação mecânica, maior tempo de internação, maior incidência de pneumonia associada à ventilação mecânica e mortalidade.

Os pacientes que apresentam constipação intestinal devem ser submetidos a uma avaliação clínica criteriosa que obedece a um conjunto de regras e procedimentos bem definidos, para solucionar o problema de maneira simples, segura e que não exija gastos excessivos. Em primeiro lugar, é necessária a história clínica da constipação e sua relação com a doença atual e comorbidades existentes. Deve-se verificar a frequência e a consistência das fezes, se o problema é crônico ou recente, se há outras doenças associadas e medicações em uso. O histórico nutricional também deve ser avaliado (perda de peso, atividade física, anorexia, náusea, vômitos, presença de sangramento retal). Posteriormente, no exame físico, avaliar o estado nutricional atual, examinar o abdômen e exame proctológico. É necessário solicitar exames laboratoriais estritos aos dados da história clínica e aos achados do exame físico.

Diante dessas circunstâncias, o principal instrumento no tratamento da constipação intestinal é uma abordagem menos invasiva, com esquemas terapêuticos mais racionais e eficazes, objetivando melhorar a qualidade de vida.

TRATAMENTO

Recomendações dietéticas e teor de fibras alimentares são de grande importância no tratamento da constipação intestinal. As fibras alimentares compõem-se fundamentalmente de duas categorias, tecnicamente classificadas como insolúveis e solúveis. As fibras insolúveis são encontradas nos farelos de cereais, empregados em vários produtos facilmente disponíveis no mercado, em forma de cápsulas, cereais matinais, flocos de farelo de trigo, flocos e biscoitos. A ação fundamental dessas fibras é a intestinal, pois apresenta elevada capacidade de retenção de água nas mesmas, absorvendo a água disponível aumentam em volume, distendendo a parede do cólon e facilitando a eliminação do bolo fecal. As fibras solúveis estão presentes em vários produtos como frutas, verduras, aveia, cevada e leguminosas. A ação dessas fibras é o retardo na absorção de glicose, redução no esvaziamento, diminuição dos níveis de colesterol sanguíneo e proteção contra o câncer de intestino.

Outro fator importante é a oferta hídrica, sendo fundamental sua ingestão em quantidade abundante, a fim de garantir os efeitos benéficos das fibras no que se diz respeito à alteração do peso e maciez das fezes.

Prebióticos, probióticos e simbióticos oferecem grande benefício para a melhora da constipação intestinal, pois competem com as bactérias patogênicas, inibindo sua colonização, e aumentam a função da barreira epitelial, modulando a sinalização para produção de muco, defensinas e prevenção de apoptose, modulando o sistema imunológico.

A fermentação de prebióticos forma, entre outras substâncias, ácido lático que reduz o pH no lúmen intestinal e, com isso, impede o desenvolvimento de bactérias enteropatogênicas promovendo o crescimento de bactérias benéficas, como as bifidobactérias e os lactobacilos. Essas bactérias simbiontes trazem benefícios, como a elevação da biomassa bacteriana e, consequentemente, aumento do bolo fecal (que diminui o tempo do trânsito intestinal e aumenta o peristaltismo intestinal), e melhoria na absorção de minerais como o cálcio. Entre os prebióticos, destacam-se a inulina e os frutooligossacarídeos (FOS) que, ao serem fermentados por bactérias específicas, são convertidos em ácidos graxos de cadeia curta (AGCC), importantes para o colonócito e para demais funções sistêmicas.

Os probióticos devem conter microrganismos viáveis de linhagem pertencente à flora bacteriana, que resiste à acidez gástrica, seguro para uso humano, com durabilidade durante o armazenamento e capacidade de aderência na mucosa intestinal, produzindo efeitos benéficos. Embora a interação específica entre o hospedeiro e a microbiota intestinal ainda tenha sido pouco estudada, é reconhecido que uma regulação imunológica é gerada no intestino, dependente da população de bactérias benéficas.

A junção do substrato prebiótico com probiótico é o produto referido como simbiótico, que visa combinar as características desses dois aditivos para melhorar a taxa de sobrevivência, a viabilidade e eficiência de implantação de cepas probióticas utilizadas.

Sendo assim, pode-se admitir que a ingestão de simbiótico atua beneficamente no tratamento da constipação, restaurando o equilíbrio da microbiota e melhorando as funções gastrointestinais. Entre os benefícios da associação entre fibras e probióticos encontram-se estímulo do crescimento de bifidobactérias e lactobacilos no cólon, aumento dos movimentos intestinais e melhora na permeabilidade intestinal e da função de barreira imunológica intestinal.

RECOMENDAÇÕES

Para indivíduos saudáveis, a ingestão adequada de fibras alimentares é de 15 a 30 g/dia, sendo 75% das fibras insolúveis e 25% solúveis. Não existem recomendações claras em relação à recomendação diária de prebiótico, porém, a quantidade de 5 a 10 g pode ser recomendada para a manutenção da flora normal, e de 12,5 a 20 g, para recuperação da flora bacteriana. A recomendação de probióticos é de 10^9 UFC, para promover alterações favoráveis na composição da microbiota intestinal.

SUGESTÃO DE FLUXO DE DECISÃO PARA O TRATAMENTO DA CONSTIPAÇÃO EM NUTRIÇÃO ENTERAL

Nos pacientes em terapia nutricional enteral, que apresentarem constipação, é necessário em primeiro lugar checar as condições clínicas do paciente, como hábito intestinal, uso crônico de laxantes, fatores predisponentes (imobilidade, desnutrição, alterações do sistema nervoso central, diabetes melito) e descartar possíveis causas de fecaloma e obstrução. A Figura 20.1 mostra o fluxograma de abordagem da constipação.

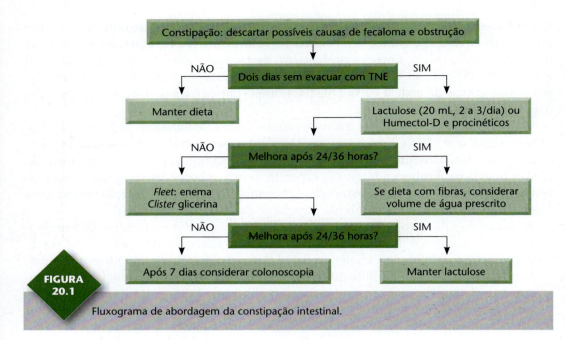

FIGURA 20.1 Fluxograma de abordagem da constipação intestinal.

Leitura recomendada

Associação Médica Brasileira e Conselho Federal de Medicina. Projeto Diretrizes 2011; 9:30-1.
Aureli P, Capurso L, Castellazzi AM et al. Probiotics and health: an evidence based review. Pharmacol Res 2011; 63:366-76.
Bharucha AE, Pemberton JH, Locke GR. American Gastroenterological Association technical review on constipation. Gastroenterology 2013; 144:218-38.
Collete VL, Araújo CL, Madruga SW. Prevalence of intestinal constipation and associated factors: a population-based study in Pelotas, Rio Grande do Sul State, Brazil, 2007. Cad Saúde Pública 2010; 26(7):1391-401.
Dosh SA. Evaluation and treatment of constipation. J Fam Pract 2002; 51:555-9.
Drossman DA et al. Rome III: the functional gastrointestinal disorders. Citado em: Apêndice B: os critérios diagnósticos de Roma III para distúrbios gastrointestinais funcionais. Arq Gastroenterol 2012; 49:Supl.
Gacouin A, Camus C, Gros A et al. Constipation in long-term ventilated patients: associated factors and impact on intensive care unit outcomes. Crit Care Med 2010; 38:1933-8.
Guerra TLS, Mendonça SS, Marshall NG. Incidence of constipation in na intensive care unit. Rev Bras Ter Intens 2013; 25(2):87-92.
Komatsu TR, Buriti FCA, Saad SMI. Inovação, persistência e criatividade superando barreiras no desenvolvimento de alimentos prebióticos. Braz J Pharmaceutical Sci 2008; 44(3):329-47.
Longstreth GF, Thompson WG et al. Functional bowel disorders. Gastroenterology 2006; 130:1480-91.
Mostafa SM, Bhandari S, Ritchie G et al. Constipation and its implications in the critically ill patient. Br J Anesth 2003, 91(6):815-9.
Organização Mundial de Gastroenterologia. Diretrizes Mundiais da Organização Mundial de Gastroenterologia, 2011.
Pratt D, Messika J, Avenel A et al. Constipation incidence and impact in medical critical care patients: importance of the definition criterion. Eur J Gastroenterol Hepatol 2016; 28:290-96.
Ribeiro PC. Nutrição. Editora Atheneu 2015; 131.
Talley NJ. Definitions, epidemiology, and impact of chronic constipation. Rev. Gastroenterol Disord 2004; 4(2):3-10.
Thomas CM, Versalovic J. Probiotics-host communication modulation of signaling pathways in the intestine. Gut Microbes 2010; 1(3):148-63.
Van LJAE. Prebiotics promote good health. The basis, the potential, and the emerging evidence. J Clin Gastroenterol 2004; 38(3)70-5.

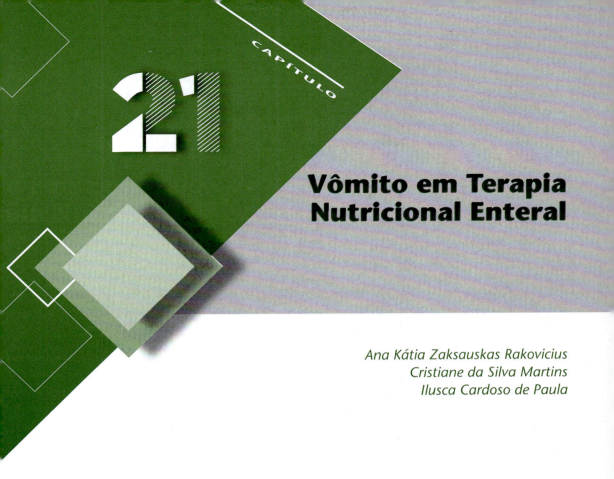

CAPÍTULO 21

Vômito em Terapia Nutricional Enteral

Ana Kátia Zaksauskas Rakovicius
Cristiane da Silva Martins
Ilusca Cardoso de Paula

As complicações da terapia nutricional (TNE) podem ser divididas em quatro grupos: digestivas (como diarreia e vômitos), mecânicas (como a perda da sonda enteral), infecciosas (por contaminação da dieta enteral) e de ordem operacional (como os atrasos na administração da dieta enteral).

Entre as complicações gastrointestinais mais frequentes no uso da nutrição enteral (NE), estão diarreia, vômito, náusea e constipação, que podem estar relacionadas ao excesso de gordura na dieta, infusão rápida ou intolerância a componentes da fórmula.

Vômito é o meio pelo qual a porção superior do trato digestório se livra de seu conteúdo quando o tubo digestivo sofre irritação, distensão ou mesmo excitação excessiva. Sinais nervosos aferentes são transmitidos por vias aferentes vagais e simpáticas até o centro do vômito do bulbo, localizado próximo ao trato solitário, aproximadamente no mesmo nível do núcleo dorsal do vago; então, são produzidas reações motoras automáticas que causam o vômito.

As causas de vômito são variadas e incluem principalmente alterações diretas do trato gastrointestinal (TGI), mas também exposição a substâncias estimulantes (como estrógenos, cisplatina, morfina, ergotamina, levodopa, estimulantes dos receptores de dopamina e de serotonina), toxinas (exógenas ou endógenas, como peptídeos produzidos por tumores), doenças neurológicas (como meningite e hipertensão intracraniana) e fatores situacionais (como ansiedade, dor e medo).

A gastroparesia, que merece atenção especial, é uma síndrome caracterizada por diminuição da força contrátil da musculatura do estômago, levando a dificuldades em seu esvaziamento, tornando-o mais lento, sem obstrução mecânica associada e que leva a sintomas que envolvem o TGI superior, como saciedade precoce, eructações, distensão e dor abdominal. Trata-se de uma condição muito incidente no cenário da terapia intensiva, podendo atingir de 50 a 60% dos pacientes críticos. Sua ocorrência pode levar à inadequação entre o volume de dieta prescrito e o recebido, aumento do tempo de internação em unidade de terapia intensiva (UTI) e maior mortalidade geral.

Especificamente sobre as causas de gastroparesia, destacam-se condições agudas, como uso de drogas, distúrbios eletrolíticos e metabólicos, infecções, íleo adinâmico, hiperglicemia; nas causas crônicas, encontram-se diabetes melito, dispepsia funcional, doença do refluxo gastroesofágico (DRGE), transplantes, colagenoses, acalasia, tireoidopatias, insuficiência adrenal e hepática, pseudo-obstrução intestinal, anorexia, neoplasias, síndrome da imunodeficiência adquirida (SIDA) e doenças neuromusculares.

Alguns fatores de risco podem ser identificados para sua ocorrência: obesidade, posição supina, tosse frequente e idade avançada.

O tratamento inclui:
- Corrigir distúrbios hidroeletrolíticos;
- Otimizar o controle glicêmico;
- Evitar medicamentos que atrapalhem a motilidade gástrica (incluindo anticolinérgicos e opioides);
- Iniciar agente procinético ou associar uma segunda medicação como o mesmo objetivo;
- Trocar fórmula de NE para uma isotônica pobre em gordura e sem fibras;
- Observar a temperatura de infusão da dieta; se baixa, orientar temperatura ambiente;
- Diminuir o volume prescrito em 50% e progredir paulatinamente conforme tolerância;
- Verificar a posição da sonda enteral; se gástrica, considerar posicionamento duodenal ou jejunal por via endoscópica;
- Considerar uso de bomba de infusão contínua;
- Investigar outras possíveis causas;
- Casos refratários: gastrostomia descompressiva.

Quanto ao tratamento medicamentoso com procinéticos, a droga de escolha permanece sendo a metoclopramida por questões de segurança com o uso de eritromicina; a domperidona permanece como medicação segura e recomendada para a associação em casos refratários. Não há dados científicos recomendando iniciar o tratamento com mais de uma droga. Estimulação elétrica gástrica por eletrodos implantados pode ser utilizada em casos selecionados de gastroparesia refratária (Tabela 21.1).

Com relação ao tratamento específico para vômito, a etiologia deve ser sempre investigada e tratada, se possível (p. ex., cirurgia para obstrução intestinal ou malignidade), assim como as consequências de sua ocorrência, como desidratação e alterações hidroeletrolíticas. O tratamento medicamentoso do vômito pode ser iniciado pelos procinéticos com efeito antiemético, como metoclopramida e domperidona, usados isoladamente ou em combinação, aliviando também a plenitude gástrica. Já a eritromicina tem janela terapêutica estreita e pode promover esvaziamento gástrico sem

Vômito em Terapia Nutricional Enteral

TABELA 21.1. Procinéticos

METOCLOPRAMIDA	DOMPERIDONA	ERITROMICINA
• Antagonista dopaminérgico • Aumenta contrações antrais e diminui relaxamento do fundo gástrico → efeito procinético e antiemético • EC*: reações extrapiramidais em 40%	• Antagonista dopaminérgico • Aumenta contrações antrais e diminui relaxamento do fundo gástrico → efeito procinético e antiemético • Não ultrapassa barreira hematoencefálica • EC*: hiperprolactinemia	• Agonista dos receptores da motilina • Efeito procinético melhor por via endovenosa • EC*: arritmias e aumento de resistência bacteriana

*EC: efeitos colaterais.

aliviar náuseas e vômitos, ficando reservada para os casos de gastroparesia, como descrito anteriormente. Os antagonistas de serotonina, como ondansetrona, granisetrona, palonosetrona e alosetrona, são a base do tratamento dos vômitos por quimioterápicos, mas podem ser usados para quaisquer outras causas. O corticoide dexametasona é amplamente utilizado para profilaxia ou tratamento de náuseas e vômitos relacionados a quimioterapia. O dimenidrinato é um anti-histamínico cujo mecanismo de ação não é conhecido com exatidão, mas admite-se que iniba diretamente o centro do vômito e as funções do labirinto, tendo bom efeito antiemético. Os antipsicóticos típicos prometazina e proclorperazina em baixas doses têm efeito antiemético eficaz.

Para as causas vestibulares de vômitos, como tumores neurológicos, uso de opioides e vestibulopatias, há boa resposta com o uso de prometazina, meclizina, proclorperazina e dimenidrinato.

Pacientes com náuseas e/ou vômitos funcionais geralmente não obtêm melhora com antieméticos comuns e podem se beneficiar de antidepressivos, como a mirtazapina, em doses baixas, não negligenciando fatores psicossociais que podem estar associados ao quadro e devem ser tratados especificamente. Em casos de vômitos por ansiedade, os benzodiazepínicos, antidepressivos tricíclicos e proclorperazina podem ser benéficos; os benzodiazepínicos também podem ser usados como adjuvantes em vômitos por outras causas.

Em pacientes críticos, uma das complicações mais importantes do vômito é a pneumonia aspirativa, o que motiva sua prevenção. Cuidados com o momento adequado de indicação de início de TNE incluem avaliação de sinais de contratilidade do TGI por meio de exame físico rigoroso.

Também como prevenção, a administração da dieta enteral de forma contínua é recomendada para pacientes hospitalizados, segundo as Diretrizes Brasileiras em Terapia Nutricional (DITEN), pois a infusão de pequenos volumes da dieta está associada à redução de distensão gástrica, refluxo gastroesofágico, ocorrência de aspiração e diarreia.

A American Society for Parenteral and Enteral Nutrition (ASPEN), em suas diretrizes para pacientes críticos de 2016, recomenda o posicionamento pós-pilórico da sonda nasoenteral (SNE) em pacientes com alto risco para broncoaspiração e naqueles com intolerância à NE gástrica, sendo aceitável iniciar NE gástrica na maior parte dos pacientes críticos, visando a redução do tempo de início (Tabela 21.2).

TABELA 21.2. Fatores de risco para broncoaspiração

- Incapacidade de proteger via aérea
- Déficit neurológico
- Ventilação mecânica
- Idade superior a 70 anos
- Higiene oral precária
- Doença do refluxo gastroesofagico
- Posição supina com decúbito baixo ou prona
- Internação em locais com relação enfermeira: paciente inadequada
- Necessidade de transporte para fora da UTI
- Uso de NE em *bolus* intermitente

TABELA 21.3. Sinais de intolerância gastrointestinal

- Vômitos
- Distensão abdominal
- Queixa de desconforto abdominal
- Débito por SNG elevado
- Refluxo gástrico elevado
- Diarreia
- Redução de eliminação de flatos e fezes
- Raios X de abdômen anormal

A ASPEN recomenda que o pacientes críticos sejam monitorados diariamente quanto à tolerância à NE, que se evite jejum prolongado periprocedimentos/exames e suspensão inapropriada da NE para limitar a propagação de íleo adinâmico e prevenir inadequação da oferta nutricional. Nesse sentido, a avaliação de refluxo gástrico (RG) não deve ser usada como cuidado de rotina para monitorar pacientes críticos com NE. Há evidências científicas de que verificar o volume residual gástrico não se correlaciona com redução de incidência de pneumonia, regurgitação ou aspiração, além de ter baixa correlação com o esvaziamento gástrico quando comparado com teste de absorção de paracetamol (Tabela 21.3).

Avaliar RG aumenta a incidência de obstrução de SNE, leva à interrupção inadequada da NE e consequente menor volume infundido e suas complicações, consumindo tempo de enfermagem desnecessariamente.

Nas instituições em que o refluxo gástrico ainda é monitorado, a ASPEN recomenda não suspender a NE se RG < 500 mL sem outros sinais de intolerância; sugere-se atenção maior aos pacientes com RG entre 200 e 500 mL. Não há padronização quanto a sua técnica de realização.

Como sugestão de protocolo, foi desenvolvido o fluxograma de tratamento de vômito demonstrado na Figura 21.1. A primeira medida terapêutica inclui pausar a dieta enteral e administrar um procinético. Concomitantemente, deve-se verificar o posi-

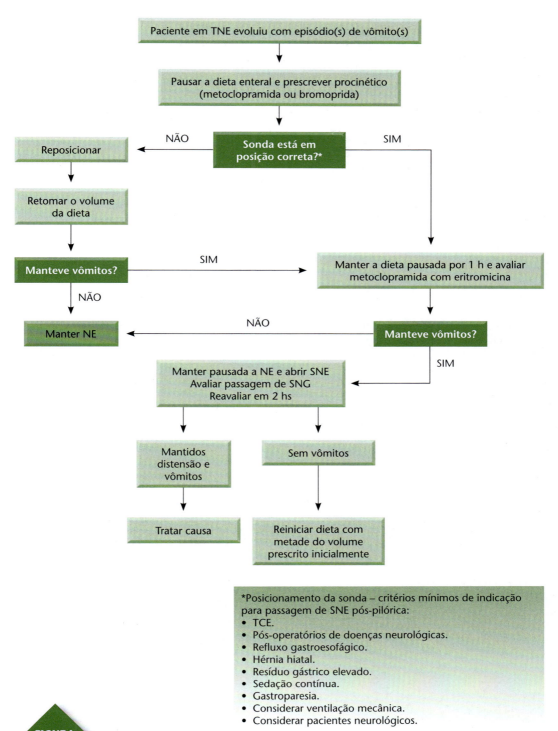

FIGURA 21.1 Sugestão de protocolo de vômito em TNE. (*Fonte:* ASPEN, 2016.)

cionamento da sonda enteral e relocá-la o mais distalmente no TGI, se for o caso. Se a sonda está bem posicionada e os vômitos persistem, sugere-se manter a NE pausada por 1 hora e avaliar a associação de eritromicina ao procinético. Em casos de refratariedade, sugere-se abrir a SNE e avaliar passagem de SNG. Se os vômitos cessarem, reinicia-se a NE com metade do volume prescrito inicialmente. Se ainda assim os vômitos persistirem, deve-se investigar outras causas para a sua ocorrência.

Leitura recomendada

Bernard MA, Ryan B. Complications of enteral feeding. In: Rombeau JL, Caldwell MD (eds.). Atlas of nutritional support techniques. Boston: Toronto 1989; 104-6.

Camilleri M et al. Am J Gastroenterology 2013; 108:18-37.

Camilleri M, Bharucha AE, Farrugia G. Clinical Gastroenterology Hepatology. 2011; 9: 5-12.

Camilleri M, Parkman HP, Shafi MA, Abell TL, Gerson L. Clinical guideline: management of gastroparesis. Am J Gastroenterology 2013; 108:18-37.

Consenso Brasileiro de Náuseas e Vômitos em Cuidados Pailativos. Rev Bras de Cuidados Paliativos 2011; 3(3):Supl 2.

Coppini LZ, Waitzberg DL. Complicações em nutrição enteral. In: Waitzberg DL (ed.). Nutrição Oral Enteral e Parenteral na Prática Clínica, 4 ed. São Paulo: Atheneu 2009; 907-17.

Enweluzo C, Aziz F. Gastroparesis: A review of current and emerging treatment opitions. Clin Exp Gastroenterology 2013; 6:161-5.

Guyton AC, Hall JE. Tratado de fisiologia médica, 12 ed. Rio de Janeiro: Elsevier 2011; 125-32.

Hasler WL, Chey WD. Nausea and vomiting. Gastroenterology 2003; 125:1860.

Jones MP, Maganti K. A systematic review of surgical therapy for gastroparesis. Am J Gastroenterol 2003; 98:2122.

Landzinski J et al. Gastric motility function in critically ill patients tolerant vs intolerant to gastric nutrition. JPEN J Parenteral and Enteral Nutr 2008; 32(1):45-50.

Maganti K, Onyemere K, Jones MP. Oral erythromycin and symptomatic relief of gastroparesis: a systematic review. Am J Gastroenterol 2003; 98:259.

McClave AS, Martindale RG, Vanek VW, McCarthy M, Roberts P et al. Board os Directors, American College of Critical Care Medicine, Society of Critical Care Medicine. Guidelines for the Provision and Assessment of Nutrition Support Therapy in the Adult Critically III Patient: Society of Critical Care Medicine (SCCM) and American Society for Parenteral and Enteral Nutrition (ASPEN). JPEN J Parenteral Enteral Nutrition 2009; 33(3):277-316.

McClave SA, Taylor BE, Martindale RG, Warren MM, Johnson DR et al. Guidelines for the Provision and Assessment of Nutrition Support Therapy in the Adult Critically Ill Patient: Society of Critical Care Medicine (SCCM) and American Society for Parenteral and Enteral Nutrition (ASPEN). JPEN J Parenteral Enteral Nutrition 2016 Feb; 40(2):159-211.

Montejo JC. Enteral nutrition-related gastrointestinal complications in critically ill patients: a multicenter study. The Nutritional and Metabolic Working Group of the Spanish Society of Intensive Care Medicine and Coronary Units. Crit Care Med 1999 Aug; 27(8):1447-53.

Parkman HP, Camilleri M, Farrugia G et al. Gastroparesis and functional dyspepsia: excerpts from the AGA/ANMS meeting. Neurogastroenterology & Motility Ql 2010; 22:113-33.

Sociedade Brasileira de Nutrição Parenteral e Enteral: Terapia Nutricional Hospitalar – Projeto Diretrizes (DITEN – Diretrizes Brasileiras em Terapia Nutricional). Rev Diretrizes 2011 Ago; Volume IX.

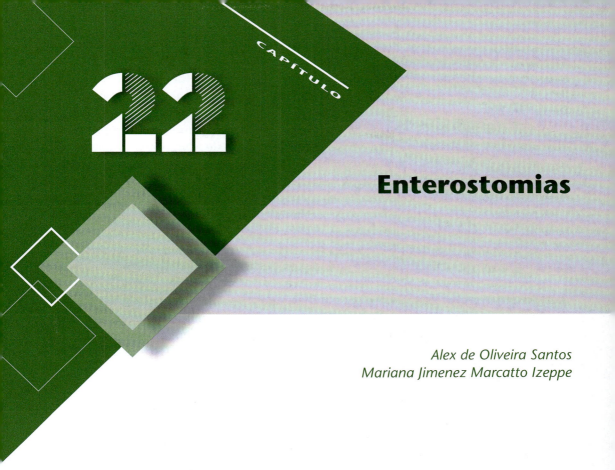

Enterostomias

Alex de Oliveira Santos
Mariana Jimenez Marcatto Izeppe

INTRODUÇÃO

A escolha do acesso enteral é baseada na condição clínica do paciente, no risco de complicações e no tempo de uso da terapia nutricional enteral (TNE).

Algumas indicações de nutrição enteral (NE) incluem disfagias, condições neurológicas, traumas, queimaduras, acidente vascular cerebral, câncer, estenoses, entre outros.

Em caso de limitação de ingestão alimentar por um curto período de tempo ou por baixa aceitação da dieta (< 60% por mais de 3 dias) é indicada o uso de sonda nasoenteral (SNE) por um período de 4 a 6 semanas. Caso haja indicação de uso da via enteral por um período prolongado ou impossibilidade de receber o aporte nutricional via oral permanentemente, recomenda-se a realização de gastrostomia ou jejunostomia de acordo com a condição clínica do paciente.

GASTROSTOMIA ENDOSCÓPICA PERCUTÂNEA

A gastrostomia endoscópica percutânea (GEP) foi descrita em 1980, e desde então o procedimento por via endoscópica tem aumentado significativamente. A utilização desse recurso tem se dado cada vez mais devido ao baixo custo, menor tempo de hospitalização, baixos índices de complicações e de morbimortalidade, quando comparado a outras técnicas cirúrgicas.

Os benefícios da GEP sobre outros métodos são a facilidade, tolerância, melhora do estado nutricional, aporte nutricional adequado, menor incidência de complicações e redução de pneumonia aspirativa associada a distúrbios de deglutição. Esse procedimento é cada vez mais comum entre crianças e adultos, sendo utilizado como uma forma de manter uma nutrição adequada.

A aplicabilidade da TNE via GEP é variável, sendo mais comum na Europa Ocidental e nos EUA, enquanto na Ásia é mais prevalente o uso de SNE. Ou seja, as variações regionais e culturais também podem influenciar na escolha de realizar ou não a inserção do tubo. Para os pacientes que não são acamados e que administram a dieta no período noturno, o uso da GEP pode ser mais segura por reduzir o refluxo e o risco de aspiração.

A tomada de decisão de realizar o procedimento envolve os profissionais da saúde, o paciente, seus familiares e muitas vezes o seu cuidador. Foi notado em estudos recentes que as percepções dos profissionais de saúde podem influenciar positivamente ou não na decisão de realizar a GEP. Sendo assim, a escassa informação sobre o assunto, a ausência de preparo, ausência de treinamento, falta de financiamento e a má comunicação entre os profissionais com os familiares pode ser um obstáculo. Outro aspecto apontado pelos familiares é que a realização da gastrostomia pode estar relacionada com o prolongamento da vida e do sofrimento do paciente, além dos potenciais riscos associados ao procedimento. Caso o paciente não se beneficie ou a sua qualidade de vida seja prejudicada, a colocação da GEP deve ser reavaliada.

Indicações de gastrostomia endoscópica percutânea

Há vários consensos e diretrizes que são tanto descritos pelas sociedades médicas quanto de nutrição dos EUA e da Europa, tais como a ASGE (American Society for Gastrointestinal Endoscopy – Sociedade Americana de Gastroenterologia Endoscópica), BAPEN (British Association of Parenteral and Enteral Nutrition – Associação Britânica de Nutrição Parenteral e Enteral), BSG (British Society of Gastroenterology – Sociedade Britânica de Gastroenterologia), ASPEN (American Society for Parenteral and Enteral Nutrition – Sociedade Americana de Nutrição Parenteral e Enteral) e ESPEN (European Society for Parenteral and Enteral Nutrition – Sociedade Europeia de Nutrição Parenteral e Enteral).

A principal indicação da GEP (Fig. 22.1) na prática clínica está relacionada com a administração de nutrição enteral para pacientes que receberão TNE por mais de quatro semanas, porém, essa indicação pode não estar associada somente a esse critério, o que vem determinando um aumento na indicação e realização desse procedimento. A GEP deve ser instalada primordialmente em pacientes que apresentem o trato gastrointestinal (TGI) íntegro e funcional, porém que apresentem alguma incapacidade de suprir suas necessidades diárias metabólicas.

A sua indicação pode ser individualizada ou pode ser associada aos seguintes quadros clínicos:
- Traumatismos faciais graves;
- Neoplasia de orofaringe ou esôfago;
- Doenças neurológicas (acidente vascular encefálico, miastenia grave, esclerose lateral amiotrófica, traumatismos cerebrais);
- Queimaduras graves;
- Desnutrição;
- Fístulas do trato gastrointestinal (TGI);

- Descompressão gástrica e intestinal;
- Anorexia nervosa e depressão grave.

Os índices de complicações podem variar de 2 a 15% quando endoscópica, e de 6 a 56% quando cirúrgica.

Contraindicações da gastrostomia endoscópica percutânea

A contraindicação da gastrostomia endoscópica percutânea é abordada nos consensos e diretrizes publicados pelas sociedades especializadas (ASGE, ASPEN, BAPEN, BSG, ESPEN) e pode ser dividida em dois grupos:

- *Absoluta:* quando há recusa do paciente ou responsável, doença terminal, quando o tempo de vida do paciente for estimado em menos de quatro semanas, distúrbio grave da coagulação, impossibilidade da passagem do aparelho endoscópico para o estômago;
- *Relativa:* cirurgias gástricas prévias como gastrectomia parcial, coagulopatias, carcinomatose peritoneal, derivação ventriculoperitoneal, ascite ou infecção da parede abdominal.

Técnica de escolha para a realização da gastrostomia endoscópica percutânea

A gastrostomia endoscópica percutânea foi primeiramente descrita por Ponsky-Gauderer, em 1980, e esse procedimento se tornou o procedimento-padrão para administração de suporte nutricional enteral de longo prazo.

Há três técnicas principais para realização de GEP:

Técnica de tração (Gauderer-Ponsky)

Descrito em 1980, é o método original e mais amplamente utilizado para realização de gastrostomia.

Técnica de introdução guiada por fio (Sachs-Vine)

Descrito em 1983, difere do método de tração pelo fato de a sonda ser empurrada (e não puxada) por sobre um fio-guia através da cavidade oral, esôfago, estômago e parede abdominal.

Técnica de punção ou de introdução (Russel)

Descrito em 1984, um fio-guia é posicionado no estômago sob visualização endoscópica e então o trato é dilatado para permitir a introdução da sonda com balão através da parede abdominal para o estômago, utilizando um cateter descascável.

A comparação das diferentes técnicas endoscópicas mostrou que todas são equivalentes em termos de segurança, morbidade e sucesso no posicionamento da sonda. No entanto, com o passar dos anos foram sendo desenvolvidas outras técnicas nas quais se utiliza outros dispositivos associados à sutura (gastropexia endoscópica) das paredes gástrica e abdominal, porém ainda pouco difundidas na literatura. Não existe consenso, na literatura, sobre qual é o melhor ou mais adequado método para realização da GEP. A escolha provavelmente deve levar em consideração fatores como preferência e experiência pessoal com determinada técnica pelos médicos endoscopistas, disponibilidade de material no serviço, doença de base e quadro clínico do paciente.

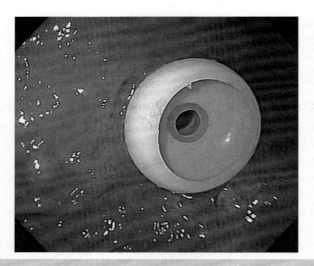

FIGURA 22.1 Gastrostomia endoscópica percutânea.

GASTROJEJUNOSTOMIA ENDOSCÓPICA PERCUTÂNEA (GJEP)

Consiste na passagem de uma sonda longa por meio da gastrostomia, que vai ficar localizada no jejuno. A passagem dessa sonda é indicada nas mesmas condições que a passagem da GEP, e também quando há casos de motilidade gástrica diminuída (gastroparesia), obstruções pilorobulbares, hérnias hiatais em decorrência do risco elevado de aspiração e pancreatite aguda, risco de aspiração, refluxo e pneumonia (Fig. 22.2).

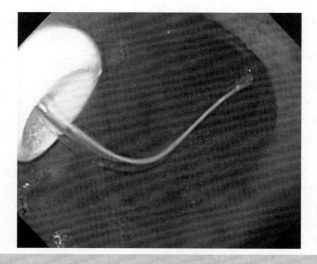

FIGURA 22.2 Gastrojejunostomia endoscópica percutânea.

Técnica

Para a inserção da sonda de jejunostomia é necessário que haja uma gastrostomia endoscópica percutânea, que pode ter sido colocada por qualquer uma das técnicas já descritas. A partir disso, passa-se a sonda de jejunostomia através do orifício da gastrostomia que deve ser introduzida até o duodeno distal – jejuno proximal.

JEJUNOSTOMIA ENDOSCÓPICA PERCUTÂNEA DIRETA (JEPD)

A jejunostomia é a implantação de um tubo para nutrição semelhante ao utilizado na gastrostomia, indicada quando há contraindicação ao acesso gástrico que pode ser por neoplasia gástrica ou cirurgias gástricas.

Técnica

É a realização da colocação de uma sonda diretamente no jejuno proximal, sem necessidade da passagem da gastrostomia prévia.

A técnica é basicamente a mesma da gastrostomia por tração: o acesso ao duodeno é feito por meio de um aparelho mais longo como um colonoscópio ou enteroscópio.

ESTADO NUTRICIONAL

Na prática clínica, a TNE deve ser utilizada em duas situações: condições agudas, em casos que a desnutrição pode acontecer rapidamente ou pode ser prevista, podendo ocorrer em qualquer idade; e condições crônicas, em que o suporte nutricional é necessário por meses ou anos. Para evitar a desnutrição aguda adquirida no hospital e/ou suas complicações, o risco nutricional precisa ser identificado no momento da admissão, de modo que intervenções nutricionais precoces possam ser realizadas.

A terapia nutricional domiciliar permite que o paciente volte para casa permitindo a continuidade no tratamento com uma assistência mais humanizada, em um ambiente seguro e familiar. É importante priorizar dietas enterais industrializadas, já que são mais seguras, evitando erros de manipulação e contaminação bacteriana. Na escolha da fórmula devem ser considerados fatores como incapacidade de tolerar grandes volumes, necessidades calóricas e proteicas, constipação intestinal e refluxo gastroesofágico.

Em um estudo realizado com pacientes em *home care* que recebiam nutrição via sonda nasoenteral e gastrostomia, verificou-se que os pacientes que utilizaram a SNE apresentavam maior prevalência de desnutrição quando comparados aos pacientes que utilizavam a gastrostomia como via de alimentação enteral. Um dos principais objetivos da gastrostomia é a manutenção e oferta do aporte nutricional adequado, hidratação, evitar pneumonia aspirativa, reduzir complicações, aumentar conforto e melhora da qualidade de vida desses indivíduos.

Nesse estudo observou-se que 83% dos pacientes acompanhados apresentavam problemas neurológicos, sendo a gastrostomia indicada para prevenir complicações da presença da SNE, facilitar o tratamento e manuseio por parte da família. Caso seja possível iniciar o processo de reintrodução de alimentação via oral, ressalta-se a importância de uma equipe multiprofissional na adequação da dieta, adequando consistência e textura dos alimentos.

EXPERIÊNCIA FAMILIAR

A presença desses dispositivos (gastrostomia e jejunostomia) requerem o acompanhamento contínuo de uma equipe multiprofissional, transformações na dinâmica familiar, adaptações e limitações do paciente. Além disso, é importante ressaltar que acontecem importantes transformações na dinâmica familiar. A experiência de cuidar de um paciente crônico é muito difícil e pode ser gerado sentimento de negação, aflição e medo. Aos poucos a família retoma o controle e autonomia da situação para realizar os cuidados necessários com a finalidade de promover qualidade de vida e conforto para esses pacientes.

O processo educacional sobre os cuidados com a dieta e/ou gastrostomia devem ser realizados pelos profissionais após o procedimento, sendo necessário que a equipe de saúde esteja preparada para realizar tais orientações, treinamentos e esclarecer dúvidas da família. Uma das dificuldades após a colocação do dispositivo é a falta de informação e desconhecimento dos cuidados, podendo tal situação ser minimizada se houvesse uma alta planejada e um acompanhamento domiciliar inicial.

A alimentação oral é vista pela família como um importante processo social e formação de vínculos, enquanto a gastrostomia representa uma deficiência e privação do prazer. Os principais benefícios da gastrostomia são a praticidade e rapidez da oferta do alimento, redução de pneumonia aspirativa, oferta adequada da nutrição, maior sensação de saciedade e melhora da qualidade de vida. A aceitação da GEP pelos familiares pode estar relacionada com o nível de educação, com maior aceitação entre aqueles com maior ensino.

MOMENTO PARA INÍCIO DA REINTRODUÇÃO DE DIETA PÓS-PROCEDIMENTO

Na prática clínica habitual para realização da GEP nem sempre é necessária a internação dos pacientes. Hoje, o procedimento pode ser realizado tanto em sistema ambulatorial quanto em *day clinic*. Caso seja realizado como internação, pode apresentar períodos de hospitalização que variam de 1 a 7 dias.

Desde 1980, a reintrodução da dieta enteral após a colocação da GEP é atrasada por horas. Esse atraso provavelmente se dá por diretrizes cirúrgicas anteriores, com pouca evidência sobre a alimentação após o procedimento ou pela ausência de diretrizes e protocolos que orientem os cuidados, manejo e a reintrodução da dieta após o procedimento.

Um dos motivos de tal atraso era que, dessa forma, seria possível diminuir o risco de volume residual gástrico e apesar das recentes literaturas indicarem que o início da dieta precocemente é seguro, a prática comum ainda é atrasar a reintrodução da dieta.

Nos estudos, as complicações observadas, por exemplo, febre, infecção, vômitos, diarreia, estomatite e morte nos indivíduos que introduziram a dieta precocemente (≤ 4 horas) não foram estatisticamente significantes quando comparadas com indivíduos com a reintrodução tardia da dieta. Existem algumas limitações que diferem nos estudos como o momento da reintrodução da dieta, variação dos volumes residuais e o tamanho usado da GEP.

A alimentação precoce (≤ 4 horas) em pacientes que realizaram a GEP sem aparente complicação parece ser segura, bem tolerada e, se for implementada na prática clínica, pode reduzir o tempo de hospitalização e custos.

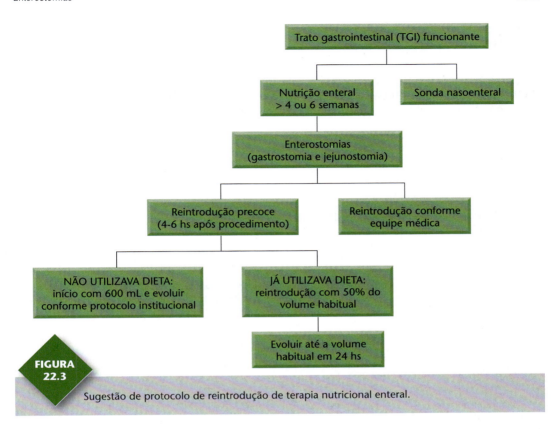

FIGURA 22.3 Sugestão de protocolo de reintrodução de terapia nutricional enteral.

Uma das alternativas de reintrodução da dieta é conforme orientação da equipe médica ou médico titular. Outra alternativa que parece ser segura é a reintrodução precoce, entre 4-6 horas após o procedimento, retornando com 50% do volume habitual utilizado pelo paciente anteriormente e evoluir até o volume total em até 24 horas. A Figura 22.3 é uma sugestão de fluxograma institucional para reintrodução da dieta enteral após realização de GEP baseada em evidências de segurança.

Leitura recomendada

Anselmo CB, Tercioti Júnior V, Lopes LR, Coelho Neto JS, Andreollo NA. Surgical gastrostomy: current indications and complications in a university hospital. Rev Col Bras Cir [periódico na Internet] 2013; 40(6).

August D, Teitelbaum D, Albina J, Bothe A, Guenter P, Heitkemper M, Ireton-Jones C, Mirtallo JM, Seidner D, Winkler M (ASPEN Board of Directors and The Clinical Guidelines Task Force). Guidelines for the use of parenteral and enteral nutrition in adult and pediatric patients. J Parent Enteral Nutr 2002; 26(1 Suppl):1SA-138SA.

Azank AT, Leandro-Merhi VA, Poliselli C, Oliveira MRM. Indicadores nutricionais em pacientes alimentados por sonda, em sistema de *Home Care*. Arquivos Catarinenses de Medicina 2009; 38(4):11-8.

Baron TH. Direct percutaneous endoscopic jejunostomy. Am J Gastroenterol 2006; 101(7):1407-9.

Bechtold ML, Matteson ML, Choudhary A, Puli SR, Jiang PP, Roy PK. Early versus delayed feeding after placement of a percutaneous endoscopic gastrostomy: a meta-analysis. Am J Gastroenterol 2008; 103(11):2919-24.

Cervo AS, Magnago TSBS, Carollo JB, Chagas BP, Oliveira AS, Urbanetto JS. Eventos adversos relacionados ao uso de terapia nutricional enteral. Rev Gaucha Enferm 2014 jun; 35(2):53-9.

Choudhry U, Barde CJ, Markert R, Gopalswamy N. Percutaneous endoscopic gastrostomy: a randomized prospective comparison of early and delayed feeding. Gastrointest Endosc 1996; 44:164-7.

DITEN, Projeto Diretrizes em Terapia Nutricional. Associação Médica Brasileira e Conselho Federal de Medicina Volume IX, São Paulo, Editora Câmara Brasileira do Livro, 2011.

Eisen GM,Baron TH, Dominitz JA, Faigel DO, Goldstein JL, Johanson JF, Mallery JS, Riddawi HM, Vargo II JJ, Waring JP, Fanelli RD, Wheeler-Harbough J (ASGE Standards of Practice Committee). Role of endoscopy in enteral feeding. Gastrointest Endosc 2002; 55(7):794-7.

Fang JC, Bankhead R, Kinikini M. Enteral Acess Devices. In: Mueller CM (ed.). The ASPEN: Adult Nutrition Support Core Curriculum, 2 ed. New York: American Society for Parenteral and Enteral Nutrition 2012; 206-17.

Fernandez I, Rodriguez S, Gonzalez A, Castellano G, Montejo JC, Casis B, Martin A, Sanchez F, Solis JA. A comparative study of 2 technics of percutaneous endoscopic gastrostomy. Rev Esp Enferm Dig 1995; 87(5):357-61.

Gauderer MWL, Ponsky JL, Izant RJ Jr. Gastrostomy without laparotomy: a percutaneous endoscopic technique. J Pediatr Surg 1980; 15(6):872-5.

Gauderer MWL. Percutaneous endoscopic gastrostomy and the evolution of contemporary long-term enteral access. Clin Nutr 2002; 21:103-10.

Gottrand F, Sullivan PB. Gastrostomy tube feeding: when to start, what to feed and how to stop. European Journal of Clinical Nutrition 2010; 64:S17-21.

Jaffar MH, Mahadeva S, Morgan K, Tan MP. Systematic review of qualitative and quantitative studies on the attitudes and barriers to percutaneous endoscopic gastrostomy feeding. Clinical Nutrition 2016; 1-10.

Kurien M, McAlindon ME, Westaby D, Sanders DS. Percutaneous endoscopic gastrostomy (PEG) feeding. BMJ 2010 May; 7:340:c2414.

Mela CC, Zacarin CFL, Dupas G. Avaliação de famílias de crianças submetidos à gastrostomia. Rev Eletr Enf [internet]. 2015 abri/jun; 17(2):212-22.

Nutrition Support in adults: Oral Nutrition Support, Enteral Tube Feeding and Parenteral Nutrition. NICE Clinical Guideline nº 32 (2016). Disponível em: www.nice.org.uk/CG032fullguideline.

Pearce CB, Duncan HD. Enteral feeding. Nasogastric, nasojejunal, percutaneous endoscopic gastrostomy or jejunostomy: its indications and limitations. Postgrad Med J 2002; 78:198-204.

Russell TR, Brotman M, Norris F. Percutaneous gastrostomy: a new simplified and cost-effective technique. Am J Surg 1984; 148(1):132-7.

Sachs BA, Vine HS, Palestrant AM, Ellison HP, Shropshire D, Lowe R. A nonoperative technique for establishment of a gastrostomy in the dog. Invest Radiol 1983; 18:485-7.

Safadi BY, Marks JM, Ponsky JL. Percutaneous endoscopic gastrostomy: an update. Endoscopy 1998; 30(9):781-9.

Santos JS, Kemp R, Sankarankutty AK, Salgado Junior W, Tirapelli LF, Castro e Silva Junior O. Gastrostomia e jejunostomia: aspecto da evolução técnica e da ampliação das indicações. Revista da Faculdade de Medicina Ribeirão Preto – Medicina Ribeirão Preto 2011; 44(1):39-50.

Simons S, Remington R. The percutanous endoscopic gastrostomy tube: A Nurse's Guide to PEG Tubes. Medsur Nursing 2013; 22(2):77-83.

Waitzberg DL. Nutrição oral, enteral e parenteral na prática clínica, 4 ed. São Paulo: Atheneu, 2009.

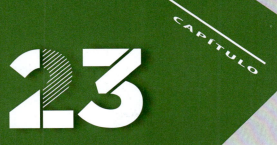

Progressão da Terapia Nutricional Parenteral

Lilian Moreira Pinto
Leonardo José Rolim Ferraz

A terapia nutricional parenteral (TNP) consiste na oferta de nutrientes diretamente na corrente sanguínea. É indicada quando os pacientes estão impossibilitados de receber dieta pelo trato gastrointestinal (via oral e enteral). Pode ser utilizada também de maneira suplementar, como adjuvante da nutrição oral e enteral, para otimizar a oferta calórica e proteica e suprir as necessidades nutricionais diárias dos pacientes.

INTRODUÇÃO DA NUTRIÇÃO PARENTERAL

Uma vez identificada a necessidade TNP, a decisão de início deve ser em comum acordo com o médico assistente e a equipe multiprofissional de terapia nutricional (EMTN).

A(o) enfermeira(o) responsável pelo paciente, após a prescrição da TNP, deve garantir uma via exclusiva de infusão endovenosa, pesar o paciente conforme rotina setorial e comunicar a(ao) nutricionista para que a avaliação nutricional seja realizada (Fig. 23.1).

Coletar obrigatoriamente antes do início da NPT exames laboratoriais que caracterizem o monitoramento para um perfil parenteral, que inclui: ureia, creatinina, sódio, potássio, cálcio iônico, fósforo, magnésio, AST (aspartato aminotransferase), ALT (alanina aminotransferase), gama GT (gama glutamil transpeptidase), bilirrubinas (direta, indireta e total), pré-albumina, albumina, colesterol total e frações, triglicérides, TP (tempo de protrombina) e INR.

PROGRESSÃO

No primeiro dia, deve-se checar os exames solicitados anteriormente e iniciar a infusão em 50% da meta calórica.

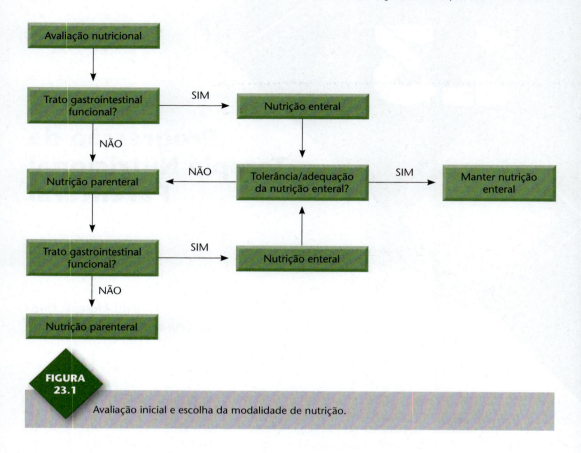

FIGURA 23.1 Avaliação inicial e escolha da modalidade de nutrição.

No segundo dia, deve-se progredir infusão para 75% da meta e reavaliar. Se houver suspeita de síndrome de realimentação é contraindicada a progressão da TNP. Deve-se corrigir distúrbios hidroelétrolíticos e coletar eletrólitos e função renal.

No terceiro dia, progredir infusão para 100% da meta.

O médico da EMTN acompanhará a evolução do paciente diariamente.

MANUTENÇÃO

- *Controle glicêmico:* a hiperglicemia piora o prognóstico de pacientes críticos. O controle glicêmico rigoroso está relacionado à redução de infecção, tempo de internação e mortalidade. A meta institucional de glicemia é manter níveis abaixo de 180 mg/dL. O controle glicêmico em pacientes em terapia nutricional parenteral é realizado no mínimo de 4 em 4 horas. Para aqueles pacientes que mantiverem níveis glicêmicos acima de 180 mg/dL, há indicação de protocolo de insulina endovenoso e controle glicêmico de hora em hora;
- *Controle metabólico:* em todos os pacientes em uso de NP deve ser realizado controle diário de eletrólitos e semanalmente o perfil parenteral para ajuste da terapia e monitoração de complicações;
- *Reavaliação diária da possibilidade de NE:* em pacientes estáveis com a NP, o suporte enteral deve ser reavaliado constantemente.

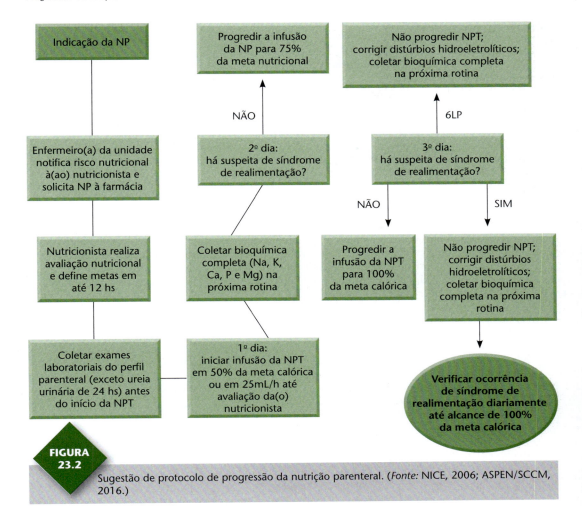

FIGURA 23.2 Sugestão de protocolo de progressão da nutrição parenteral. (*Fonte:* NICE, 2006; ASPEN/SCCM, 2016.)

Se for possível dieta enteral, discutir com a equipe assistente a passagem de sonda nasoenteral (SNE) e início da dieta o mais precocemente possível.

INTERRUPÇÃO E DESMAME DA TNP

A interrupção abrupta da TNP não é recomendada e pode oferecer riscos de descompensação metabólica e hipoglicemia grave. Recomenda-se desmame progressivo de acordo com a evolução da oferta da nutrição via oral ou enteral (ver protocolo de desmame da TNP – Fig. 23.2) e infusão de soro glicosado caso a dieta seja pausada para realização de eventuais exames de imagem ou procedimentos.

TERAPIA ADJUVANTE

Por motivos de instabilidade da fórmula, as formulações parenterais industrializadas, prontas para uso, não contêm vitaminas e oligoelementos em sua composição. A reposição desses micronutrientes deve ser prescrita separadamente.

Leitura recomendada

Aguilar-Nascimento JE, Bicudo-Salomao A, Portari-Filho PE. Optimal timing for the initiation of enteral and parenteral nutrition in critical medical and surgical conditions. Nutrition 2012; 28(9):840-3

Dervan N, Dowsett J, Gleeson E, Carr S, Corish C. Evaluation of Over- and Underfeeding Following the Introduction of a Protocol for Weaning From Parenteral to Enteral Nutrition in the Intensive Care Unit. Nutrition in Clinical Practice. American Society for Parenteral and Enteral Nutrition 2012; 27(6):781-7.

Dhaliwal R, Cahill N, Lemieux M, Heyland DK. The Canadian critical care nutrition guidelines in 2013: an update on current recommendations and implementation strategies. Nutr Clin Pract 2014 Feb; 29(1):29-43.

Heidegger CP, Berger MM, Graf S et al. Optimisation of energy provision with supplemental parenteral nutrition in critically ill patients: a randomised controlled clinical trial. Lancet 2013; 381(9864):385-93.

Kreymann KG, Berger MM, Deutz NE et al. DGEM (German Society for Nutritional Medicine), Ebner C, Hartl W, Heymann C, Spies C; ESPEN (European Society for Parenteral and Enteral Nutrition). ESPEN Guidelines on Enteral Nutrition: Intensive care. Clin Nutr 2006 Apr; 25(2):210-23.

McClave SA, Taylor BE, Martindale RG, Warren MM, Johnson DR, Braunschweig C, McCarthy MS, Davanos E, Rice TW, Cresci GA, Gervasio JM, Sacks GS, Roberts PR, Compher C, Society of Critical Care Medicine, American Society for Parenteral and Enteral Nutrition. Guidelines for the Provision and Assessment of Nutrition Support Therapy in the Adult Critically Ill Patient: Society of Critical Care Medicine (SCCM) and American Society for Parenteral and Enteral Nutrition (ASPEN). JPEN J Parenter Enteral Nutr 2016 Feb; 40(2):159-211.

National Collaborating Centre for Acute Care. Nutrition support in adults: oral nutrition support, enteral tube feeding and parenteral nutrition. London (UK): National Institute for Health and Clinical Excellence 2005; 451 p.

National Institute for Health and Clinical Excellence (NICE) Guideline. Nutrition support in adults, Feb 2006. Disponível em www.nice.org.uk/guidance/cg32www.nice.org.uk/guidance/cg32. Acessado em 31 de outubro de 2016.

Nunes ALB, Koterba E, Alves VGF et al. Terapia nutricional no paciente grave. Projeto Diretrizes. SBNPE, Associação Brasileira de Nutrologia. São Paulo, 2011.

Toledo D, Castro M. Terapia Nutricional em UTI. Rio de Janeiro: Rubio 2015; 85-92.

Ukleja A, Freeman KL, Gilbert K, Kochevar M, Kraft MD, Russell MK, Shuster MH. Task Force on Standards for Nutrition Support: Adult Hospitalized Patients, and the American Society for Parenteral and Enteral Nutrition Board of Directors. Nutrition in Clinical Practice 2010; 25(4):403-14.

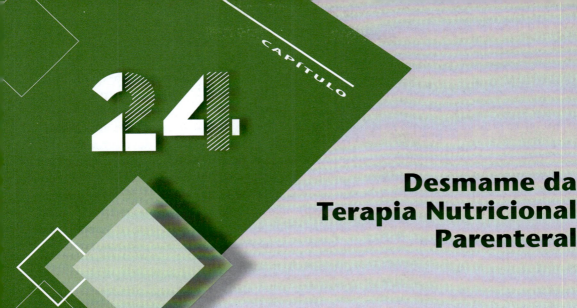

CAPÍTULO 24

Desmame da Terapia Nutricional Parenteral

Lilian Moreira Pinto
Priscila Barsanti de Paula Nogueira
Leonardo José Rolim Ferraz

A nutrição parenteral (NP) serve como uma modalidade terapêutica importante que é utilizada em adultos, crianças e recém-nascidos, para uma variedade de indicações. O uso adequado dessa terapia complexa destina-se a maximizar o benefício clínico enquanto minimiza o potencial risco de eventos adversos.

A aplicação do protocolo clínico sobre a interrupção da nutrição parenteral total (NPT) permitirá a implementação de recomendações válidas preconizadas em diretrizes clínicas, padronizando o fluxo e as principais condutas terapêuticas, aumentando a efetividade assim como a segurança.

A NP deve ser interrompida quando o paciente demonstrar a capacidade de tolerar e utilizar nutrientes via enteral ou ingerir e utilizar nutrientes orais adequados antes do término da nutrição parenteral. Pois, o que determina a interrupção da NPT é a restauração da função normal do trato gastrointestinal (TGI).

Mesmo aqueles pacientes que não podem ser alimentados por via oral devido a náuseas, mas que têm TGI íntegro, devem receber terapia nutricional enteral (TNE) por sonda nasoenteral tão logo seja possível.

A transição entre a NPT e a alimentação oral deve ser gradual, e se necessário, por meio da alimentação enteral por sonda para permitir que o TGI, anteriormente inativo, se readapte ao processo digestivo.

Devido aos benefícios marcantes da nutrição enteral (NE) para o doente crítico estabilizado com NP, repetidos esforços devem ser feitos para a transição do paciente à terapia entérica. Durante a mudança para nutrição enteral, a NP deverá ser continuada enquanto a enteral está sendo evoluída. Para evitar complicações associadas ao excesso de alimentação, a quantidade de energia fornecida por via parenteral deve ser reduzida de forma adequada para compensar o aumento na energia a ser entregue por via entérica.

Portanto, à medida em que haja melhora da tolerância à NE, a quantidade de energia da NP deve ser reduzida e finalmente descontinuada quando as necessidades energéticas fornecidas por via enteral e/ou oral equivalerem a um porcentual > 60% de suas necessidades nutricionais. Quando iniciada a dieta oral, esta poderá ser iniciada com líquidos em quantidades suficientes e/ou com o uso de suplementos, dependendo da condição clínica.

A NP deve ser interrompida, uma vez adequada à dieta oral ou quando a nutrição enteral é tolerada e o estado nutricional é estável. A retirada deve ser planejada e gradual, com uma revisão diária de progresso do paciente.

Esse período de transição pode ser variável. Não há período mínimo de tempo para a duração da NP e não se deve hesitar em reinstituir a NP parcial ou completa em caso de benefícios para o paciente até uma nova avaliação.

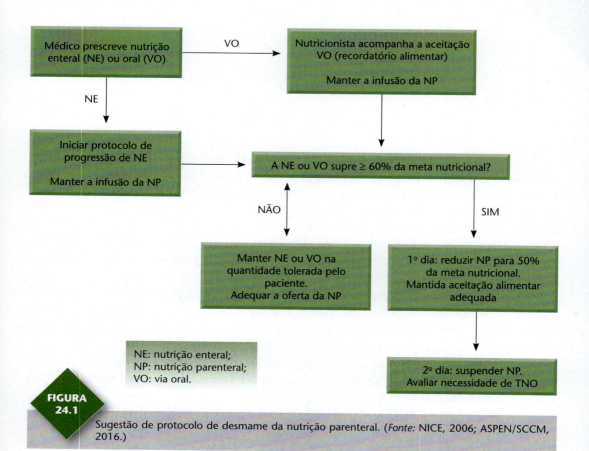

FIGURA 24.1 Sugestão de protocolo de desmame da nutrição parenteral. (*Fonte:* NICE, 2006; ASPEN/SCCM, 2016.)

Desmame da Terapia Nutricional Parenteral

A interrupção abrupta da NP predispõe o paciente à hipoglicemia se a infusão intravenosa contínua de insulina não for ajustada ou for continuada sem uma fonte exógena de glicose. Portanto, sugere-se diminuir 50% do volume da NP 24 horas antes do término da NP e administrar soro glicosado a 10% por 12 ou 24 horas após finalizar o último frasco de NP. Esse cuidado é desnecessário se o paciente estiver sob uso de dieta enteral.

A adequação de energia e a ingestão de nutrientes são baseadas no julgamento clínico, devendo ser avaliada com registros diários, bem como a transição das terapias nutricionais e as recomendações para melhora da ingestão oral e enteral devem ser documentadas antes de interrupção do suporte nutricional.

Durante a transição de uma via da terapia nutricional para outra, os objetivos da ingestão de nutrientes deverão ser mantidos. Os pacientes ou seus representantes designados devem ser envolvidos nas decisões relativas à retirada do apoio nutricional.

Conclui-se que um protocolo estruturado para desmame dos doentes em terapia nutricional parenteral poderá minimizar o excesso e subalimentação em paciente criticamente doente com adequado suporte nutricional por meio de uma combinação de vias (Fig. 24.1).

Leitura recomendada

ASPEN. Board of Directors: Standards for nutrition support: Hospitalized patients. Nutr Clin Pract 1995; 10:208-18.

Ayers P et al. American Society for Parenteral and Enteral Nutrition. ASPEN. Parenteral Nutrition Safety Consensus – Recommendations. Journal of Parenteral and Enteral Nutrition 2014; 38(3):296-333.

Dervan N Dowsett J, Gleeson E, Carr S, Corish C. Evaluation of Over and Underfeeding Following the Introduction of a Protocol for Weaning From Parenteral to Enteral Nutrition in the Intensive Care Unit. Nutrition in Clinical Practice American Society for Parenteral and Enteral Nutrition 2012; 27(6):781-7.

Dickerson RN, Maish III GO, Minard G, Brown RO. Nutrition support team-led glycemic control program for critically ill patients. Nutrition in Clinical Practice. American Society for Parenteral and Enteral Nutrition 2014; 29(4):534-41.

Heidegger CP, Berger MM, Graf S et al. Optimisation of energy provision with supplemental parenteral nutrition in critically ill patients: a randomised controlled clinical trial. Lancet.2013; 381(9864):385-93.

McClave SA et al. Society of Critical Care Medicine and the American Society for Parenteral and Enteral Nutrition. Guidelines for the Provision and Assessment of Nutrition Support Therapy in the Adult Critically Ill Patient: Society of Critical Care Medicine (SCCM) and American Society for Parenteral and Enteral Nutrition (ASPEN). Journal of Parenteral and Enteral Nutrition 2016; 40(2):159-211.

National Collaborating Centre for Acute Care. Nutrition support in adults: oral nutrition support, enteral tube feeding and parenteral nutrition. London (UK): National Institute for Health and Clinical Excellence 2005; 451 p.

National Institute for Health and Clinical Excellence (NICE) Guideline. Nutrition support in adults, Feb 2006. Disponível em www.nice.org.uk/guidance/cg32. Acessado em: 31 de outubro de 2016.

National Institute for Health and Clinical Excellence. Nutrition support in adults: oral nutrition support, enteral tube feeding and parenteral nutrition, 2006.

Ukleja A et al. Task Force on Standards for Nutrition Support: Adult Hospitalized Patients, and the American Society for Parenteral and Enteral Nutrition Board of Directors. Nutrition in Clinical Practice 2010; 25(4):403-14.

Waitzberg DL, Nogueira MA. Indicação, formulação e monitoração em nutrição parenteral, central e periférica. In: Nutrição oral, enteral e parenteral na prática clínica, 4 ed. São Paulo: Atheneu, 2009.

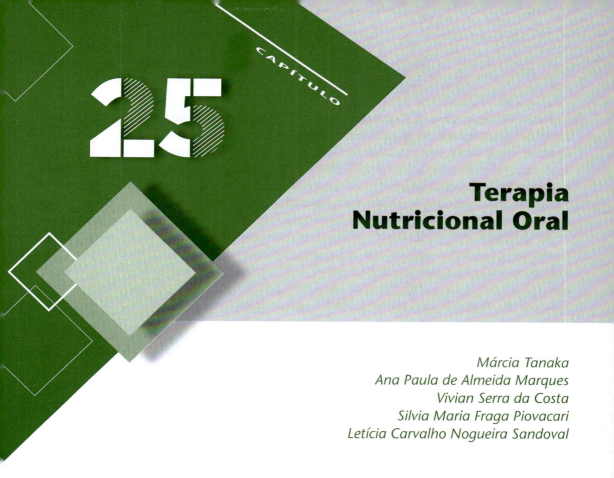

Terapia Nutricional Oral

Márcia Tanaka
Ana Paula de Almeida Marques
Vivian Serra da Costa
Silvia Maria Fraga Piovacari
Letícia Carvalho Nogueira Sandoval

A desnutrição em pacientes hospitalizados é uma questão crítica e está associada com um aumento significativo na morbimortalidade. Estudos em todo o mundo indicam que entre 30 a 50% dos pacientes hospitalizados têm algum grau de desnutrição, que normalmente está relacionada a uma elevada taxa de complicações infecciosas e aumento nas taxas de mortalidade.

Além de favorecer o prognóstico, a melhora do estado nutricional também está associada à melhora da qualidade de vida, maior sobrevida, menor tempo de hospitalização e melhores condições de recuperação.

Os grupos mais sensíveis à desnutrição hospitalar são os idosos e as crianças, que mesmo com hospitalizações rápidas podem apresentar perda de massa magra, acelerando o declínio funcional. Essa perda de massa magra envolve disfunção de vários processos celulares e fisiológicos e pode ser agravada pela desnutrição. Os pacientes continuam, muitas vezes, a perder peso e massa magra após a alta hospitalar, afetando negativamente os resultados. Estudos têm mostrado que a utilização de suplementos nutricionais orais em pacientes desnutridos em ambientes comunitários e hospitalares pode reduzir as complicações, a mortalidade e readmissões hospitalares. Em pacientes mais idosos, os efeitos dos suplementos nutricionais orais têm sido extensivamente estudados, demonstrando aumento de peso corporal e melhora do estado nutricional.

Existem diferentes estratégias dietoterápicas para corrigir a desnutrição hospitalar, para tanto, é essencial identificar os pacientes desnutridos ou em risco de desnutrição, pois eles necessitam de uma avaliação nutricional mais abrangente, bem como uma intervenção adequada.

A alimentação via oral é considerada a mais fisiológica e deve ser a prioritária para nutrição, sempre que possível. Durante períodos de internação, diversos fatores podem interferir na aceitação alimentar, tais como: náuseas e vômitos, sonolência, fatores culturais, religião, e outros eventos adversos. A prescrição dietética deve contemplar esses fatores e garantir adaptações necessárias para favorecer a aceitação alimentar.

Considera-se aceitação alimentar adequada ou satisfatória quando ocorre ingestão de, no mínimo, 75% das refeições oferecidas ao longo do dia. Entretanto, deve-se sempre levar em consideração a porcentagem de suprimento das necessidades calóricas estabelecidas, uma vez que em alguns casos é possível suprir as necessidades, mesmo quando a ingestão estiver entre 60-70% do ofertado. Sendo assim, a aceitação alimentar menor que 75% é sempre um alerta para uma avaliação mais detalhada e rigorosa do suprimento das necessidades programadas e, se necessário, indicação de suplementação.

A terapia nutricional oral (TNO) pode ser uma boa alternativa para suplementar as necessidades nutricionais programadas, porém, não deve ser utilizada como método exclusivo de alimentação ou substitutos de refeições. Deve ser utilizada como coadjuvante e auxílio da recuperação ou manutenção do estado nutricional. Os critérios para sua indicação se limitam àqueles pacientes desnutridos ou em risco de desnutrição, em que a alimentação oral é insuficiente para suprir as necessidades. No entanto, o consumo desses produtos depende da aceitação dos pacientes, que está relacionada às características próprias do produto (textura, sabor, aparência e odor), duração do tratamento e alterações de paladar.

Estudos demonstram que quando bem empregada, a TNO se torna altamente especializada, contribuindo para o tratamento clínico, recuperação e/ou manutenção do estado nutricional do paciente.

No Brasil, segundo o Inquérito Brasileiro de Avaliação Nutricional Hospitalar (IBRANUTRI) de 2001, de um total de 4.000 pacientes, o consumo de suplementos foi observado em 4% deles. Sabe-se que a desnutrição é altamente frequente em hospitais brasileiros, com cerca de 48% dos pacientes internados apresentando algum grau de desnutrição.

Existem diversos tipos de suplementos, sendo divididos em especializados e padrão, podendo ser na forma em pó, pastosos ou líquidos e, em alguns casos, serem utilizados também como terapia nutricional enteral (TNE). Em geral, os suplementos são isentos de lactose, tendo em vista a crescente demanda de populações intolerantes e a grande incidência de restrição desse componente nas dietas hospitalares.

MANUAL DE DIETAS HOSPITALARES

Cada serviço de nutrição hospitalar deve desenvolver e padronizar um manual de dietas contendo as dietas hospitalares de rotina e terapêuticas, descrevendo:
* Definição;
* Objetivo;
* Características (consistência, fracionamento, composição nutricional) com os cálculos de macro e micronutrientes.

Terapia Nutricional Oral

Esse manual de dietas hospitalares é uma ferramenta primordial no cuidado nutricional ao paciente internado, pois direciona e auxilia a equipe médica e multiprofissional a conhecer e entender melhor a dieta prescrita, já que não há um consenso padronizado da nomenclatura das dietas entre os hospitais. O mesmo deverá ser elaborado seguindo os padrões para cuidados de nutrição tais como os estabelecidos pela Dietary Reference Intake 2011 e *guidelines* publicados de acordo com a especialidade clínica.

Principais objetivos do manual:

- Oferecer suporte à prescrição médica de dietas e suplementos nutricionais, incluindo via enteral (uniformizar condutas);
- Contribuir para que a prescrição seja adequada a cada paciente;
- Assegurar um plano de cuidado nutricional personalizado, com a garantia da qualidade, quantidade e variedade de alimentos adequados ao tratamento;
- Padronizar o que é servido para o paciente;
- Facilitar a elaboração e distribuição das refeições, assim como o treinamento do pessoal envolvido;
- Servir de ferramenta para o acompanhamento da aceitação alimentar do paciente, justificando a hipótese de diagnóstico nutricional;
- Melhorar o controle de qualidade, evitando desperdícios.

SUGESTÃO DE PROTOCOLO DE ACOMPANHAMENTO DA ACEITAÇÃO ALIMENTAR

Com a informação nutricional da composição da dieta contida no manual de dietas hospitalares é possível acompanhar a aceitação alimentar.

No Hospital Israelita Albert Einstein (HIAE) os pacientes que necessitam de acompanhamento são selecionados pelo nutricionista ou outro profissional da equipe multiprofissional assistencial quando observada média ou baixa aceitação alimentar.

O nutricionista informa ao copeiro hospitalar sobre a necessidade da anotação da aceitação alimentar das principais refeições (desjejum, almoço, jantar e ceia) no momento de recolhimento da bandeja.

A anotação é realizada em porcentagem no quadro do quarto do paciente, como demonstra a Figura 25.1.

Para essa atividade, os copeiros passam por treinamento e orientações de como identificar a aceitação alimentar do paciente. São utilizadas nesse treinamento ferramentas (Fig. 25.2) que demonstram a composição da bandeja e porcentagens da aceitação alimentar, classificando em excelente, adequada, regular/inadequada, baixa e recusa/muito baixa.

Durante o recolhimento da bandeja, o copeiro, observa a aceitação e anota no quadro o porcentual correspondente à aceitação naquela refeição (Fig. 25.4). Essa anotação servirá de base para nutricionista, mas também para outros membros da equipe multiprofissional, uma vez que a alimentação do paciente é parte integrante do tratamento e importante informação para outras terapias, como fisioterapia, fonoaudiologia, controle da glicemia capilar, entre outras. A comunicação e atualização das informações deve ocorrer de forma constante entre o nutricionista e serviço de copa, como é demonstrado nas Figuras 25.3 e 25.4.

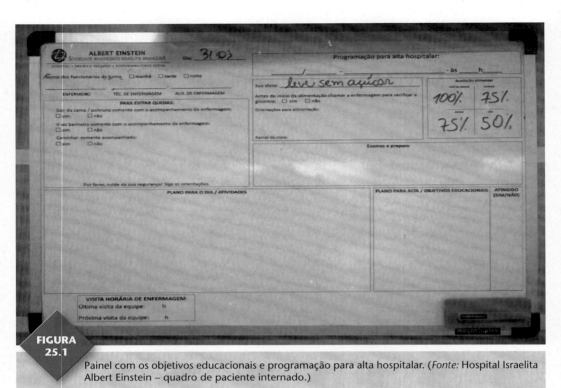

FIGURA 25.1 Painel com os objetivos educacionais e programação para alta hospitalar. (*Fonte:* Hospital Israelita Albert Einstein – quadro de paciente internado.)

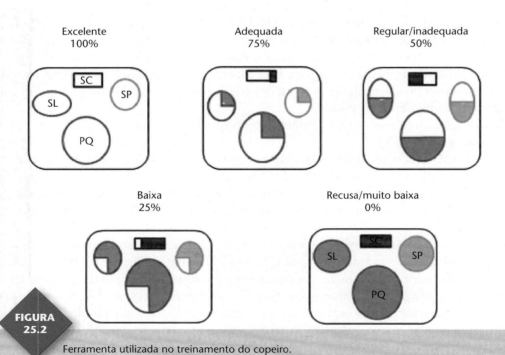

FIGURA 25.2 Ferramenta utilizada no treinamento do copeiro.

Terapia Nutricional Oral

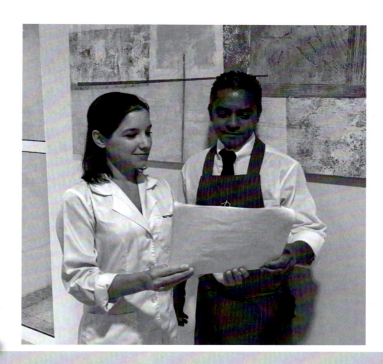

FIGURA 25.3 Nutricionista realiza orientação ao copeiro.

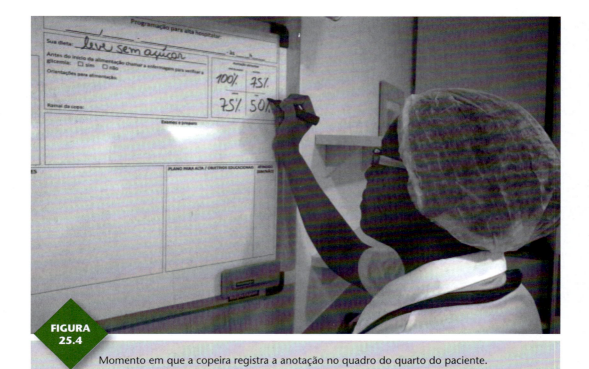

FIGURA 25.4 Momento em que a copeira registra a anotação no quadro do quarto do paciente.

Vale ressaltar a importância do envolvimento do paciente e acompanhante no monitoramento da aceitação alimentar, a fim de se evitar falhas, como, por exemplo, paciente retirar da bandeja itens que não comeu na refeição para consumir posteriormente, o acompanhante se alimentar dos itens que o paciente não consumiu ou, ainda, paciente dividir sua refeição com acompanhantes ou visitas, uma vez que o copeiro irá realizar a verificação da aceitação alimentar a partir dos itens que permaneceram na bandeja.

Outra estratégia utilizada para o monitoramento é o impresso de acompanhamento do consumo alimentar da dieta via oral, em que são preenchidas, pelo próprio paciente ou acompanhante, informações da aceitação alimentar e do suplemento, caso tenha

Terapia Nutricional Oral

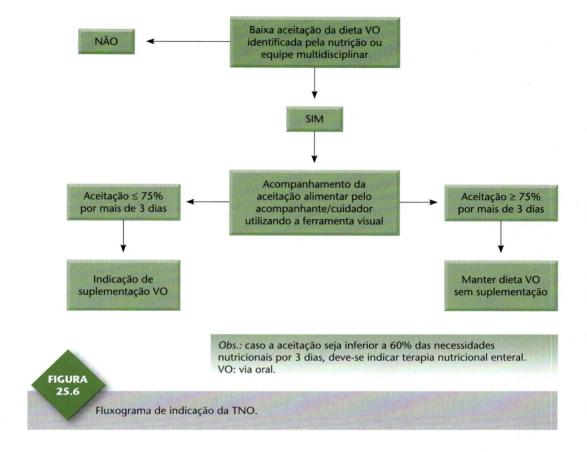

FIGURA 25.6 Fluxograma de indicação da TNO.

sido indicado (ver Capítulo 18 – Desmame da Terapia Nutricional Enteral – Figura 18.1). O preenchimento desse formulário pode ser realizado continuamente durante o período de hospitalização ou por, pelo menos, 3 dias consecutivos para maior assertividade na conduta a ser tomada.

Após o preenchimento e recolha desses formulários, cabe ao nutricionista avaliar a aceitação alimentar e realizar o cálculo da ingestão alimentar realizada pelo paciente e com isso definir a indicação/prescrição de TNO, como demonstra a Figura 25.6.

INDICAÇÃO DE SUPLEMENTAÇÃO NUTRICIONAL ORAL INDUSTRIALIZADA

Pacientes desnutridos ou em risco de desnutrição, com baixa aceitação alimentar (aceitação ≤ 75% das necessidades nutricionais por mais de 3 dias), sarcopênicos, com lesão por pressão ou risco de desenvolvê-la, risco de queda, preparo imunológico, pré-operatório, entre outros motivos, são candidatos a iniciar a TNO, considerada uma estratégia clinicamente eficaz no manejo e adequação nutricional. Evidências crescentes sugerem que o uso apropriado de TNO pode beneficiar o paciente com melhoras clínicas e funcionais e, ainda, reduzir custos hospitalares (Tabelas 25.1 a 25.3).

TABELA 25.1. Suplementos via oral

PRODUTO	LABORATÓRIO	CATEGORIA	FRASCO	kcal	DENS. CAL. (kcal/mL)	PTN (g)	FONTE	CHO (g)
SUPLEMENTOS LÍQUIDOS								
Nutren Senior (chocolate)	Nestlé	Normocalórico e hiperproteico com fibras	200 mL	191	0,95	16	Caseinato de cálcio e sódio e proteína isolada de soja	18
Nutren Senior (*mix* de frutas)	Nestlé	Normocalórico e hiperproteico com fibras	200 mL	193	0,96	16	Caseinato de cálcio e sódio, proteína isolada de soja	18
Fresubin Jucy (maçã, abacaxi e cereja)	Fresenius	Clarificado, rico em carboidratos e isento de gordura e fibra	200 mL	300	1,5	8	Soro do leite	67
Souvenaid (baunilha e morango)	Danone	Composto nutricional com EPA DHA e UMP	125 mL	125	1,0	4	Caseinato e concentrado proteico do soro do leite	16
Glucerna SR (baunilha e chocolate)	Abbott	Controle glicêmico 1,0 kcal	200 mL	186	0,93	9,4	Caseinato de cálcio e sódio	22
Novasource GC (baunilha e morango)	Nestlé	Controle glicêmico 1,0 kcal	200 mL	224	1,12	9,8	Caseinato de sódio e cálcio, proteína de soja	19
Diasip (baunilha e morango)	Danone	Controle glicêmico 1,0 kcal	200 mL	200	1,0	9,8	Proteína isolada de soja e proteína do soro do leite	24
Nutri Diabetic (baunilha)	Nutrimed	Controle glicêmico 1,0 kcal	200 mL	200	1,0	7,8	Proteína do soro do leite, caseinato de cálcio e sódio	19,6
Glucerna 1,5 kcal (baunilha)	Abbott	Controle glicêmico 1,5 kcal	200 mL	300	1,5	15	Caseinato de cálcio/sódio, isolado proteico de soja	26
Fresubin 2 kcal Fibre Drink (chocolate)	Fresenius	Hipercalórica com fibras	200 mL	400	2,0	20	Proteína do soro do leite e caseinato	43,4
Fresubin Protein Energy Drink (baunilha, chocolate, frutas vermelhas, abacaxi, avelã e *cappuccino*)	Fresenius	Hipercalórica, hiperproteica sem fibras	200 mL	300	1,5	20	Caseinato de cálcio, soro do leite	24,8

FONTE	LIP (g)	FONTE	FIBRA (g)	FONTE	K (mg)	Na (mg)	OSMO-LALI/E	OSMO-LARI/E	LACTOSE	SACAROSE
Maltodextrina e amido de tapioca	6,4	Óleo de canola, lecitina de soja, cacau e matérias-primas lácteas	1,6	Lecitina de soja	340	134	530	SI	Não	Não
Maltodextrina, amido de tapioca	6,4	Óleo de canola, lecitina e matérias-primas lácteas	1	Amido de tapioca	300	130	530	SI	Não	Não
Maltodextrina e sacarose	0	Isento	0	Isento	14	12	900	680	Não	Sim
Maltodextrina e sacarose	5	Óleo de peixe	0	Isento	188	125	560	465	Não	Sim
Maltodextrina, frutose, maltitol	6,8	Óleo girassol, canola, lecitina	2,4	fibra soja, FOS	308	178	470	399	Não	Não
Tapioca, maltodextrina e frutose	12	Óleo canola, girassol e lecitina	3	Goma guar, fibra de soja, inulina	280	300	400	SI	Não	Não
Amido de tapioca, lactose, isomaltulose e outros	7,6	Óleo de girassol, canola e peixe	4	GOS, dextrina resistente, amido resistente e celulose	200	110	440	365	Sim	Não
Maltodextrina e frutose	10,2	Óleo de girassol, girassol e azeite de oliva	3,2	Celulose, hemicelulose, lignina, inulina e FOS	312	188	297	SI	Não	Não
Maltodextrina, isomaltulose, frutose, poliol	15	Óleo girassol, canola e lecitina	1,8	FOS, fibra de aveia e fibra de soja	330	280	800	614	Não	Não
Xarope de glicose e sacarose	15,6	Óleo de girassol e canola	3,2	Inulina e fibra de cacau	320	120	850	590	Não	Sim
Maltodextrina, sacarose	13,4	Óleo canola e girassol	0	Isento	260	160	500	380	Não	Sim

Continua

TABELA 25.1. Suplementos via oral

PRODUTO	LABORATÓRIO	CATEGORIA	FRASCO	kcal	DENS. CAL. (kcal/mL)	PTN (g)	FONTE	CHO (g)
Nutridrink Protein (baunilha, chocolate e morango)	Danone	Hipercalórica, hiperproteica sem fibras	200 mL	300	1,5	18,4	Caseinato de sódio, proteína isolada de soja, proteína do soro do leite e proteína isilada da ervilha	34
Fresubin 2 kcal Drink (baunilha, frutas vermelhas e neutro)	Fresenius	Hipercalórica, hiperproteica sem fibras	200 mL	400	2,0	20	Proteína do soro do leite e caseinato	45
Nutridrink Compact Protein (baunilha, morango e cappuccino)	Danone	Hipercalórica, hiperproteica sem fibras	125 mL	300	2,4	18	Caseína, caseinato de potássio e sódio	30
Nutridrink Compact (baunilha, chocolate, morango e cappuccino)	Danone	Hipercalórica, normoproteica sem sacarose e fibras	125 mL	300	2,4	12	Caseinato, soro do leite	37
Nutren Senior (baunilha)	Nestlé	Hipercalórico e hiperproteico com fibras	200 mL	294	1,47	20	Proteínas do leite, caseinato de potássio e proteína do soro do leite	24
Fresubin Lipid Drink (frutas tropicais e cappuccino)	Fresenius	Hipercalórico e hiperproteico com fibras para oncologia	200 mL	300	1,5	20	Proteína do soro do leite e caseinato	23,2
Ensure Plus Advance (baunilha)	Abbott	Hipercalórico e hiperproteico com HMB	220 mL	330	1,5	15	Caseinato sódio, concentrado proteico de leite, proteína isolada de soja e concentrado proteico do soro de leite	38
Nutren 2.0 (baunilha e vitamina de frutas)	Nestlé	Hipercalórico e hiperproteico sem fibras	200 mL	400	2,0	17,2	Caseinato de cálcio e sódio obtido do leite de vaca	40
Nutri Enteral 1.5	Nutrimed	Hipercalórico e hiperproteico sem fibras	200 mL	300	1,5	12,8	Caseinato de cálcio/sódio e proteína do soro do leite	43,6
Fresubin Créme (baunilha, frutas da floresta e pralinê)	Fresenius	Hipercalórico e hiperproteico em consistência cremosa	125 g	250	2,0	12,5	Caseinato e proteína soro leite	28,1

FONTE	LIP (g)	FONTE	FIBRA (g)	FONTE	K (mg)	Na (mg)	OSMO-LALI/E	OSMO-LARI/E	LACTOSE	SACAROSE
Maltodextrina, sacarose e outros carboidratos	10,4	Óleo de canola, girassol	0	Isento	416	120	570	440	1,4 g em 100 kcal	Sim
Xarope de glicose, sacarose e maltodextrina	15,6	Óleo de canola, girassol	0	Isento	320	120	720 (sabor neutro) /850	495 (sabor neutro) /590	Não	Sim
Maltodextrina, sacarose e outros carboidratos	12	Óleo de canola, girassol	0	Isento	131	50	900	570	0,12 g em 100 kcal	Sim
Maltose, maltodextrina	12	Óleo de canola, girassol	0	Isento	295	120	1296	790	< 0,5 g em 100 kcal	Sim
Maltodextrina e sacarose	13	Óleo de girassol, canola, óleo de peixe, mono e diglicerídeos de ácidos graxos	3	FOS e inulina	600	160	740	SI	Sim	Sim
Maltodextrina e sacarose	13,4	Óleo de peixe, TCM, óleo de açafrão e óleo de girassol	3	Inulina e fibra de trigo	256	95	510 a 575	385 a 435	Não	Sim
Sacarose, xarope de milho e FOS	10,6	Óleo de milho, canola e lecitina	1,5	FOS	594	330	557	SI	Sim	Sim
Maltodextrina, sacarose	19	Óleo de canola, TCM e lecitina	0	Isento	280	190	720	SI	Não	Sim
Maltodextrina	8,4	Óleo de canola, girassol e TCM	0	Isento	340	180	390	SI	Não	Sim
Sacarose, xarope de glicose, maltodextrina e amido modificado	9,7	Óleo de canola e girassol	2,5	Inulina	208	75	SI	SI	Não	Sim

Continua

TABELA 25.1. Suplementos via oral

PRODUTO	LABORATÓRIO	CATEGORIA	FRASCO	kcal	DENS. CAL. (kcal/mL)	PTN (g)	FONTE	CHO (g)
Fresubin Energy Fibre Drink (baunilha, chocolate e morango)	Fresenius	Hipercalórico e normoproteico com fibras	200 mL	300	1,5	11,2	Proteína do soro do leite	35,6
Fresubin Energy Drink (baunilha, chocolate e morango)	Fresenius	Hipercalórico e normoproteico sem fibras	200 mL	300	1,5	11,2	Proteína do soro do leite	37,6
Ensure Plus (baunilha e chocolate)	Abbott	Hipercalórico e normoproteico sem fibras	200 mL	300	1,5	12,6	Caseinato de sódio, isolado proteico de soja, proteína isolada do leite	40
Nutren 1.5 (baunilha e morango)	Nestlé	Hipercalórico e normoproteico sem fibras	200 mL	308	1,5	11,2	Caseinato de cálcio e sódio, isolado proteico de soja	44
Cubitan (baunilha, chocolate e morango)	Danone	Imunomodulador	200 mL	256	1,3	20	Concentrado proteico do leite, arginina	28
Impact (torta de limão e pessego)	Nestlé	Imunomodulador	200 mL	218	1,09	13	Caseinato de cálcio e sódio, L-arginina	28
Prosure (baunilha, laranja e banana)	Abbott	Imunomodulador para oncologia	220 mL	279	1,27	15	Caseinato de cálcio e sódio, soro do leite	40
Forticare (pêssego e gengibre, laranja e limão, cappuccino)	Danone	Imunomodulador para oncologia	125 mL	200	1,6	11	Caseína, lactoalbumina	24
Nutri Liver	Nutrimed	Insuficiência hepática	200 mL	280	1,4	7,6	Soro do leite e AACR	46
Dialy Care HP (baunilha)	Abbott	Insuficiência renal dialítica	220 mL	400	1,8	18	Caseinato de cálcio, sódio e magnésio, proteína hidrolisada do leite	33
Novasource REN (baunilha)	Nestlé	Insuficiência renal dialítica	200 mL	400	2,0	14,8	Caseinato de cálcio/sódio, arginina	40
Nutri Renal D	Nutrimed	Insuficiência renal dialítica	200 mL	400	2,0	15	Soro do leite e caseinato de cálcio	55

Terapia Nutricional Oral

FONTE	LIP (g)	FONTE	FIBRA (g)	FONTE	K (mg)	Na (mg)	OSMO-LALI/E	OSMO-LARI/E	LACTOSE	SACAROSE
Maltodextrina e sacarose	11,6	Óleo de girassol e canola	4	Fibra de trigo, inulina, celulose microcristalina e fibra de cacau	270	160	SI	400	Não	Sim
Maltodextrina e sacarose	11,6	Óleo de girassol e canola	0	Isento	270	160	500	400	Não	Sim
Xarope de milho, sacarose	9,8	Óleo de girassol, milho, canola e lecitina	0	Isento	400	240	670	517	Não	Sim
Maltodextrina, sacarose	9,6	Óleo de girassol, milho e lecitina	0	Isento	320	200	870	SI	Sim	Sim
Maltodextrina, sacarose e lactose	7	Óleo canola e girassol	0	Isento	300	100	625	490	Sim	Sim
Maltodextrina	5,6	Óleo de peixe, milho, TCM, lecitina	0	Isento	150	260	350	SI	Não	Não
Maltodextrina, sacarose	5,7	Óleo de canola, soja, peixe, TCM, lecitina	4,62	FOS, goma guar, polissacarídeo	440	330	599	474	Não	Sim
Maltodextrina, xarope de glicose, sacarose	6,6	Óleo de canola, milho e peixe	2,62	Polissacarídeo soja, inulina, amido resistente, FOS, goma arábica, celulose	269	137	1.000	730	Não	Sim
Maltodextrina	7,8	Óleo de girassol, canola e TCM	0	Isento	340	180	650	SI	Não	Não
Maltodextrina e sacarose	21,5	Óleo de canola, girassol e lecitina	2,86	FOS	233,2	154	735	538	Não	Sim
Xarope de milho e frutose	20	Óleo de girassol, milho, lecitina	0	Isento	300	310	960	SI	Não	Não
Maltodextrina	13,2	Óleo de canola, linhaça e oliva	0	Isento	206	174	580	SI	0,06 g em 100 kcal	Não

Continua

TABELA 25.1. Suplementos via oral

PRODUTO	LABORATÓRIO	CATEGORIA	FRASCO	kcal	DENS. CAL. (kcal/mL)	PTN (g)	FONTE	CHO (g)
Replena LP (baunilha)	Abbott	Insuficiência renal não dialítica	220 mL	400	1,8	9,9	Isolado proteico do leite e caseinato de sódio	41,8
Nutri Renal	Nutrimed	Insuficiência renal não dialítica	200 mL	400	2,0	6,6	Soro do leite e caseinato de cálcio	63,2
Ensure Protein	Abbott	Normocalórico, hiperproteico, sem fibras	220 mL	275	1,25	17,4	Caseinato de cálcio/sódio, isolado proteico de soja, proteína isolada do leite	35,2
Fortini Multifiber (baunilha, chocolate e morango)	Danone	Pediátrica hipercalórico e normoproteico, com fibras	200 mL	300	1,5	6,8	Caseinato	38
Frebini Energy Fibre Drink (baunilha e chocolate)	Fresenius	Pediátrica hipercalórico e normoproteico, com fibras	200 mL	300	1,5	7,6	Proteína do soro do leite e caseína	36,2
Frebini Energy Drink (banana e morango)	Fresenius	Pediátrica hipercalórico e normoproteico, sem fibras	200 mL	300	1,5	7,6	Proteína do soro do leite e caseína	37,4
Pediasure (baunilha)	Abbott	Pediátrica normocalórico e normoproteico, sem fibras	200 mL	200	1,0	5,6	Proteína isolada do leite, proteína do soro do leite, caseinato de sódio	22
Peptamen Júnior (baunilha)	Nestlé	Pediátrica, semielementar e normocalórica	250 mL	255	1,0	7,5	Soro de leite hidrolisado	35
Peptamen 1.5	Nestlé	Semielementar hipercalórico	250 mL	385	1,5	17	Soro de leite hidrolisado	47,5

SI: sem informação; FOS: frutooligossacarídeos; AACR: áminoácidos de cadeia ramificada; GOS: galactooligossacarídeos; TCM: triglicerídeos de cadeia média; EPA: ácido eicosapentaenoico; DHA: ácido docosa-hexaenoico; UMP: monofosfato de uridina.

Terapia Nutricional Oral

FONTE	LIP (g)	FONTE	FIBRA (g)	FONTE	K (mg)	Na (mg)	OSMO-LALI/E	OSMO-LARI/E	LACTOSE	SACAROSE
Maltodextrina, sacarose e isomaltose	21,3	Óleo de canola, girassol e lecitina	2,86	FOS	251	176	800	590	Não	Sim
Maltodextrina	13,4	Óleo de girassol, canola e TCM	0	Isento	334	400	802	SI	Não	Não
Maltodextrina, sacarose	7,26	Óleo de girassol, soja, canola e lecitina	0	Isento	484	281	650	523	Não	Sim
Maltodextrina e sacarose	13,6	Óleo de canola e girassol	3	Polissacarídeo de soja, celulose, amido resistente, FOS, inulina e goma arábica	280	134	570	440	Não	Sim
Maltodextrina e sacarose	13,4	Óleo de canola e TCM	2,2	Inulina, fibra de cacau, celulose microcrista-lina e fibra de trigo	300	162/204	500	400	Não	Sim
Maltodextrina e sacarose	13,4	Óleo de canola e TCM	0	Isento	300	162	500	400	Não	Sim
Maltodextrina e sacarose	10	Óleo de soja, girassol, TCM, lecitina	0	Isento	220	120	320	273	Sim	Sim
Maltodextrina, amido de milho e sacarose	9,5	Óleo de soja, canola, lecitina, gordura láctea	0	Isento	327	115	360	SI	Não	Sim
Maltodextrina e amido de milho	14	TCM, óleo de soja, lecitina	0	Isento	467	257	550	SI	Não	Não

TABELA 25.2. Suplementos pó

PRODUTO	LABORATÓRIO	CATEGORIA	EMBALAGEM/ LATA	kcal/ 100 g	PTN (g)/ 100 g	FONTE	CHO (g)/ 100 g
Novasource GC (baunilha)	Nestlé	Controle glicêmico 1.0 cal	400 g	445	17	Proteína do soro do leite e caseinato de potássio	50
Glucerna pó (baunilha)	Abbott	Controle glicêmico 1.0 cal	400 g	426	21	Caseinato de cálcio	51
Nutri Diabetic	Nutrimed	Controle glicêmico 1.0 cal	400 g	465	17,5	Proteína do soro do leite, caseinato de cálcio e sódio	44,5
Modulen (sem sabor)	Nestlé	Doença inflamatória intestinal	400 g	493	18	Caseinato de potássio obtido do leite de vaca	54
Nutren Senior pó (sem sabor)	Nestlé	Hiperproteico sem sabor	370 e 740 g	422	36	Leite desnatado, proteína isolada do soro do leite e caseinato de cálcio	36
Nutridrink Max sem sabor	Danone	Hiperproteico sem sabor	350 e 700 g	430	22	Proteína de soja e caseinato	54
Nutridrink Max (baunilha)	Danone	Hiperproteico sem sabor	350 g	430	22	Proteína de soja e caseinato	54
Nutridrink Max (cappuccino)	Danone	Hiperproteico sem sabor	350 g	430	22	Proteína de soja e caseinato	54
Nutri Liver	Nutrimed	Insuficiência hepática	Envelope 92 g	430	11,8	Proteína do soro do leite, caseinato de cálcio e sódio, proteína isolada da soja e AACR	68,4
Nutri Renal	Nutrimed	Insuficiência renal não dialítica	Envelope 92 g	205	7,7	Proteína do soro do leite, caseinato de cálcio e sódio	70
Nutren 1.0 (baunilha)	Nestlé	Normocalórico e normoproteico	400 g	464	18	Proteína do soro do leite e caseinato de potássio	58
Ensure (baunilha, chocolate, morango e banana)	Abbott	Normocalórico e normoproteico	400 e 900 g	435	16	Caseinato de cálcio, proteína isolada de soja e proteína isolada do leite	58

Terapia Nutricional Oral

FONTE	LIP (g)/ 100 g	FONTE	FIBRA (g)/ 100 g	FONTE	K (mg)/ 100 g	Na (mg)/ 100 g	OSMO-LALI/E	OSMO-LARI/E	LACTOSE	SACAROSE
Maltodextrina, amido de tapioca e amido de batata	20	Óleo de girassol, canola e lecitina de soja	8,5	Goma acácia, fibra externa de ervilha e inulina	620	390	190	SI	Não	Não
Maltodextrina, maltodextrina modificada, frutose, maltitol e fibras	15	Óleo de girassol e óleo de soja	5,4	Polissacarídeo de soja	710	405	498	SI	Não	Não
Maltodextrina e frutose	24,0	Óleo de girassol, óleo de canola, TCM e azeite de oliva	7	Fibra solúvel e fibra insolúvel	611	196,0	236	190	Não	Não
Maltodextrina e sacarose	23	TCM, gordura láctea, óleo de milho e lecitina de soja	0	Isento	600	170	310	SI	Não	Sim
Maltodextrina	15	Gordura láctea e lecitina de soja	4	FOS e inulina	500	182	400	SI	Sim	Não
Xarope de glicose	14	Óleo de palma, girassol e canola	3,4	GOS, pectina e FOS	623	309	730	540	0,2 g em 100 kcal	Não
Xarope de glicose e sacarose	14	Óleo de palma, girassol e canola	3,4	GOS, pectina e FOS	623	309	875	650	0,2 g em 100 kcal	Sim
Xarope de glicose e sacarose	14	Óleo de palma, girassol e canola	3,4	GOS, pectina e FOS	623	309	440	370	0,2 g em 100 kcal	Sim
Maltodextrina	12,1	Óleo de girassol, óleo de canola e TCM	Isento	Isento	430	203,0	558	440	Isento	Isento
Maltodextrina	15,0	Óleo de girassol, óleo de canola e TCM	0	Isento	380	388,0	566	447	Não	Não
Maltodextrina e sacarose	18	Óleo de girassol, canola e lecitina de soja	0	Isento	600	420	350	SI	Não	Sim
Maltodextrina, sacarose, FOS e inulina	14	Óleo de girassol, óleo de soja e óleo de canola	4,5	FOS e inulina	681	366	456	SI	Não	Sim

Continua

TABELA 25.2. Suplementos pó

PRODUTO	LABORATÓRIO	CATEGORIA	EMBALAGEM/ LATA	kcal/ 100 g	PTN (g)/ 100 g	FONTE	CHO (g)/ 100 g
Fortifit (baunilha e morango)	Danone	Normocalórico e hiperproteico	Latas de 280 e 600 g	100	14	*Whey protein isolate* (proteína isolada do soro do leite), l-leucina, l-valina e l-isoleucina	6,4
Fortini (sem sabor e baunilha)	Danone	Pediatria (1-10 anos) normo ou hipercalórico e normoproteico	400 g	493	11	Caseinato	61
Infatrini	Danone	Pediatria (até 18 meses) hipercalórica e normoproteica	400 g	500	13	Soro do leite e caseína	50
Nutren Junior (baunilha)	Nestlé	Pediatria normocalórica e normoproteica	400 g	466	14	Proteína do soro do leite e caseinato de potássio	62
Pediasure pó (baunilha, morango e chocolate)	Abbott	Pediatria normocalórica e normoproteica	400 e 900 g	463	14	Proteína concentrada de leite, concentrado proteico do soro, proteína isolada de soja	57
Peptamen Junior pó (baunilha)	Nestlé	Pediatria semielementar	400 g	464	14	Proteína do soro do leite hidrolisada	63
Peptamen pó (baunilha)	Nestlé	Semielementar	430 g	465	19	Proteína do soro do leite hidrolisada	57

SI: sem informação; FOS: frutooligossacarídeos; AACR: áminoácidos de cadeia ramificada; GOS: galactooligossacarídeos; TCM: triglicerídeos de cadeia média.

A indústria disponibiliza atualmente uma grande especificidade e variedade de tipos de TNO:

- Hipercalórico e hiperproteico (1,5-2,4 kcal/mL);
- Hipercalórico e normoproteico (com sacarose);
- Hipercalórico e normoproteico (sem sacarose);
- Restrição de açúcar livre;
- Hiperproteico com nutrientes imunomoduladores;
- Para pacientes oncológicos;
- Para pacientes com insuficiência renal em tratamento conservador ou diálise;
- Para pacientes com insuficiência hepática com sinais de encefalopatia;

Terapia Nutricional Oral

FONTE	LIP (g)/ 100 g	FONTE	FIBRA (g)/ 100 g	FONTE	K (mg)/ 100 g	Na (mg)/ 100 g	OSMO-LALI/E	OSMO-LARI/E	LACTOSE	SACAROSE
Polissacarídeos, sacarose, glicose, maltose e lactose	2,0	Óleo de palma, girassol e canola	1,1	GOS, pectina e FOS	189	102	500	410	0,3 g em 100 kcal	Sim
Maltodextrina e sacarose	23	Óleo de palma, girassol e colza	0	Isento	494	222	243-462	206-343	Não	Sim
Maltodextrina e lactose	27	Óleo de palma, canola, coco, girassol, *Motierella alpina* e de peixe	4	GOS e FOS	470	187	377	320	Sim	Não
Maltodextrina, sacarose e xarope de milho	18	Óleo de girassol, canola, milho e lecitina de soja	0	Isento	500	222	308	SI	Não	Sim
Xarope de milho hidrolisado e sacarose	17	Óleo de girassol e óleo de soja	2	FOS	826	168	333	281	Não	Sim
Maltodextrina, sacarose e amido de batata	18	TCM, óleo de milho, canola e lecitina de soja	0	Isento	610	310	310	SI	Não	Sim
Maltedextrina, sacarose e amido de batata	18	TCM, óleo de soja e lecitina de soja	0	Isento	580	365	375	SI	Não	Sim

- Clarificado rico em carboidratos e isento de gordura;
- Hipercalórico a base de emulsão de lipídeos;
- Hipercalórico e hiperproteico com consistência cremosa;
- Hipercalórico com fibras solúveis;
- Suplemento em pó sem sabor;
- Suplemento em pó com sabor;
- Uso pediátrico a partir de 1 ano com fibras;
- Uso pediátrico a partir de 1 ano sem fibras;
- Módulos de proteína, glutamina, fibras, lipídeos, carboidratos;
- Espessantes a base de amido modificado ou de base gelificante.

TABELA 25.3. Módulos

PRODUTO	LABORATÓRIO	CATEGORIA	EMBALAGEM	kcal/ 100 g	PTN (g)/ 100 g	FONTE	CHO (g)/ 100 g
Resource Protein	Nestlé	Proteína	Lata de 240 g	367	89	Caseinato de cálcio obtido do leite de vaca	0
Fresubin Protein Powder	Fresenius	Proteína	Lata de 300 g	360	87	Proteína do soro do leite	≤ 1
Nutri Protein	Nutrimed	Proteína	Pote de 250 g	371	90	Caseinato de cálcio	0,4
Nutri Protein HWP	Nutrimed	Proteína	Pote de 250 g	386	80	Proteína do soro do leite hidrolisado	6,6
Resource Glutamina	Nestlé	Glutamina	Sachês de 5 g	400	100	L-glutamina	0
Gluta Flora	FQM	Glutamina	Pote 250 g/sachês de 5 ou 10 g	400	100	L-glutamina	0,0
Nutri Glutamine	Nutrimed	Glutamina	Envelope de 10 g	400	100	L-glutamina	0,0
Stimulance	Danone	Fibras solúveis e insolúveis	Lata de 225 g e sachês de 5 g	67	3,5	SI	12
Fiber Mais	Nestlé	Fibras solúveis	Lata de 260 g e sachês de 5 g	0	0	0	0
Fiber Mais Flora (com *Lactobacillus reuteri*)	Nestlé	Simbiótico	Sachês de 5 g	0	0	0	0
Fiber FOS	FQM	Fibras solúveis	Pote 250 g/sachês de 6 g	150	0	0	0,0
Nutri Dextrin	Nutrimed	Maltodextrina	Lata de 400 g	380	0	Isento	100
Calogen (sem sabor)	Danone	Lipídeos	Frasco de 200 mL	450	0	0	0
Nutilis	Danone	Espessantes	lata de 300g	350	0	Isento	86
Resource ThickenUp Clear	Nestlé	Espessantes	Lata de 125 g e sachês de 1,2 g	0	0	Isento	66,7
Thick e Easy	Fresenius	Espessantes	Lata de 225 g e sachês 9 g	373	0,4	Isento	92,6

SI: sem informação; FOS: frutooligossacarídeos.

FONTE	LIP (g)/ 100 g	FONTE	FIBRA (g)/ 100 g	FONTE	K (mg)/ 100 g	Na (mg)/ 100 g	OSMO-LALI/E	OSMO-LARI/E	LACTOSE	SACAROSE
Isento	1,2	Gordura do caseinato de cálcio	0	Isento	SI	170	19	SI	Sim	Não
Sem adição, apenas residual	1	Sem adição, apenas residual	0	Isento	1200	550	SI	SI	Não	Não
Isento	0,9	Isento	0	Isento	11	20	26	24	0,2 g em 100 g	Não
Isento	4,4	Isento	0	Isento	510	650	130	SI	SI	Não
Isento	0,0	Isento	0	Isento	SI	0	340	SI	Não	Não
Isento	0,0	Isento	0	Isento	0,0	0,0	342	340	Não	Não
Isento	0,0	Isento	0	Isento	SI	SI	340	SI	Não	Não
FOS, inulina, goma arábica, polissacarídeo de soja, celulose e amido resistente	0,4	SI	56,9	FOS, inulina, goma arábica, polissacarídeo de soja, celulose e amido resistente	410	60	SI	SI	Não	Não
Isento	0	Isento	86	Goma guar parcialmente hidrolisada e inulina	SI	0	SI	SI	Não	Não
Isento	0	Isento	80	Goma guar parcialmente hidrolisada e inulina	SI	0	SI	SI	Não	Não
Isento	0,0	Isento	93	FOS: fonte vegetal (raiz da chicória)	0,0	0,0	SI	SI	Não	Não
Maltodextrina	0	Isento	0	Isento	SI	SI	90	SI	Não	Não
Isento	205,5	Óleo de canola e girassol	0	Isento	SI	7,0	5	0	Não	Não
Gomas tara, xantana e guar	0	Isento	6,25	Gomas xantana e guar	SI	116	SI	SI	Não	Não
Maltodextrina e goma xantana	0	Isento	0	Isento	SI	1.083	SI	SI	Contém traços de leite	Não
Amido de milho modificado e maltodextrina	< 0,1	Isento	0	Isento	0	174,0	SI	SI	Não	Isento

Existe a preocupação com a adesão da quantidade e do tipo de suplemento prescrito para atingir a meta nutricional e maximizar a eficácia clínica e de custo, além de evitar despedícios.

Cabe ao nutricionista avaliar de forma crítica o quadro clínico do paciente, verificar suas preferências e escolher o melhor produto para que essa indicação seja assertiva e eficaz.

As indicações do volume dependem do objetivo (p. ex., ganho ou manutenção do peso, força muscular, consumo alimentar) e as prescrições devem ser monitoradas para reduzir desperdício ou aumentar a ingestão, caso seja necessário.

Diversos estudos demonstram que a melhor adesão à TNO tem sido relacionada com o entendimento do quadro clínico e necessidade pelo paciente, além de visitas e incentivos do profissional de saúde.

Suplementos com maior densidade energética e menor volume são recomendados para pacientes que não conseguem tolerar grandes volumes.

Uma estratégia para facilitar a adesão à TNO foi desenvolvida e aplicada por alguns grupos de estudo na Europa. Um programa denominado Nutrição MedPass traz uma proposta interessante oferecendo aos pacientes 50-60 mL de suplemento líquido, pela equipe de enfermagem, durante as rotinas de medicação no decorrer do dia. Nesse caso, a TNO é apresentada ao paciente como parte da medicação oral, em vez de um lanche ou parte de uma refeição, garantindo que o paciente receba o suporte nutricional juntamente com as medicações. A análise da adesão do paciente com esse programa foi positiva e os pacientes aceitaram 95,8% do volume total de suplemento prescrito nas primeiras 4 semanas e 86,6% do volume durante as 4 últimas semanas de estudo, com consequente melhora progressiva e contínua de ganho de peso e IMC.

SUPLEMENTO NUTRICIONAL ARTESANAL

O suplemento nutricional artesanal é uma alternativa de menor custo, prática e com flexibilidade na utilização de diversos ingredientes, podendo agregar ou não os módulos e/ou suplementos prontos para uso. É uma estratégia criativa para os pacientes que necessitam da TNO por longo prazo, ou ainda, para aqueles que não se adaptam aos suplementos nutricionais industrializados.

OFICINAS DE NUTRIÇÃO

Alguns tipos de tratamento clínico são muito longos e podem deixar o paciente com algum grau de inapetência, com consequente piora do seu estado nutricional e progressão da doença criando grande impacto na família e na sua rotina. Com a descoberta do diagnóstico, surgem diversos conflitos emocionais, problemas financeiros e dificuldades sociais.

Com o objetivo de melhorar a qualidade de vida desses pacientes e seus familiares, foram elaboradas pela equipe de nutrição algumas oficinas onde são desenvolvidas receitas saudáveis e práticas juntamente com o *chef* de cozinha. As aulas têm por finalidade atender às necessidades dos pacientes, incentivar a melhora da aceitação alimentar e proporcionar opções de substituição na alimentação, auxiliando na manutenção e/ou recuperação do estado nutricional e no manejo de efeitos colaterais decorrentes do tratamento. Além disso, proporciona, de forma descontraída e lúdica, um processo educacional do paciente, familiares e cuidadores.

Nas oficinas de nutrição são ministradas palestras para pacientes, familiares e cuidadores sobre alimentação saudável e benefícios dos nutrientes. Há demonstração e explicação do preparo das receitas desenvolvidas, com posterior degustação.

As receitas podem ser adaptadas às necessidades e realidade social de cada serviço.

Esse processo estabelece a melhoria contínua no plano educacional nesse grupo, consolidando o vínculo entre paciente e equipe de nutrição (Figs. 25.7 e 25.8).

CONSIDERAÇÕES FINAIS

A indicação da TNO tem sido negligenciada, conforme discutido, e se trata de uma importante ferramenta para a manutenção e/ou recuperação do estado nutricional. O papel da equipe multiprofissional de terapia nutricional (EMTN) no estabelecimento da TNO é de extrema importância. Sabe-se que a melhor adesão ao tratamento tem sido relacionada com o entendimento e esclarecimento da necessidade pelo paciente, por meio de visitas e incentivos constantes do profissional de saúde, portanto, o papel educacional e aconselhamento nutricional são fundamentais para o envolvimento dos pacientes, familiares e cuidadores.

Há muitos resultados clinicamente relevantes que favorecem a indicação da TNO para melhora da qualidade de vida, redução de infecções, redução de complicações pós-operatórias, redução de readmissão hospitalar, menor taxa de queda e melhora de limitações funcionais, devendo ser precocemente considerada.

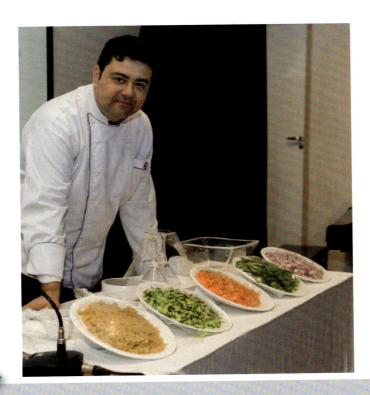

FIGURA 25.7 *Chef* de cozinha.

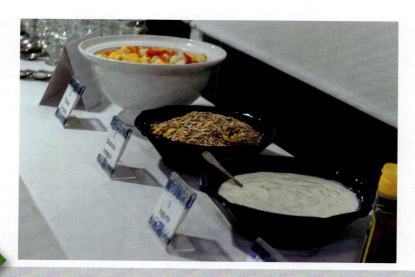

FIGURA 25.8 Preparação: salada de frutas com farofa integral e iogurte.

Leitura recomendada

Aeberhard C et al. Simple training tool is insufficient for appropriate diagnosis and treatment of malnutrition: A pre-post intervention study in a tertiary center. Nutrition 2016; 32:355-61.

Alves FR, Garofolo A, Maia PS, Nóbrega FJ, Petrilli AS. Suplemento artesão oral: uma proposta para recuperação nutricional de crianças e adolescentes com câncer. Rev Nutr 2010; 23(5):731-44.

Correia MITD, Perman MI, Waitzberg DL. Hospital malnutrition in Latin America: A systematic review. Clinical Nutrition 2016; 1-10.

Craven E, Conroy S. Hospital readmissions in frail older people. Clinical Gerontology 2015; 25:107-16.

Deutz NE et al. Readmission and mortality in malnourished, older, hospitalized adults treated with a specialized oral nutrition supplement: A randomized clinical trial. Clinical Nutrition 2016; 35: 18-26.

Elia M et al. A systematic review of the cost and cost effectiveness of using standard oral nutritional supplements in community and care home settings. Clinical Nutrition 2016; 35:125-37.

Gárcia-Gollarte F et al. Nutrition MedPass is an effective approach to oral nutritional supplementation to increase elderly malnourished patients intake and compliance and improve nutrition status and outcomes. Journal of Aging Research & Clinical Practice 2012; 1(2):156-61.

Hamilton C, Boyce VJ. Addressing malnutrition In hospitalized adults. JPEN J Parenter Enteral Nutr 2013; 37:808.

Hubbard et al. A systematic review of compliance to oral nutritional supplements. Clinical Nutrition 2012; 31:293-312.

Jatene FB, Bernardo WM. Projeto Diretrizes IX. Associação Médica Brasileira. Brasília, DF: Conselho Federal de Medicina, 2011.

Loser C. Malnutrition in hospital: the clinical and economic implications. Dtsch Arztebl Int 2010; 107(51-52):911-7.

Martins VJB, Clemente APG, Fernandes MBF, Marchesano AC, Sawaya AL. Desnutrição e repercussões na saúde. In: Cozzolino SMF, Cominetti C.Basas bioquímicas e fisiológicas da nutrição: nas diferentes fases da vida, na saúde e na doença. Barueri: Manole, 2013.

Nascimento JEA, Campos AC, Borges A, Correia MITD, Tavares GM. Terapia Nutricional no Perioperatório. In: Projeto Diretrizes, Vol IX. São Paulo: Associação Médica Brasileira, 2011.

Philipson TJ et al. Impact of oral nutritional supplementation on hospital outcomes. Am J Manag Care 2013; 19(2):121-8.

Terapia Nutricional Oral

Ricardi JL et al. Oral nutritional supplements intake and nutritional status among inpatients admitted in a tertiary hospital. Nutr Hosp 2013; 28:1357-60.

Sawaya AL. Desnutrição: consequências em longo prazo e efeitos da recuperação nutricional. Estud Av 2006; 20(58):147-58.

Shima M, Marcílio CS, Silva OSN. Terapia nutricional oral: características, composição e indicação de dieta e suplementos nutricionais. In: Knobel E, Oliveira RMC, Rodrigues RG. Terapia intensiva: Nutrição. São Paulo: Editora Atheneu 2005; 27-38.

Van den Berg GH et al. The effects of the administration of oral nutritional supplementation with medication rounds on the achievement of nutritional goals: A randomized controlled trial. Clinical Nutrition 2015; 34:15-9.

Villagra A et al. Adherencia a los suplementos nutricionales orales en pacientes internados con patologia clínica-quirúgica. Nutr Hosp 2015; 31(3):1376-80.

Waitzberg DL, Caiaffa WT, Correia MI. Hospital malnutrition: the Brazilian national survey (IBRANU-TRI): a study of 4000 patients. Nutrition 2001;17(7-8):573-80.

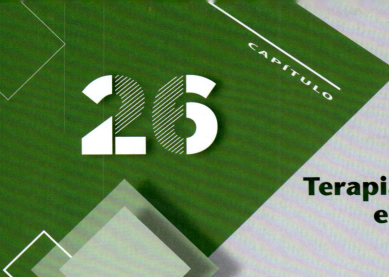

Terapia Nutricional e Reabilitação Motora

Michelle Leite Oliveira Salgado
Rogério Dib
Diogo Oliveira Toledo
Silvia Maria Fraga Piovacari

INTRODUÇÃO

Em qualquer seguimento da área da saúde existe a interdependência multidisciplinar. No caso da fisioterapia motora, a nutrição exerce papel fundamental, pois sem a nutrição adequada do paciente não há reabilitação. O sinergismo entre reabilitação e nutrição é uma das importantes estratégias para amenizar os efeitos deletérios da passagem de um paciente na unidade de terapia intensiva (UTI).

A literatura mostra que 25 a 100% dos pacientes de alta complexidade podem evoluir com polineuropatia do doente crítico. Outro dado que ilustra esses prejuízos é que em apenas uma semana o paciente na UTI pode perder de 15 a 25% da massa muscular corporal, levando a uma grande perda da sua funcionalidade, maior mortalidade e elevação dos custos com saúde.

O catabolismo desencadeado pela doença de base normalmente leva a um aumento na demanda calórica/proteica. É fundamental diagnosticar a função e prescrição do exercício individualizado, que incluem treinamento de resistência para melhorar a função metabólica e muscular esquelética, além de estimar o risco nutricional.

O resultado da inadequação entre a necessidade do paciente e o que foi efetivamente recebido leva a um déficit proteico-energético. Sem dúvida a recuperação e preservação da massa muscular não pode ser alcançada sem a oferta adequada de proteínas e calorias. Atualmente, sabe-se que os pacientes que perdem 40% de massa magra têm elevadas taxas de mortalidade.

Estudos principalmente observacionais demonstram que os pacientes que recebem 80% da oferta calórica, bem como a proteica, na primeira semana de UTI apresentam melhores desfechos. No entanto, há estudos que defendem a "alimentação trófica" ou subalimentação intencional e sugerem igual eficácia.

Um trabalho recentemente publicado revelou que para cada aumento de 25% na oferta energética na primeira semana na UTI, houve melhora de 3 meses na qualidade de vida desses pacientes pós UTI.

O déficit proteico parece ser ainda mais relevante na sobrevida do doente grave, devido a demanda aumentada para a síntese proteica de reparação dos tecidos, defesa imunológica, resposta inflamatória e produção de proteínas de fase aguda. O desequilíbrio entre a oferta e o consumo proteico é a perda importante de massa magra e o balanço nitrogenado negativo.

As recomendações atuais para pacientes graves sugerem uma oferta proteica entre 1,2 a 2,0 g/kg/dia para indivíduos com índice de massa corporal (IMC) < 30 kg/m², e até 2,5 g/kg/dia de peso ideal para obesos graves IMC > 40 kg/m².

FRAQUEZA ADQUIRIDA NA UTI

A fraqueza adquirida na UTI ou sarcopenia secundária é uma das consequências relevantes no doente crítico. Trata-se de uma condição de perda de massa muscular associada à perda de força.

Alguns fatores podem agravar a disfunção muscular em poucas horas de internação na UTI, tais como oferta hídrica excessiva, uso de corticoides, bloqueadores musculares, hiperglicemia, imobilidade, sedação e nutrição inadequada. Portanto, para evitar a fraqueza muscular na UTI e otimizar a qualidade de vida pós UTI, é necessária uma avaliação da massa magra e o reconhecimento de pacientes em risco nutricional. A partir disso, impõem-se intervenções nutricionais precoces e uma reabilitação motora efetiva.

INTERVENÇÃO NUTRICIONAL

Estudos sugerem que quanto maior o déficit energético/proteico, piores são os desfechos acumulados, tais como: complicações infecciosas, maior tempo de duração de ventilação mecânica, mortalidade, e em curto e longo prazo, alteração de funcionalidade.

A despeito de poucos estudos bem desenhados com pacientes hospitalizados, a qualidade proteica também deve ser considerada. A proteína do soro do leite apresenta maior quantidade de leucina, que é considerada o principal sinalizador de síntese proteica. É bem conhecido que a leucina por si só pode promover um aumento agudo na síntese de proteína, no entanto, seus efeitos sobre a via de degradação ainda são pouco conhecidos. Há outros estudos também envolvendo o β-hidroxi-β-metilbutirato (HMB), que tem o papel de aumento do desempenho e hipertrofia muscular. O HMB pode ser utilizado para proteger ou reestruturar massa muscular nos indivíduos propensos a lesões e/ou deficiência devido à perda de massa corporal magra. Além disso, participa sozinho ou como parte de um misto de aminoácidos, reconstruindo massa magra corporal e otimizando a síntese de proteínas em idosos e pacientes críticos. A dose utilizada foi de 3 g/dia como suplementação segura de HMB.

Estudos sugerem que o consumo de proteínas do soro do leite tem uma maior retenção proteica pós-prandial em comparação com a ingestão da caseína, além disso, possui rápida digestão e absorção, e maior disponibilidade no plasma com maior síntese proteica muscular. Verificou-se ainda o aumento da concentração plasmática de aminoácidos de cadeia ramificada (principalmente leucina), tanto no repouso quanto após o exercício.

O papel da vitamina D parece contribuir para a função muscular; baixos níveis de vitamina D podem causar redução do anabolismo muscular, além de processos metabólicos de regulação da transcrição do músculo esquelético serem afetados por essa vitamina. Os receptores da vitamina D na membrana podem influenciar a função muscular por meio da modulação de canais de cálcio da membrana das fibras do músculo. Estudos indicam que altos níveis séricos de vitamina D podem, de alguma forma, estar relacionados com a melhoria da massa muscular e força em indivíduos idosos. Entretanto, é necessário mais estudos bem desenhados na população de pacientes graves para a confirmação das estratégias relatadas acima.

REABILITAÇÃO PRECOCE

Quanto mais precocemente for iniciada a reabilitação, melhor será o prognóstico motor. Os fatores deletérios de uma internação trazem para o paciente grande prejuízo das habilidades motoras e consequentemente das capacidades aeróbica, anaeróbia e flexibilidade, afetando diretamente a funcionalidade do paciente. A fisioterapia utiliza ferramentas assistenciais que possibilitam minimizar ou prevenir essas complicações motoras e também avaliar as perdas e progressos terapêuticos.

Dentre essas ferramentas estão:
- *Eletroestimulação neuromuscular:* técnica realizada com corrente elétrica transmitida por meio de eletrodos posicionados sobre os pontos motores dos músculos que serão estimulados por aumento da permeabilidade da membrana, produzindo o potencial de ação e gerando contração:
  - Periférica: pode ser realizada em pacientes incapazes de gerar contração muscular voluntária ou pode ser combinada com exercícios físicos para otimizar os resultados (Fig. 26.1);
  - Diafragmática: após o ponto motor do diafragma ser localizado e os eletrodos posicionados, a corrente elétrica estimulará o diafragma auxiliando pacientes em desmame difícil com fraqueza muscular inspiratória (Fig. 26.2).

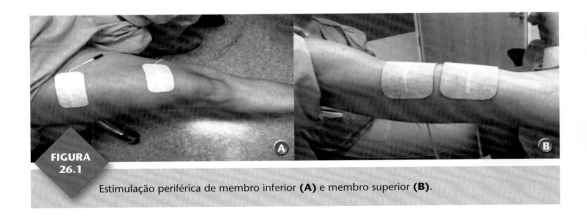

FIGURA 26.1
Estimulação periférica de membro inferior **(A)** e membro superior **(B)**.

- *Treinamento muscular respiratório:* visa auxiliar pacientes com fraqueza muscular respiratória por meio de um dispositivo de molas que oferece resistência inspiratória. Pode ser indicado para paciente que está em ventilação espontânea apresentando valores de ventilometria e manovacuometria abaixo do previsto. Também pode ser utilizada em pacientes em ventilação mecânica invasiva como recurso estratégico para desmame difícil (Fig. 26.3);
- *Mobilização precoce:* atualmente esse tema tem sido muito abordado e praticado em UTI com várias citações na literatura. Uma delas relata a diminuição de 6 dias na ventilação mecânica e 10 dias a menos de internação na UTI no grupo submetido a mobilização precoce comparado ao grupo-controle em um estudo com amostra de 233 pacientes. Outra citação recomenda a progressão das atividades motoras de acordo com a intensidade do exercício e capacidade de evolução do paciente, iniciando com mudanças de decúbito, alongamentos, mobilização passiva, assistida e ativa, rolar no leito, utilização de cicloergômetro na cama, estimular sedestação à beira do leito, treino de controle de tronco, treino de equilíbrio, ortostatismo à beira do leito, marcha estacionária, transferência para poltrona, exercícios resistidos e caminhada (Figs. 26.4 e 26.5).

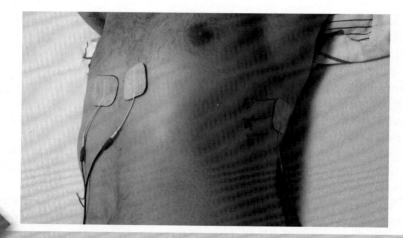

FIGURA 26.2 Estimulação diafragmática.

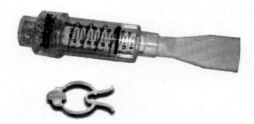

FIGURA 26.3 Threshold.

Existem aparelhos que são utilizados na prática assistencial hospitalar que auxiliam pacientes que apresentam maiores graus de dependência (Figs. 26.6 a 26.9).
- *Exercícios com objetivo de desenvolver a flexibilidade:* realização de exercícios de alongamento muscular para manutenção da amplitude de movimento, prevenção de deformidades geradas pelo imobilismo e por alterações no estado basal da tonicidade muscular do paciente (Fig. 26.10);

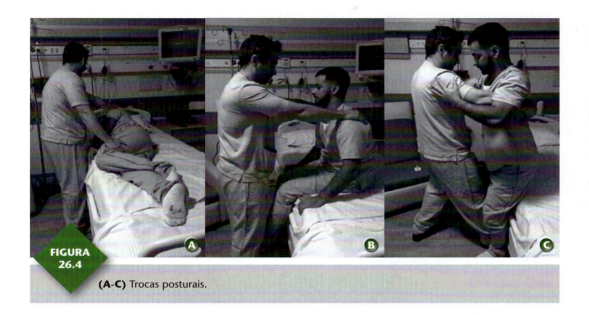

FIGURA 26.4 (A-C) Trocas posturais.

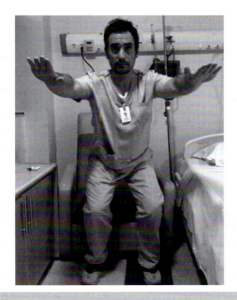

FIGURA 26.5 Ortostatismo.

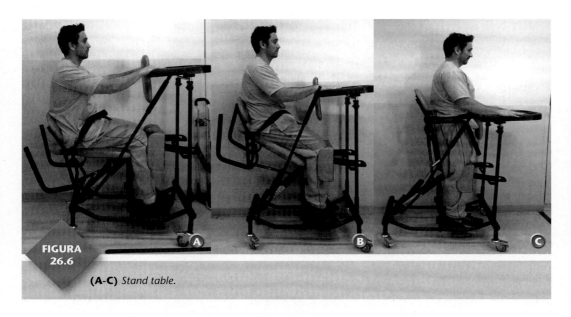

FIGURA 26.6 (A-C) Stand table.

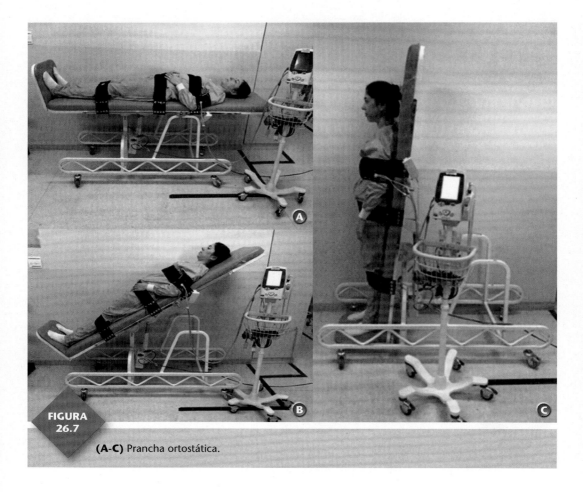

FIGURA 26.7 (A-C) Prancha ortostática.

Terapia Nutricional e Reabilitação Motora

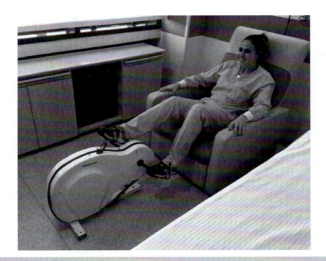

FIGURA 26.8 Cicloergômetro para membros inferiores.

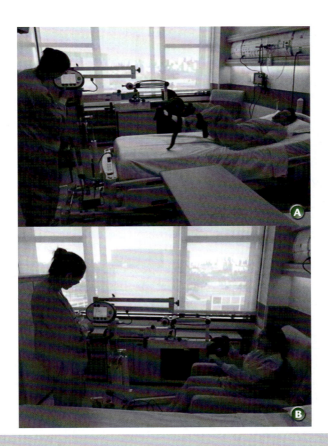

FIGURA 26.9 (A-B) *MotoMed* para membros inferiores e membros superiores.

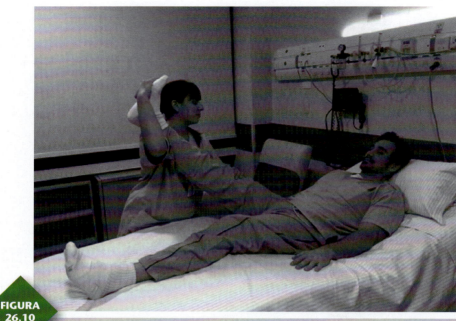
FIGURA 26.10 Alongamento de membro inferior.

- *Exercícios com objetivo de desenvolver a capacidade aeróbica:* cicloergômetro de membros superiores e inferiores, treino de degraus, deambulação supervisionada ou assistida pelo fisioterapeuta (Figs. 26.11 e 26.12);
- *Exercícios com objetivo de desenvolver a capacidade anaeróbia:* treino de força muscular progredindo de eletroestimulação associada a exercícios passivos e assistidos, isometria, passando para exercícios ativos livres e ativos resistidos evoluindo de acordo com quadro clínico e tolerância do paciente (Figs. 26.13 e 26.14).

Para obter melhores resultados da força muscular e da condição nutricional do paciente, existem protocolos que integram as profissões da nutrição e da fisioterapia. Segue um exemplo para prática assistencial.

ORIENTAÇÕES GERAIS PARA REABILITAÇÃO MOTORA

As orientações de monitoramento para prática motora citada acima devem ser individualizadas e customizadas de acordo com cada paciente e doença de base, por isso a importância de manter atenção aos sinais vitais (saturação de oxigênio, pressão arterial sistêmica e frequência cardíaca). Pode-se utilizar recursos que dão suporte e otimizam a *performance* nos exercícios como suplementação de oxigênio por cateter, ventilação não invasiva, andadores de rodas e fixo, calçados adequados, cinto de segurança para diminuir o risco de queda durante o treino de marcha (Fig. 26.15).

Terapia Nutricional e Reabilitação Motora

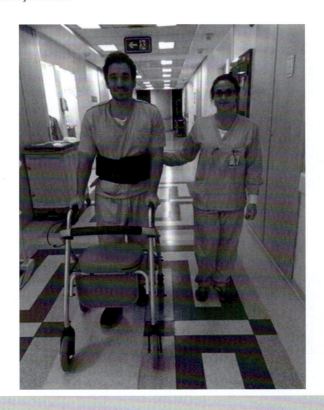

FIGURA 26.11 Deambulação com andador.

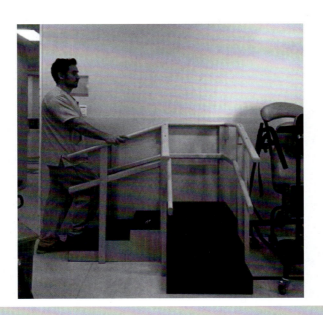

FIGURA 26.12 Treino de degraus.

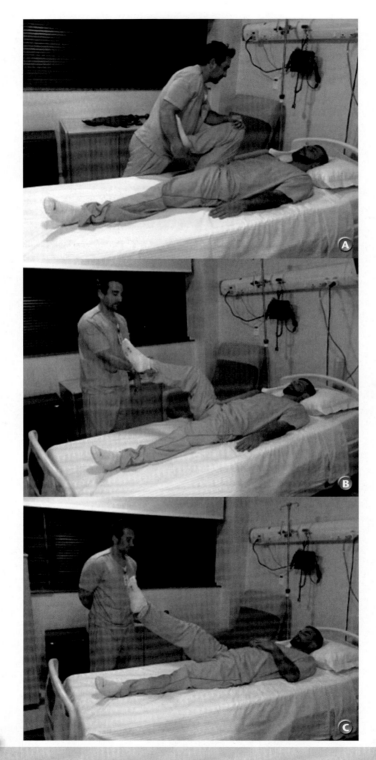

FIGURA 26.13 Mobilização passiva **(A)**, assistida **(B)** e ativa **(C)**.

Terapia Nutricional e Reabilitação Motora

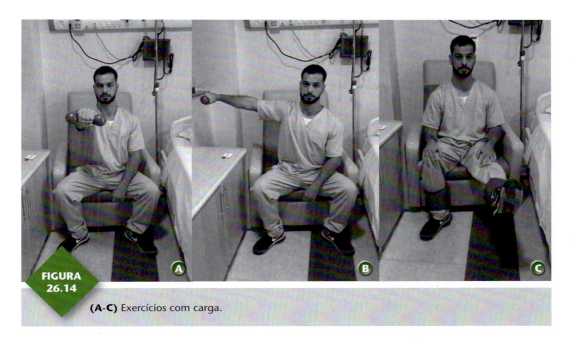

FIGURA 26.14 (A-C) Exercícios com carga.

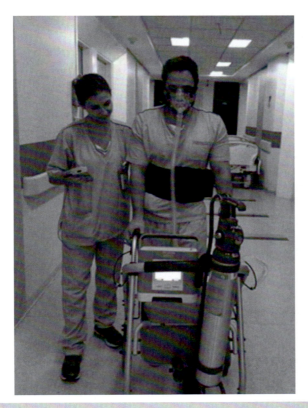

FIGURA 26.15 Exercício com ventilação não invasiva, suporte de oxigênio, com monitoração de frequência cardíaca e saturação de oxigênio.

TABELA 26.1. Triagem SARC-F para sarcopenia

COMPONENTE	PERGUNTA	PONTUAÇÃO
Força (strength) S	O quanto de dificuldade você tem para levantar e carregar 5kg?	Nenhuma = 0 Alguma = 1 Muita, ou não consegue = 2
Ajuda para caminhar (Assistance in walking) A	O quanto de dificuldade você tem para atravessar um cômodo?	Nenhuma = 0 Alguma = 1 Muita, usa apoios, ou incapaz = 2
Levantar da cadeira (Rise from a chair) R	O quanto de dificuldade você tem para levantar de cama ou cadeira?	Nenhuma = 0 Alguma = 1 Muita, ou não consegue sem ajuda = 2
Subir escadas (climb stairs) C	O quanto de dificuldade você tem para subir um lance de escadas com 10 degraus?	Nenhuma = 0 Alguma = 1 Muita, ou não consegue = 2
Quedas (falls) F	Quantas vezes você caiu no último ano?	Nenhuma = 0 1-3 quedas = 1 4 ou mais quedas = 2

Somatória (0-10 pontos)
0-5 pontos: Sem sinais sugestivos de sarcopenia no momento (cogitar reavaliação periódica).
6- 10 pontos: Sugestivos de sarcopenia (prosseguir com investigação diagnóstica completa).

TRIAGEM: SARC-F

O questionário SARC-F (Tabela 26.1) leva em consideração cinco componentes: força, ajuda para caminhar, levantar-se de uma cadeira, subir escadas e relatos de quedas anteriores. Mudanças no SARC-F refletem alterações funcionais relacionadas à sarcopenia. A escala SARC-F varia de 0 a 10 (isso é, 0-2 pontos para cada componente; em que 0 = melhor resultado e 10 = pior). A força, representada pela letra **S** (*strength*), é medida de acordo com a resposta do paciente em relação à dificuldade de levantar ou transportar por volta de 4 kg (0 = sem dificuldade, 1 = alguma e 2 = incapaz de fazer). A letra **A** (*assistance in walking*) representa assistência à caminhada, sendo avaliada da seguinte forma: 0 = nenhuma dificuldade, 1 = alguma dificuldade e 2 = muita dificuldade, usar ajuda, ou incapaz de fazer. A letra **R** (*rise from a chair*) corresponde à dificuldade de levantar da cadeira ou cama, na qual 0 = sem dificuldade, 1 = alguma dificuldade e 2 = muita dificuldade, usa auxílio ou incapaz de fazer sem ajuda. A letra **C** (*climb stairs*) verifica a dificuldade de subir um lance de 10 degraus (0 = sem dificuldade, 1 = alguns e 2 = muito ou incapaz). E, por fim, a letra **F** (*falls*) é determinada por meio de relatos de queda no passado, em que quatro ou mais vezes no ano passado = 2, se houve 1-3 quedas no ano passado = 1 e 0 para aqueles relatando nenhuma queda nesse período. Um estudo já validou o SARC-F como ferramenta de risco de sarcopenia em populações com distintas etnias.

FERRAMENTAS DE AVALIAÇÃO

Para avaliação de força muscular pode-se utilizar o escore do Medical Research Council (MRC) (Tabela 26.2) que é de fácil aplicação e dividido em seis grupos musculares: abdução de ombro, flexão de ombro, extensão de punho, flexão do quadril, extensão de joelho e dorsiflexão de tornozelo. Esses movimentos são pontuados de 0 (nenhuma contração visível) até 5 (força normal), o que depende da colaboração do paciente e da possibilidade de execução das atividades de avaliação sugeridas pela ferramenta.

TABELA 26.2. Escore do Medical Research Council (MRC)

MOVIMENTOS AVALIADOS
Abdução do ombro
Flexão do cotovelo
Extensão do punho
Flexão do quadril
Extensão do joelho
Dorsiflexão do tornozelo
GRAU DE FORÇA MUSCULAR
0 = nenhuma contração visível
1 = contração visível sem movimento do segmento
2 = movimento ativo com eliminação da gravidade
3 = movimento ativo contra a gravidade
4 = movimento ativo contra a gravidade e resistência
5 = força normal

Consiste em seis movimentos avaliados bilaterais e grau de força muscular para cada movimento entre 0 (paralisia total) e 5 (força muscular normal). A pontuação total varia de 0 (tetraparesia completa) a 60 (força muscular normal).
Fonte: Adaptada de De Jonghe e cols., 2005.

Para avaliação de força dos músculos inspiratórios e expiratórios utiliza-se um manuvacuômetro para aferição do esforço gerado por meio de uma expiração forçada para avaliar a pressão expiratória (PE) e uma inspiração forçada para avaliar a pressão inspiratória (PI) (Fig. 26.16).

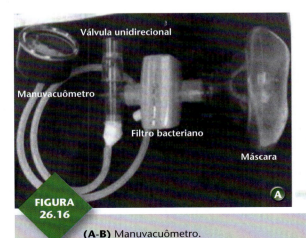
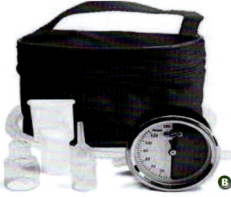

FIGURA 26.16 (A-B) Manuvacuômetro.

Para avaliação do nível de funcionalidade do paciente pode-se utilizar a Escala de Medida de Independência Funcional (MIF) (Fig. 26.17), considerada de fácil aplicação e abrangente, pois avalia autocuidados, mobilidade, transferências, locomoção, comunicação e cognitivo/social. Ressalta-se que é necessária uma avaliação inicial na internação e outra final para ter panorama de perda, manutenção ou ganho de funcionalidade ao final da internação.

ALBERT EINSTEIN
HOSPITAL ISRAELITA
TERAPIA INTENSIVA

PREENCHER QUANDO ETIQUETA NÃO ESTIVER DISPONÍVEL

Nome: ______________________ Leito: _______

Prontuário: __________ Passagem: ___________

Indicador da Medida de Independência Funcional (MIF)
Diagnóstico de Admissão: _______________

Paciente Neurológico: Sim ( ) Não ( )

Quadro Motor (OBRIGATÓRIO):
Sem Déficit Motor ( )
Fraqueza Global ( )
Hemiplegia ( ) Direita ( ) Esquerda
Hemiparesia ( ) Direita ( ) Esquerda ( ) Predomínio Crural ( ) Braquial ( ) Braquiocefálico
Tetraplegia ( ) Completa ( ) Incompleta
Paraplegia ( ) Completa ( ) Incompleta
Bradicinesia Global ( )
Ataxia Apendicular ( ) Axial ( )
Outros: ____________________

	Tarefa	MIF 1: / /	MIF 15: / /	MIF alta: / /
	Autocuidados	Fisio:	Fisio:	Fisio:
A -	Alimentação			
B -	Higiene pessoal			
C -	Banho (lavar o corpo)			
D -	Vestir metade superior			
E -	Vestir metade inferior			
F -	Utilização do vaso sanitário			
	Controle Esfincteriano			
G -	Controle vesical			
H -	Controle intestinal			
	Mobilidade – Transferências			
I -	Leito, cadeira, cadeira de rodas			
J -	Vaso sanitário			
K -	Banheira, chuveiro			
	Locomoção			
L -	Marcha/ cadeira de rodas			
M -	Escadas			
	Comunicação			
N -	Compreensão			
O -	Expressão			
	Cognitivo Social			
P -	Interação Social			
Q -	Resolver problemas			
R -	Memória			
	Alerta- Total (18 – 126)			

NÍVEIS – PONTOS			
7	Independência completa (em segurança, em tempo normal)		SEM AJUDA
6	Independência modificada (aparelho)		
	Dependência Modificada		
5	Supervisão		AJUDA
4	Assistência mínima	75%	
3	Assistência moderada	50%	
	Dependência Completa		
2	Assistência máxima	25%	
1	Assistência total	0%	

Finalização: Data: ___/___/___

Complicação clínica ( )
Alta da Fisioterapia ( )
Suspenso Fisio ( )
Óbito ( )
Transferência hospitalar ( )
Transferência para CMC ( )
Alta Hospitalar ( )
Outros ( )

FIGURA 26.17
Escala de Medida de Independência Funcional (MIF). CMC: Clínica Médica Cirúrgica.

Terapia Nutricional e Reabilitação Motora

TABELA 26.3. Escala de Borg

0	Nenhuma
0,5	Muito, muito leve
1	Muito leve
2	Leve
3	Moderada
4	Pouco intensa
5	Intensa
6	
7	Muito intensa
8	
9	Muito, muito intensa
10	Máxima

Para avaliação da intensidade e da percepção do esforço gerado pelo exercício pode-se utilizar a escala de Borg modificada que pontua de 0 a 10. Sendo 0 o menor esforço gerado e 10 a maior percepção de esforço. O ideal é manter as notas entre 4 e 6 que caracteriza esforço de pouco intenso a intenso (Tabela 26.3).

Portanto, o combate ao déficit energético/proteico associado à prática da reabilitação motora bem planejados, parece ser fundamental para a melhora global e da qualidade de vida do paciente.

CONSIDERAÇÕES FINAIS

Estudos recentes revelam cada vez mais a importância da associação da terapia nutricional e a reabilitação precoce visando a melhoria da qualidade de vida dos pacientes hospitalizados, principalmente em terapia intensiva.

Para manter e recuperar o balanço proteico muscular e o estímulo anabólico, estudos demonstram que o consumo de proteína adequadamente prescrita é um componente importante de um programa global de reabilitação física, essencial para a recuperação adequada, sistema imunológico, crescimento e manutenção da massa magra. Sob certas circunstâncias, suplementação com aminoácidos de cadeia ramificada devem ser considerados.

Em indivíduos idosos, um grupo de estudo internacional para analisar as necessidades de proteína dietética com o envelhecimento denominado PROT-AGE Study Group estabeleceu a recomendação para a manutenção e ganho de massa muscular uma ingestão diária de 1 a 1,2 g/kg/dia, fracionando a oferta proteica durante o dia; exemplificando 25 a 30 g de proteínas por refeição contendo, aproximadamente, 2,5 a 2,8 g de leucina.

Independentemente da escolha de proteína, o ideal é ofertá-la de maneira fracionada, e, se possível, logo após a reabilitação motora. Essa estratégia é comprovada em atletas e pacientes idosos visando uma otimização da ergogênese durante o melhor momento da janela de oportunidade da síntese proteica. Ressalta-se que essa prescrição é mais racional para pacientes em terapia nutricional oral (TNO). Para aqueles em TNE, a oferta proteica na maioria das vezes é contínua, mas deve ser considerada a possibilidade de indicação da proteína na forma individualizada (módulos), além da dieta enteral. Recomenda-se seguir essa estratégia após a reabilitação para otimizar a ressíntese de proteína (manutenção e/ou recuperação do balanço proteico muscular).

A equipe deve sempre buscar acompanhar os pacientes mais vulneráveis a desenvolver perda de massa magra, fraqueza adquirida ou sarcopenia por intervenções inerentes à terapêutica e doença de base, pois em longo prazo pode resultar em um impacto negativo na qualidade de vida.

Leitura recomendada

Alberda C, Gramlich L et al. The relationship between nutritional intake and clinical outcomes in critically ill patients: results of an international multicenter observational study. Intense Care Med. 2009; 35:1728-37.

Arabi YM et al. Permissive underfeeding and intensive insulin therapy in critically ill patients: a randomized controlled trial. The American Journal of Clinical Nutrition 2011; 93(3):569-77.

Baptista IL et al. Leucine and HMB differentially modulate proteasome system in skeletal muscle under different sarcopenic conditions. PloS one8.10 2013; e76752.

Barillaro C et al. The new metabolic treatments for sarcopenia. Aging clinical and experimental research 2013; 25(2):119-27.

Bauer J et al. Evidence-Based recommendations for optimal dietary protein intake in older people: a position paper from the PROT-AGE Study Group. JAMDA 2013; 34:542-59.

Bax L, Staes F, Verhagen A. Does neuromuscular electrical stimulation strengthen the quadriceps femoris? A systematic review of randomised controlled trials. Sports Med 2005; 35(3):191-212.

Borg G. Na Introduction to Borg's, RPE SCALE. NY: Thara, 1985.

Campbell B et al. International Society of Sports Nutrition position stand: protein and exercise. Journal of the International Society of Sports Nutrition 2007; 4-8.

Cederholm T, Morley JE. Sarcopenia: the new definitions. Curr Opin Clin Nutr Metab Care 2014; 17.

Dangin M, Guillet C, Garcia-Rodenas C et al. The rate of protein digestion affects protein gain differently during aging in humans. J Physiol 2003; 549:635-44.

Deutz NE, Bauer JM, Barazzoni R et al. Protein intake and exercise for optimal muscle function with aging: recommendations from the ESPEN Expert Group. Clin Nutr 2014; 33:929-36.

França EET, Ferrari F, Fernandes P et al. Physical therapy in critically ill adult patients: recommendations from the Brasilian Association of Intensive Care Medicine Departament of Physical Therapy. Rev Bras Ter Intensiva. 2012; 24(1):6-22.

Gosselink R, Bott J, Johnson M, Dean E, Nava S, Norrenberg M et al. Physiotherapy for adult patients with critical illness: recommendations of the European Respiratory Society and European Society of Intensive Care Medicine Task Force on Physiotherapy for Critically Ill Patients. Intensive Care Med 2008; 34(7):1188-99.

Hermans G, Mechelen HV, Clerckx B et al. Acute Outcomes and 1- Yaer mortality of intensive care unit-acquired weakness. American Journal of Respiratory and Critical care Medicine 2014; 190(4).

Heyland DK et al. Combining nutrition and exercise to optimize survival and recovery from critical illness: conceptual and methodological issues. Clinical Nutrition, 2015.

Heyland DK, Stapleton RD, Mourtzkid et al. Combining nutrition and exercise to optimize survival and recovery from critical illness: Conceptual and methodological issues. Clinical Nutrition 2015; 1-11.

Hoffer LJ, Bistrian BR. Appropriate protein provision in critical illness: a systematic and narrative review. Am J Clin Nutr 2012; 96:591-600.

Katsanos CS, Kobayashi H, Sheffield-Moore M et al. A high proportion of leucine is required for optimal stimulation of the rate of muscle protein synthesis by essential amino acids in the elderly. Am J Physiol Endocrinol Metab 2006; 291:E381-7.

Latronico N, Bolton CF. Critical illness polyneuropa-thy and myopathy: a major cause of muscle weakness and paralysis. Lancet Neurol 2011; 10(1):931-41.

Levine S, Nguyen T, Taylor N et al. Rapid disuse atrophy of diaghragm fibers in mechanically ventilated humans. N Engl J Med 2008; 358:1327-35.

Malkoç M, Karadibak D, Yildirim Y. The effect of physiotherapy on ventilatory dependency and the length of stay in an intensive care unit. Int J Rehabil Res 2009; 32(1):85-8.

Malmstrom TK, Miller DK, Simonsick EM. SARC-F: a symptom score to predict persons with sarcopenia at risk for poor functional outcomes. Journal of Cachexia, Sarcopenia and Muscle 2016; 7:28-36.

Martin AD, Smith BK, Davenport PD, Harman E, Gonzalez-Rothi RJ, Baz M et al. Inspiratory muscle strength training improves weaning outcome in failure to wean patients: a randomized trial. Crit Care 2011; 15(2):R84.

McClave SA, Matindale RG, Vanek VW et al., ASPEN, Board of Directors; American College of Critical Care Medicine; Society of Critical Care Medicine. Guideline for the Provision and Assessment of Nutrition Support Therapy in the Adult Critically Ill Patient: Society of Critical Medicine (SCCM) and American Society for Parenteral and Enteral Nutrition (ASPEN). JPEN J Parenter Enteral Nutr 2009; 33:277-316.

Moodie LH, Reeve JC, Vermeulen N et al. Inspiratory muscle training to facilitate weaning from mechanical ventilation: protocol for a systematic review. BMC Research Notes 2011; 4:283.

Muscaritoli M, Lucia S, Molfino A. Sarcopenia in critically ill patients: the new pandemia. Minerva Anestesiol 2013; 79:771-7.

Ribeiro M, Miyazaki MH, Jucá SSH et al. Validation of the brasilian version of functional independence measure. ACTA FISIATR 2004; 11(2):72-6.

Rice TW et al. A randomized trial of initial trophic versus full-energy enteral nutrition in mechanically ventilated patients with acute respiratory failure. Critical care medicine 2011; 39(5):967.

Tang JE, Moore DR, Kujbida GW et al. Ingestion of whey hydrolysate, casein, or soy protein isolate: effects on mixed muscle protein synthesis at rest and following resistance exercise in Young men. J Appl Physiol 2009; 107:987e92.

Toledo D, Castro M. Terapia Nutricional em UTI. Rio de Janeiro: Rubio 2015; 32:251-60.

Toussaint M, Boitano LJ, Gathot V, Steens M, Soudon P. Limits of effective cough-augmentation techniques in patients with neuromuscular disease. Respir Care 2009; 54(3):359-66.

Van Zanten AR. Should ve increase protein delivery during critical Illness? Journal of Parenteral and Enteral Nutrition, 2016.

Wischmeyer PE, San-Millan I. Winning the war against ICU-acquired weakness: new innovations in nutrition and exercise physiology. Critical Care 2015; 19(3):1.

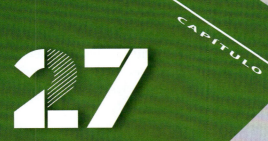

Terapia Nutricional na Lesão por Pressão

Amanda Cristina Maria Aparecida Gonçalves Brandão
Julieta Regina Moraes

INTRODUÇÃO

As lesões por pressão (LP) são um problema comum entre adultos e idosos, em todos os ambientes de cuidados em saúde. O desenvolvimento dessas lesões adquiridas em centros hospitalares é hoje uma grande preocupação na área da saúde. Geram altos custos para o tratamento, além do comprometimento emocional e doloroso para o paciente e os cuidadores envolvidos.

Na literatura há diversas definições de LP. O National Pressure Ulcer Advisory Panel (NPUAP) é uma organização norte-americana que tem como objetivo prevenir e tratar lesões por pressão. É composta por equipe multidisciplinar, responsável pelas recomendações para o desenvolvimento de diretrizes, educação e pesquisa, buscando as melhores práticas na prevenção e tratamento de LP.

O European Pressure Ulcer Advisory Panel (EPUAP) é o conselho consultivo europeu de LP criado para conduzir e apoiar os países da Europa no estabelecimento de recomendações na prevenção e no tratamento de LP.

Em 2014, a NPUAP, o EPUAP e a Pan Pacific Pressure Injury Alliance (PPPIA) publicaram as mais recentes diretrizes internacionais sobre prevenção e tratamento de LP que podem ser utilizadas por profissionais de saúde em todo mundo.

No dia 13 de abril de 2016, a NPUAP declarou a mudança da terminologia úlcera por pressão para lesão por pressão e a atualização da nomenclatura dos estágios do sistema de classificação. A NPUAP acredita que a expressão lesão por pressão descreve de modo mais preciso tanto as lesões com pele intacta quanto as com perda tecidual.

As principais mudanças anunciadas pela NPUAP foram:

- Os algarismos arábicos são empregados na nomenclatura dos estágios em substituição aos algarismos romanos;
- O termo "suspeita" foi removido da categoria diagnóstica de lesão tissular profunda;
- Duas novas categorias foram anunciadas: lesão por pressão relacionada com dispositivo médico e lesão por pressão em membrana mucosa.

Diante da importância da divulgação dessas informações para os profissionais do país, membros da Associação Brasileira de Estomaterapia (SOBEST) e da Associação Brasileira de Enfermagem em Dermatologia (SOBENDE) realizaram a tradução e a validação do documento para o português.

De acordo com a atualização anunciada em abril de 2016 pela NPUAP, as lesões por pressão podem ser definidas como "dano localizado na pele e/ou tecidos moles subjacentes, geralmente sobre uma proeminência óssea ou relacionada ao uso de dispositivo médico ou a outro artefato. A lesão pode se apresentar em pele íntegra ou como úlcera aberta e pode ser dolorosa. A lesão ocorre como resultado da pressão intensa e/ou prolongada em combinação com o cisalhamento. A tolerância do tecido mole à pressão e ao cisalhamento pode também ser afetada pelo microclima, nutrição, perfusão, comorbidades e pela sua condição".

O desenvolvimento de lesões por pressão é considerado indicador de qualidade, normalmente utilizado como guia na elaboração de políticas e na tomada de decisão, sendo uma importante ferramenta para cumprimento e/ou superação de metas assistenciais desejáveis.

A ocorrência dessas lesões é considerada um evento adverso. As estimativas de prevalência e incidência variam, tendo alta prevalência e incidência em pacientes hospitalizados, seja em centros de cuidados primários, terciários ou instituições especializadas para idosos ou deficientes físicos.

Em 2009, foi realizado um estudo nos EUA, nas diversas instituições de saúde, e em uma amostra de 92.408 foi identificada prevalência de 12,3% de LP. Segundo dados da EPUAP, em uma amostra de 5.947 pacientes da Bélgica, de Portugal, da Itália, da Suécia e do Reino Unido, a prevalência global foi de 18,1%.

No Brasil, ainda são incipientes os estudos sobre incidência e prevalência de LP, mas um estudo realizado com 87 pacientes, em um hospital de emergência no interior do estado de São Paulo, evidenciou uma prevalência pontual de 40%, sendo a maior prevalência no centro de terapia intensiva, seguida pelo setor de semi-intensiva e pelas enfermarias.

CLASSIFICAÇÃO DAS LESÕES POR PRESSÃO

As lesões por pressão são classificadas para indicar a extensão do dano tecidual. O sistema de classificação atualizado inclui as seguintes definições:

Lesão por pressão estágio 1
- Pele íntegra com eritema que não embranquece (Fig. 27.1);
- Pele íntegra;
- Área localizada de eritema que não embranquece com a digitocompressão.

Lesão por pressão estágio 2
- Perda da pele em sua espessura parcial com exposição da derme (Fig. 27.2);
- Perda parcial da espessura da pele com exposição da derme;
- Leito da ferida viável (rosa ou vermelho);
- Pode apresentar-se como bolha intacta (exsudato seroso) ou rompida;
- Não deve ser utilizado para descrever lesões associadas à umidade (dermatite associada à incontinência, dermatite intertriginosa), lesão de pele associada a adesivos médicos ou às feridas traumáticas.

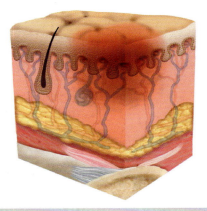

FIGURA 27.1 Lesão por pressão estágio 1. (*Fonte*: Imagem autorizada pela NPUAP: Used with permission of the National Pressure Ulcer Advisory Panel & date.)

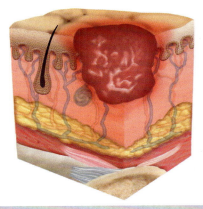

FIGURA 27.2 Lesão por pressão estágio 2. (*Fonte*: Imagem autorizada pela NPUAP: Used with permission of the National Pressure Ulcer Advisory Panel & date.)

Lesão por pressão estágio 3

- Perda da pele em sua espessura total (Fig. 27.3);
- Gordura é visível;
- Presença de tecido de granulação e epíbole (bordas enroladas);
- Esfacelo e escara podem estar visíveis;
- Pode haver descolamento e túneis;
- Não exposição de fáscia, tendão, ligamento, cartilagem e/ou osso.

Lesão por pressão estágio 4

- Perda da pele em sua espessura total e perda tissular (Fig. 27.4);
- Perda da pele na sua espessura total;
- Exposição ou palpação de fáscia, músculo, tendão, ligamento, cartilagem ou osso;
- Esfacelo e/ou escara pode estar visível;
- Quando o esfacelo ou a escara prejudicam a identificação da extensão da perda tissular, deve-se classificar como lesão por pressão não classificável.

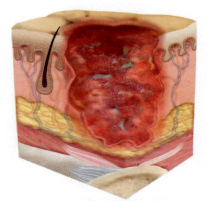

FIGURA 27.3 Lesão por pressão estágio 3. (*Fonte*: Imagem autorizada pela NPUAP: Used with permission of the National Pressure Ulcer Advisory Panel & date.)

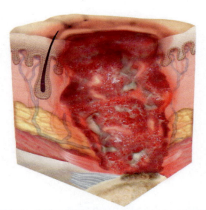

FIGURA 27.4 Lesão por pressão estágio 4. (*Fonte*: Imagem autorizada pela NPUAP: Used with permission of the National Pressure Ulcer Advisory Panel & date.)

Lesão por pressão não classificável
- Perda da pele em sua espessura total e perda tissular não visível (Fig. 27.5);
- Perda da pele em sua espessura total e perda tissular não visível;
- Ao ser removido (esfacelo/escara), a lesão por pressão estágio 3 ou 4 ficará aparente;
- Escara estável (isto é, seca, aderente, sem eritema ou flutuação) em membro isquêmico ou no calcâneo não deve ser removida.

Lesão por pressão tissular profunda
- Descoloração vermelho-escura, marrom ou púrpura persistente e que não embranquece (Fig. 27.6);
- Pele intacta ou não;
- Área localizada e persistente de descoloração vermelho-escura, marrom ou púrpura que não embranquece;
- A descoloração pode apresentar-se diferente em pessoas com pele de tonalidade mais escura;

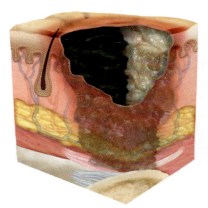

FIGURA 27.5 Lesão por pressão não classificável. (*Fonte*: Imagem autorizada pela NPUAP: Used with permission of the National Pressure Ulcer Advisory Panel & date.)

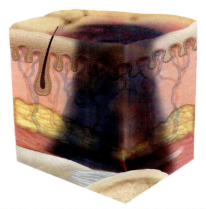

FIGURA 27.6 Lesão por pressão tissular profunda. (*Fonte*: Imagem autorizada pela NPUAP: Used with permission of the National Pressure Ulcer Advisory Panel & date.)

- Bolha com exsudato sanguinolento;
- Lesão resultante de pressão intensa e/ou prolongada e de cisalhamento na interface osso-músculo.

Lesão por pressão relacionada com dispositivo médico

- Descreve a etiologia da lesão (Fig. 27.7);
- Resulta do uso de dispositivos criados e aplicados para fins diagnósticos e terapêuticos;
- Apresenta o padrão ou a forma do dispositivo;
- Essa lesão deve ser categorizada usando-se o sistema de classificação de lesões por pressão.

Lesão por pressão em membrana mucosa

- Encontrada quando há história de uso de dispositivos médicos no local do dano (Fig. 27.8);
- Em virtude da anatomia do tecido, essas lesões não podem ser categorizadas.

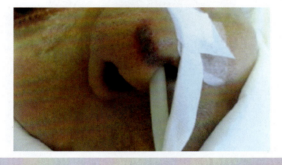

FIGURA 27.7 Lesão por pressão relacionada com dispositivo. (*Fonte*: arquivo pessoal.)

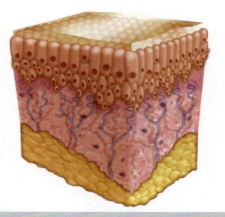

FIGURA 27.8 Lesão por pressão em membrana mucosa. (*Fonte*: Imagem autorizada pela NPUAP: Used with permission of the National Pressure Ulcer Advisory Panel & date.)

Diversos fatores foram identificados como responsáveis no desenvolvimento de lesões por pressão pela redução da tolerância da pele à pressão. Eles podem ser organizados em dois grupos:

- *Fatores intrínsecos:* qualquer fator fisiológico, como desnutrição, envelhecimento, baixa pressão arteriolar, que afeta negativamente a integridade da estrutura de suporte da pele;
- *Fatores extrínsecos:* exposição da pele a fricção, cisalhamento e umidade.

A desnutrição é um importante fator de risco para o desenvolvimento LP. A desnutrição diminui a tolerância dos tecidos à pressão. O déficit proteico acarreta redução da proliferação de fibroblastos, diminuição na síntese de colágeno e da angiogênese, com consequente menor capacidade de remodelação. A alteração do estado nutricional impossibilita o organismo de crescer, manter-se ou regenerar-se, o que contribui para o desenvolvimento de lesões por pressão quando há exposição à pressão.

A desnutrição diminui a capacidade funcional e a qualidade de vida. Além de aumentar o tempo de internação, o custo, a morbidade e a mortalidade. Segundo o Inquérito Brasileiro de Avaliação Nutricional Hospitalar (IBRANUTRI), há uma prevalência hospitalar de 48,1% de desnutrição e 12,5% de desnutrição grave.

Desse modo, o cuidado nutricional, tanto na prevenção quanto no tratamento da LP, é relevante e tem impacto no controle das demais comorbidades.

Prevenir tais lesões depende de uma habilidade clínica de avaliar o risco e, assim, programar as condutas preventivas envolvendo a equipe interdisciplinar com ações efetivas de prevenção e tratamento.

INTERVENÇÃO NUTRICIONAL ADJUVANTE

A triagem nutricional é um processo utilizado para identificar indivíduos que necessitam de avaliação nutricional por conta das características que os colocam em potencial risco nutricional.

Pode ser realizada por qualquer profissional qualificado da equipe interdisciplinar da área da saúde.

A recomendação para a triagem nutricional em pacientes com LP ou em risco de desenvolvê-la, proposta pela NPUAP publicado em 2014, deve ocorrer em três momentos:

- Na admissão na instituição de saúde;
- Em cada alteração significativa da condição clínica;
- Quando existe um processo de cicatrização da lesão deficiente.

É preciso utilizar um instrumento válido e confiável para identificar o risco nutricional. Uma vez notificado esse risco, ou havendo lesão por pressão, o nutricionista deve ser acionado pelo enfermeiro para a realização da avaliação nutricional.

INTERVENÇÃO NUTRICIONAL EM PACIENTES COM RISCO DE DESENVOLVIMENTO E/OU PRESENÇA DE LESÃO POR PRESSÃO

Para a intervenção nutricional, é necessário considerar os pacientes desnutridos ou em risco de desnutrição que estejam acamados ou imobilizados no leito, em risco para desenvolvimento de lesões por pressão, além de avaliar e monitorar esses pacientes de acordo com o protocolo de conduta nutricional da instituição; avaliar peso, respectiva história de perda de peso; e avaliar a capacidade do indivíduo de alimentar-se de modo independente.

O foco da avaliação nutricional deve recair sobre a avaliação do consumo alimentar, a alteração de peso, velocidade de perda de peso e o impacto do estresse psicológico ou de problemas neuropsicológicos. Convém analisar a adequação da via de alimentação (oral, enteral, parenteral ou mista).

O nutricionista, juntamente com a equipe multidisciplinar, deve elaborar e documentar um plano individualizado de intervenção nutricional com base nas necessidades nutricionais, na via de alimentação e nos objetivos de cuidados do indivíduo, conforme definido na avaliação do estado nutricional.

Se a aceitação alimentar permanece inadequada e persistente, deve-se considerar a intervenção nutricional com a terapia nutricional enteral ou parenteral.

Convém seguir as diretrizes sobre nutrição e hidratação relevantes e baseadas em evidências que visam a indivíduos em risco nutricional e em risco de desenvolver lesões por pressão ou que já tenham essas lesões (Fig. 27.9).

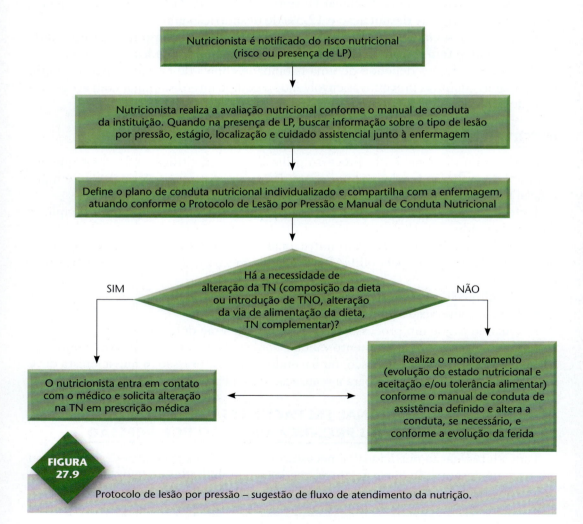

FIGURA 27.9 Protocolo de lesão por pressão – sugestão de fluxo de atendimento da nutrição.

Terapia Nutricional na Lesão por Pressão

Necessidades calóricas

A adequada ingestão energética é fundamental para o metabolismo e anabolismo celular, à formação de colágeno, à retenção de nitrogênio e à angiogênese. Deve-se fornecer uma ingestão calórica individualizada com base na condição clínica.

Além dos itens comumente analisados, convém também considerar quantidade, gravidade e estágio do processo de cicatrização. O NPUAP recomenda 30 a 35 kcal/kg/dia para pacientes estando em risco de desnutrição e com presença de LP ou em risco de desenvolvê-la. É necessário ajustar a ingestão energética com base na mudança de peso ou no nível de obesidade. Os adultos que estiverem abaixo do peso ou que sofram perdas significativas de peso de modo não intencional podem necessitar de ingestão energética adicional.

Vale considerar, quando possível, as restrições dietéticas sempre que as limitações resultarem em uma menor ingestão de alimentos sólidos e líquidos, após consentimento médico e com gerenciamento pelo nutricionista.

Devem ser oferecidos alimentos enriquecidos e/ou suplementos nutricionais orais hipercalóricos e hiperproteicos nos intervalos das refeições, caso as necessidades nutricionais não sejam alcançadas com a aceitação alimentar da dieta.

Se a aceitação alimentar estiver < 75% das necessidades nutricionais, sugere-se iniciar com terapia nutricional oral (TNO). Se a aceitação alimentar (dieta + TNO) estiver em 60% das necessidades nutricionais, a terapia nutricional enteral está indicada.

Terapia nutricional enteral ou parenteral deve ser considerada sempre que a TNO for insuficiente.

Como a cicatrização consome energia, utilizando-se principalmente do carboidrato sob a forma de glicose, o fornecimento adequado de calorias é importante para que o organismo não utilize proteínas no processo de cicatrização.

Necessidades proteicas

A oferta proteica deve ser adequada, tendo como base a idade, doença, existência de complicações e estado nutricional do paciente. Geralmente, recomenda-se uma dieta hiperproteica.

Os idosos são vulneráveis a perdas em função de capacidade física, acarretando o comprometimento da independência, quedas e até mesmo mortalidade.

Um grupo de estudo internacional para analisar as necessidades de proteína dietética com o envelhecimento denominado PROT-AGE Study Group recomenda para idosos saudáveis, a ingestão de, pelo menos, 1,0 a 1,2 g de proteína/kg de peso/dia, com o objetivo de manter a massa magra e a funcionalidade.

Desse modo, segundo o NPUAP, deve-se fornecer diariamente entre 1,25 e 1,5 g de proteína/kg de peso/dia a adultos em risco de desnutrição ou risco de desenvolver LP, a fim de manter o balanço nitrogenado positivo. Ressalta-se a necessidade de reavaliação à medida que a condição clínica do paciente for se alterando.

Em situações de grande catabolismo, como em pacientes com várias lesões por pressão e/ou muito grandes, sem outras comorbidades, pode-se optar pela oferta de, pelo menos, 1,5 g de proteína/kg de peso/dia.

Além da dieta habitual, é válida a oferta de suplementos nutricionais de elevados teores calórico e proteico, caso as necessidades nutricionais não sejam alcançadas com a aceitação alimentar (nível de evidência).

A monitorização da função renal, bem como a completa análise clínica, são fundamentais para garantir a adequação da oferta energética ao paciente, com base na presença de LP, estado nutricional e comorbidades.

Convém oferecer suplementos de alto teor proteico, arginina e micronutrientes a adultos com lesão por pressão estágio 3 ou 4 ou com várias lesões por pressão sempre que as exigências nutricionais não puderem ser satisfeitas com recurso a suplementos tradicionais hiperproteico/calórico.

O aporte proteico inadequado prolonga a fase inflamatória da cicatrização, aumentando o risco de infecção, diminuindo a síntese do colágeno e a força tensora da ferida.

A suplementação de arginina parece estar associada à prevenção e aceleração da cicatrização. A ação na cicatrização advém de ações definidas por produção de óxido nítrico, o que contribui com a melhora do fluxo sanguíneo do tecido, e modificações hormonais, como aumento na síntese e ação do hormônio do crescimento e do colágeno, com consequente crescimento e reparo tecidual.

Hidratação

A hidratação deve ser adequada aos pacientes com lesões por pressão ou sob risco de desenvolvê-las. É importante considerar comorbidades e os objetivos da terapêutica clínica para as necessidades hídricas e monitorar eventuais sinais e sintomas de desidratação, tais como alteração de peso, turgor da pele, quantidade de volume urinário, níveis séricos de sódio elevados e/ou osmolalidade sérica calculada.

É necessário também controlar o estado de hidratação e considerar oferta hídrica adicional a indivíduos desidratados, com temperaturas elevadas, vômitos, sudorese profusa, diarreias ou feridas altamente exsudativas.

Vitaminas e sais minerais

É necessário incentivar e promover o consumo de dieta equilibrada que inclua fontes de vitaminas e sais minerais para pacientes com LP ou sob risco e sugerir suplementos de vitaminas e minerais sempre que a ingestão alimentar for insuficiente ou sempre que forem confirmadas ou haja suspeita de deficiências (Tabela 27.1).

A necessidade de vitaminas e minerais segue a estabelecida pela Ingestão Dietética de Referência (IDR), e sugere-se maior oferta de alguns micronutrientes.

- *Vitamina A:* favorece a síntese do colágeno e, portanto, acelera a cicatrização, sendo necessária para manutenção da epiderme saudável e para a síntese de glicoproteínas e proteoglicanos;
- *Vitamina C:* envolvida nas etapas da cicatrização, atua na função de macrófagos e neutrófilos na fase inflamatória e participa como agente redutor, protegendo o ferro e o cobre dos danos oxidativos. Na fase proliferativa e de maturação, ativa a enzima hidroxilase prolil, a qual atua na formação da hidroxiprolina, constituinte do colágeno;
- *Vitamina E:* atua na prevenção da oxidação dos fosfolipídeos das membranas celulares, agindo na integridade. Também são considerados importantes o zinco, o cobre e o selênio, pois parecem ser benéficos no processo cicatricial.

Terapia Nutricional na Lesão por Pressão

TABELA 27.1. Recomendações nutricionais

	RISCO DE LESÃO POR PRESSÃO	LESÃO POR PRESSÃO INSTALADA
Calorias	30-35 kcal/kg/dia	30-35 kcal/kg/dia
Proteínas	1,25-1,5 g proteína/kg/dia	1,5 g proteína/kg/dia
Líquidos	1 mL líquidos/kcal/dia	1 mL líquidos/kcal/dia
Suplemento nutricional	Se baixa aceitação (< 75% das necessidades nutricionais), avaliar a necessidade de TNO (contendo preferencialmente zinco, arginina, vitaminas A, C e E) no contexto da dieta ofertada	Introduzir suplemento nutricional específico para cicatrização (contendo nutrientes específicos: zinco, arginina, carotenoides, vitaminas A, C e E)
Nutrição enteral	Se a aceitação alimentar estiver < 60% das necessidades nutricionais, a terapia nutricional enteral está indicada	Se a aceitação alimentar estiver < 60% das necessidades nutricionais, a terapia nutricional enteral está indicada

Fonte: National Pressure Ulcer Advisory Panel. National Pressure Ulcer Advisory Panel (NPUAP) announces a change in terminology from pressure ulcer to pressure injury and updates the stages of pressure injury, 2016.

A utilização de fórmula especializada suplementada com nutrientes imunomoduladores e maior quantidade de proteínas está indicada na prevenção de lesões por pressão.

A equipe multiprofissional deve ter visão ampla e coletiva, na qual é importante a coerência de propósitos, a sincronização e a continuidade da ação. É de suma importância que o grupo esteja estreitamente unido e motivado com o objetivo comum.

Leitura recomendada

Agency for Health Care Policy and Research (AHCPR). Pressure ulcers in adults: prediction and prevention. Rockville (MD): U.S. Department of Health and Human Services, Public Health Service, AHCPR 1992 May; 63 p. (Clinical practice guideline; nº 3).

Almirall S, Leiva R, Gabasa P. Apache III Score: a prognostic factor in pressure ulcer development in an intensive care unit. Enferm Intensiva 2009; 20(3):95-103.

Alves VLS. Gestão de qualidade: ferramentas utilizadas no context contemporâneo da saúde. São Paulo: Martinari, 2009.

Associação Brasileira de Estomaterapia. Classificação das lesões por pressão – Consenso NPUAP 2016. Adaptada culturalmente para o Brasil. 2016. Disponível em: http://www.sobest.org.br/textod/35. Acessado em: 11 de agosto de 2016.

Bauer J, Biolo G, Cederholm T et al. Evidence-based recommendations for optimal dietary protein intake in older people: a position paper from the PROT-AGE study group. JAMDA 2013; 14:542-59.

Baxter YC. Critérios de decisão na seleção de dietas enterais. In: Waitzberg DL. Nutrição oral, enteral e parenteral na prática clínica. São Paulo: Atheneu 2006; 659-76.

Bernardes RM. Prevalência de úlcera por pressão em um hospital de emergência e características dos pacientes. 2015. Dissertação (Mestrado) – Escola de Enfermagem, Universidade de São Paulo. São Paulo, 2015.

Boelsma E, Hendriks HFJ, Roza L. Nutrition skin care: health effects of micronutrients and fatty acids. Am J Clin Nutr 2001; 73(5):853-64.

Brewer S, Desneves K, Pearce L et al. Effect of an arginine-containing nutritional supplement on pressure ulcer healing in community spinal patients.J Wound Care 2010; 19(7):311-6.

Cooper, KL. Evidence-based prevention of pressure ulcers in the intensive care unit. Crit Care Nurs 2013; 33(6):57-66.

Correia MITD, Renofio J, Serpa L, Rezende R, Passos RM. DITEN – Terapia Nutricional para Portadores de Úlceras por Pressão. Projeto Diretrizes – Associação Médica Brasileira e Conselho Federal de Medicina. São Paulo: AMB, 2011.

Crozeta K. Validação de um sistema de coletas de dados de úlcera por pressão no Brasil, 2013. Tese (Doutorado) – Setor de Ciências da Saúde. Universidade Federal do Paraná. Curitiba, 2013.

Desneves KJ, Todorovic BE, Cassar A, Crowe TC. Treatment with supplementary arginine, vitamin C and zinc in patients with pressure ulcers: a randomised controlled trial. Clin Nutr 2005; 24:979-87.

European Pressure Ulcer Advisory Panel and National Pressure Ulcer Advisory Panel Collaboration to Produce a Clinical Practice Guideline. Pressure ulcer prevention. 2005. Disponível em: http://www.pressureulcer-guideline.org/prevention/files/scopes_3.pdf. Acessado em: 11 de agosto de 2016.

Heyman H, Van De Looverbosch DE, Meijer EP, Schols JM. Benefits of an oral nutritional supplement on pressure ulcer healing in long-term care residents. J Wound Care 2008; 17:476-78.

Institute of Medicine. Dietary Reference Intakes: Aplications in dietary assessment. The National Academy Press, 2002.

Kamada, C. Equipe multiprofissional em unidade de terapia intensiva. Rev Bras Enferm 1978; 31(1):60-7.

Kondrup J, Allison SP, Elia M, Vellas B, Plauth M. ESPEN Guidelines for Nutrition Screening 2002. Clin Nutr 2003; 22(4):415-21.

National Pressure Ulcer Advisory Panel, European Pressure Ulcer Advisory Panel and Pan Pacific Pressure Injury Alliance. Prevention and Treatment of Pressure Ulcers: Quick Reference Guide. Emily Haesler (Ed.). Cambridge Media: Osborne Park, Australia, 2014.

National Pressure Ulcer Advisory Panel. National Pressure Ulcer Advisory Panel (NPUAP) announces a change in terminology from pressure ulcer to pressure injury and updates the stages of pressure injury. 2016. Disponível em: http://www.npuap.org/national-pressure-ulcer-advisory-panel-npuap-announces-a-change-in-terminology-from-pressure-ulcer-to-pressure-injury-and-updates-the-stages-of-pressure-injury/. Acessado em: 11 de agosto de 2016.

Schols JM, Heyman H, Meijer EP. Nutritional support in the treatment and prevention of pressure ulcers: an overniew of studies with an arginine enriched oral nutritional supplement. J Tissue Viability 2009; 18(3):72-9.

Stratton RJ, Ek AC, Engfer M, Moore Z, Rigby P, Wolfe R et al. Enteral nutritional support in prevention and treatment of pressure ulcers: a systematic review and meta-analysis. Ageing Res Rev 2005;4(3):422-50.

Vangilder C, Amlung S, Harrison P. Results of the 2008-2009: international pressure ulcer prevalence survey and a 3-years, acute care, unit-specific analysis. Ostomy Wound Manage 2009; 55(11):39-45.

Waitzberg DL, Caiaffa WT, Correia MI. Hospital malnutrition: the Brazilian national survey (IBRANUTRI): a study of 4000 patients. Nutrition 2001; 17(7-8):573-80.

Wound Ostomy and Continence Nurse Society (WOCN). Guideline for prevention and management of pressure ulcers. WOCN Clinical Practice Guideline Series. Glenview: WOCN, 2003.

Zhang XJ, Chinkes DL, Herndon DN. Folate stimulation of wound DNA synthesis. J Surg Res 2008;147: 15-22.

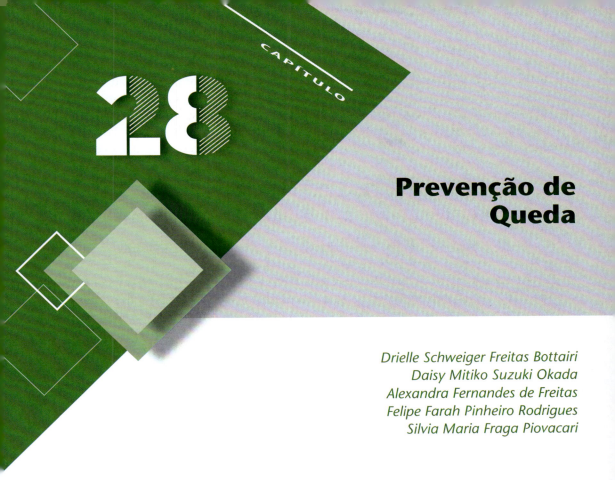

Prevenção de Queda

Drielle Schweiger Freitas Bottairi
Daisy Mitiko Suzuki Okada
Alexandra Fernandes de Freitas
Felipe Farah Pinheiro Rodrigues
Silvia Maria Fraga Piovacari

INTRODUÇÃO

A Organização Mundial da Saúde (OMS) define queda como um evento em que uma pessoa fica inadvertidamente sobre o solo ou nível inferior, excluindo mudanças de posição intencionais.

O tipo ou a gravidade da lesão proveniente da queda depende de fatores como idade, gênero, estado nutricional, uso de medicamento, histórico de quedas, mobilidade, condições de saúde, doenças crônicas, características demográficas e fatores psicológicos e neurológicos.

A redução do risco de danos ao paciente decorrente de quedas é a sexta meta internacional de segurança ao paciente preconizada pela Joint Commision International (JCI), sendo necessárias avaliação, identificação de riscos, orientação ao paciente e intervenções.

IMPORTÂNCIA DA IMPLEMENTAÇÃO DO PROTOCOLO PARA O PACIENTE E A INSTITUIÇÃO

Estima-se que 28 a 35% das pessoas com idade superior a 65 anos sofram mais quedas por ano, aumentando essa porcentagem com o avançar da idade. Um estudo realizado nos EUA pelo Centers for Diseases Control and Prevention (CDC), em 2005, relata que indivíduos com idade superior a 80 anos caem mais do que aqueles com idade entre 65 e 69 anos (20,8% *vs.* 13,4%). Para complementar esses dados, em um estudo realizado no Brasil em 2011, indivíduos entre 60 e 69 anos apresentaram menor prevalência de queda do que aqueles com idade superior a 80 anos (24,4% *vs.* 37,1%).

No Canadá, idosos hospitalizados por queda permanecem no hospital 10 dias a mais do que aqueles com outro diagnóstico. A taxa de mortalidade da população idosa aumentou 65% entre 2003 e 2008.

Os custos diretos (tratamento e cuidados) e indiretos (perda de produtividade e uso de recursos destinados a outros assuntos) provenientes de quedas, tanto no setor público quanto no privado, ficaram em torno de 1.414 milhões de euros em 1999 no Reino Unido.

No Brasil, o Sistema Único de Saúde (SUS) gastou em 2012 mais de 51 milhões de reais com o tratamento de fraturas decorrentes de quedas.

Estudos observaram os eventos de queda tanto em hospitais quanto em centros de reabilitação. Tais eventos acontecem sem testemunhas entre 80 e 90% dos casos e 50 e 70% ocorrem a partir da cama, da cadeira ou em transferência entre ambas. As quedas em banheiros representam 10 a 20% dos casos.

As precauções de queda são requisitos básicos para a segurança do paciente. Devem ser aplicadas a todas as áreas do hospital, a fim de promover proteção de pacientes, visitantes e funcionários e prevenir gastos diretos e indiretos com esse evento.

Alguns dispositivos podem ser disponibilizados para melhorar a qualidade do tratamento desses pacientes tais como: meias antiderrapantes, uso do cinto de segurança para transferência e deambulação, barras de apoio de segurança instalado nos sanitários, entre outros (Figs. 28.1 e 28.2).

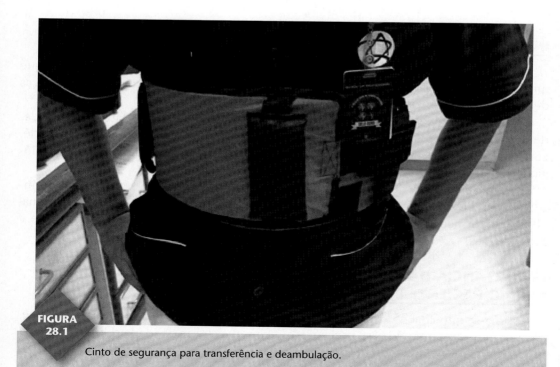

FIGURA 28.1 Cinto de segurança para transferência e deambulação.

Prevenção de Queda

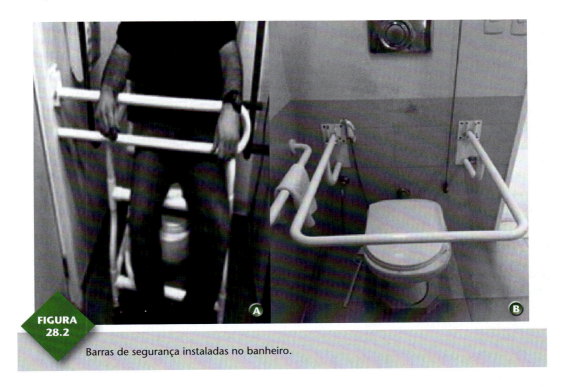

FIGURA 28.2 Barras de segurança instaladas no banheiro.

TABELA 28.1. Modelo de informativo de segurança de quedas no setor

QUEDAS NO SETOR			
Último há (dias)	0	Neste ano	0
Recorde (dias)	0	Último evento	00/00/00
Neste mês	0		

A disponibilização de um informativo de segurança nas áreas assistenciais auxilia a equipe multiprofissional a compreender seu papel nessa prevenção (Tabela 28.1).

A equipe multiprofissional é responsável por promover um local seguro aos públicos interno e externo.

COMO PREVENIR QUEDA EM HOSPITAIS

Apenas o conhecimento do risco de queda do paciente não é suficiente; deve-se utilizar instrumentos de avaliação, identificação, educação de paciente, familiares e cuidadores e treinar a equipe que presta cuidados a este.

A avaliação de fatores de risco para quedas deve ser um processo padronizado e contínuo, com o objetivo de identificar fatores de risco do paciente, podendo ser abordados no plano de cuidados e utilizados para:

- Garantir que fatores de risco sejam identificados, sendo assim executados;

- Direcionar as intervenções preventivas para os pacientes que serão mais beneficiados;
- Planejar a assistência;
- Facilitar a comunicação entre cuidadores, familiares, pacientes, profissionais de saúde e departamentos.

Algumas instituições de saúde possuem suas próprias ferramentas para avaliação do risco, de acordo com as suas necessidades, ou fazem adaptações de instrumentos já existentes como: Morse Fall Scale, STRATI-FY, Heindrich II Fall Risk Model, Dowton's Risk of Falls Scale, Johns Hopkins, Harrogate Assessment, RAFS II e FRASE. Tais escalas para identificação do risco de queda apresentam particularidades, porém, existem fatores comuns relativos ao paciente nos instrumentos citados: nível de consciência, mobilidade, uso de medicamentos que podem alterar o sistema nervoso central ou aumentar as urgências urinárias e fecais.

A versão adaptada da Jonhs Hopkins, de 2007, é de preenchimento exclusivo do enfermeiro na admissão do paciente. São oito fatores com subfatores e pontuações distintas. Quanto maior a gravidade dos subfatores maior a pontuação. No final da avaliação, soma-se os pontos que classificam o paciente em: sem risco, com baixo risco, risco moderado e alto risco para queda (Tabela 28.2).

Após a constatação do risco, o paciente pode ser identificado (mediante pulseira, etiqueta etc.) para que toda a equipe assistencial adote as devidas precauções.

O envolvimento do paciente e da família é fundamental. É importante que seja sinalizado e orientado quanto aos cuidados que serão tomados ao longo de sua permanência hospitalar e quanto às consequências de não seguir as orientações. Podem ser utilizados materiais educacionais complementares. O paciente tem direito de recusar o cuidado a ele oferecido. Nessa situação, o profissional da assistência deve:
- Documentar a recusa do paciente e o motivo;
- Justificar ao paciente ou ao familiar a importância da intervenção;
- Oferecer um plano alternativo para esse paciente, sempre documentando sua resposta.

Em caso de queda do paciente, é recomendado o fluxo de atendimento ilustrado na Figura 28.3.

ATUAÇÃO DA EQUIPE MULTIPROFISSIONAL NA PREVENÇÃO DA QUEDA

Algumas ações entre as equipes que prestam assistência ao paciente com o risco de queda identificado são fundamentais para evitar gastos desnecessários, diminuir tempo de internação e danos ao paciente e familiar.

Entre estas ações, é responsabilidade de cada área (Fig. 28.4):

Nutrição
- Avaliar e acompanhar o consumo alimentar;
- Orientar o consumo adequado da dieta oferecida;
- Atentar aos períodos de jejum prolongado (exames, cirurgias);
- Garantir aporte nutricional adequado e, se necessário, indicar terapia nutricional;
- Orientar o paciente caso haja associação entre risco de hipoglicemia e riscos moderado e alto para queda.

Prevenção de Queda

TABELA 28.2. Escala para avaliação do risco de queda

FATOR DE RISCO	PONTUAÇÃO
1. Idade (selecionar 1 opção)	
60-69 anos	1
70-79 anos	2
≥ 80 anos	3
2. História de queda	
Queda nos últimos 5 meses antes da internação	5
3. Eliminações (selecionar 1 opção)	
Incontinência	2
Urgência ou alteração da frequência	2
Urgência/alteração da frequência e incontinência	4
4. Medicações: PCA/opioide, anti-hipertensivos, diuréticos, hipnóticos, laxativos, sedativos, psicotrópicos, antiarrítmicos, antidepressivos, benzodiazepínicos (selecionar 1 opção)	
Uso de 1 das opções	3
Uso de 2 ou mais opções	5
Submetido a procedimento com sedativos nas últimas 24 horas	7
5. Uso de equipamentos: qualquer equipamento utilizado pelo paciente, tais como cateteres, punção venosa, entre outros (selecionar 1 opção)	
Presença de 1 equipamento	1
Presença de 2 equipamentos	2
Presença de 3 ou mais equipamentos	3
6. Mobilidade (permitido seleção múltipla)	
Necessita de auxílio ou supervisão para movimentação, transferência ou deambulação	2
Marcha instável	2
Deficiência visual e/ou auditiva que afeta a movimentação	2
7. Cognitivo (permitido seleção múltipla)	
Alteração da consciência relacionada ao ambiente	1
Impulsivo	2
Falta de compreensão de suas limitações físicas e cognitivas	4
8. Condições especiais: cardiopatias descompensadas, história de episódios de hipotensão postural, doenças que aumentam a fragilidade óssea	Não/Sim

0 = sem risco; 1-5 = baixo risco; 6-13 = moderado risco; > 13 = alto risco.
Adaptada do Jonhs Hopkins Hospital, 2007.

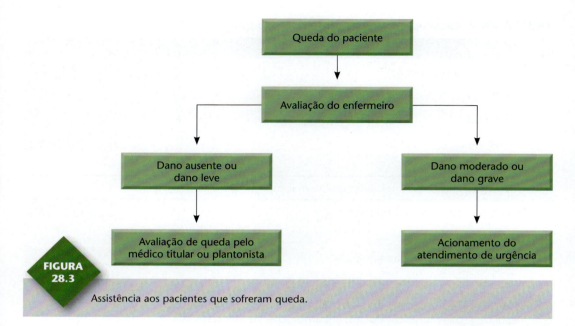

FIGURA 28.3 Assistência aos pacientes que sofreram queda.

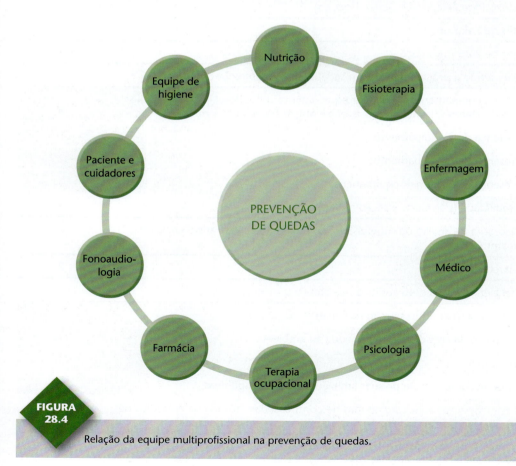

FIGURA 28.4 Relação da equipe multiprofissional na prevenção de quedas.

Prevenção de Queda

Fisioterapia

- Avaliar a mobilidade anterior à internação (ocorrência de quedas, uso de dispositivos auxiliares para marcha, necessidade de auxílio para transferências ou deambulação);
- Checar medicamentos em uso, glicemia ou tempo em jejum antes de realizar a deambulação;
- Utilizar dispositivos de assistência para deambulação (cinto, andador etc.);
- Orientar a escolha do calçado ideal para deambulação (evitar saltos altos, chinelos e calçados abertos);
- Checar e orientar cuidados aos pacientes em uso de equipamentos tais como cateteres, sondas, entre outros.

Enfermagem

- Avaliar o risco de queda (baixo, moderado e alto);
- Identificar o paciente de acordo com o risco avaliado;
- Orientar paciente e familiares quanto ao protocolo e aos riscos;
- Manter o quarto livre de objetos que obstruam a passagem;
- Manter iluminação adequada;
- Realizar ronda nos quartos.

Medicina

- Realizar a reconciliação medicamentosa;
- Reforçar os cuidados com o paciente.

Psicologia

- Promover o aconselhamento do paciente e do familiar quando identificada recusa ao cuidado oferecido.

Terapia ocupacional

- Prover orientação aos familiares, cuidadores e paciente quanto ao cumprimento das orientações do protocolo.

Farmácia

- Atuar na identificação de medicamentos que possam contribuir para o risco de queda.

Fonoaudiologia

- Realizar orientação ao cuidador ou familiar quanto ao posicionamento do paciente para a oferta de alimentos;
- Reforçar as informações do protocolo.

Paciente e cuidadores

- Compreender os riscos provenientes da queda;
- Promover a utilização de roupas e calçados adequados;

- Auxiliar a enfermagem com a locomoção no ambiente;
- Aderir às informações passadas.

Higiene

- Utilizar produto adequado à área a ser higienizada;
- Identificar o local após a higienização;
- Identificar riscos estruturais (buracos, desnível do piso).

Quando o paciente nota que a equipe que presta assistência a ele está envolvida, há uma percepção sobre o processo de prevenção ao evento, envolvendo-o no cuidado.

REABILITAÇÃO MOTORA

As alterações posturais relativas ao envelhecimento contribuem para aumentar o risco de queda nos idosos: anteriorização da cabeça, retificação e extensão da coluna cervical, prostração da cintura escapular, aumento da cifose torácica, retificação da coluna lombar, flexão do quadril e dos joelhos e diminuição da amplitude de dorsiflexão de tornozelo. Tais alterações, associadas à perda da massa muscular esquelética (sarcopenia), reduzem a mobilidade nos pacientes com idade superior a 60 anos. A perda de força muscular está associada à inatividade física, unidade motora remodelada, distúrbios hormonais e diminuição da síntese de proteína.

Outras alterações encontradas nos idosos incluem perda do balanço normal dos braços, cadência diminuída e aumento da altura de cada passo. Estes possuem passos mais curtos e consomem menos tempo em apoio unipodal. Diante dessas alterações, os idosos apresentam menor capacidade para adaptar-se às dificuldades adicionais durante a locomoção e, portanto, em ambientes complexos (pisos irregulares) existe maior risco para quedas.

Idosos sedentários apresentam maior propensão à queda, devido à falta de atividade física, intensificando o curso do envelhecimento. A prática de exercícios físicos desencadeia melhora do condicionamento cardiovascular, incremento de força, estímulo multissensorial e reflexo postural e melhora do equilíbrio, com consequente diminuição de queda.

Inúmeros estudos demonstram que o treinamento de força com exercícios resistidos minimizam ou retardam o processo da sarcopenia por aumentar a capacidade contrátil dos músculos esqueléticos. Exercícios resistidos associados a exercícios de *balance* em sessões de fisioterapia se mostram efetivos para a população com alto risco, por estarem correlacionados com melhora do equilíbrio em pessoas idosas.

Além do treino de força e equilíbrio, exercícios aeróbicos, de coordenação e flexibilidade colaboram para melhora da marcha nos pacientes idosos. A manutenção da flexibilidade, da força e da potência do músculo pode influenciar a autonomia, o bem-estar e a qualidade de vida dos idosos.

CUIDADO NUTRICIONAL

Como já mostrado em estudos anteriores, a prevalência de queda é maior em idosos e proporcional ao avançar da idade.

O estudo de Fried e cols., de 2001, demonstrada na Figura 28.5, apresenta elementos clínicos principais da fragilidade.

Prevenção de Queda

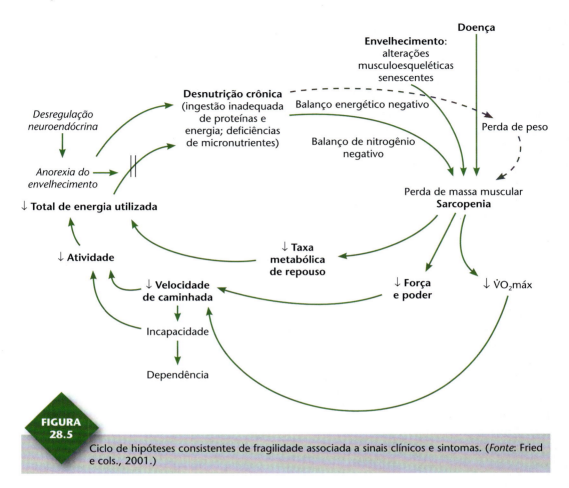

FIGURA 28.5
Ciclo de hipóteses consistentes de fragilidade associada a sinais clínicos e sintomas. (*Fonte*: Fried e cols., 2001.)

A sarcopenia, além de um termo que descreve a perda de massa muscular ao longo da vida, é um conjunto de resultados que contempla diminuição de força muscular, mobilidade e função, aumento da fadiga, do risco de doenças metabólicas e do risco de quedas e fraturas ósseas.

A perda muscular ao longo dos anos é caracterizada por alterações da morfologia da fibra muscular, tanto pela infiltração de lipídeos nas fibras musculares quanto por perda das unidades motoras rápidas, atrofia das fibras ou perda delas.

Oferta proteica: quantidade e qualidade

Há grande relação entre idosos, ingestão proteica e massa muscular. Indivíduos com idade superior a 60 anos (países em desenvolvimento) e acima de 65 anos (países desenvolvidos) com ingestão proteica aumentada apresentam benefícios na recuperação da saúde e compensação de condições inflamatórias com doenças crônicas associadas.

Para desenvolver recomendações específicas para idosos, em determinadas situações de saúde, a EUGMS (European Union Geriatric Medicine Society – Sociedade de Medicina Geriátrica da União Europeia) nomeou um grupo internacional de estudos denominado PROT-AGE Study Group.

O PROT-AGE Study Group (2013) recomenda 1,0-1,2 g de proteína/kg/dia para idosos saudáveis, a fim de promover a recuperação muscular, ou seja, 25-30 g de proteína por refeição, contendo cerca de 2,5-2,8 g de leucina. Esse mesmo grupo sugere outras estratégias nutricionais para promover melhor absorção, fonte proteica e suplementação de aminoácidos específicos, recomendando 1,2 a 1,5 g de proteína/kg/dia para idosos com doenças agudas ou crônicas associadas e até 2 g de proteína/kg/dia para idosos com lesões graves ou desnutrição associada. Já pacientes com doença renal grave (taxa de filtração glomerular $\leq$ 30 mL/min), que não estão em diálise, devem limitar a quantidade de proteína ingerida.

Estudos recentes têm mostrado evidências na suplementação do metabólito da leucina, o β-hidroxi-β-metilbutirato (HMB) e massa muscular. O HMB é produzido por via endógena em animais e humanos, modula a degradação da proteína mediante inibição da caspase-3 e da caspase-8, responsáveis pela apoptose celular. Esse metabólito regula diretamente, por meio da via de sinalização de mTOR, hormônios de crescimento endógenos tais como IGF-1. Não possui toxicidade e/ou efeitos adversos em humanos nas doses de 3,0-6,0 g/dia (38 mg/kg de peso corporal).

O estudo NOURISH, de 2016, foi um estudo clínico multicêntrico, prospectivo e randomizado, duplo-cego, controlado, com grupo placebo e intervenção, realizado nos EUA entre 2012 e 2014 com 652 idosos (328 grupo HP-HMB e 324 placebo) em idade superior a 65 anos admitidos em ambiente hospitalar até 72 horas com avaliação global subjetiva (ASG) para diagnóstico nutricional. Os pacientes tinham diagnóstico primário de doença pulmonar obstrutiva crônica (DPOC), infarto agudo do miocárdio (IAM) e insuficiência cardíaca (IC). Com relação à mortalidade aos 90 dias de internação, o grupo HP-HMB apresentou, aproximadamente, 50% a menos de mortalidade em comparação com o grupo placebo, respectivamente 4,8 e 9,7%.

Um outro estudo prospectivo, randomizado duplo-cego, controlado placebo realizado por Deutz e cols., em 2013, em indivíduos que permaneceram 10 dias acamados, com idades entre 67,1 e 67,4 anos, divididos em grupo-controle e HMB, mostrou que o grupo-controle perdeu em média 5% de massa magra ao longo dos 10 dias de repouso, enquanto o grupo HMB perdeu 1,2%.

Hsieh, em 2010, realizou um estudo com 84 indivíduos idosos acamados com alimentação por sonda nasoenteral. Foram divididos em dois grupos (controle e HMB) que receberam 2 g de Ca-HMB 2×/dia durante 14 e 28 dias. Nesse estudo eles não mediram força muscular, porém, observaram a diminuição significativa da ureia plasmática (*blood urea nitrogen*) no grupo HMB; já o grupo-controle manteve o mesmo valor. O grupo HMB mostrou diminuição de 12,46%, ao passo que o grupo-controle apresentou tendência crescente em média de 29,72%, o que se observou em 28 dias de estudo. A diminuição significativa de ureia plasmática e excreção ureia urinária com suplementação de HMB por 2 a 4 semanas pode diminuir a degradação de proteínas na população estudada.

Vukovich e cols. realizaram em 2001 um estudo randomizado duplo-cego com dois grupos entre homens e mulheres com idade de 70 anos e associaram o uso de 3 g/dia de HMB com exercício e placebo com exercício durante 8 semanas. O estudo mostrou que o grupo que utilizou HMB teve redução da porcentagem de gordura, mensurada por pregas cutâneas e na área total de gordura analisada por tomografia computadorizada. Em teste de força muscular houve aumento no grupo suplementado comparado com o placebo.

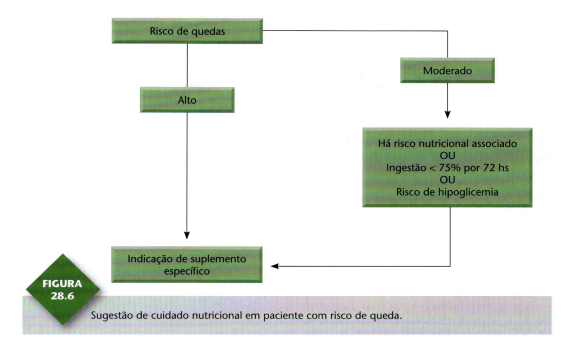

FIGURA 28.6 Sugestão de cuidado nutricional em paciente com risco de queda.

Para a assistência nutricional desses pacientes, sugere-se o fluxo de atendimento demonstrado na Figura 28.6.

É possível verificar que o risco de queda é um problema multifatorial comum em ambiente hospitalar e de cuidados, tanto em países desenvolvidos quanto em desenvolvimento, trazendo ônus tanto para o paciente, seus familiares, seu país e a instituição em que está inserido. A prevalência de queda está diretamente ligada com o aumento da idade em idosos por fatores já citados. É fundamental que sejam definidos protocolos institucionais para a identificação e a prevenção do risco, bem como a interação de departamentos e da equipe que presta assistência a esse paciente. A preocupação com o estado nutricional nessa população já está bem definida, bem como os benefícios da suplementação e do ajuste proteico.

Leitura recomendada

Agency for Helthcare Research and Quality. Preventing falls in Hospitals [Internet]. Rockville, MD; 2013. Disponível em: http://www.ahrq.gov/professionals/systems/hospital/fallpxtoolkit/fallpxtk3.html. Acessado em 15 de agosto de 2016.

Bauer J, Biolo G, Cederholm T et al. Evidence-based recommendations for optimal dietary protein intake in older people: a position paper from the PROT-AGE Study Group. JAMDA 2013; 14(8):542-59. DOI: http://dx.doi.org/10.1016/j.jamda.2013.05.021http://dx.doi.org/10.1016/j.jamd.2013.05.021.

Brasil. Ministério da Saúde (MS). Portal Brasil. Quedas [Internet]. Brasília, 2012. Disponível em: http://www.brasil.gov.br. Acessado em 15 de agosto de 2016.

Brasil. Ministério da Saúde (MS)/Agência Nacional de Vigilância Sanitária (ANVISA)/Fundação Oswaldo Cruz (FIOCRUZ). Programa Nacional de Segurança do Paciente: Anexo 01: protocolo prevenção de quedas [internet]. Brasília; 2013. Disponível em: http://www.saude.mt.gov.br. Acessado em 15 de agosto de 2016.

Centers for Disease Control and Prevention (CDC). Self-reported falls and fall-related injuries among persons aged ≥ 65 years United States, 2006 [Internet]. USA, 2008. Disponível em: https://www.cdc.govhttps://www.cdc.gov. Acessado em 15 de agosto de 2016.

Chien MH, Guo HR. Nutritional status and falls in community-dwelling older people: a longitudinal study of a population-based random sample. PLoS one. 2014; 9(3):e91044. DOI:10.1371/journal. pone.0091044.

Deutz NE, Matheson EM, Matarese LE et al. Readmission and mortality in malnourished, older, hospitalized adults treated with a specialized oral nutritional supplement: a randomized clinical trial. J Clin Nutr 2016; 35(1):18-26. DOI: 10.1016/j.clnu.2015.12.010.

Deutz NE, Pereira Sl, Hays NP et al. Effect of β-hydroxy-β-methylbutyrate (HMB) on lean body mass during 10 days of bed rest in older adults. Clin Nutr 2013; 32(5):704-12. DOI: 10.1016/j.clnu.2013.02.011.

Fried LP, Tanhen CM, Walston J et al. Frailty in older adults: evidence for a phenotype. J Gerontol Med Sci 2001; 56A(3):M146-M156.

Hauer K, Lamb SE, Jorstad EC, Todd C, Becker C. Systematic review of definitions and methods of measuring falls in randomised controlled fall prevention trials. Age and Ageing 2006; 35:5-10. DOI: 10.1093 /ageing /afi218.

Howe TE, Rochester L, Neil F, Skelton DA, Ballinger C. Exercise for improving balance in older people. Cochrane Database of Systematic Reviews 2011, Issue 11. Art. nº CD004963. DOI: 10.1002/14651858.CD004963.pub3.

Hsieh LC, Chow CJ, Chang WC et al. Effect of β-hydroxy-β-methylbutyrate on protein metabolism in bed-ridden elderly receiving tube feeding. Asia Pac J Clin Nutr 2010; 19(2):200-8.

Lang T, Streeper T, Cawthon P et al. Sarcopenia: etiology, clinical consequences, intervention, and assessment. Osteoporos Int 2009; 21:543-59. DOI: DOI 10.1007/s00198-009-1059-y.

Martone AM, Larranzio F, Abbatecola AM et al. Treating sarcopenia in older and oldest old. Curr Pharm Des 2015; 21(13):1715-22.

Perry AGP, Potter PA, Elkin MK. Procedimentos e intervenções de enfermagem. 5 ed. Rio de Janeiro: Elsevier; 2013: 35-43. Disponível em: https://issuu.com/elsevier_saude/docs/e-sample_perry_potter/24. Acessado em 15 de agosto de 2016.

Picoli TS, Figueiredo LL, Patrizzi LJ. Sarcopenia e envelhecimento. Fisioter 2011; 24(3). Disponível em: http://dx.doi.org/10.1590/S0103-51502011000300010. Acessado em 15 de agosto de 2016.

Public Health Agency of Canada. Report summary. seniors' falls in canada: second report: key highlights. [Internet]. Ottawa, Ontario, Canadá, 2014. Disponível em: http://www.phac-aspc.gc.ca. Acessado em 15 de agosto de 2016.

Schoene D, Valenzuela T, Lord SR, Bruin ED. The effect of interactive cognitive-motor training in reducing fall risk in older people: a systematic review. BMC Geriatrics 2014; 14:107. Disponível em: http://www.biomedcentral.com/1471-2318/14/107. Acessado em 15 de agosto de 2016.

Severo IM, Almeida MA, Kuchenbecker R et al. Fatores de risco para quedas em pacientes adultos hospitalizados: revisão integrativa. Rev Esc Enferm USP 2014; 48(3):540-54. DOI: 10.1590/S0080-623420140000300021

Siqueira FV, Facchini LA, Silveira DS et al. Prevalence of falls in elderly in Brazil: a countrywide analysis. Cad Saúde Publ 2011; 27(9):1819-26.

Todd C, Skelton D. What are the main risk factors for falls among older people and what are the most effective interventions to prevent these falls? Copenhagen. WHO Regional Office for Europe (Health Evidence Network report. Disponível em: http://www.euro.who.int/document/E82552.pdf. Acessado em 15 de agosto de 2016.

Vukovich MD, Stubbs NB, Bohlken RM. Body composition in 70-year-old adults responds to dietary β-hydroxy-β-methylbutyrate similarly to that of young adults. J Nutr 2001; 131(7):2049-52.

World Health Organization. Falls. [Internet] 2012. Disponível em: http://www.who.inthttp://www.who.int. Acessado em 15 de agosto de 2016.

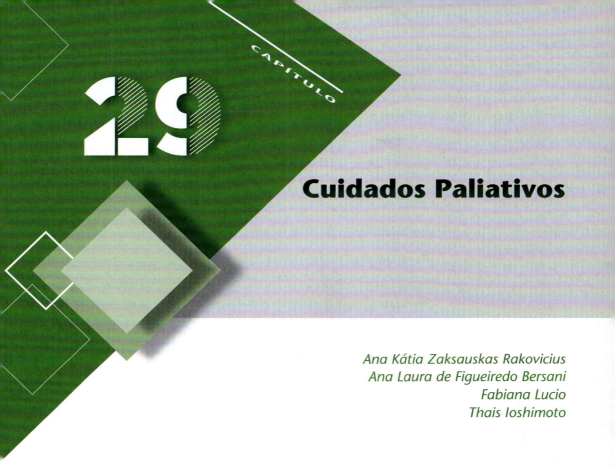

Cuidados Paliativos

Ana Kátia Zaksauskas Rakovicius
Ana Laura de Figueiredo Bersani
Fabiana Lucio
Thais Ioshimoto

INTRODUÇÃO

A partir da segunda metade do século XX, o avanço tecnológico e de novas terapêuticas proporcionaram um envelhecimento populacional e aumento na prevalência de doenças crônicas graves, potencialmente ameaçadoras da vida, as quais ocorrem muitas vezes em associação e são responsáveis pelo declínio funcional.

Baseando-se nessa realidade, a Organização Mundial de Saúde (OMS) aponta medidas a serem adotadas pelas políticas de saúde públicas com foco na prevenção de doenças e incapacidades, na redução de danos e na preservação da qualidade de vida por meio da disponibilização de suporte adequado àqueles que já sofrem as consequências de doenças crônico-degenerativas, irreversíveis e incuráveis. Para essas condições, a OMS também preconiza o cuidado digno, sensível e centrado no paciente e na família como premissa máxima do cuidado paliativo.

CONCEITO

Em 2002, a OMS definiu cuidados paliativos como a abordagem que promove qualidade de vida ao paciente e seus familiares diante de doenças que ameaçam a continuidade da vida, por meio da prevenção e alívio do sofrimento. Os cuidados paliativos requerem a identificação precoce, avaliação e tratamento impecável da dor e de outros problemas de natureza física, psicossocial e espiritual. O foco da atenção não é a doença a ser curada ou controlada, mas o doente, entendido como um ser biográfico, com direito à informação e à autonomia plena para as decisões a respeito de seu tratamento. Além disso, devem ser realizadas por equipe multiprofissional em um trabalho harmônico e convergente.

O cuidado paliativo surge como uma necessidade global da humanidade, a fim de melhorar o cuidado dos portadores de doenças potencialmente fatais, principalmente aqueles em fases mais avançadas da doença e com menor chance de cura. Porém, não significa que o paciente em cuidado paliativo será privado de recursos diagnósticos e/ou terapêuticos que a medicina pode oferecer, mas esses recursos devem ser hierarquizados, considerando os benefícios que podem trazer e malefícios que devem ser evitados.

Acredita-se que os cuidados paliativos devam ser iniciados desde o momento do diagnóstico e assim cresçam em proporção maior à medida que o paciente se aproxima da fase final de vida, exigindo intervenções maiores de uma equipe especializada e adequadamente treinada para o melhor controle de sintomas físicos, psicológicos e espirituais. Essa equipe auxiliará também na afirmação da vida e na compreensão da morte como um processo natural, dando suporte aos pacientes e seus familiares, para viverem com o máximo de qualidade de vida até os seus últimos dias.

FUNDAMENTOS E PRINCÍPIOS DOS CUIDADOS PALIATIVOS

Os princípios dos cuidados paliativos, publicados pela OMS em 1986 e reafirmados em 2002, baseiam-se em conhecimentos científicos de inúmeras especialidades, com diversas possibilidades terapêuticas e de intervenção. São fundamentos básicos e metas que sempre devem ser buscados:

- *Promover o alívio da dor e de outros sintomas desconfortáveis*: por meio do acesso às necessidades físicas, psicológicas, sociais e espirituais a fim de atingir um nível máximo de controle da dor e de outros sintomas com medidas não farmacológicas e farmacológicas;
- *Reafirmar a vida e compreender o morrer como um processo natural da vida*: assegurar aos pacientes meios que os capacitem para viver de forma mais ativa, produtiva e plena possível durante o curso da doença, considerando suas modificações ao longo do tempo. Não banalizar a morte e nem deixar de preservar a vida. Auxiliar o paciente na compreensão clara do processo de finitude e na tomada de decisões importantes para viver melhor o tempo que lhe resta;
- *Não pretende antecipar e nem postergar a morte*: não admitir qualquer medida capaz de abreviar a vida de forma intencional, assim como medidas artificiais de prolongamento da mesma quando essas não são indicadas, o que não deve limitar as investigações e tratamentos necessários, mas sim racionalizar o seu uso e não adotar medidas fúteis. Sabe-se que, ao propor medidas que melhorem a qualidade de vida, a doença pode ter sua evolução retardada;
- *Integra aspectos psicossociais e espirituais ao cuidado:* o cuidado paliativo deve ser sempre conduzido por uma equipe multiprofissional integrada e capaz de identificar problemas e traçar planos estratégicos de melhoria na qualidade de vida e conforto. Geralmente, a doença que ameaça a continuidade da vida traz inúmeras perdas aos pacientes e a seus familiares, e esses quase nunca estão pre-

Cuidados Paliativos

parados para tais alterações, porém, são obrigados a conviver com elas. As perdas de autonomia, autoimagem, segurança, funcionalidade, respeito, emprego e/ou *status* social podem trazer muita angústia, desesperança e depressão, interferindo diretamente na evolução da doença e nos sintomas apresentados. A abordagem psicológica e espiritual desses aspectos é fundamental, lembrando que o sujeito é o paciente com sua crença e seus próprios princípios;

- *Oferece um sistema de suporte para a unidade paciente-família durante todo o processo da doença até sua morte:* deve-se garantir uma boa comunicação entre equipe de cuidados, paciente e família, acreditando na premissa de que quando os familiares compreendem todo o processo de evolução da doença, desde o diagnóstico, prognóstico, possibilidades, riscos e até os benefícios dos tratamentos possíveis, também participam ativamente do cuidado, sentindo-se mais seguros e amparados. A família frequentemente conhece o paciente, suas necessidades, suas peculiaridades, seus desejos e angústias, e esses detalhes muitas vezes não são verbalizadas pelo próprio paciente. Essas pessoas também sofrem e seu sofrimento deve ser sempre acolhido;
- *Auxílio à família não apenas durante evolução da doença mas também no enfrentamento ao luto.*

DEFINIÇÃO DE EUTANÁSIA, DISTANÁSIA E ORTOTANÁSIA

Para uma boa prática dentro dos cuidados paliativos, é importante o conhecimento de alguns conceitos:

- *Eutanásia:* é o ato de abreviar a vida do paciente visando o alívio do sofrimento. No Brasil, é considerado homicídio e, portanto, constitui-se uma prática ilegal no país. Diferentemente, em alguns países como Holanda e Bélgica, a eutanásia é permitida e considera-se que a intenção de quem provoca a morte é diminuir um sofrimento intolerável, livrando-o de uma condição insuportável, visando a dignidade do ser humano;
- *Distanásia:* é o prolongamento do processo de morte, por meio de procedimentos ou tratamentos fúteis e/ou que causem desconforto ao paciente, diminuindo sua qualidade de vida. Nesse caso, o profissional preocupa-se apenas com o tempo de vida do paciente, tentando prolongá-lo ao máximo. É considerada má prática dentro dos cuidados paliativos;
- *Ortotanásia:* tem como preceito a instituição de procedimentos e tratamentos que não prolonguem e ao mesmo tempo não abreviem a vida do paciente. Baseia-se no respeito ao processo natural da morte, com controle total dos sintomas, melhora da qualidade de vida e manutenção da dignidade do paciente.

TERAPIA NUTRICIONAL EM CUIDADOS PALIATIVOS

O consumo de alimentos e bebidas é parte fundamental da cultura de todos os povos. É considerado, além de um meio de subsistência, uma experiência prazerosa que ajuda a promover conforto, comunicação e interação social. Alimentar-se pode também ajudar o indivíduo a manter seu senso de autonomia e esse pode ser o fator que dá sentido a uma vida. Por essa razão, o alimento é parte integrante de eventos e comemorações nas diferentes culturas.

O alimento desempenha um papel central na vida de todos. Esse fato não é alterado com o passar do tempo ou com a instalação de uma doença grave. Entretanto, em uma condição de doença grave, o alimento torna-se mais notável em função da sua ausência ou pelas dificuldades na sua ingestão do que pela sua presença e prazer proporcionado.

Segundo a American Dietetic Association (ADA), a nutrição deve oferecer: conforto emocional, prazer, auxiliar na diminuição da ansiedade e aumento da autoestima e independência, além de permitir maior integridade e comunicação com seus familiares.

Para acompanhamento do paciente em cuidado paliativo, é fundamental que o profissional nutricionista conheça o prognóstico da doença, estado nutricional e a expectativa de vida do indivíduo e, dentro desses aspectos, otimize a manutenção do peso e a composição corporal, controle de sintomas e hidratação satisfatória. É importante também estabelecer um vínculo com o paciente, a fim de resgatar sua experiência com o alimento ao longo de toda sua vida.

Os pacientes em cuidados paliativos apresentam menos apetite, consomem os alimentos em menor quantidade, têm menos sede e, muitas vezes, acabam recusando a alimentação em função de sintomas, como dor, náuseas, vômitos, obstipação, diarreia, entre outros. Além disso, sofrem perda do paladar e tem os processos de deglutição, digestão, absorção e excreção alterados.

A indicação da terapia nutricional em cuidados paliativos deve ser realizada com base na discussão feita com toda equipe multiprofissional, seguindo critérios éticos e clínicos. O uso de complemento alimentar por via oral, ou a utilização da via enteral ou parenteral, deve ser muito bem avaliada e discutida individualmente.

A escolha do tipo de terapia nutricional em pacientes com doenças avançadas ainda é controversa. De acordo com o consenso elaborado pela Associação Brasileira de Cuidados Paliativos, quando indicada, a primeira e melhor opção é a terapia nutricional oral (TNO) com a utilização de complementos nutricionais associada ao aconselhamento nutricional.

A TNO é sempre a via preferencial, desde que o trato gastrointestinal (TGI) esteja íntegro e o paciente apresente condições clínicas para realizá-lo se assim o desejar.

Com relação à administração da terapia nutricional enteral (TNE) e/ou terapia nutricional parenteral (TNP), o momento de se instituir ou suspender, além do tipo e do volume a ser administrado, são questões que geram muitas dúvidas na equipe.

De acordo com a Associação Brasileira de Cuidados Paliativos, a TNE pode ser utilizada em pacientes que apresentam ingestão menor que 60% das suas necessidades energéticas em 5 dias, sem perspectiva de evolução ou na impossibilidade de utilizar a via oral, com o trato gastrointestinal funcionante, no sentido de preservar a integridade intestinal, reduzir a privação nutricional, minimizar déficits nutricionais, controlar sintomas, oferecer conforto e melhorar a qualidade de vida.

Nos últimos momentos de vida, não é recomendado iniciar ou manter a TNE, por se constituir medida fútil e não oferecer conforto. Segundo a Associação Europeia de Cuidados Paliativos, nos pacientes em fase terminal, a dieta via oral pode ser combinada com a TNE e TNP. A relação custo-benefício é prioritária e a TNE é sempre preferencial em relação à TNP, desde que haja funcionalidade do TGI.

Cuidados Paliativos

A Associação Europeia de Cuidados Paliativos recomenda que a nutrição parenteral em cuidados paliativos deve ser levada em consideração quando o paciente apresenta uma boa capacidade funcional (*performance status*) e expectativa de vida superior a três meses, em que o quadro clínico pode ser agravado pela anorexia/caquexia. É recomendado também que, antes de iniciar a nutrição parenteral, pacientes e familiares sejam orientados de possíveis complicações, incluindo infecções de cateter, trombose, sobrecarga de fluidos e doença hepática.

Uma das preocupações levantadas na decisão do uso da terapia nutricional, principalmente pelos pacientes e familiares, é a provável sensação de fome e de sede. Experiências médicas no cuidado de pacientes reportam que pessoas conscientes com doenças terminais avançadas, geralmente, não experimentam a sensação de fome e de sede e que são satisfeitas por pequena quantidade de alimentação por via oral ou pela terapia nutricional.

Os medicamentos para controle da dor podem ser classificados como opioides e não opioides. Os opioides produzem efeitos colaterais como xerostomia, disgeusia, náuseas e, principalmente, constipação intestinal. Diante do conhecimento prévio dos efeitos colaterais possíveis de tais medicamentos, os pacientes devem receber orientações dietoterápicas individualizadas precocemente, para auxílio da ingestão alimentar e controle de sintomas.

O que fazer diante da recusa alimentar:

- Respeitar a recusa alimentar e os seus desejos;
- Não restringir alimentos;
- Dar tempo adequado para o indivíduo fazer as refeições, respeitando o seu ritmo;
- Oferecer utensílios adequados para facilitar o momento da alimentação;
- Oferecer os alimentos na consistência e temperatura adequada a cada situação;
- Oferecer os alimentos e preparações em pequenas porções;
- Liberar as refeições nos horários de preferência do paciente;
- Propiciar ambiente tranquilo para realizar as refeições.

Em cuidados paliativos, os princípios e referenciais da bioética estão presentes em cada atitude e decisão, havendo sempre a necessidade de uma reflexão profunda da equipe multiprofissional, juntamente com a família e o paciente, sempre priorizando a beneficência do paciente. Deve-se considerar os desejos do paciente e da família e também os objetivos do cuidado.

Leitura recomendada

Associação Brasileira de Cuidados Paliativos. Consenso brasileiro de caquexia/anorexia em cuidados paliativos. Revista Brasileira de Cuidados Paliativos 2011; 3(3):Supl. 1.

Bertachini L, Pessini L. O que entender por cuidados paliativos. São Paulo: Paulus, 2006.

Carvalho RT, Taquemori LY. Nutrição em cuidados paliativos. Manual de cuidados paliativos 2012; 483-97.

Davies E, Higginson I. The solid facts: palliative Care. Geneva: WHO, 2004.

Dev R, Dalal S, Bruera E. Is there a role for parenteral nutrition or hydration at the end of life? Curr Opin Support Palliat Care 2012; 6(3):365-70.

Faull C, De Caestecker S, Nicholson A, Black F. Handbook of palliative care. Hoboken: Wiley-Blackwell 2012; 3.

Felix ZC, da Costa SFG, Alves AMPM, de Andrade CG, Duarte MCS, de Brito FM. Eutanásia, distanásia e ortotanásia: revisão integrativa da literatura. Ciência & Saúde Coletiva 2013; 18(9):2733-46.

Hiromi PC, Shibuya E. Administração da terapia nutricional em cuidados paliativos. Revista Brasileira de Cancerologia 2007; 53(3):317-23.

Kalache A, Ramos RR, Veras RP. O envelhecimento da população mundial: um desafio novo. São Paulo: Revista de Saúde Pública 1987; 21:200-10.

Loyolla VCL, Pessino L, Bottoni A, Serrano SC, Teodoro AL, Bottoni A. Terapia nutricional enteral em pacientes oncológicos sob cuidados paliativos: uma análise da bioética. Saúde, Ética & Justiça 2011; 16(1):47-59.

Matsumoto D. Cuidados paliativos: conceitos, fundamentos e princípios. In: Carvalho RT, Parsons HA (eds.). Manual de cuidados paliativos ANCP. Porto Alegre: Sulina 2012; 2:23-30.

Ministério do Planejamento, Orçamento e Gestão. Instituto Brasileiro de Geografia e Estatística (IBGE). Censo 2010 e Projeção da população do Brasil por sexo e idade. Brasília, 2000-2060. Disponível em: www.ibge.org.brwww.ibge.org.br. Acessado em: 02/08/2016.

Nasri F. O envelhecimento populacional no Brasil. Einstein 2008; 6(1):4-6.

Projeto Diretrizes. Sociedade Brasileira de Nutrição Parenteral e Enteral, Associação Brasileira de Nutrologia. Terapia Nutricional na Oncologia, 2011.

Saporetti LA. Espiritualidade em cuidados paliativos. Cuidado paliativo, CREMESP 2008; 1-4:522-3.

World Health Organization. Better palliative care for old people, 2004. Disponível em: www.euro.who.int/_data/assets/pdf_file/0009/98235/E82933.pdfwww.euro.who.int/_data/assets/pdf_file/0009/98235/E82933.pdf. Acessado em: 2/08/2016.

World Health Organization. Palliative Care for older people: better practices, 2011. Disponível em: www.euro.who.int/_data/assets/pdf_file/0017/143153/e95052.pdfwww.euro.who.int/_data/assets/pdf_file/0017/143153/e95052.pdf. Acessado em: 02/08/2016.

World Health Organization. Palliative Care. Câncer control: knowledge into action: WHO guide for effective programmes, 2007. Disponível em: www.who.int/cancer/media/FINAL-Palliative%20Care%20Module.pdfwww.who.int/cancer/media/FINAL-Palliative%20Care%20Module.pdf. Acessado em: 02/08/2016.

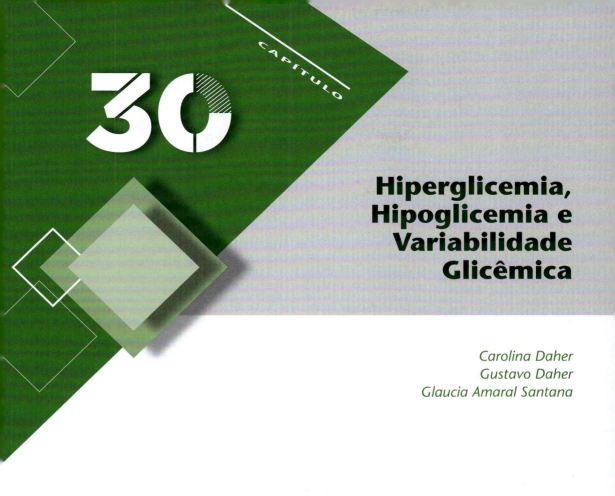

CAPÍTULO 30

Hiperglicemia, Hipoglicemia e Variabilidade Glicêmica

Carolina Daher
Gustavo Daher
Glaucia Amaral Santana

INTRODUÇÃO

O diabetes melito atinge cerca de 12% dos brasileiros. Em pacientes internados, a prevalência é de 25 a 35%, variando de acordo com a complexidade, de 10 a 12% em unidades não intensivas a até 50% em pacientes graves. Metade dos portadores de diabetes desconhece o diagnóstico, pois os sintomas não são comuns na fase inicial e poucos realizam exames de rastreamento. Dentre os pacientes internados, 4 a 10% desconhecem o diagnóstico.

A hiperglicemia é definida, por níveis de glicose superiores a 140 mg/dL em jejum e 180 mg/dL em amostras aleatórias. A hiperglicemia afeta 36% dos pacientes internados, dos quais dois terços são diabéticos.

Os fatores frequentemente relacionados ao aumento da glicemia são descontrole prévio da doença em pacientes já diabéticos e a resposta a fatores de estresse, como infecções, cirurgias, choque e efeito de corticoides, drogas vasoativas, antipsicóticos, nutrição enteral ou parenteral. Esses fatores devem ser identificados precocemente e, se possível, tratados. Ressalta-se que episódios de hiperglicemia transitória, classicamente associados ao estresse fisiológico, aumentam significativamente a chance de esses pacientes se tornarem diabéticos no futuro, quando comparados a pacientes que, expostos a situações similares, se mantêm.

Por outro lado, a hipoglicemia é definida como uma variação glicêmica, na qual a glicemia atinge valores inferiores a 70 mg/dL. Esta é uma situação menos frequente, mas que ainda assim é associada a maior mortalidade, sendo fundamental sua correta identificação, tratamento e prevenção. São fatores de risco para a ocorrência de hipoglicemia em pacientes internados a presença de diabetes (independente do tipo), uso de antidiabético oral e/ou insulina independente do diagnóstico de diabetes, alterações dietéticas, entre outros.

Ambas as variações glicêmicas influenciam negativamente os desfechos clínicos dos pacientes internados, mesmo na ausência do diagnóstico de diabetes. O rastreamento da glicemia capilar durante a internação permite uma busca ativa dos casos de alteração glicêmica, possibilitando a detecção de pacientes com hiperglicemia e hipoglicemia. A detecção desses pacientes é o passo inicial da intervenção necessária para reduzir os desfechos desfavoráveis atrelados à variabilidade glicêmica.

ABORDAGEM MULTIDISCIPLINAR

Após a correta identificação dessas situações, recomenda-se uma abordagem integrada por equipe multiprofissional especializada, responsável pela realização de alterações na rotina assistencial de alimentação, monitoração glicêmica e eventual adequação da prescrição médica. É fundamental a elaboração de protocolos institucionais, cuja função é garantir a adoção de adequada abordagem na ocorrência de hipo ou hiperglicemia.

Na prática clínica, é recomendado que a glicemia dos pacientes internados mantenha valores entre 140 e 180 mg/dL. Pacientes graves, internados em unidade de terapia intensiva (UTI), com glicemia superior a 180 mg/dL persistente, recomenda-se o uso de insulina endovenosa, respeitando o protocolo de titulação definido previamente e, preferencialmente, utilizando-se sistema computadorizado para o cálculo das doses.

Para pacientes considerados não críticos, já com o uso de insulina previamente à internação, sugere-se o ajuste do esquema de insulina subcutânea, com base no nível de hemoglobina glicada, sensibilidade insulínica, frequência de hipoglicemia, variações de aporte nutricional, evolução clínica, função renal, uso de corticoide e procedimentos invasivos. Em casos nos quais a insulina não é administrada, recomenda-se a prescrição de esquema com associação de insulina basal (p. ex., NPH, Glargina®, Detemir®, Degludeca®) e em *bolus* (p. ex., Regular®, Lispro®, Aspart®, Glulisina®), de acordo com a prescrição dietética e a aceitação alimentar.

A hipoglicemia deve ser corrigida sempre de maneira imediata, por meio de protocolos previamente definidos. Todos os casos devem ser registrados e avaliados quanto a sua causa, a fim de garantir que medidas de prevenção sejam adotadas de maneira a evitar a recorrência do evento.

CONTROLE GLICÊMICO E OFERTA DE CARBOIDRATO NO PACIENTE EM TERAPIA NUTRICIONAL ENTERAL E PARENTERAL

A inapetência é comum entre os pacientes internados, e a presença de hiperglicemia pode, equivocadamente, retardar a introdução de terapias de suporte nutricional. A necessidade calórica do paciente hospitalizado com diabetes melito (DM) varia de 25 a 35 kcal/kg/dia. Esses valores devem ser revisados e individualizados diariamente, levando em consideração as condições clínicas e a tolerância do paciente.

Hiperglicemia, Hipoglicemia e Variabilidade Glicêmica

Sugere-se a ingestão diária de 200 g de carboidratos, por via oral ou enteral, quando a distribuição de macronutrientes for composta por 50% de carboidratos. Nas situações em que há indicação de dieta especializada, deve-se individualizar esta oferta. No caso de pacientes em nutrição enteral, a glicemia é influenciada pela quantidade de carboidratos oferecida, pela composição da dieta e pela combinação entre a oferta de carboidrato e o efeito da insulina. Em situações de hiperglicemia, deve-se evitar a hiperalimentação e optar por fórmulas específicas para DM, caracterizadas por menor teor de carboidratos e maior conteúdo de ácidos graxos e fibras. Entretanto, devido ao maior teor de lipídeos e fibras, essas formulações estão mais associadas à diarreia e gastroparesia.

Os estudos publicados até o momento em pacientes críticos que desenvolveram hiperglicemia e utilizaram dieta enteral elaborada específica para DM apresentaram redução no nível de glicemia e na necessidade de insulina. Portanto, a American Society for Parenteral and Enteral Nutrition (ASPEN), em uma publicação específica para pacientes hiperglicêmicos, não recomenda o início de dietas enterais especializadas para favorecer o controle glicêmico.

Um estudo publicado em 2016, conduzido pelo Hospital Universitário de Taiwan, analisou retrospectivamente as taxas de mortalidade e custos hospitalares, comparando o uso de fórmula específica para controle glicêmico e de fórmula-padrão em pacientes portadores de DM tipo 2. Os resultados demonstraram menores taxas de mortalidade e custos, quando utilizada fórmula específica para controle glicêmico. Entretanto, pelo fato de se tratar de um estudo retrospectivo, e de publicações anteriores demonstrarem resultados divergentes, considera-se prudente aguardar evidências mais robustas na área.

O uso do trato digestório é considerado mais fisiológico e revela uma série de benefícios ao paciente em estado crítico. Dessa forma, a ASPEN, a European Society for Parenteral and Enteral Nutrition (ESPEN) e as Diretrizes Brasileiras em Terapia Nutricional (DITEN) concordam que as vias oral e enteral são as melhores opções para o fornecimento energético. Pacientes em uso de terapia nutricional parenteral (TNP) apresentam maior risco de desenvolvimento de hiperglicemia, quando comparados a pacientes em uso de terapia nutricional oral (TNO) e enteral (TNE). Para os pacientes que recebem nutrição parenteral, o aporte recomendado de glicose é de aproximadamente 2 g/kg/dia.

As transições de aporte nutricional são períodos de alto risco de ocorrência da hipoglicemia. Se houver interrupção abrupta ou mudança da terapia nutricional na vigência do efeito de insulina ou de antidiabéticos, a glicemia deverá ser monitorada com maior frequência. Por esse motivo, o estabelecimento de uma oferta mínima de carboidrato torna-se uma ferramenta eficiente na prevenção da hipoglicemia do paciente internado.

Para a correção da hipoglicemia em pacientes conscientes, recebendo dieta oral, deve ser administrado um sachê de glicose em gel padronizado (que oferece 15 g de carboidrato) ou bebida com quantidade similar de carboidrato. Nos casos de restrição hídrica e/ou restrição de potássio, utilizar somente o sachê de glicose em gel.

Na TNE, a correção pode ser feita com um sachê de glicose em gel diluído em 40 mL de água ou bebida em temperatura ambiente, com quantidade similar de carboidrato. Se esses pacientes estiverem com restrição hídrica, distensão abdominal, restrição de potássio ou uso de dieta enteral semielementar, utilizar apenas sachê de glicose em gel padronizado e diluído. Após esse procedimento, aguardar 15 minutos e realizar nova medida de glicemia capilar.

O manejo adequado da terapia nutricional no paciente com hiperglicemia é ponto fundamental para controle dos fatores que contribuem para aumento da mortalidade no ambiente hospitalar.

São diversas as causas que levam à hiperglicemia no paciente hospitalizado, e podem incluir pacientes diabéticos prévios, diabéticos não diagnosticados, pré-diabéticos ou aqueles que apresentam hiperglicemia induzida por estresse ou medicamento.

O manejo nutricional adequado da hiperglicemia no paciente crítico é de extrema importância, visto às variáveis expostas ao paciente (distúrbios metabólicos, resistência à insulina, descontrole de hormônios reguladores e aumento de citocinas inflamatórias). Dentro deste contexto, é necessária a implantação de protocolos de conduta e avaliação nutricional. Segue sugestão de fluxograma na página seguinte.

Leitura recomendada

American Diabetes Association. Standards of medical care in diabetes 2016. Diabetes Care 2016; 39:S99-S104.

Castro M, Toledo D. Terapia nutricional em UTI. Rio de Janeiro: Rubio, 2015.

Davidson P et al. Manegement of Hyperglycemia and Enteral Nutrition in the hospitalized patient. Nutrition in Clinical Practice vol.30 no.5 American Society for Parenteral and Enteral Nutrition/ Oct. 2015.

Dellinger RP,Levy MM, Rhodes A, Annane D, Gerlach H, Opal SM, et al. Surviving sepsis campaign: international guigelines for management of severe sespsis and septic shock: 2012. Critical Care Medicine 2013; 41(2):580-637.

Gosmanov AR, Umpierrez GE. Management of hyperglycemia during enteral and parenteral nutrition therapy. Current Diabetes Reports 2013; 13(1):155-62.

Gosmanov AR, Umpierrez GE. Medical nutrition in hospitalized patients with diabetes. Current Diabetes Reports, 2012.

Han YY, Lai SR, Partridge JS, Wang MY, Sulo S, Tsao FW, Hegazi RA. The clinical and economic impact of the use of diabetes-specific enteral formula on ICU patients with type 2 of diabetes. Clinical Nutrition, 2016.

International Diabetes Federation. Global burden: prevalence and projections, 2010 and 2030. Diabetes Atlas. Disponível http://www.diabetesatlas.org/content/diabetes-and-impaired-glucose-tolerance.

Kavanagh BP, McCowen KC. Glycemic Control in the ICU. N Engl J Med 2010; 363(26):2540-6.

Lucas MCS, Fayh APT. Estado nutricional, hiperglicemia, nutrição precoce e mortalidade de pacientes internados em unidade de terapia intensiva. 24(2):157-161. Rev Bras Ter Intensiva. 2012.

Mc Mahon MM, Rizza RA. Nutrition support in hospitalized patientes with diabetes mellitus. Mayo Clin Proc 1996; 71(6):587-94.

McMahon MM, Nystrom E, Braunschweig C, Miles J, Compher C. ASPEN clinical guidelines: nutrition support of adult patients with hyperglycemia. JPEN Journal of Parenteral and Enteral Nutrition 2013; 37(1):23-36.

Mesejo A, Acosta JA, Ortega C, Vila J, Fernández M, Ferreres J, Sanchis JC, López F. Comparison of a high-protein disease-specific enteral formula with a high-protein enteral formula in hyperglycemic critically ill patients. Clinical Nutrition 2003; 22(3):295-305.

Sociedade Brasileira de Diabetes. Controle da glicemia no paciente hospitalizado. Posicionamento oficial nº 03/2015.

Umpierrez GE, Hellman R, Korytkowski MT, Kosiborod M, Maynard GA, Montori VM, Seley JJ, Van den Berghe G, Endocrine Society. Management of hyperglycemia in hospitalized patients in non-critical care setting: an endocrine society clinical practice guideline. J Clin Endocrinol Metab, 2012.

Umpierrez GE, Isaacs SD, Bazargan N, You X, Thaler LM, Kitabchi AE. Hyperglycemia: an independent marker of in-hospital mortality in patients with undiagnosed diabetes. J Clin Endocrinol Metab 2002; 87(3):978-82.

Hiperglicemia, Hipoglicemia e Variabilidade Glicêmica

FLUXO DE CONDUTA NUTRICIONAL NO PACIENTE CRÍTICO HIPERGLICÊMICO

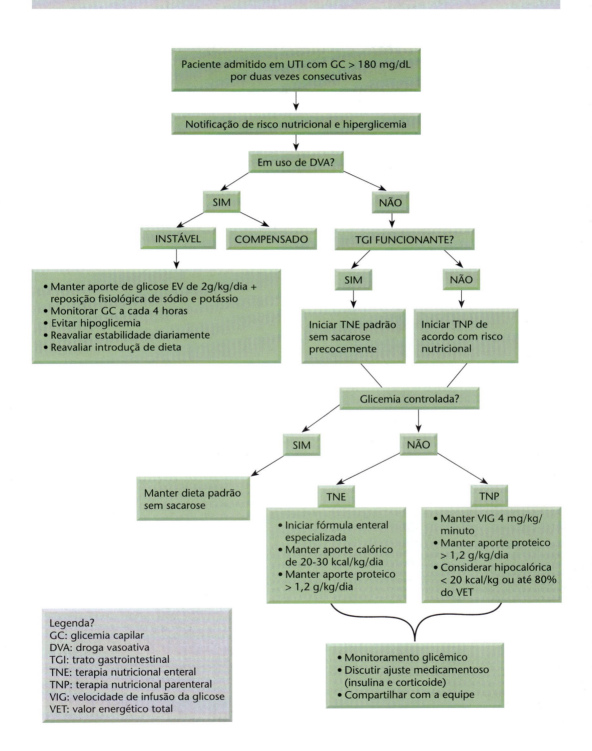

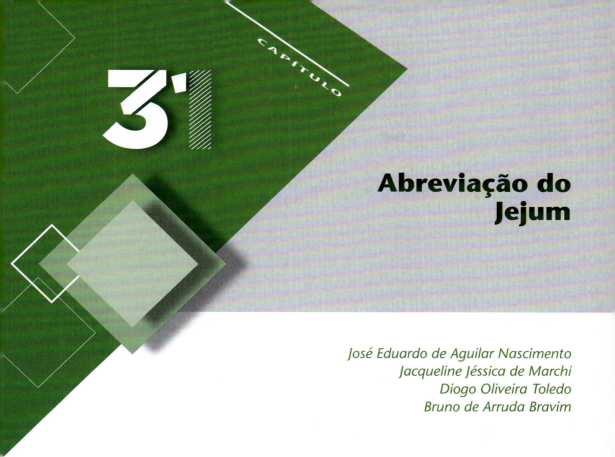

Abreviação do Jejum

José Eduardo de Aguilar Nascimento
Jacqueline Jéssica de Marchi
Diogo Oliveira Toledo
Bruno de Arruda Bravim

INTRODUÇÃO

O objetivo da prescrição do jejum pré-operatório é garantir o esvaziamento gástrico e evitar a broncoaspiração no momento da indução anestésica. A revisão bibliográfica sobre esse tema mostra que o dogma do jejum pré-operatório de 8 a 12 horas foi instituído a partir de relato de casos de aspiração broncopulmonar em situações cuja indução anestésica ocorreu em operações de urgência e emergência. Em 1946, Mendelson descreveu vários casos de parturientes submetidas à anestesia geral, em que a alimentação prévia estava associada com aspiração pulmonar do conteúdo gástrico. Na oportunidade, duas síndromes foram descritas: a primeira consistia na aspiração de alimentos sólidos, levando à obstrução das vias respiratórias e morte por atelectasia maciça; e a segunda (síndrome de Mendelson), decorrente da aspiração do conteúdo gástrico líquido e desenvolvimento de cianose, taquicardia e taquipneia.

Essa conduta de jejum tradicional ("nada pela boca") a partir da meia-noite para os pacientes que tivessem sua operação marcada para o período matutino, logo se popularizou. Na verdade, tratava-se de uma postura fácil de ser colocada em prática e cômoda, mesmo em casos que, por algum motivo, apresentavam mudanças no horário planejado para o procedimento cirúrgico. No entanto, por uma série de razões (Tabela 31.1), o período de jejum prescrito de 8 horas, se prolonga muito além do planejado.

O grupo europeu ERAS (Enhanced Recovery After Surgery), precursor e reconhecido por inúmeras publicações nessa área, publicou em 2006 um consenso sobre cuida-

TABELA 31.1. Razões que prolongam o tempo prescrito de jejum pré-operatório

1. Atraso do cirurgião ou do anestesista
2. Atraso na burocracia de internação do paciente
3. Atraso da operação do 1º horário
4. "Aderência" do paciente à recomendação, deixando de fazer refeições antes da operação
5. Indução anestésica prolongada
6. Reprogramação da operação para o 2º ou 3º horário
7. Reprogramação da operação para outro período do dia

Fonte: Aguilar-Nascimento JE, Caporossi C, Bicudo-Salomão A. ACERTO, 3 ed., 2016.

dos globais no perioperatório. Uma das principais variáveis contempladas na proposta desse grupo se baseia na abreviação do jejum fundamentado como boa prática segura e calcada em estudos controlados, randomizados e em meta-análises. As modificações mais relevantes foram adaptadas à realidade nacional pelo projeto ACERTO (Aceleração da Recuperação Total Pós-operatória). Antes da implantação do projeto, os pacientes permaneciam, em média, 16 horas em jejum pré-operatório e após sua implantação houve uma queda significativa neste tempo, fazendo com que os pacientes passassem a ser operados com um tempo médio de quatro horas entre a alimentação e a indução anestésica.

EVIDÊNCIAS

Estudos randomizados mostraram que o resíduo gástrico após a ingestão de líquidos claros com 2 a 3 horas de jejum era o mesmo quando comparado com períodos de 8 a 13 horas. Diante das poucas evidências científicas, as rotinas tradicionais de jejum passaram a ser substituídas por condutas mais liberais. A American Society of Anesthesiologists (ASA), em 1999, liberou o uso de líquidos claros (água, chá, café e suco sem resíduos) até 2 horas antes da operação e 6 horas para alimentos sólidos leves. Já em 2003, uma revisão da Cochrane evidenciou que o uso de líquidos claros até duas horas antes da indução anestésica não modificava o volume de resíduo gástrico, quando comparado com o jejum de 8 a 16 horas. A diretriz da Sociedade Europeia de Anestesiologia preconizou, em 2011, a abreviação do jejum de 2 horas para líquidos contendo carboidratos e 6 horas para alimentos sólidos. A mesma conduta é adotada por várias sociedades de anestesiologistas, conforme Tabela 31.2.

Uma recente diretriz da Sociedade Brasileira de Anestesiologia recomenda líquidos claros com carboidratos até 2 horas antes da indução anestésica, ou bebidas com glutamina ou proteína do soro do leite até 3 horas antes.

POR QUE O JEJUM PROLONGADO É PREJUDICIAL?

O jejum pré-operatório prolongado exacerba a resposta orgânica, endócrina e metabólica ao trauma. Os índices de insulina diminuem e os de glucagon se elevam, acar-

TABELA 31.2. Principais diretrizes acerca do tempo de jejum pré-operatório em adultos

SOCIEDADES DE ANESTESIOLOGIA	LÍQUIDOS CLAROS	ALIMENTOS SÓLIDOS
American Society of Anaesthesiologists (1999 e 2011)	2 horas	6 horas
Association of Anaesthetists of Great Britain and Ireland (2010)	2 horas	6 horas
Canadian Anesthesiologists Society (2013)	2 horas	6 horas
Scandinavian Society of Anaesthesiology and Intensive Care Medicine (2005)	2 horas	6 horas
European Society of Anaesthesiologists (2011)	2 horas	6 horas
Sociedade Brasileira de Anestesia (2016)	2 horas	6 horas

Fonte: Aguilar-Nascimento JE, Caporossi C, Bicudo-Salomão A. ACERTO, 3 ed., 2016.

retando o consumo das reservas de glicogênio hepático e muscular. Como a reserva de gligogênio é baixa, a gliconeogênese torna-se imprescindível. A captação da glicose pelas células diminui em função da incapacidade do transportador GLUT-4 de realizar essa ação, o que reduz consequentemente a produção de glicogênio. Instala-se rapidamente, portanto, um estado de resistência insulínica com leve aumento da glicemia sérica, que por si só já é um fator de risco para morbidade e maior tempo de internação.

Esse fenômeno de resistência à insulina tem regulação pelo sistema nervoso central, que envolve a maior secreção de hormônio adrenocorticotrófico (ACTH) pela hipófise e, consequentemente, o aumento da secreção de cortisol pela suprarrenal. O cortisol, por sua vez, associado ao aumento dos hormônios tireoidianos e adrenérgicos, leva à mobilização de proteínas musculares.

A resistência insulínica já iniciada pelo jejum prolongado no pré-operatório aumenta com o trauma cirúrgico, sendo diretamente proporcional à magnitude do porte do procedimento cirúrgico. Após cirurgias abdominais eletivas e não complicadas, a resistência insulínica pode durar até três semanas. Certamente, quando ela está associada ao jejum pré-operatório prolongado, o estresse metabólico perioperatório é maior.

Além disso, o paciente em jejum prolongado pode apresentar um risco maior de hipoglicemia quando não recebe aporte endovenoso de glicose. A hipoglicemia também é reconhecida como fator desfavorável no paciente hospitalizado.

COMO ABREVIAR O JEJUM PRÉ-OPERATÓRIO COM SEGURANÇA?

As principais diretrizes citadas acima se baseiam em vários estudos e meta-análises que demonstraram segurança na abreviação do jejum pré-operatório com soluções enriquecidas contendo maltodextrina. Novas soluções contendo maltodextrina associadas a algumas proteínas, aminoácidos, antioxidantes, eletrólitos, oligoelementos e vitaminas também são seguras e, além de não interferirem no esvaziamento gástrico, determinam maior satisfação, menor irritabilidade, aumento do pH gástrico e, especialmente, menor resposta catabólica ao estresse cirúrgico, com consequente melhora na recuperação pós-operatória. Dock-Nascimento e cols., em 2010, comprovaram que a ingestão pré-operatória de bebida enriquecida com maldotextrina e glutamina não altera o volume residual gástrico. Perrone e cols. obtiveram os mesmos resultados com uma bebida contendo carboidratos e proteína do soro do leite

SUGESTÃO DE PROTOCOLO PARA ABREVIAÇÃO DO JEJUM PRÉ-OPERATÓRIO

Inicialmente, coletar dados pré-operatórios para estabelecer a conduta a ser seguida (Fig. 31.1).

Com relação à visita anestésica, a classificação ASA, elaborada pela Sociedade Americana de Anestesiologistas (American Society of Anesthesiologists) se refere ao estado físico do indivíduo a ser submetido a um procedimento anestésico. O estado físico ASA possui 6 classificações (ASA I a VI) e está descrito na Tabela 31.3. Em procedimentos de emergência, a letra "E" pode ser adicionada à classificação, isso é, um indivíduo estado físico ASA III submetido a um procedimento de emergência é classificado como estado físico ASA III E.

Os fatores de risco para naúsea e vômito (NV) no pós-operatório estão definidos na literatura, porém, pode-se encontrar divergências entre os autores. Sexo feminino, indivíduo não tabagista e história pregressa de náusea e vômito pós-operatório e/ou cinetose são fatores de risco relacionados ao indivíduo e estão bem definidos na literatura. A utilização de anestésicos voláteis, óxido nitroso e opioides no intraoperatório, e tempo cirúrgico prolongado são fatores de risco para NV relacionados ao ato anestésico-cirúrgico. Dentre os fatores de risco para NV, em que há controvérsia na literatura, alguns exemplos são: estado físico ASA I e II, história pregressa de enxaqueca, ansiedade pré-operatória e uso de neostigmine. A utilização de propofol como agente

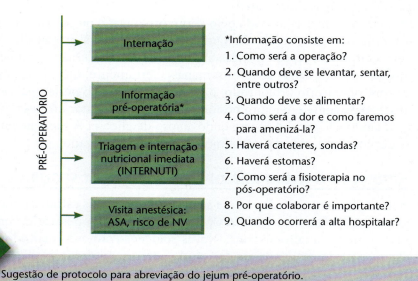

FIGURA 31.1 Sugestão de protocolo para abreviação do jejum pré-operatório.

Abreviação do Jejum

TABELA 31.3. Estado físico ASA e suas características clínicas

ESTADO FÍSICO	CARACTERÍSTICAS CLÍNICAS E EXEMPLOS CLÍNICOS
ASA I	Saudável – *i.e.*, não tabagista e consumo mínimo de álcool
ASA II	Portador de doença sistêmica leve – *i.e.*, tabagista atual, obeso (IMC = 30 e 40), diabético controlado e hipertenso em uso regular de medicação
ASA III	Portador de doença sistêmica grave – *i.e.*, diabético não controlado, hipertenso não controlado, obeso mórbido (IMC > 40) e portador de marcapasso
ASA IV	Portador de doença sistêmica ameaçadora da vida – *i.e.*, portador de *stent* coronariano a menos de 3 meses, cardiopatia valvar grave e isquemia miocárdica vigente
ASA V	Indivíduo moribundo que não se espera que sobreviva sem o ato cirúrgico – *i.e.*, aneurisma roto de aorta torácica e sangramento intracraniano com efeito de massa
ASA VI	Indivíduo em morte encefálica que será submetido a retirada de órgãos para doação

Fonte: ASA Physical status classification system – versão out/2014. Sociedade Americana de Anestesiologistas.

de manutenção anestésica pode apresentar potencial benefício sobre a incidência de NV ao reduzir sua frequência no pós-operatório, devido ao propofol possuir características antieméticas. Há a possibilidade de profilaxia farmacológica antiemética nos indivíduos de risco, e as classes de fármacos com perfil mais adequado são os antagonistas de serotonina (ondansetrona), corticosteroides (dexametasona) e antagonista de dopamina (droperidol).

CONSIDERAÇÕES FINAIS

A sugestão da EMTN para abreviação do jejum pré-operatório se baseia nos princípios do Projeto ACERTO/ERAS, que prevê um jejum de sólidos de 8 horas, seguido de uma oferta de suplemento sem resíduo de 200 mL de bebida enriquecida com carboidrato (maltodextrina e sacarose) associado a uma fonte de proteína do soro do leite de 2 a 3 horas antes da indução anestésica. As seguintes exceções devem ser consideradas: paciente com refluxo gastroesofágico importante, gastroparesia, obstrução intestinal e esvaziamento gástrico retardado, obesidade, cirurgia de urgência e gestantes.

É de extrema importância que a EMTN realize o acompanhamento e coleta de dados para avaliar a adesão, complicações e a satisfação do paciente.

Ao estabelecer um protocolo de abreviação de jejum, assegura-se melhores desfechos clínicos, e os benefícios são demonstrados na Figura 31.2.

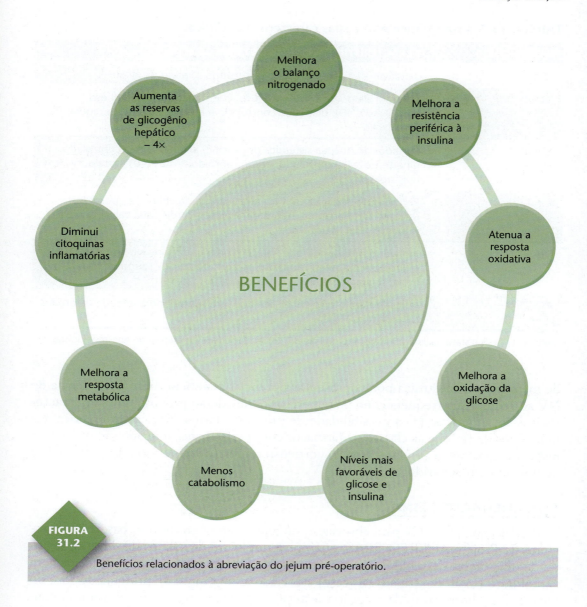

FIGURA 31.2 Benefícios relacionados à abreviação do jejum pré-operatório.

Leitura recomendada

Aguilar-Nascimento JE, Caporossi C, Bicudo-Salomão A. ACERTO – Aceleração da recuperação pós-operatória, 3 ed. Rio de Janeiro: Rubio, 2016.
Aguilar-Nascimento JE, Dock-Nascimento DB. Reducing preoperative fasting time: a trend based on evidence. World J Gastrointest Surg 2010; 2(3):57-60.
Aguilar-Nascimento JE, Perrone F, de Assunção Prado LI. Preoperative fasting of 8 hours or 2 hours: what does evidence reveal? Rev Col Bras Cir 2009; 36(4):350-2.
American Society of Anesthesiologists Committee. Practice guidelines for preoperative fasting and the use of pharmacologic agents to reduce the risk of pulmonary aspiration: application to healthy patients undergoing elective procedures: an updated report by the American Society of Anesthesiologists Committee on Standards and Practice Parameters. Anesthesiology 2011; 114(3):495-511.

Association of Anaesthetists of Great Britain and Ireland. AAGBI Safety Guideline: Pre-operative Assessment and Patient Preparation: The Role of the Anaesthetist. London, UK: Association of Anaesthetists of Great Britain and Ireland, 2010. http://www.aagbi.org/sites/default/files/ preop2010.pdf.

Awad S, Varadhan KK, Ljungqvist O, Lobo DN. A meta-analysis of randomized controlled trials on pre-operative oral carbohydrate treatment in elective surgery. Clin Nutr 2013; 32(1):34-44.

Dock-Nascimento BD, Aguilar-Nascimento JE, Caporossi C et al. Safety of oral glutamine in the abbreviation of preoperative fasting: a double-blind, controlled, randomized clinical trial. Nutr Hosp 2011; 26(1):86-90.

Dock-Nascimento DB, de Aguilar-Nascimento JE, Magalhães Faria MS, Caporossi C, Slhessarenko N, Waitzberg DL. Evaluation of the effects of a preoperative 2-hour fast with maltodextrine and glutamine on insulin resistance, acute-phase response, nitrogen balance, and serum glutathione after laparoscopic cholecystectomy: a controlled randomized trial. JPEN J Parenter Enteral Nutr 2012; 36(1):43-52.

Faria MS, de Aguilar-Nascimento JE, Pimenta OS, Alvarenga LC Jr, Dock-Nascimento DB, Slhessarenko N. Preoperative fasting of 2 hours minimizes insulin resistance and organic response to trauma after video- cholecystectomy: a randomized, controlled, clinical trial. World J Surg 2009; 33(6):1158-64.

Gustafsson UO, Nygren J, Thorell A et al. Preoperative carbohydrate loading may be used in type 2 diabetes patients. Acta Anaesthesiol Scand 2008; 52:946-51.

Gustafsson UO, Scott MJ, Schwenk W, Demartines N, Roulin D, Francis N et al. Guidelines for perioperative care in elective colonic surgery: Enhanced Recovery After Surgery (ERAS) Society recommendations, World J Surg 2012; 37(2):259-84.

Lobo DN, Hendry PO, Rodrigues G et al. Gastric emptying of three liquid oral preoperative metabolic preconditioning regimens measured by magnetic resonance imaging in healthy adult volunteers: a randomised double- blind, crossover study. Clin Nutr 2009; 28(6):636-41.

Maltby JR. Fasting from midnight – the history behind the dogma. Best Pract Res Clin Anaesthesiol 2006; 20(3):363-78.

Mendelson CL. The aspiration of stomach contents into the lungs during obstetric anesthesia. Am J Obst Gynecol 1946; 52:191-205.

Nygren J. The metabolic effects of fasting and surgery. Best Pract Res Clin Anaesthesiol 2006; 20:429-38.

Oliveira KG, Balsan M, Oliveira S de Aguilar-Nascimento JE. Does abbreviation of preoperative fasting to two hours with carbohydrate increase anesthesic risk? Rev Bras Anestesiol 2009; 59(5):577-84.

Perrone F, da-Silva-Filho AC, Adôrno IF et al. Effects of preoperative feeding with a whey protein plus carbohydrate drink on the acute phase response and insulin resistance: a randomized trial. Nutr J 2011; 10:66.

Pierre et al. Nausea and vomiting after surgery. Continuing Education in Anaesthesia. Critical Care and Pain, 2012.

Smith I, Kranke P, Murat I et al. European Society of Anaesthesiology. Perioperative fasting in adults and children: guidelines from the European Society of Anaesthesiology. Eur J Anaesthesiol 2011; 28(8):556-69.

Soreide E, Eriksson LI, Hirlekar G et al., Task Force on Scandinavian Pre-operative Fasting Guidelines, Clinical Practice Committee Scandinavian Society of Anaesthesiology and Intensive Care Medicine. Pre-operative fasting guidelines: an update. Acta Anaesthesiol Scand 2005; 49(8):1041-7.

Thorell A, Nygren J, Ljungqvist O. Insulin resistance: a marker of surgical stress. Curr Opin Clin Nutr Metab Care 1999; 2(1):69-78.

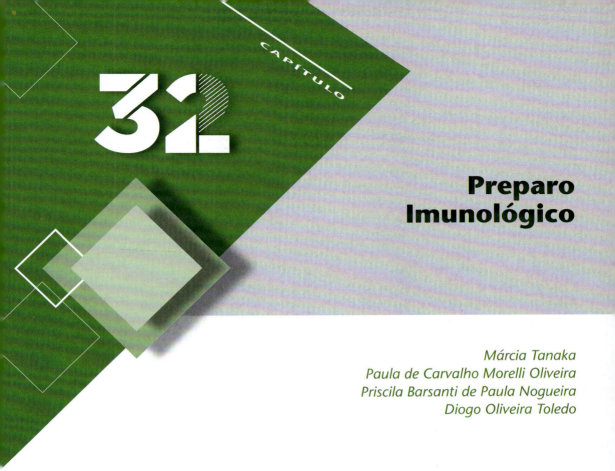

Preparo Imunológico

Márcia Tanaka
Paula de Carvalho Morelli Oliveira
Priscila Barsanti de Paula Nogueira
Diogo Oliveira Toledo

O RISCO DO PACIENTE CIRÚRGICO

As infecções são as causas mais frequentes de morbidade no pós-cirúrgico, sendo que mais de 54% das infecções hospitalares ocorrem em pacientes de alto risco, resultando no aumento do tempo de internação e dos custos hospitalares.

A resposta inflamatória sistêmica, que ocorre como consequência de um ato cirúrgico, traumatismo ou infecção, pode exigir uma alta demanda metabólica dos pacientes e levá-los à depleção das reservas dos nutrientes essenciais, análogo ao desgaste físico ou injúria programada que ocorre em atletas que praticam esportes, como a maratona ou triatlo.

Em pacientes que já apresentam algum grau de desnutrição, o risco de infecções hospitalares é aumentado, por apresentar uma diminuição dos compartimentos da composição corporal, principalmente da massa magra, imunodepressão do tipo celular e retardo na cicatrização de feridas.

O estado nutricional é um dos fatores independentes que mais influenciam no resultado no pós-operatório, sendo a terapia nutricional (TN), terapia nutricional oral (TNO) ou terapia nutricional enteral (TNE), indicada para o paciente cirúrgico, com o intuito de prevenir ou minimizar os efeitos da desnutrição. Uma das metas da TN incluem a imunomodulação para melhora do estresse oxidativo e, consequentemente, resultados positivos no pós-operatório.

INDICAÇÕES

A TN no período perioperatório de cirurgias eletivas de médio e grande porte, por um período de 7 a 14 dias, está indicada em pacientes:

- Com risco nutricional grave, isto é, perda de peso > 10% em 6 meses, índice de massa corporal (IMC) < 18,5 kg/m², avaliação subjetiva global (ASG) = C ou albumina sérica < 3 mg/dL (sem evidência de disfunção hepática e renal);
- Desnutridos submetidos a operações para tratamento oncológico com câncer do aparelho digestivo e de cabeça e pescoço;
- Oncológicos, mesmo sem desnutrição grave, submetidos a cirurgias de grande porte para ressecção do câncer;
- Com trato digestório apto para absorver os nutrientes e com apetite para receber os suplementos.

O preparo imunológico de pacientes cirúrgicos tem como objetivo garantir a disponibilidade de terapia nutricional oral e dietas enterais enriquecidas com nutrientes imunomodularores, tais como a arginina, ácidos graxos ômega-3 e nucleotídeos para garantir:

- Oferta de nutrientes imunomoduladores para melhorar a resposta metabólica ao estresse;
- Melhor cicatrização;
- Manutenção da barreira intestinal como órgão de defesa;
- Diminuição de taxas de infecções pós-cirúrgicas;
- Diminuição do tempo de permanência hospitalar e consequente diminuição de custos hospitalares;
- Redução de readmissão hospitalar em 30 dias;
- Melhora de marcadores bioquímicos como pré-albumina, proteína ligadora do retinol e transferrina.

IMUNONUTRIENTES RECOMENDADOS

Arginina

A arginina é um aminoácido não essencial que desempenha um importante papel no transporte, estocagem e excreção do nitrogênio, e na eliminação da amônia por meio do ciclo da ureia. Nos estados catabólicos, como traumatismo e sepse, a arginina torna-se essencial devido às alterações em seu metabolismo. Ela é convertida em citrulina e óxido nítrico sintetase (NOS), sendo que o óxido nítrico (NO), em quantidades pequenas, possui um efeito anti-inflamatório. Entretanto, a excessiva produção de enzimas NOS pelas citocinas inflamatórias ou toxinas bacterianas tem efeito pró-inflamatório, pelo aumento da vasodilatação. O NO contribui para a regulação da resposta imune e para a barreira da mucosa gastrointestinal por afetar o recrutamento e migração de leucócitos e infiltração inicial dos granulócitos nessa mucosa.

A combinação da arginina com outros imunonutrientes reduz as complicações infecciosas, dias de ventilação e permanência hospitalar, especialmente em pacientes submetidos à cirurgia eletiva.

Ácidos graxos ômega-3

Os ácidos graxos ômega-3, principalmente os ácidos eicosapentanoico (EPA) e docosa-hexanoico (DHA), têm um papel importante, pois sua degradação, diferentemente dos ácidos graxos ômega-6 (predominantes em dietas-padrão), levam à formação de moléculas vasodilatadoras, menor inflamação e menor imunossupressão. A suplementação com ômega-3 também reduz a produção de ubiquitina, a principal proteína envolvida no processo da proteólise, pois inibe o catabolismo proteico do doente crítico. Uma fonte dietética de ácidos graxos ômega-3, especialmente o EPA e DHA, torna-se importante para melhorar a resposta imune.

Nucleotídeos

A biossíntese de nucleotídeos é complexa e tem a demanda energética elevada, por isso, em estados críticos, sua biodisponibilidade é reduzida, levando à diminuição da replicação de células de crescimento rápido, como as de mucosa gastrointestinal, linfócitos e macrófagos. Sua carência pode ter efeitos similares aos da carência de glutamina na função de absorção e de barreira do trato gastrointestinal. Assim, eles são essenciais para o sistema imune, o desenvolvimento das vísceras e as funções hepáticas.

CONSENSO ASPEN 2013

Segundo o consenso da American Society for Parenteral and Enteral Nutrition (ASPEN) 2013, a terapia nutricional ideal deve respeitar o período pré e pós-operatório.

Reforça que a TN no pré-operatório objetiva otimizar o estado de saúde e melhorar o resultado cirúrgico, reduzindo a infecção, complicações gerais e tempo de internação.

A triagem nutricional deve ser realizada como parte da avaliação pré-operatória em qualquer paciente que será submetido a cirurgia de grande porte, e deve incluir:
- Nível de albumina (de alto risco definido como < 3,0 g/dL);
- Proteína C-reativa (PCR), como um marcador substituto para a inflamação;
- IMC (alto risco definido como IMC < 18,5 ou > 40 kg/m²);
- Histórico de perda de peso (de alto risco definida como > 5% durante 1 mês; > 7,5% ao longo de 3 meses; ou > 10% em 6 meses).

Qualquer paciente submetido a uma operação eletiva, independentemente do estado nutricional, deve receber uma fórmula nutricional contendo imunonutrientes (arginina, ômega-3, nucleotídeos e antioxidantes) 500 a 1.000 mL/dia por 5 a 7 dias antes da cirurgia.

Em pacientes de alto risco, a mesma fórmula deve ser fornecida no pós-operatório, conforme tolerância.

CONSENSO ESPEN 2016

De acordo com a nova atualização da sociedade europeia (European Society for Parenteral and Enteral Nutrition), não existe diferença do ponto de vista de desfecho clínico em utilizar ou não a intervenção com imunonutrição no período pré-operatório, quando comparado ao suplemento-padrão. Assim, permanece apenas uma sugestão: fazê-lo ou não no pré-operatório. Já no pós-operatório, deve-se manter a imunonutrição como nas recomendações anteriores.

PREPARO IMUNOLÓGICO

Os pacientes cirúrgicos, principalmente de cirurgia de grande porte e oncológicos, devem receber o preparo que consiste na utilização de suplemento nutricional oral ou dieta enteral enriquecidos com arginina, ácidos graxos ômega-3 e nucleotídeos de 500 a 1.000 mL/dia, por 5 a 7 dias que antecedem a cirurgia, continuando por mais 5 a 7 dias no pós-cirúrgico, de acordo com a aceitação do paciente. Segue abaixo a sugestão do fluxograma (Fig. 32.1).

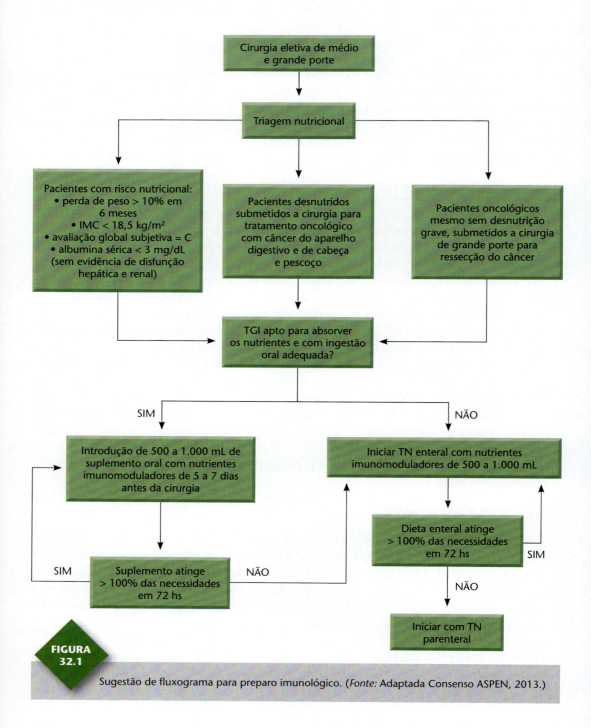

FIGURA 32.1 Sugestão de fluxograma para preparo imunológico. (*Fonte:* Adaptada Consenso ASPEN, 2013.)

Preparo Imunológico

PROPOSTA DE ORIENTAÇÃO PARA O PACIENTE: PREPARO IMUNOLÓGICO DO PACIENTE CIRÚRGICO

Para o preparo da cirurgia também é importante estar com a imunidade fortalecida para uma boa recuperação. A imunidade do corpo humano significa a capacidade do organismo de defender de agentes agressores, para melhor recuperação pós-operatória.

Os estudos têm evidenciado que a terapia nutricional oral com suplementação contendo nutrientes imunomoduladores é recomendada por apresentar em sua composição uma fórmula exclusiva com todos os nutrientes imunomoduladores necessários (arginina, nucleotídeos, ácidos graxos e ômega-3), que auxiliam na recuperação pós-operatória, cicatrização e sistema imunológico. Recomenda-se a utilização do suplemento para o preparo imunológico por 5 a 7 dias que antecedem a cirurgia.

Seguem abaixo algumas dicas e sugestões:

- *6º dia antes da cirurgia:* comece a beber o suplemento com nutrientes imunomoduladores – 3 frascos ao longo do dia, preferencialmente nos intervalos das grandes refeições (lanche da manhã, da tarde e noite) – além de sua dieta normal. Dicas úteis:
  - Se você é um fumante, tentar reduzir ou parar de fumar durante a semana que antecede a sua cirurgia; tabagismo pode retardar sua recuperação;
  - Durante a semana, anotar todas as suas dúvidas para perguntar à secretária ou ao médico;
  - Quando preparar a sua mala para levar ao hospital, não se esqueça de levar roupas confortáveis, itens de uso pessoal e talvez um livro ou algumas revistas para ajudar a passar o tempo.
- *5º, 4º e 3º dias antes da cirurgia:* beba suplemento com nutrientes imunomoduladores – 3 frascos ao longo do dia, além de sua dieta normal;
- *2º dia antes da cirurgia:* hoje é o último dia para beber o suplemento com nutrientes imunomoduladores – 3 frascos de bebidas ao longo do dia, além de sua dieta normal;
- *1º dia antes da cirurgia:* hoje é um dia muito importante. Seu médico, enfermeira, cirurgião ou nutricionista lhe dará instruções específicas sobre o que você pode comer hoje.
  Você deve sempre conversar com seu médico sobre quais os alimentos e bebidas são permitidos um dia antes de sua cirurgia.
  Dicas úteis:
  - Entender exatamente quais alimentos e bebidas são permitidos hoje;
  - Tente relaxar e ter uma boa noite de sono.

Se necessário, mantenha uma *check-list* no refrigerador e registre toda vez que tomar o suplemento (Fig. 32.2).

Tomar o suplemento com nutrientes imunomoduladores (200 mL) 3×/dia antes da cirurgia			
1º dia (Data: / /)	1ª unid ( )	2ª unid ( )	3ª unid ( )
2º dia (Data: / /)	1ª unid ( )	2ª unid ( )	3ª unid ( )
3º dia (Data: / /)	1ª unid ( )	2ª unid ( )	3ª unid ( )
4º dia (Data: / /)	1ª unid ( )	2ª unid ( )	3ª unid ( )
5º dia (Data: / /)	1ª unid ( )	2ª unid ( )	3ª unid ( )
6º dia (Data: / /)	PREPARADO PARA A CIRURGIA		

Nutricionista: _____

CRN: _____ Data: _____

FIGURA 32.2 *Check-list* para anotação da ingestão dos suplementos.

Leitura recomendada

Amaral ACKB, Knobel E, Oliveira RMC, Rodrigues RG. Imunonutrição em terapia intensiva. In: Knobel E, Oliveira RMC, Rodrigues RG (eds.). Terapia intensiva: nutrição. São Paulo: Editora Atheneu 2005; 239-45.

Braga et al. Preoperative oral arginine and n-3 fatty acid supplementation improves the immunometabolic host response and outcome after colorectal resection for cancer. Surgery 2002; 132:805-14.

Cerantola Y, Hübner M, Grass F, Demartines N, Schäfer M. Immunonutrition in gastrointestinal surgery. British Journal of Surgery 2011; 98:37-48.

Chevrou-Séverac H et al. Cost-effectiveness analysis of immune-modulating nutritional support for gastrointestinal cancer patients. Clinical Nutrition 2014; 33:649-54.

Drover JW et al. Perioperative use of arginine-supplemented diets: a systematic review of the evidence. J Am Coll Surg 2011; 212(3):385-99.

Farreras N et al. Effect of early postoperative enteral immunonutrition on wound healing in patients undergoing surgery for gastric cancer. Clinical Nutrition 2005; 24:55-65.

Gillis C, Carli F. Promoting perioperative metabolic and nutritional care. Anesthesiology 2015; 123:1455-72.

Marik PE et al. Immunonutrition in high-risk surgical patients: a systematic review and analysis of the literature. JPEN 2010; 34:378-86.

Marimuthu K et al. A meta-analysis of the effect of combinations of imune modulating nutrientes on outcome in patients undergoing major open gastrointestinal surgery. Ann Surg 2012; 255:1060-8.

McClave SA et al. Guidelines for the Provision and Assessment of Nutrition Support Therapy in the Adult Critically Ill Patient: Society of Critical Care Medicine (SCCM) and American Society for Parenteral and Enteral Nutrition (ASPEN). JPEN J Parenter Enteral Nutr 2016; 40(2):159-211.

McClave SA et al. Summary points and consensus recommendations from the north American surgical nutrition summit. Journal of Parenteral and Enteral Nutrition 2013 Sep; 37(1):99S-105S.

Nascimento JEA, Campos AC, Borges A, Correia MITD, Tavares GM. Terapia nutricional no perioperatório. In: Projeto Diretrizes, Vol IX. São Paulo: Associação Médica Brasileira, 2011.

Rosania R et al. Nutrition in patients with gastric cancer: an update. Gastrointest Tumors 2015; 2:178-87.

Shishira Bharadwaj S et al. Should perioperative immunonutrition for elective surgery be the current standard of care? Gastroenterology Report 2016; 1-9.

Sobotka L, Simon AP, Furst P, Meier R, Pertkiewicz M, Soeters. Nutrientes que influenciam a imunidade – efeito e mecanismo de ação. In: Grimble RF (ed.). Bases da nutrição clínica. Rio de Janeiro: Editora Rubio, 2008.

Waitzberg DL, Saito H, Plank LD, Jamieson GG, Jagannath P, Hwang TL et al. Postsurgical I nfections are reduced with spcialized nutrition support. Word J Surg 2006; 30:1-13.

Weimann A, Braga M, Harsanyi L, Laviano A, Ljungqvist O, Soeters P et al. ESPEN guidelines on enteral nutrition: surgery including organ transplantation. Clinical Nutrition 2006; 25:224-44.

CAPÍTULO 33

Cirurgia Bariátrica e Metabólica

Gabriela Tavares Braga Bisogni
Paulo Rosenbaum

DEFINIÇÃO

A obesidade é uma doença de causa multifatorial, caracterizada pelo acúmulo excessivo de gordura corporal que provoca consequências prejudiciais à saúde. É definida em diferentes graus, sendo diagnosticada quando o índice de massa corporal (IMC) se apresenta acima de 29,9 kg/m². Sua incidência é alta, atingindo cerca de 13% da população mundial e 20% dos brasileiros.

Para o seu tratamento, em situações de obesidade grave ou com quadro metabólico importante e quando falham os métodos clínicos tradicionais, a cirurgia bariátrica e metabólica (CBM) é considerada uma alternativa eficaz, possibilitando a perda de peso corporal e o controle de comorbidades associadas à obesidade, por meio de mecanismos de restrição alimentar, disabsorção nutricional e neuroendócrinos.

Os procedimentos de CBM reconhecidos pelo Conselho Federal de Medicina são:

- Balão intragástrico (BIG);
- Banda gástrica ajustável (BG);
- Gastrectomia vertical (GV) ou *sleeve*;
- Gastroplastia em Y de Roux ou *bypass* gástrico (BGYR);
- Cirurgia *duodenal switch* (DS);
- Derivação biliopancreática de Scopinaro (DBP).

SUGESTÃO DE PROTOCOLO

Independente da técnica cirúrgica, devido aos riscos nutricionais inerentes à CBM, todos os pacientes devem passar por acompanhamento nutricional no pré, trans e pós-operatório (PO). Esse cuidado visa:
- Alcançar o estado nutricional adequado;
- Manutenção dos resultados alcançados;
- Prevenir e corrigir possíveis deficiências nutricionais.

A frequência de consultas clínico-nutricionais depende da técnica cirúrgica, estado nutricional, gravidade das comorbidades, entre outros fatores. São recomendadas, no mínimo:
- Consultas pré-operatórias: 2;
- Consultas pós-operatórias: sugere acompanhamento no primeiro, segundo, terceiro, sexto e decimo segundo mês do pós operatório, seguido de consultas anuais.

PRÉ-OPERATÓRIO

Ver Tabelas 33.1 e 33.2.

TABELA 33.1. Avaliação nutricional pré-operatória

	RECOMENDAÇÕES	SUGESTÕES E OBSERVAÇÕES
Anamnese nutricional	Histórico clínico e familiar	Doenças associadas a obesidade e uso de vitaminas e minerais
	Histórico do ganho de peso e de tentativas para perda (se houver)	Perspectiva do paciente de perda de peso no PO
	Hábitos alimentares e prática de atividade física	Inquérito alimentar e nível de atividade física
	Aspectos psicológicos	Histórico psicológico/psiquiátrico, distúrbios alimentares
	Uso de drogas	Álcool, drogas e tabagismo
	Estado motivacional para mudanças	
	Outros	Problemas com dentição Problemas com cognição, barreira de idioma: importante envolvimento familiar
Estado nutricional	Idade, sexo, peso, altura e IMC	Circunferência abdominal: distribuição da gordura corporal Porcentual de gordura corporal e massa muscular com bioimpedância elétrica: para análise evolutiva Inspeção visual de cabelo, unha e pele Taxa metabólica de repouso com calorimetria indireta
	Excesso de peso (EP)	EP = Peso pré-operatório – Peso ideal (peso no IMC 25 kg/m²)
	Exames laboratoriais	

Cirurgia Bariátrica e Metabólica

TABELA 33.2. Orientação nutricional pré-operatória

ORIENTAÇÃO	OBSERVAÇÃO
Estabelecimento de metas antropométricas realísticas para o PO	Sucesso cirúrgico: Perda do excesso de peso (PEP) ≥ 50% e IMC < 40 kg/m², a serem atingidos em até 2 anos e mantidos por, pelo menos, 5 anos de PO Reganho de peso aceitável de até 10% do total do EP perdido % PEP = Perda de peso total × 100/EP pré-operatório
Correção de possíveis deficiências nutricionais pré-operatórias	Corrigidas antes da CBM, com base nas recomendações das Ingestões Diárias Recomendadas (IDRs), para prevenir sua evolução no PO
Acompanhamento para perda de 5 a 10% do peso pré-operatório	Em casos selecionados pela equipe, pode reduzir o volume do fígado na esteatose hepática, otimizando a execução da técnica cirúrgica, e melhorar o controle glicêmico pré-operatório em pacientes com diabetes melito
Cuidados gerais da alimentação para o PO	Riscos nutricionais inerentes à CBM, bem como a importância do acompanhamento nutricional com equipe multidisciplinar para redução dos mesmos Autocuidado com alimentação e estilo de vida saudável: início do processo de reeducação nutricional com orientação de alimentação e estilo de vida saudável (benefícios da atividade física) Textura progressiva da dieta Cuidados para prevenção ou correção de possíveis complicações e intolerâncias alimentares Alimentação líquida no PO inicial e pré-operatório (se solicitado pela equipe) Suplementação de vitaminas, minerais e proteína Ingestão adequada de macro e micronutrientes Hidratação adequada

PÓS-OPERATÓRIO

Ver Tabelas 33.3 e 33.4.

ESTÁGIOS DA ALIMENTAÇÃO

As fases da consistência da alimentação no PO visam otimizar o processo digestivo com alimentação adequada a cada etapa, favorecendo a cicatrização cirúrgica e tolerância alimentar, aliviando e corrigindo sintomas gastrointestinais indesejados. A progressão da alimentação no PO ainda é controversa e deve ser discutida com a equipe cirúrgica responsável e orientada por nutricionista.

A Tabela 33.5 é uma sugestão dos estágios da alimentação.

Líquida clara

Líquidos claros com baixo teor de açúcar podem ser iniciados em 24 horas após qualquer procedimento bariátrico. Deve ser isenta de açúcar e de baixo teor calórico. Os alimentos sugeridos são água, chá, gelatina sem açúcar e água de coco. O volume deve ser de 1.800 a 2.000 mL/dia, em porções de 20 a 30 mL a cada 10 minutos.

TABELA 33.3. Monitoramento nutricional pós-operatório

	RECOMENDAÇÕES	SUGESTÕES E OBSERVAÇÕES
Anamnese nutricional	Hábitos alimentares	Inquérito alimentar: qualidade dos alimentos e quantidade dos nutrientes consumidos Adesão às orientações nutricionais e ao uso de suplementos Possíveis intolerâncias alimentares
	Prática de atividade física	Tipo, frequência, nível, duração
	Aspectos psicológicos	Diagnóstico psicológico/psiquiátrico, distúrbios alimentares
	Uso de drogas	Álcool, drogas e tabagismo
Estado nutricional	Idade, peso, altura e IMC	Circunferência abdominal Porcentual de gordura corporal e massa muscular com bioimpedância elétrica: análise evolutiva Inspeção visual de cabelo, unha e pele Taxa metabólica de repouso com calorimetria indireta
	%PEP	Possível reganho de peso
	Exames laboratoriais	

TABELA 33.4. Orientação nutricional pós-operatória

ORIENTAÇÃO	OBSERVAÇÃO
Correção de possíveis deficiências nutricionais pós-operatórias	Suplementação vitamínica, mineral e/ou proteica
Reforço dos cuidados gerais já orientados para o PO	Orientação também de demais fases da alimentação no PO e de alimentação para tratar reganho de peso no PO tardio, se necessário
Estilo de vida	Os pacientes devem ser aconselhados a incorporar a atividade física aeróbica moderada de 150 a 300 minutos por semana, incluindo treinamento de força 2 a 3 vezes por semana, conforme liberação médica

Orientações para prevenção e correção de possíveis complicações alimentares

COMPLICAÇÃO	ORIENTAÇÃO
Síndrome de Dumping	Evitar doces concentrados
Náuseas e vômitos	Ingestão lenta, mastigação exaustiva, fracionamento adequado e respeitar alimentos de cada etapa do PO

Continua

Cirurgia Bariátrica e Metabólica

TABELA 33.4. Orientação nutricional pós-operatória

ORIENTAÇÃO	OBSERVAÇÃO
Desidratação	Garantir adequada hidratação: os líquidos devem ser consumidos lentamente, 30 minutos após as refeições para evitar sintomas gastrointestinais, e em quantidades suficientes para manter a hidratação adequada (mais de 1,5 litro por dia)
Cetose	Fracionamento e ingestão adequada de carboidrato
Reganho de peso	Reforço à alimentação e estilo saudável, com plano alimentar hipocalórico individualizado. No BGYR pode ser bem sucedido, com dieta de 16 kcal/kg de peso ideal, sendo 45% de carboidratos de baixa carga glicêmica, 35% de proteínas e 20% de gordura; 3 porções de lácteos por dia; 15 g/dia de fibra suplementada; e suplementos de micronutrientes para evitar deficiências nutricionais
Desnutrição	• Leve: suplementação nutricional e alimentação oral adequadas para a correção • Desnutrição grave e/ou complicações gastrointestinais em pacientes clinicamente instáveis: Nutrition Risk Score (NRS) 2002 é um instrumento validado para identificar pacientes que poderiam se beneficiar de suporte nutricional enteral ou parenteral quando NRS 2002 ≥ 3, devendo ser guiado pelas atuais diretrizes de prática clínica nutricional hospitalar • Nutrição parenteral deve ser considerada em pacientes que são incapazes de atingir suas necessidades nutricionais via oral ou enteral, durante pelo menos 5-7 dias com doença não crítica ou 3-7 dias com doença grave. Em pacientes com desnutrição proteica grave e/ou hipoalbuminemia não responsiva a suplementação oral à proteína via parenteral deve ser considerada
Alopecia	Suplementação nutricional e alimentação adequada
Diarreia	Se necessário: investigar intolerância à lactose e restringir
Esteatorreia	Evitar consumo de gorduras
Obstrução gástrica por alimentos	Mastigação adequada e alimentos apropriados a cada etapa do PO
Gestação no PO	Candidatos a cirurgia bariátrica devem evitar a gravidez no pré-operatório e de 12 a 18 meses no PO. As mulheres que engravidam após a cirurgia bariátrica devem ser orientadas e monitoradas para o ganho de peso e suplementação nutricional adequados para a saúde e desenvolvimento fetal, bem como vigilância laboratorial para a deficiência de cada trimestre, incluindo ferro, folato e B12, cálcio e vitaminas lipossolúveis. As pacientes que engravidam após BGA devem ter ajustes necessários para o ganho de peso adequado para a saúde fetal

TABELA 33.5. Sugestões para estágios da alimentação no pós-operatório

ALIMENTAÇÃO	INÍCIO NO PO DE (DIAS)	DURAÇÃO (DIAS)
Líquida clara	1-2 (fase hospitalar)	1-2
Totalmente líquida	2-16 (após alta hospitalar)	10-14
Pastosa	16-30	10-14
Branda	30-60	≥ 14
Regular	60	–

Totalmente líquida

Além dos líquidos já liberados na fase líquida clara, podem ser incluídos nessa etapa caldos ralos de legumes liquidificados e coados, leite desnatado, iogurte líquido sem gordura e sem açúcar, bebida de soja, suco de frutas natural coado. O volume e velocidade de ingestão se mantêm como na fase líquida clara.

Pastosa

Alimentos liquidificados e de consistência mais espessa que a fase líquida. A transição de dieta líquida para pastosa deve acontecer de acordo com a tolerância do paciente. Podem ser adicionados nessa fase vitaminas de leite batido com frutas, purês de frutas, purês de legumes, iogurtes mais espessos sem gordura e açúcar, queijos macios tipo *cottage* com baixo teor de gordura e sopas liquidificadas pastosas.

Branda

Alimentos sólidos macios, com textura modificada, que requerem o mínimo de mastigação, sendo uma fase de transição para a alimentação regular. Incluir, por exemplo, carnes moídas e desfiadas com molho magro, ovos mexidos, legumes macios em pedaços.

Regular

Baseada nos princípios propostos por Moize e cols., 2010 (Fig. 33.1).
- *Ingestão a ser evitada*: alimentos ricos em gordura saturada, trans e colesterol; com alto teor de açúcar; bebidas alcoólicas e/ou gaseificadas;
- *Ingestão controlada* (2 porções/dia): cereais cozidos (arroz e massa): 90 g; cereais usados no café da manhã, pães e torradas: 30 g; leguminosas cozidas: 80 g; tubérculos cozidos: 85 g;
- *Ingestão preferencial* (2 a 3 porções/dia): frutas frescas com baixo teor de açúcar: 140 g e frutas frescas com alto teor de açúcar: 70 g; óleos vegetais (preferir oliva): 1 colher de chá; todos os tipos de vegetais: 85 g;
- *Ingestão preferencial* (4 a 6 porções/dia): carnes com baixo teor de gordura (frango, bovina e porco): 60 g; peixes: 60 a 85 g; lácteos reduzidos ou sem gordura: 50 a 140 g; ovo de galinha: 1 unidade grande de 50 g;
- *Não esquecer de consumir diariamente*: suplementação de vitaminas e minerais; ingestão de água e líquidos não gaseificados sem açúcar.

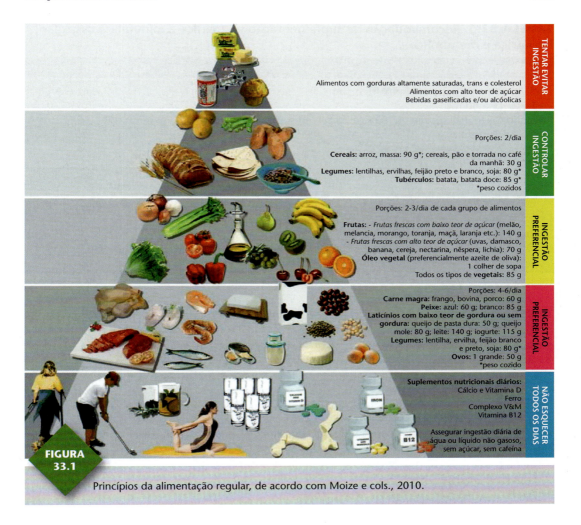

FIGURA 33.1 Princípios da alimentação regular, de acordo com Moize e cols., 2010.

Outras observações:
- Promover consumo de ácidos graxos ômega-3, fibras, proteínas magras, frutas e legumes inteiros, alimentos ricos em fitoquímicos e antioxidantes, laticínios com baixo teor de gordura;
- Evitar o consumo de alimentos processados, carboidratos refinados, gorduras trans e saturadas.

SUPLEMENTAÇÃO

Vitaminas e minerais

O risco nutricional e a gravidade da desnutrição na CBM estão relacionados com a extensão da mudança na anatomia e fisiologia normal gastrointestinal de cada técnica cirúrgica. Estudos são escassos para todas as vitaminas e minerais relevantes, e as recomendações das diretrizes atuais podem ser vistas nas Tabelas 33.6 e 33.7.

TABELA 33.6. Recomendação de suplementação vitamínica e mineral na cirurgia bariátrica e metabólica

PREVENTIVO	BG	GV	BGYR	DBP/DS
Polivitamínico e mineral completo e com: • Ferro 45 a 60 mg • Ácido fólico 400 μg/dia ou mais (em mulheres na idade fértil) • Cobre 2 mg/dia	1/dia	2/dia	2/dia	2/dia
Citrato de cálcio 1.200-1.500 mg/dia	X	X	X	
Vitamina D ≥ 3.000 UI/dia	X	X	X	X
Vitamina B12 conforme necessário para níveis séricos normais: • ≥ 1.000 μg/dia: via oral • ou 500 μg/semana: via intranasal • ou 1.000 μg/mês via intramuscular • ou 3.000 μg/6 meses via intramuscular	X	X	X	X

TABELA 33.7. Tratamento nas deficiências vitamínicas e minerais na cirurgia bariátrica e metabólica

DEFICIÊNCIA	TRATAMENTO
Cobre	Deficiência leve a moderada ou continuidade do tratamento da deficiência grave: 3-8 mg/dia de sulfato ou gluconato de cobre até que os níveis séricos normalizem e os sintomas desapareçam Deficiência grave: 2-4 mg/dia de cobre intravenosa por 6 dias Tratamento para a deficiência de zinco ou usando zinco suplementar para queda de cabelo, deve incluir 1 mg de cobre suplementar para cada 8 a 15 mg de zinco, pois a reposição de zinco pode causar deficiência de cobre
Vitamina D	Má absorção alta de vitamina D: doses orais de vitamina D2 ou D3 em torno de 50.000 UI, 1 a 3 vezes por semana até diariamente Em pacientes que tenham sido submetidos a BYR, DBP: tratamento com citrato de cálcio via oral e de vitamina D2 ou D3 é indicado para evitar ou minimizar o hiperparatiroidismo secundário sem induzir hipercalciúria
Ferro	Sulfato ferroso, fumarato ou gluconato: 150-200 mg/dia de ferro elementar via oral. Vitamina C pode ser adicionada, simultaneamente, para aumentar sua absorção Infusão intravenosa de ferro (de preferência com gluconato férrico ou sacarose): pode ser necessária para pacientes com intolerância grave ao ferro oral ou deficiência refratária devido à má absorção grave de ferro
Tiamina	Deficiência leve: tiamina intravenosa 100 mg/dia por 7-14 dias Deficiência grave (suspeita ou diagnosticada): tiamina intravenosa 500 mg/dia por 3 a 5 dias, seguido de 250 mg/dia durante 3 a 5 dias ou até a resolução de sintomas e, ao final, considerar o tratamento com 100 mg/dia via oral por tempo indefinido ou até que os fatores de risco sejam resolvidos
Fosfato	Leve a moderada hipofosfatemia (1,5 a 2,5 mg/dL) decorrente de deficiência de vitamina D: suplementação oral de fosfato
A, D, E e K	Suplementação isolada ou combinada entre elas

Proteína

A ingestão de proteína deve ser individualizada, sendo no mínimo de 60 g/dia e até 1,5 g/kg de peso corporal ideal. Quantidades mais elevadas de 80 a 90 g/dia podem ser ainda mais benéficos para manutenção de massa magra, mas a ingestão acima de 1,5 a 2,1 g de proteína/kg de peso corporal ideal deve ser avaliada de forma individualizada.

Devido à ingestão proteica alimentar ser reduzida após a cirurgia, ela pode ser facilitada com uso de suplementos proteicos, sendo recomendados desde a fase líquida clara da dieta (na forma líquida).

Probióticos

Lactobacillus plantarum 299v e *Lactobacillus* GG podem ser considerados na terapia do supercrescimento bacteriano intestinal resistente ao uso de antibióticos, para aumentar a disponibilidade da vitamina B12 e promover a perda de peso em pacientes BGYR.

EXAMES LABORATORIAIS

A detecção precoce e o manejo apropriado das complicações nutricionais na CBM são de suma importância no acompanhamento do paciente bariátrico.

A investigação dos parâmetros nutricionais laboratoriais deve ser iniciada na fase pré-operatória e continuada no PO de todos os tipos de CBM (Tabela 33.8).

Não há evidência científica suficiente para apoiar a triagem de outros nutrientes, devendo os seus níveis serem investigados na suspeita de deficiência na avaliação clínica ou nutricional:

- Na presença de uma deficiência de vitamina lipossolúvel estabelecida com hepatopatia, coagulopatia ou osteoporose, a avaliação da vitamina K deve ser considerada;
- Anemias nutricionais resultantes de procedimentos cirúrgicos bariátricos disabsortivos também podem envolver deficiências em vitamina B12, ácido fólico, proteína, cobre, selênio e zinco, e devem ser avaliados quando a triagem de rotina para a anemia por deficiência de ferro for negativa;
- Níveis de selênio devem ser verificados em pacientes com um processo disabsortivo que tem anemia inexplicável ou fadiga, diarreia persistente, cardiomiopatia ou doença óssea metabólica;
- Além da triagem de rotina para a deficiência de zinco após procedimentos cirúrgicos bariátricos de DBP e DS, sua deficiência deve ser investigada em pacientes com perda de cabelo, disgeusia significante ou em pacientes do sexo masculino com hipogonadismo ou disfunção erétil;
- Triagem de cobre deve ser realizada em pacientes com anemia, neutropenia e prejuízo na cicatrização de feridas;
- Triagem para deficiência de tiamina e/ou suplementação de tiamina empírica devem ser consideradas após perda de peso rápida, vômitos prolongados, uso de nutrição parenteral, uso excessivo de álcool, neuropatia ou encefalopatia, ou insuficiência cardíaca.

TABELA 33.8. Parâmetros laboratoriais a serem investigados no pós-operatório da cirurgia bariátrica e metabólica

NUTRIENTE	PRÉ-OPERATÓRIO	3 MESES	6 MESES	12 MESES	18 MESES	24 MESES	ANUAL
Ácido fólico	GV BGYR DBP/DS BG		BGYR DBP/DS	GV BGYR DBP/DS BG	BGYR DBP/DS	GV BGYR DBP/DS BG	GV BGYR DBP/DS BG
Albumina	GV BGYR DBP/DS BG		BGYR DBP/DS	GV BGYR DBP/DS BG	BGYR DBP/DS	GV BGYR DBP/DS	GV BGYR DBP/DS BG
Cálcio	GV BGYR DBP/DS BG		GV BGYR DBP/DS BG	GV BGYR DBP/DS BG	GV BGYR DBP/DS BG	GV BGYR DBP/DS BG	
Cobalamina (vitamina B12)	GV BGYR DBP/DS BG	GV BGYR DBP/DS BG	GV BGYR DBP/DS BG	GV BGYR DBP/DS BG		GV BGYR DBP/DS BG	GV BGYR DBP/DS BG
Ferro	GV BGYR DBP/DS BG	BGYR DBP/DS	BGYR DBP/DS	GV BGYR DBP/DS BG	BGYR DBP/DS	GV BGYR DBP/DS BG	GV BGYR DBP/DS BG
PTH	GV BGYR DBP/DS BG			GV BGYR DBP/DS BG	GV BGYR DBP/DS BG	GV BGYR DBP/DS BG	
Vitamina A	DBP/DS			DBP/DS			DBP/DS
Vitamina D	GV BGYR DBP/DS BG		BGYR DBP/DS	GV BGYR DBP/DS BG		GV BGYR DBP/DS BG	GV BGYR DBP/DS BG
Zinco	DBP/DS			DBP/DS			DBP/DS

Leitura recomendada

Associação Brasileira para o Estudo da Obesidade e da Síndrome Metabólica (ABESO). Diretrizes brasileiras de obesidade 2009/2010. São Paulo, 2009.

Conselho Federal de Medicina, Resoluções nº 1942/10 e 2.131/15, 2016.

Instituto Brasileiro de Geografia e Estatística. Pesquisa Nacional em Saúde: Percepção do estado de saúde, estilo de vida e doenças crônicas, 2014. ftp://ftp.ibge.gov.br/PNS/2013/pns2013.pdf. Acessado em julho 2016.

Jeffrey ML Jeffrey, Youdim A, Jones DB, Garvey WT, Hurley DL, McMahon M et al. Clinical Practice Guidelines for the Perioperative Nutritional, Metabolic, and Nonsurgical Support of the Bariatric Surgery Patient. Silver Spring: American Society for Metabolic and Bariatric Surgery. Obesity 2013; 21(1):1-27.

NCD Risk Factor Collaboration. Trends in adult body-mass index in 200 countries from 1975 to 2014: a pooled analysis of 1698 population-based measurement studies with 19·2 million participants. London: The Lancet 2016; 387:1377-96.

Padovani RM, Amaya-Farfán J, Colugnati FAB, Domene SMA. Dietary reference intakes: aplicabilidade das tabelas em estudos nutricionais. Campinas: Rev Nutr 2006; 19(6):741-60.

Segal A, Franques ARM. Atuação Multidisciplinar na Cirurgia Bariátrica – a visão da Comissão de Especialidades Associadas (COESAS) – Sociedade Brasileira de Cirurgia Bariátrica e Metabólica. São Paulo: Miró Editorial, 2012.

34. Terapia Nutricional em Oncologia

Andrea Pereira
Bianca Laselva de Sá
Juliana Bernardo Barban

INTRODUÇÃO

A desnutrição e o comprometimento do estado nutricional em pacientes oncológicos é frequente, sendo associados à piora do prognóstico, aumento da morbimortalidade, maior tempo de hospitalização, maior quimiotoxicidade e aumento da prevalência de complicações infecciosas no pós-operatório. Nos pacientes submetidos ao transplante de células tronco hematopoiéticas (TCTH), além dessas associações, pode-se observar atraso na enxertia e aumento da prevalência de doença do enxerto *versus* hospedeiro (DECH).

O estado nutricional em oncologia não é apenas comprometido pela doença; os tratamentos como radioterapia, quimioterapia, cirurgia, imunoterapia, hormonioterapia e TCTH promovem, de um modo geral, maior perda de massa muscular e aumento da gordura visceral nesses pacientes.

A terapia oncológica, destacando a quimioterapia e a radioterapia de cabeça e pescoço, tórax e abdômen, está associada ainda a efeitos colaterais. Destacam-se mucosite, inapetência, anorexia, náuseas, vômitos, disgeusia, alteração na função salivar, diminuição no esvaziamento gástrico e alteração na função intestinal que prejudicam a ingestão e absorção de nutrientes, intensificando a perda de peso e consequente comprometimento nutricional.

No caso das cirurgias realizadas em tumores malignos do trato gastrointestinal, associa-se à redução da absorção de nutrientes e, muitas vezes, à impossibilidade de uso de sistema digestório por períodos curtos ou prolongados. Sendo esse mais um fator que contribui para a desnutrição e perda ponderal.

Em 60-80% dos pacientes com câncer avançado ocorre a caquexia, que é uma síndrome multifatorial caracterizada por uma perda crônica, progressiva e involuntária de massa magra, podendo ou não estar associada à perda de massa gorda, anorexia, saciedade precoce e astenia. Essa síndrome responde pouco ou parcialmente às intervenções nutricionais, levando ao progressivo comprometimento funcional, estando associada à alta mortalidade.

Os estudos mostram que quanto mais precoce a intervenção nutricional, reduzindo as perdas de peso e de massa muscular, melhor a evolução desses pacientes e de sua resposta ao tratamento, além da melhora significativa na qualidade de vida.

A terapia nutricional tem por objetivos: reduzir e prevenir a perda de peso e/ou a desnutrição, melhorar a resposta fisiológica ao tratamento e aos efeitos adversos ligados à alimentação e em casos de TCTH, fornecer substrato para a recuperação hematopoiética.

TERAPIA NUTRICIONAL ORAL

A terapia nutricional oral (TNO) deve ser iniciada quando a ingestão alimentar for inferior a 75% das necessidades nutricionais programadas por um período de 3 dias. A TNO é a primeira opção, por ser mais fisiológica e menos invasiva.

Embora a maioria das indicações seja de suplementos hipercalóricos e hiperproteicos com a inclusão de nutrientes específicos para o paciente oncológico, como o ácido eicosapentaenoico (EPA) e o ácido docosa-hexaenoico (DHA), muitas vezes, por uma questão de melhor adesão dos pacientes, utilizam-se suplementos que não apresentam essas características.

TERAPIA NUTRICIONAL ENTERAL

A nutrição enteral (NE) é indicada para pacientes desnutridos, ou em risco nutricional, com trato gastrointestinal (TGI) funcionante que não são capazes de suprir suas necessidades nutricionais programadas por meio da terapia nutricional oral.

A dieta enteral é indicada se a ingestão oral for inferior a 60% das necessidades nutricionais programadas por um período de até 3 dias consecutivos, sem expectativa de melhora da ingestão alimentar.

TERAPIA NUTRICIONAL PARENTERAL

Na impossibilidade total ou parcial da utilização do TGI, ou como complemento da NE, quando a mesma for incapaz de suprir as necessidades programadas nos 3 primeiros dias, a nutrição parenteral (NP) é indicada.

Outros critérios para definir a indicação da NP são desnutrição grave na admissão hospitalar, período prolongado de ingestão oral insuficiente (7 a 10 dias) e perda de peso superior a 10% durante o tratamento. No entanto, sabe-se que a mesma pode aumentar o risco de infecção, a glicemia e os triglicérides, por isso há indicações precisas para o seu uso.

TERAPIA NUTRICIONAL NO TCTH

Embora a maioria das diretrizes nutricionais citem a NE como uma preferência aos pacientes que durante o TCTH reduzem a ingestão < 60% das necessidades nutricionais diárias, há uma preferência muito maior de NP pelas equipes de TCTH. Isso é explicado pela mucosite intensa e/ou plaquetopenia presentes nesse procedimento, dificultando a passagem da sonda naosenteral (SNE).

Alguns grupos de TCTH preconizam a passagem de SNE antes de iniciar o condicionamento para pacientes de maior risco nutricional, evitando os riscos da passagem na fase da mucosite intensa e/ou plaquetopenia.

VITAMINA D E CÂNCER

A vitamina D é um pré-hormônio que atua na regulação do cálcio e do metabolismo ósseo, juntamente com o paratormônio (PTH). Pode ser obtida por meio de duas formas no organismo humano, pela síntese cutânea endógena e por fontes alimentares, sendo mais frequente em peixes, gema de ovo e cogumelos.

Após a absorção da vitamina D no organismo, a mesma passa por um processo de hidroxilação hépatica, transformando-se em 25-dehidroxivitamina D3 e posterior hidroxilação renal, transformando-se em 1,25-dehidroxivitamina D3. A 1,25-dehidroxivitamina D3 se liga ao receptor de vitamina D na membrana celular e, dentre suas funções, atua na regulação do crescimento celular reduzindo metástases, inflamação, angiogênese e proliferação celular, mecanismos indispensáveis na prevenção e tratamento do câncer.

Diversos estudos demonstram que pacientes oncológicos com adequados índices de vitamina D apresentam melhor sobrevida global e redução da mortalidade. Nos pacientes submetidos ao TCTH, além dessas associações, pode-se observar que baixos níveis de vitamina D estão correlacionados com o aumento da incidência de DECH crônica, bem como aumento do risco de infecções por citomegalovírus.

Dessa forma, manter índices de vitamina D acima de 30 ng/dL durante o tratamento oncológico é uma medida relativamente de baixo custo com grande potencial benéfico ao paciente.

TERAPIA NUTRICIONAL NO FINAL DE VIDA

Não há indicação do uso de NE e NP nos pacientes com câncer em final de vida, em que a morte corresponde a um processo irreversível. Os estudos mostram que o uso dessas terapias nutricionais não ocasionam mudança na história natural do câncer, conforme leitura do Capítulo 29 – Cuidados Paliativos.

CONSIDERAÇÕES FINAIS

Todas essas terapias poderão ser associadas como complementares. Seu uso deve ser sempre individualizado e discutido com toda a equipe multidisciclinar e com o paciente.

Não há dúvidas de que a nutrição tem papel fundamental na prevenção, tratamento, sobrevida e seguimento dos pacientes com câncer, mesmo após a cura. Melhores resultados são obtidos quanto mais precoce o paciente é avaliado e tratado nutricionalmente. A terapia nutricional deve ser iniciada logo após a obtenção do diagnóstico de câncer.

Leitura recomendada

Arends J, Bodoky G, Bozzetti F, Fearon K, Muscaritoli M, Selga G et al. ESPEN guidelines on enteral nutrition: non-surgical oncology. Clin Nutr 2006; 25:245-59.

Associação Médica Brasileira e Conselho Federal de Medicina. Projeto Diretrizes: Terapia Nutricional no Transplante de Célula Hematopoiética. Ago, 2009.

August DA et al. ASPEN Clinical Guidelines: nutrition support therapy during adult anticancer treatment and in hematopoietic cell transplantation. JPEN 2009; 33(5):472-500.

August DA, Huhmann MB; American Society for Parenteral and Enteral Nutrition (ASPEN) Board of Directors. ASPEN Clinical Guidelines: nutrition support therapy during adult anticancer treatment and in hematopoietic cell transplantation. JPEN J Parenter Enteral Nutr 2009 Sep-Oct; 33(5):472-500.

Bozzetti F, Arends J, Lundholm K, Micklewright A, Zurcher G, Muscaritoli M. ESPEN guidelines on parenteral nutrition: non-surgical oncology. Clin Nutr 2009; 28:445-54.

ESPEN Guidelines. Nutrition support in cancer. Geneva, 2014.

Fearon K, Strasser F, Anker SD, Bosaeus I, Bruera E, Fainsinger RL et al Definition and classification of cancer cachexia: an international consensus. Lancet Oncol 2011 May; 12(5):489-95.

Feldman D, Krishnan AV, Swami S, Giovannucci E, Feldman BJ. The role of vitamin D in reducing cancer risk and progression. Nat Rev Cancer 2014 May; 14(5):342-57.

Gómez Candela C, Olivar Roldán J, García M, Marín M, Madero R, Pérez-Portabella C, Planás M, Mokoroa A, Pereyra F, Martín Palmero A. [Assessment of a malnutrition screening tool in cancer patients]. Nutr Hosp 2010 May-Jun; 25(3):400-5.

Hadjibabaie M, Iravani M, Taghizadeh M, Ataie-Jafari a, Shamshiri a R, Mousavi S a et al. Evaluation of nutritional status in patients undergoing hematopoietic SCT. Bone marrow transplantation [Internet]. 2008 Oct [cited 2013 May 21]; 42(7):469-73.

Horsley P, Bauer J, Gallagher B. Poor nutritional status prior to peripheral blood stem cell transplantation is associated with increased length of hospital stay. Bone Marrow Transplant. 2005 Jun; 35(11):1113-6.

J. Arends et al. Metabolism in cancer patients. Clin Nutr 2006; 25:245-59.

Jacobsohn DA, Margolis J, Doherty J, Anders V, Vogelsang GB. Weight loss and malnutrition in patients with chronic graft-versus-host disease. Bone Marrow Transplant 2002; 231-6.

Li M, Chen P, Li J, Chu R, Xie D, Wang H. Review: the impacts of circulating 25-hydroxyvitamin D levels on cancer patient outcomes: a systematic review and meta-analysis. J Clin Endocrinol Metab. 2014 Jul; 99(7):2327-36.

Ministério da Saúde. Instituto Nacional de Câncer José Alencar Gomes da Silva (INCA). 2 ed. Rio de Janeiro: Consenso Nacional de Nutrição Oncológica 2015; 186p.

Pereira AP, Tanaka M, Barban JBS, Lucio F, Barrere AP, Piovacari SMF, Hamerschlak N. Nutrition Hospitalaria, 2015.

Pinho NB, Oliveira GPC, Correia MITD, Oliveira AGL, Souza CM, Cukier C, Waitzberg DL, Magnoni D, Fabre MEF, Pasco MJ, Gruezo ND, Dias MCG, Gonzalez MC, Moura R, Justino S, Abrahão V, Rodrigues VD, Borges A, Buzzini R.Terapia nutricional em Oncologia. Projeto Diretrizes – Sociedade Brasileira de Nutrição Enteral e Parenteral, 2011

Prado CMM, Lima ISF, Baracos VE, Bies RR, McCargar LJ, Reiman T et al. Cancer chemotherapy and pharmacology 2013; 67(1):93-101.

Raynard B. Nutritional support of the cancer patient : issues and dilemmas. Crit Rev Oncol Hematol 2000; 34:137-68.

Tisdale MJ. Mechanisms of Cancer Cachexia. Physiol Rev 2009; 80:381-410.

von Bahr L, Blennow O, Alm J, Björklund A, Malmberg KJ, Mougiakakos D et al. Increased incidence of chronic GvHD and CMV disease in patients with vitamin D deficiency before allogeneic stem cell transplantation. Bone Marrow Transplant 2015 Sep; 50(9):1217-23.

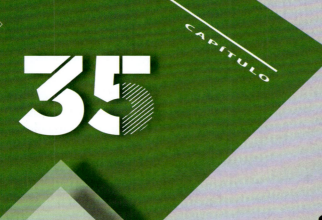

Identificação do Risco de Sangramento

João Carlos de Campos Guerra
Roseny dos Reis Rodrigues
Fernanda P. Fernandes dos Anjos
Michele Jaures
Neila Maria Marques Negrini
Kathucia Franco Ferreira dos Santos
Evandro José de Almeida Figueiredo

Na última década, o substancial aumento de opções para tratamentos antitrombóticos culminou no aparecimento de combinações de medicamentos e novas situações frente ao risco de eventos adversos relacionados ao sangramento. No passado, as complicações hemorrágicas eram consideradas efeitos adversos esperados da terapia antitrombótica, porém, em diversas análises realizadas demonstra-se que existe associação independente entre complicações hemorrágicas e outros desfechos adversos graves em pacientes fazendo uso dessas terapias.

Os eventos tromboembólicos, principalmente o tromboembolismo venoso, acrescem importante morbidade e mortalidade e representam a segunda causa mais comum de complicações em pacientes hospitalizados. A anticoagulação é o tratamento padrão nesses casos, porém, frequentemente seu manejo é complexo e requer conhecimento adequado tanto da farmacologia das drogas quanto da fisiologia da coagulação. Diretrizes publicadas atualmente evidenciam e reiteram a importância de buscar um equilíbrio adequado entre as estratégias antitrombóticas e o risco de sangramento, visando a segurança do paciente e a redução de eventos adversos.

Diante desse cenário, um protocolo de identificação do risco de sangramento foi criado para identificar precocemente o paciente com risco hemorrágico pela equipe multiprofissional e padronizar o atendimento do paciente com hemorragia aguda e choque oferecendo, assim, maior segurança e medidas de suporte que aumentem a agilidade no manejo dessas situações.

O protocolo de risco para sangramento está indicado a todos os pacientes com idade igual ou superior a 18 anos e que apresentem critérios previamente estabelecidos, descritos na Tabela 35.1.

Os pacientes que apresentam os critérios mencionados são identificados pela equipe multiprofissional por meio de notificação do risco ao paciente em sistema eletrônico e com etiqueta de alerta específica em prontuário.

A identificação desse risco deflagra ações e monitoramentos, de acordo com a atuação dos profissionais envolvidos no cuidado assistencial. Verifica-se que o monitoramento contínuo do paciente, a interação das equipes e comunicação efetiva desses profissionais na definição das medidas de vigilância e suporte ao paciente com risco de sangramento são essenciais para reduzir a ocorrência de eventos evitáveis ao paciente.

Dessa forma, é responsabilidade da equipe médica avaliar a prescrição e verificar se esta contempla as metas clínicas da terapêutica instituída, assim como o alvo terapêutico que é pretendido para o paciente. Essas informações devem fazer parte do registro em prontuário e servirão para o monitoramento da evolução do mesmo, como demonstra a Tabela 35.2.

O acompanhamento da prescrição médica é de vital importância para a identificação de interações medicamentosas que possam trazer efeitos aditivos ao risco de sangramento. Por isso, toda prescrição ou dispensação de medicamentos antitrombóticos é criteriosamente avaliada pelos profissionais que, em casos necessários, atuam realizando alterações sobre os medicamentos prescritos, inserindo medidas de monitoramento e vigilância e atuando na educação do paciente.

TABELA 35.1. Critérios de identificação de pacientes com risco de eventos associados a sangramento

- Dupla anticoagulação

- Dupla antiagregação plaquetária (exceto em pacientes coronariopatas ou em POI de angioplastia)

- Anticoagulante associado a:
  - Antiagregante plaquetário OU
  - Fibrinolítico

- Uso de fibrinolítico

- Pacientes com alerta de pânico em exames de coagulação
  - Fibrinogênio < 100
  - RNI > 3
  - TTPa > 2,0

- Uso recente, prévio à internação de:
  - Dupla anticoagulação OU
  - Dupla antiagregação OU
  - Associação de anticoagulante(s) e antiagregante(s) plaquetário(s)

Atenção: a maioria dos *anti-inflamatórios não hormonais,* principalmente os inibidores da COX 1, podem alterar a função plaquetária.

Identificação do Risco de Sangramento

TABELA 35.2. Justificativa e informação para prescrição de medicamentos antitrombóticos

RISCO PARA SANGRAMENTO
Justificativa de prescrição da terapia: _____
Alvo terapêutico: _____
Metas clínicas da terapêutica: _____
Situação de alerta: _____
Recomendações específicas: _____
Médico(a): _____ CRM: _____

Para apoio ao corpo clínico, foi criada uma equipe multiprofissional especializada em risco e manejo de complicações hemorrágicas que pode atuar na discussão de casos e na instituição de medidas adequadas para redução de eventos adversos. Essa equipe é composta por médicos, enfermeiros, farmacêuticos e nutricionistas.

A equipe de enfermagem atua na educação do paciente, informação dos sinais a serem reportados e na vigilância contínua, reportando à equipe médica sinais sugestivos de sangramento, tais como:

- Queda brusca de hemoglobina (Hb) e hematócrito (Ht);
- Queda brusca da pressão arterial (PA);
- Alterações no razão normalizada internacional (RNI) ou tempo de tromboplastina parcial ativaa (TTPa);
- Sangramentos peridrenos;
- Equimoses ou petéquias durante avaliação de pele;
- Sangramento gengival, epistaxe, presença ou sinais de sangue na urina/fezes/vômitos;
- Queda;
- Procedimentos invasivos/cirúrgicos;
- Rebaixamento ou alteração do sensório.

A equipe de nutrição avalia com o médico a necessidade de orientação dietética de restrição de alimentos ricos em vitamina K, em caso de alimentação por via oral. Uma dieta pobre em vitamina K restringe alimentos de boa fonte nutricional de vitaminas e minerais, e, na prática clínica alguns médicos preferem ajustar a dose do anticoagulante em vez de restringir a alimentação.

A principal orientação é evitar mudanças bruscas na alimentação e manter o consumo habitual e constante da mesma quantidade desses alimentos. Os alimentos ricos em vitamina K descritos na literatura são: chá-preto, chá-verde, brócolis, couve, couve-de-bruxelas, espinafre, repolho, rúcula, agrião, alface, feijão, óleo de soja e óleo de canola.

A vitamina K encontra-se presente na síntese hepática de fatores relacionados à hemostasia, favorecendo a coagulação. A redução de vitamina K no organismo, como observado nas doenças hepáticas ou das vias biliares, na utilização de antibióticos de amplo espectro por tempo prolongado, na desnutrição e nas doenças intestinais (síndrome de má absorção, fístulas e ressecções amplas intestinais) pode estar associada aos sangramentos. A vitamina K é, frequentemente, utilizada como antídoto dos anticoagulantes orais em situações de sangramento causados pela varfarina e fenprocumona.

Pacientes em uso de anticoagulantes desenvolvem tendência ao sangramento mais intenso pela alteração no sistema de coagulação. Nos pacientes submetidos à passa-

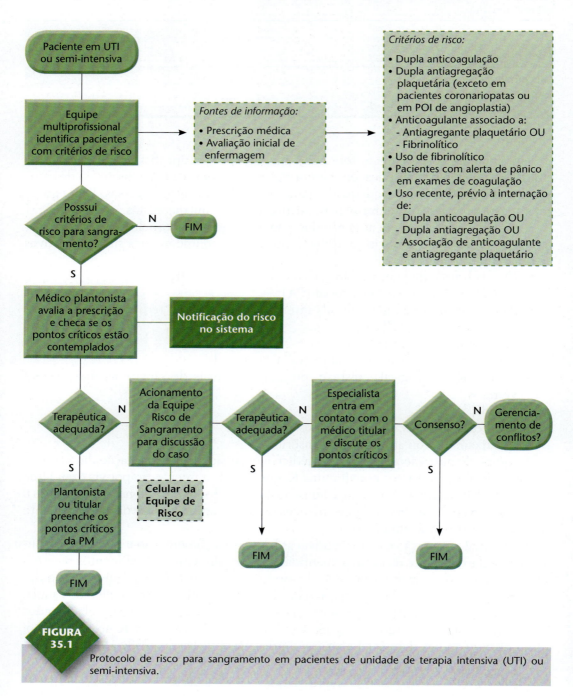

FIGURA 35.1 Protocolo de risco para sangramento em pacientes de unidade de terapia intensiva (UTI) ou semi-intensiva.

Identificação do Risco de Sangramento

gem de sonda nasoenteral pode ocorrer perfuração iatrogênica, pois o músculo da parede esofágica é mais fino, não possui fibras musculares longitudinais e natural estreitamento no lúmen. Durante o jejum prolongado, deve-se atentar à maior incidência de sangramento pelo tempo maior de contato com suco gástrico no estômago. Essas intercorrências devem ser avaliadas, individualmente, de acordo com o estado clínico do paciente.

O efeito anticoagulante da varfarina é antagonizado pela fitomenadiona (vitamina K1) presente nas dietas enterais, mesmo em formulações com quantidade mínima dessa vitamina. Na tentativa de reduzir as interações, recomenda-se interromper a nutrição enteral de 30 minutos a 1 hora antes, e reiniciá-la de 30 minutos a 1 hora após a administração da varfarina, priorizando o cuidado em recalcular a velocidade de infusão da dieta quando administrada por sistema contínuo, podendo ser necessário aumentar a dose de varfarina ou substituí-la por outro anticoagulante, como a heparina (Figs. 35.1 e 35.2).

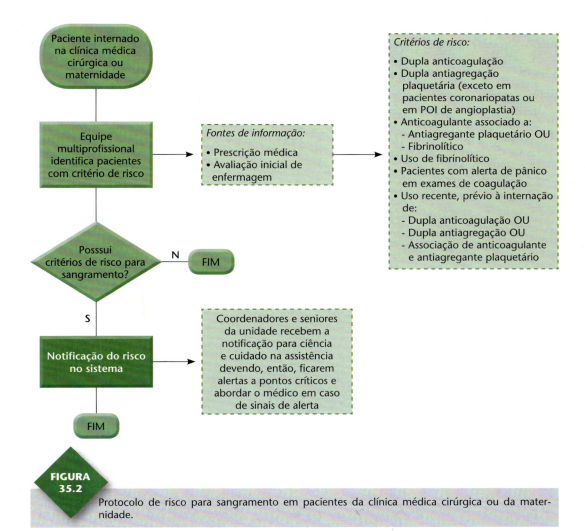

FIGURA 35.2 Protocolo de risco para sangramento em pacientes da clínica médica cirúrgica ou da maternidade.

Leitura recomendada

Dickerson RN, Garmon WN, Kuhl DA, Minard G, Brown RO. Vitamin K-independent warfarin resistance after concurrent administration of warfarin and continuous enteral nutrition. Pharmacotherapy 2008; 28(3):308-13.

Eikelboom JW, Mehta SR, Anand SS, Xie C, Fox KA, Yusuf S. Adverse impact of bleeding on prognosis in patients with acute coronary syndromes. Circulation 2006; 114(8):774-82.

Klack K, Carvalho J F. Vitamina K: Metabolismo, Fontes e Interação com o anticoagulante Varfarina. Rev Bras Reumatol 2006; 46(6):398-406.

Mehran R, Pocock S, Nikolsky E, Dangas GD, Clayton T, Claessen BE, et al. Impact of bleeding on mortality after percutaneous coronary intervention results from a patient-level pooled analysis of the REPLACE-2 (randomized evaluation of PCI linking angiomax to reduced clinical events), ACUITY (acute catheterization and urgent intervention triage strategy), and HORIZONS-AMI (harmonizing outcomes with revascularization and stents in acute myocardial infarction) trials. JACC Cardiovasc Interv 2011; 4(6):654-64.

Moscucci M, Fox KA, Cannon CP, Klein W, Lopez-Sendon J, Montalescot G, et al. Predictors of major bleeding in acute coronary syndromes: the Global Registry of Acute Coronary Events (GRACE). Eur Heart J 2003; 24(20):1815-23.

Pocock SJ, Mehran R, Clayton TC, Nikolsky E, Parise H, Fahy M, et al. Prognostic modeling of individual patient risk and mortality impact of ischemic and hemorrhagic complications: assessment from the Acute Catheterization and Urgent Intervention Triage Strategy trial. Circulation 2010; 121(1):43-51.

Rao SV, O'Grady K, Pieper KS, Granger CB, Newby LK, Van de Werf F, et al. Impact of bleeding severity on clinical outcomes among patients with acute coronary syndromes. Am J Cardiol 2005; 96(9):1200-6.

Wohtl PD, Zheng L, Gunderson S, Balzar SA, Johnson BD, Fish JT. Recommendations for the use of medications with continuous enteral nutrition. Am J Health-Syst Pharm 2009; 66:(15)1458-67.

Wright RS, Anderson JL, Adams CD, Bridges CR, Casey DE, Ettinger SM, et al. 2011 ACCF/AHA focused update of the Guidelines for the Management of Patients with Unstable Angina/Non-ST-Elevation Myocardial Infarction (updating the 2007 guideline): a report of the American College of Cardiology Foundation/American Heart Association Task Force on Practice Guidelines developed in collaboration with the American College of Emergency Physicians, Society for Cardiovascular Angiography and Interventions, and Society of Thoracic Surgeons. J Am Coll Cardiol 2011;57(19):1920-59. Erratum in: J Am Coll Cardiol 2011; 57(19):1960.

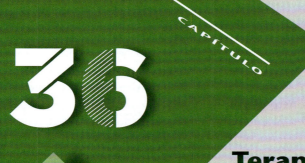

Terapia Nutricional na Falência Intestinal e Transplante Multivisceral

Michelle Leite Oliveira Salgado
Julieta Regina Moraes
Marcela Peres Rodrigues G. Cinacchi
Sergio Paiva Meira Filho

PANORAMA SOBRE A FALÊNCIA INTESTINAL E O TRANSPLANTE MULTIVISCERAL NO BRASIL E NO MUNDO

Atualmente, o transplante de intestino é a única possibilidade de cura para os pacientes com falência intestinal (FI) com complicações graves relacionadas ao uso prolongado da nutrição parenteral total (NPT). O transplante, por sua vez, restabelece a capacidade nutricional por via oral nesses pacientes. O transplante de intestino pode ser isolado ou em combinação com outros órgãos (multivisceral). O transplante de intestino/multivisceral (TxI/TxMv) é o procedimento cirúrgico menos realizado quando comparado com os outros transplantes de órgãos sólidos e o que apresenta o maior desafio em seu manejo. Ainda existem poucos centros credenciados e habilitados no mundo. Nos EUA, em 1997, haviam 198 centros e, em 2012, esse número se reduziu para 106; destes, apenas 18 realizavam mais de 10 procedimentos ao ano.

Muito prejudicado pelos seus resultados iniciais, o transplante de intestino/multivisceral, nos últimos 5 a 10 anos, evoluiu de forma semelhante aos outros transplantes, partindo de um procedimento experimental a uma real opção terapêutica.

A FI acontece devido às deficiências absortivas dos macro e micronutrientes, cujas necessidades diárias não podem ser atingidas por meio da alimentação oral ou nutrição enteral. Na década de 1950, era considerada incompatível com a vida, porém, com o desenvolvimento da NPT no fim da década de 1960, isso possibilitou um aumento na sobrevivência dos pacientes com FI. Vítima do seu próprio sucesso pois, pelo uso prolongado dos cateteres venosos centrais, muitos pacientes passaram a apresentar complicações graves como infecção, trombose e doença hepática colestática induzida pela NPT. Séries recentes têm demonstrado sobrevida de 87% em 5 anos nos pacientes dependentes da NPT que não apresentam complicações. Estudos multicêntricos sugerem que 19 a 26% dos pacientes que se encontram dependentes da NPT desenvolverão algum tipo de complicação e serão candidatos ao transplante de intestino/multivisceral. Recentemente, o transplante de intestino tem permitido uma melhora na sobrevida e na qualidade de vida desses pacientes.

Estima-se que uma a três pessoas por milhão por ano apresentarão FI; destes, entre 10 e 15% devem ser candidatos ao transplante intestinal e multivisceral. Na infância, a FI ocorre em cerca de 2 a 6,8 indivíduos por milhão de população nos países desenvolvidos.

No Brasil, aproximadamente 200 pessoas por ano serão candidatas ao transplante de intestino. Apesar dos avanços tecnológicos e das necessidades clínicas, ainda não há centros especializados de referência na reabilitação e no transplante de intestino/multivisceral no Brasil.

Pacientes que apresentam grandes ressecções, resultando em menos de 100 cm de jejuno-íleo, somadas à perda da válvula ileocecal, certamente desenvolverão dependência da NPT. Nos pacientes com menos de 50 cm, a taxa de mortalidade em 5 anos chega a 40% e nos pacientes com doença colestática devido à NPT essas taxas de sobrevivência cairão para 20%. Outras doenças/comorbidades também podem desenvolver FI e, concomitantemente, evoluir para a necessidade do uso de NPT, como a perda da capacidade de absorção entérica, devido a alguma enteropatia (viral) ou por outras causas como as doenças associadas à alteração na motilidade intestinal (pseudo-obstrução). A maioria dos transplantes de intestino ocorre na população pediátrica (60%) e é decorrente principalmente de enterocolite necrosante, gastrosquise, atresia intestinal, volvo, pseudo-obstrução, agenesia, aganglionose, entre outras. Isquemia, doenças inflamatórias intestinais, volvo, pseudo-obstrução, traumas, tromboses e tumores estão entre as causas mais comuns na população adulta.

A evolução clínica da FI é de difícil prognóstico e está associada a alguns fatores de risco que levam à necessidade do uso contínuo da nutrição parenteral. Nas crianças, a presença da síndrome do intestino ultracurto (< 10/20 cm de intestino), associada à alteração de motilidade residual, perda parcial do cólon e ausência da válvula ileocecal, está relacionada ao uso prolongado de NPT em 100% dos casos. Suddan demonstrou excelentes resultados de sobrevida em pacientes em uso de NPT prolongada, sem complicação grave (87% em 5 anos), devido às novas tecnologias dos cateteres e de seu manuseio por equipes especializadas, com novas técnicas de fechamento (antibióticos ou etanol), tornando-os de longa duração. Porém, 15 a 20% desses pacientes desenvolveram algum tipo de complicação relacionada ao cateter.

HISTÓRICO

O transplante de intestino/multivisceral foi realizado pela primeira vez em cães, em 1959, por Lillehei e cols., como um modelo de estudo cujo escopo era observar o que aconteceria com a drenagem linfática de todos órgãos abdominais após sua total denervação. No período de 1964 a 1970, foram realizadas oito tentativas de transplan-

Terapia Nutricional na Falência Intestinal e Transplante Multivisceral

te em humanos. Todos os pacientes faleceram e apenas um obteve sobrevida superior a 1 mês. Os resultados negativos desses primeiros transplantes ocorreram devido as complicações técnicas, infecciosas e problemas com a imunossupressão convencional.

Na década de 1980, o professor Roy Calne e cols. introduziram a ciclosporina, um novo agente imunossupressor, na prática clínica, que reacendeu o otimismo no campo de transplante de órgãos sólidos.

Em 1983, uma criança de 6 anos em uso de NPT prolongada devido à síndrome do intestino curto com doença hepática terminal, induzida pelo uso crônico da NPT, foi submetida ao primeiro transplante multivisceral, porém, faleceu horas após o transplante em decorrência de hemorragia maciça. No final da década de 1980, com o surgimento da ciclosporina, dois pacientes obtiveram uma sobrevida pós-transplante de 109 e 192 dias. A doença linfoproliferativa foi a responsável pelo óbito nesses pacientes. Grant e cols., no Canadá, realizaram o primeiro transplante combinado de intestino e fígado.

O surgimento do tacrolimo, em 1990, foi um marco no transplante de intestino. A medicação resultou na melhora da integração do enxerto e nas taxas de sobrevivência. Desde então, vários foram os avanços no transplante de intestino/multivisceral. Os resultados positivos estão também relacionados ao desenvolvimento de equipes multidisciplinares no tratamento da FI, ao encaminhamento precoce para a lista de transplantes, ao uso de terapia de indução por meio dos anticorpos antilinfocíticos mono e policlonal, e aos métodos mais agressivos na prevenção e tratamento das infecções virais, assim como na detecção e no tratamento precoce da rejeição.

Esses fatores contribuíram para uma melhoria nos resultados do transplante de intestino, com sobrevida estimada de 80% em 1 ano. Sabe-se hoje que o intestino é o protagonista do transplante multivisceral, e que, quando se combina o fígado ao enxerto existe uma grande proteção imunológica de todos os órgãos enxertados, tendo impacto na sobrevida do enxerto de forma significativa.

FALÊNCIA INTESTINAL (FI)

Segundo a European Society for Parenteral and Enteral Nutrition (ESPEN) 2016, falência intestinal é definida como "redução da função intestinal abaixo do mínimo necessário para a absorção de macronutrientes e/ou água e eletrólitos, de modo que a suplementação intravenosa é necessária para manter a saúde e/ou crescimento". O termo insuficiência ou falha intestinal tem o mesmo significado, e foi proposto para definir a redução da função de absorção intestino. De acordo com a definição, dois critérios devem estar presentes para diagnosticar simultaneamente a FI: a diminuição da absorção de macronutrientes e/ou água e eletrólitos, devido a uma perda de função intestinal e à necessidade de suplementação intravenosa.

A falência intestinal se estabelece consequente às deficiências absortivas dos macronutrientes (carboidratos, lipídeos e proteínas) e dos micronutrientes (água, eletrólitos, vitaminas e minerais), cujas necessidades diárias não poderão ser atingidas pela alimentação oral ou pela nutrição enteral. Esse estado clínico torna inevitável a dependência da terapia nutricional parenteral (TNP) para a manutenção do equilíbrio nutricional, da composição e da função corporal, e da saúde. Assim, a síndrome do intestino curto (SIC), a insuficiência e a falência intestinais estão intimamente relacionadas devido ao resultado final dos eventos fisiopatológicos, metabólicos e clínicos consequentes.

TABELA 36.1. Classificação da FI

CLASSIFICAÇÃO	TIPO DE FALÊNCIA INTESTINAL
Tipo 1	Aguda, ocorre logo após a cirurgia abdominal, de curto prazo e condição autolimitada
Tipo 2	Condição aguda prolongada, geralmente em pacientes metabolicamente instáveis que necessitam de cuidados multidisciplinares e suplementação intravenosa por semanas ou meses
Tipo 3	Condição crônica, pacientes metabolicamente estáveis, necessitando de suplementação intravenosa por meses ou anos, podendo ser reversível ou irreversível

Fonte: Piron et al. ESPEN guidelines on chronic intestinal failure in adults. Clin Nutr 2016; 35(2):247-307.

Desse modo, a insuficiência intestinal pode ser caracterizada por causa anatômica ou funcional. Envolve o comprimento do intestino ou a sua fisiologia primária, levando à dificuldade de absorção, que pode ser compensada pela hiperfagia e por adaptações estruturais e metabólicas do intestino.

A SIC é uma síndrome de má absorção resultante da ressecção intestinal extensa, apresentando com frequência diarreia, desidratação, deficiências crônicas de macro e micronutrientes, que necessitam normalmente de suporte nutricional enteral ou parenteral.

A desnutrição secundária a essas situações clínicas é um dos fatores determinantes da má evolução clínica, incluindo aumento da morbidade e mortalidade. Portanto, a gravidade da desnutrição e das complicações metabólicas depende da doença de base e fatores, como o comprimento do intestino remanescente, ressecção da válvula ileocecal e/ou cólon, tempo decorrente da ressecção, presença de outras doenças sistêmicas e idade do paciente.

As consequências nutricionais após a ressecção dependem não só do comprimento, mas também das condições funcionais do intestino remanescente. Após ressecções maciças do intestino delgado, a parte preservada sofre com o tempo, mudanças adaptativas tais como espessamento da parede, dilatação e diminuição da motilidade que resultam em progressiva melhora da diarreia, da esteatorreia e da má absorção. Essas mudanças morfológicas e fisiológicas resultam em aumento no tempo do trânsito intestinal e consequente melhora na absorção dos nutrientes.

Quanto mais grave for a síndrome de má absorção e quanto menor o segmento do intestino delgado remanescente, mais frequentes serão as internações (Tabela 36.1).

Classificação fisiopatológica

A classificação fisiopatológica da FI tem cinco condições, que podem ser provenientes de várias doenças sistêmicas gastrointestinais: intestino curto, fístula intestinal, falta de motilidade intestinal, obstrução mecânica e doença da mucosa do intestino delgado.

No caso de intestino curto, fístula enterocutânea ou doença do intestino delgado extensa, o mecanismo primário de FI é a má absorção dos alimentos ingeridos devido a uma redução ou desvio da superfície de absorção da mucosa. No caso da dismotilidade intestinal ou obstrução mecânica, a restrição é o principal mecanismo.

Assim, vários mecanismos fisiopatológicos concomitantes podem contribuir para a gravidade da FI em um único paciente. Estes consistem em secreção intestinal aumentada de fluidos e eletrólitos em segmentos obstruídos ou dilatados, perda intestinal de fluidos e eletrólitos com vômitos ou drenagem gástrica, hipofagia relacionada com a doença, tempo de trânsito gastrointestinal acelerado, supercrescimento bacteriano, aumento da demanda metabólica relacionada à sepse concomitante e inflamação. O intestino curto pode ocorrer como resultado de uma extensa ressecção cirúrgica ou de doenças congênitas do intestino delgado. A condição clínica associada ao intestino delgado remanescente de menos de 200 cm é a considerada síndrome do intestino curto.

É importante considerar os fatores que interferem na absorção, dessa forma, verificando a porção do intestino remanescente, presença de cólon, adaptação intestinal, tempo de ressecção e presença da válvula ileocecal, com o objetivo de identificar o local de absorção dos nutrientes e possíveis carências nutricionais (Tabela 36.2).

Com relação à ausência da válvula ileocecal: pode aumentar o trânsito intestinal, diminuir o tempo de contato dos nutrientes na mucosa intestinal, aumentar o crescimento bacteriano, interferir na desconjugação de sais biliares, diminuir a absorção de gorduras e vitaminas lipossolúveis e promover a má absorção.

O comprimento remanescente do intestino e a presença de anastomose jejunoileal se correlacionam com a suficiência intestinal, enquanto a jejunostomia terminal se correlaciona com a falência intestinal. A presença da junção ileocolônica, principalmente com a válvula ileocecal, resulta no prolongamento do trânsito gástrico e intestinal, o que indiretamente influenciará na absorção de água e eletrólitos; na prevenção do supercrescimento bacteriano, pelo refluxo das bactérias colônicas para o íleo; e na preservação do transporte ativo dos sais biliares no íleo distal, mantendo as reservas orgânicas, bloqueando as desconjugações e evitando a liberação de cloro na mucosa do colo, o que poderá comprometer ainda mais a absorção dos líquidos. Assim, o comprimento crítico de intestino remanescente capaz de evitar a dependência permanente da TNP, determinado pela análise radiológica, é:

- > 35 cm nos pacientes com anastomose jejunoileal;
- > 60 cm nos pacientes com anastomose jejunocólica;
- > 115 cm nos pacientes com jejunostomia terminal.

TABELA 36.2. Minerais e fatores que interferem em sua absorção, de acordo com a porção intestinal

DUODENO	JEJUNO	ÍLEO	CÓLON
Cálcio	Proteínas	Vitamina B12	Absorção de água e Na
Magnésio	Carboidratos	Reabsorção de sais biliares	Excreção de bicarbonato e K
Fósforo	Lipídeos		Carboidratos não absorvidos Bactérias colônicas AGCC – calorias adicionais
Ferro	Vitaminas		AGCC – retenção de Na e água
Ácido fólico	Minerais		Diminuição do volume fecal
	Eletrólitos		

AGCC: ácido graxo de cadeia curta. *Fonte:* Adaptada de ASPEN 2016.

Essas medidas objetivas facilitam a avaliação precoce da possibilidade de progressão para a falência intestinal, mas as inter-relações anatômicas e funcionais no intestino são complexas e ainda não plenamente estudadas e conhecidas. Assim, o local da ressecção intestinal influenciará o tamanho do intestino, já que a ressecção do íleo leva a consequências nutricionais mais importantes do que a ressecção jejunal, seja pela função única desempenhada por este segmento (reabsorção intestinal dos sais biliares, gordura e da vitamina B12), seja pela sua capacidade adaptativa.

A adaptação do intestino remanescente depende da presença de estímulos do sistema digestório com nutrientes, na forma oral ou enteral. O tratamento é dependente da anatomia do intestino remanescente, sendo os pacientes com cólon em continuidade mais aptos a se adaptar, se beneficiando de dietas ricas em carboidratos complexos, porém, sofrem com aumentos de lipídeos na dieta e com o aumento da incidência de formação de pedras de oxalato nos rins. Por outro lado, indivíduos sem cólon em continuidade conseguem tolerar dietas com maior teor de gordura, mas não se beneficiam de grandes quantidades de carboidratos.

Adaptação intestinal

Refere-se ao processo após a ressecção em que o intestino remanescente se adapta a fim de aumentar a sua capacidade de absorver fluidos e nutrientes. Normalmente, ocorre durante os 2 primeiros anos após a ressecção. Acontecem alterações estruturais (aumento de vilosidade, profundidade das criptas celulares, número de enterócitos) e alterações funcionais (fluidez da membrana, da borda em escova, permeabilidade, alterações do trânsito intestinal). O íleo tem maior capacidade de adaptação estrutural e funcional, e o jejuno, principalmente, funcional.

Desnutrição na SIC

A gravidade e o tipo de desnutrição depende da extensão e do segmento intestinal ressecado, bem como da integridade e adaptação do intestino remanescente.

Quadro clínico

- Desnutrição proteico-calórica;
- Má absorção;
- Diarreia;
- Esteatorreia;
- Desidratação;
- Hipocalcemia;
- Anemia megaloblástica;
- Deficiência de vitaminas A, D, E e K;
- Deficiência de magnésio, cálcio, magnésio, ferro e zinco.

Citrulina

A abordagem atual para determinar a capacidade funcional do enterócito e/ou intestinal está centrada na avaliação dos marcadores específicos dessa atividade, como a concentração sérica da citrulina. Desse modo, a avaliação pós-absortiva da concentração da citrulina se correlacionou intensamente com outras medidas da função intestinal, como a capacidade digestiva básica para proteínas e gorduras.

Terapia Nutricional na Falência Intestinal e Transplante Multivisceral

A concentração plasmática de citrulina pode ser um bom marcador nas ressecções maciças de intestino, uma vez que esse parâmetro é proporcional à gravidade da doença, quanto mais reduzida maior a gravidade. A suplementação desse aminoácido pode ser apta a restaurar o balanço nitrogenado e gerar síntese proteica. Valor médio da citrulina plasmática em voluntários saudáveis: 38 ± μmol/L.

Prevenção de cálculo renal

Enterectomizados com cólon em continuidade também podem desenvolver hiperoxalúria, por isso, recomenda-se ingestão hídrica aumentada e uma dieta com baixo teor de gordura e pobre em oxalato, para evitar a formação de pedras de oxalato nos rins. Isso acontece devido ao déficit de sais biliares, causando um excesso de lipídeos não absorvidos no cólon e que se ligam ao cálcio, deixando oxalatos livres. Estes são absorvidos e podem precipitar no rim, formando as pedras de oxalato. Alguns dos alimentos ricos em oxalato são: chás, chocolate, espinafre, aipo, beterraba, cenoura.

Hidratação oral

A solução de reidratação oral (SRO) normalmente é necessária para otimizar a hidratação, aumentar a absorção de líquidos e diminuir a diarreia. Líquidos hipertônicos tendem a diluir a concentração do conteúdo da luz intestinal, promovendo a diarreia. Líquidos hipotônicos não contêm as quantidades de sódio e glicose para facilitar a absorção de forma rápida, podendo levar à desidratação os pacientes com jejunostomia, se consumidos em grande quantidade. Na jejunostomia ou ileostomia terminal, a ingestão oral de líquidos deve ser maior do que o débito da ostomia (geralmente 1,5-2 L/dia). Monitorar o débito da ileostomia/colostomia, volume urinário, balanço hídrico. A concentração ótima de sódio para absorção no jejuno é de 90 a 120 mEq Na/L. Recomenda-se uma monitoração regular dos sinais e sintomas de desidratação, equilíbrio de fluidos, testes de laboratório e volume urinário de 24 horas.

AVALIAÇÃO NUTRICIONAL PRÉ E PÓS-TRANSPLANTE

- *Antropometria:* quinzenal/mensal, peso, altura, circunferência braquial (CB), circunferência da panturrilha (CP), circunferência abdominal (CA), prega cutânea tricipital (PCT);
- *Bioimpedância (BIA):* bimestral;
- *Calorimetria indireta:* trimestral no 1º ano e, após, semestral;
- *Padrão de exames bioquímicos:* na entrada, hemograma, creatinina, ureia, eletrólitos, vitamina B12, ácido fólico, Mg, K, Ca, Fe, TGO, TGP, gama GT;
- *Pós:* exames-padrão + fósforo, vitamina D e PTH.

Segundo diretrizes da ESPEN, aconselha-se a monitoração bioquímica e antropometria em todas as visitas; vitaminas e oligoelementos em intervalos semestrais e para investigações de doença óssea metabólica (densitometria óssea), anualmente.

É importante o conhecimento da anatomia do intestino remanescente para prever os resultados clínicos e desenvolver um plano de tratamento individualizado.

A anamnese deve ser detalhada com informações relativas a mudanças de peso, uso de medicamentos, suplementos, histórico de alergia alimentar, alterações do trato gastrintestinal (TGI) ou sintomas que podem afetar a ingestão oral ou perda de fluidos, sintomas de deficiência de micronutrientes e uma avaliação física para avaliar desnutrição/desidratação. Quando possível, obter histórico clínico para alergia alimentar do órgão doador nos casos de transplantes.

Verificar:
- Ingestão hídrica, para determinar o equilíbrio entre fluidos;
- Recordatório alimentar;
- Avaliação de eletrólitos (Ca, Mg, P) e micronutrientes;
- Níveis de vitaminas lipossolúveis, vitamina B12, folato, ferro e zinco;
- Densidade óssea deve ser avaliada no início e monitorada regularmente;
- Níveis de PTH podem ser úteis para identificar a necessidade de cuidados na doença óssea;
- Em alguns casos, avaliação de gordura nas fezes de 72 horas, para documentar a má absorção;
- Informação de acesso do dispositivo entérico/central, fórmula utilizada, modo de administração, complicações anteriores;
- Nível de motivação, aderência à dieta, tratamento prescrito, potenciais barreiras socioeconômica e educacional.

TERAPIA NUTRICIONAL NA SIC

A terapia nutricional (TN) na SIC deve ser específica e iniciada no pós-operatório (pós-estabilidade hemodinâmica), devido ao risco de desnutrição e deficiências de macro e micronutrientes.

Na fase aguda, a maioria dos pacientes precisa de terapia nutricional parenteral (TNP) e, quando possível, a terapia nutricional enteral (TNE) ou terapia nutricional oral (TNO) deve ser iniciada, favorecendo a adaptação intestinal devido à presença de alimento no lúmen.

A má absorção pode ser compensada por uma hiperfagia e adaptações estruturais e metabólicas no intestino.

Objetivos:
- Manter o estado nutricional adequado com a administração de substratos energéticos e proteicos, eletrólitos, micronutrientes e de água;
- Melhorar a função intestinal residual (adaptação nas situações de ressecção intestinal);
- Reduzir a diarreia;
- Corrigir o desequilíbrio hidroeletrolítico;
- Reduzir as complicações advindas da SIC e aquelas inerentes à aplicação da TN;
- Melhorar a qualidade de vida.

Determinação das necessidades nutricionais

Ver Tabela 36.3.

Necessidades de vitaminas e minerais

Segundo Recommended Dietary Allowances (RDA)/Dietary Reference Intakes (DRIs).

Terapia Nutricional na Falência Intestinal e Transplante Multivisceral

TABELA 36.3. Distribuição de nutrientes para SIC

	PRESENÇA DE CÓLON	AUSÊNCIA DE CÓLON	CONSIDERAÇÕES
Calorias	35 a 45 kcal/kg (até 60 kcal/kg)	35 a 45 kcal/kg (até 60 kcal/kg)	5 a 6 refeições/dia
Carboidratos	50 a 60% do VET Limitar uso de sacarose	20 a 40% do VET Evitar uso de sacarose	CHO complexos
Gorduras	20 a 30% do VET	40 a 60% do VET	Utilizar ácidos graxos essenciais TCM na má absorção
Proteínas	20 a 30% do VET (1,5 a 2,0 g/kg)	20 a 30% do VET (1,5 a 2,0 g/kg)	Alto valor biológico
Fibra	10 a 15 g/dia (ajuste conforme tolerância)	10 a 15 g/dia (ajuste conforme tolerância)	Evacuações > 3 L/dia, deve ter 5 a 10 g/dia de fibras solúveis
Oxalato	Restrito	Sem restrições	
Líquidos	Isotônicos/hiposmolar	Isotônicos + solução de reidratação oral	Consumo ao longo do dia
Lactose	Não restringe se houver tolerância	Não restringe se houver tolerância	
Sódio	Incentivar uso	Incentivar uso	Não restringir devido aumento de perdas

Fonte: Mueller CM e cols. The ASPEN adult nutrition support core curriculum. Silver Spring: American Society for Parenteral and Enteral Nutrition, 2012.

INTERVENÇÕES NUTRICIONAIS

Existem 3 fases após a ressecção maciça do intestino (Tabela 36.4):

- *Fase aguda* (primeiras semanas após a ressecção): grandes perdas de fluidos e eletrólitos; têm-se como objetivo a estabilização do paciente, incluindo fluidos e eletrólitos;
- *Fase de adaptação* (pode durar até 2 anos): suporte nutricional é a principal preocupação, início do desmame da TNP;
- *Fase de manutenção*: capacidade adaptativa do intestino atinge o seu máximo. O desmame da TNP pode ser bem sucedido apesar da ausência da adaptação intestinal adicional.

Terapia nutricional via oral

O sucesso da dieta é em longo prazo. O padrão alimentar e estilo de vida precisam ser considerados, além de um acompanhamento para ajustes na quantidade de fluidos e energia, com base nos sinais e sintomas (perda de peso, hidratação, produção de fezes, níveis de micronutrientes).

TABELA 36.4. Classificação da falência intestinal de acordo com o tipo de terapia nutricional

CLASSIFICAÇÃO	TIPO DE TERAPIA NUTRICIONAL
Leve	Ajuste da dieta oral e/ou suplementação oral de sal e água
Moderada	Dieta enteral e/ou suplementação enteral de sal e água
Grave	Nutrição parenteral e/ou suplementação de solução salina endovenosa

Fonte: Adaptada de Van Gossum e cols., 2009.

Dietas com 50-60% de carboidratos e 20-30% de gordura têm demonstrado benefícios em pacientes com presença de parte do cólon. Os carboidratos complexos reduzem a carga osmótica, o que pode ser benéfico no processo de adaptação, além de serem convertidos em ácidos graxos de cadeia curta (AGCC) por fermentação bacteriana, contribuindo como fonte de energia. Açúcares concentrados e sucos de frutas geram uma carga osmótica alta, potencializando a formação de fezes.

Triacilgliceróis de cadeia média (TCM) são absorvidos no intestino delgado e grosso, não precisam de enzimas pancreáticas para absorção, sendo útil na presença de ácidos biliares e insuficiência pancreática. No entanto, têm uma densidade calórica um pouco menor, não contêm ácidos graxos essenciais, além de exercer maior carga osmótica no intestino delgado e menor efeito estimulador sobre a adaptação em comparação com triacilgliceróis de cadeia longa (TCL). O fornecimento de TCL (acido linolênico e linoleico) é importante, pois as deficiências são comuns.

Deve-se estimular o uso de gorduras poli-insaturadas devido à presença de ácidos graxos essenciais. A suplementação de fibra solúvel tem efeito sobre a adaptação intestinal, retardando o esvaziamento gástrico; fornece energia pela fermentação de AGCC, porém, pode aumentar a distensão, gases e produção de fezes no paciente. Segundo a ESPEN, não se recomenda a adição de fibras solúveis (por exemplo, pectina) na dieta para aumentar a absorção intestinal global.

A restrição proteica não é necessária, pois é menos afetada pela superfície de absorção diminuída, inclusive não há necessidade de uso de peptídeos.

As necessidades de proteínas e energia para os pacientes FI deve ser baseada em características individuais e necessidades específicas, e a adequação do regime deve ser regularmente avaliada por meio de parâmetros clínicos, antropométricos e bioquímicos.

A dieta oral deve ser fracionada ao longo do dia e aumentada gradativamente, conforme a tolerância do paciente. Para o início, recomenda-se a dieta de fases com a introdução gradativa dos alimentos, tanto em qualidade como em quantidade, dando-se preferência inicial aos carboidratos.

Assim, as dietas hipogordurosas, ricas em carboidratos e fibras solúveis com restrição de oxalato, estão mais indicadas diante da presença anatômica e funcional, parcial ou total do cólon. Orienta-se dieta via oral fracionada em 7 a 8 refeições/dia, em intervalos regulares e constantes com pequeno volume por refeição, hipogordurosa e restrita em açúcares simples e fibras insolúveis. As refeições devem ser isoenergéticas.

Proposta de intervenção nutricional

- Dieta hipercalórica hiperproteica;
- Pobre em resíduos;
- Hipogordurosa;
- Fracionada;
- Restrição de lactose e sacarose;
- Suplementação de vitaminas lipossolúveis parenterais;
- Suplementação nutricional oral.

Proposta de conduta dietética oral (Tabelas 36.5 a 36.8)

- *Dieta semielementar* – iniciar conforme indicação médica – até 1 mês;
- *Dieta à base de alimentos pouco formadores de resíduos, hipogordurosa, baixos teores ou isenta de dissacarídeos* – 1º ao 3º mês;
- *Dieta II + TCM + caldo de leguminosas* – 3º ao 5º mês;
- *Dieta III + TCL + folhas tenras + frutas obstipantes selecionadas* – 5º ao 7º mês;
- *Dieta adaptada conforme tolerância individual* – após o 7º mês.

Terapia nutricional no pós-transplante

O objetivo principal dos transplantes é o restabelecimento da nutrição pelo trato digestório. Até 90% dos pacientes submetidos a TxI e TxMv podem ficar independentes da nutrição parenteral. No entanto, é necessária a realização de reabilitação intestinal, uma vez que os enxertos podem apresentar graus variáveis de insuficiência em razão de lesão de isquemia-reperfusão, denervação e episódios de rejeição.

TABELA 36.5. Fase I (100% CHO)

	QUANTIDADE/VOLUME
DESJEJUM	
Solução hidroeletrolitica	200 mL
Gelatina *diet*	1 porção
Água de coco	200 mL
Chá com adoçante	200 mL
ALMOÇO/JANTAR	
Batata ou tubérculo cozido	1 unidade
Água de coco	200 mL
Sagu com suco *diet*	1 porção
LANCHE 14/20 hs	
Solução hidroeletrolítica	200 mL
Sagu com suco *diet*	1 porção
Gelatina *diet*	1 porção

TABELA 36.6. Fase II

	QUANTIDADE/VOLUME
DESJEJUM	
Solução hidroeletrolítica	200 mL
Biscoito água ou pão francês	4 unidades/1 unidade
Água de coco	200 mL
Gelatina *diet*	1 porção
Geleia *diet*	1 unidade
Chá com adoçante	200 mL
ALMOÇO/JANTAR	
Arroz	4 colheres de sopa
Legumes (batata, cenoura, chuchu, abóbora, abobrinha, mandioca, mandioquinha)	2 colheres de sopa
Água de coco	200 mL
Sagu com suco *diet*	1 porção
LANCHE 14/20 hs	
Solução hidroeletrolítica	200 mL
Biscoito água ou pão francês	4 unidades/1 unidade
Sagu com suco *diet*	1 porção
Geleia *diet*	1 unidade

Na segunda semana de transplante ocorre completa regeneração da drenagem da linfa, por reconstrução e dilatação dos vasos linfáticos do enxerto. Contudo, a absorção de gordura demora um pouco mais para ser normalizada, provavelmente por interferência de fatores decorrentes da recuperação da mucosa intestinal. Ocorre também aumento da quantidade total de lipídeos nas fezes, que é reduzida à medida que a absorção de gordura é restabelecida.

A inervação intrínseca está preservada no enxerto transplantado, porém, a desconexão da inervação extrínseca é fortemente relacionada aos distúrbios de motilidade intestinal, que se manifestam como diarreia de difícil controle, que persiste por vários meses, melhorando com a reconstrução da inervação extrínseca.

A função hormonal do enxerto transplantado é geralmente pouco afetada no TxMv e a liberação de hormônios mediadores de fenômenos vasomotores está mantida. Nos TxMv, apesar da lenta recuperação do enxerto, ocorre melhora progressiva da capacidade absortiva.

A TN está indicada assim que se atinge a estabilidade hemodinâmica. Nessa fase aguda, devido às perdas hidroeletrolíticas e distúrbios metabólicos, os pacientes necessitam da TNP.

Terapia Nutricional na Falência Intestinal e Transplante Multivisceral

TABELA 36.7. Fase III

	QUANTIDADE/VOLUME
DESJEJUM	
Solução hidroeletrolítica	200 mL
Biscoito água ou pão francês	4 unidades/1 unidade
Chá com adoçante	200 mL
Fruta cozida sem açúcar	1 porção
Geleia *diet*	1 unidade
ALMOÇO/JANTAR	
Arroz	4 colheres sopa
Legumes (batata, cenoura, chuchu, abóbora, abobrinha, mandioca, mandioquinha)	2 colheres de sopa
Clara de ovo	1 unidade
Peito de frango ou peixe abafado ou carne vermelha*	1 porção
Clara de ovo	1 unidade
Água de coco	200 mL
Sagu com suco *diet*	1 porção
LANCHE 14/20 hs	
Água de coco	200 mL
Pão francês	1 unidade
Sagu com suco *diet*	1 porção
Fruta cozida sem açúcar	1 porção
Geleia *diet*	1 unidade

*Carne vermelha: incluir 2 dias/semana.

Durante o período pós-operatório é recomendada a introdução gradativada da TNP, infundida ao longo de um período de 24 horas para garantir uma nutrição adequada e evitar hiperglicemia. No entanto, no ambiente doméstico é infundida ao longo de 12 horas para melhora da qualidade de vida do paciente.

A composição específica de TNP e o volume variam de acordo com a idade do paciente, o grau de desnutrição e a extensão da ressecção.

A monitoração clínica do paciente nos primeiros dias do pós-transplante deve ser muito cuidadosa e realizada em ambiente de terapia intensiva. A avaliação sistemática e frequente de parâmetros ventilatórios, hemodinâmicos, metabólicos, nutricionais e infecciosos são fundamentais para a rápida correção de distúrbios que possam comprometer a evolução do paciente.

TABELA 36.8. Fase IV

	QUANTIDADE/VOLUME
DESJEJUM/LANCHES	
Solução hidroeletrolítica	200 mL
Biscoito água ou pão francês	4 unidades/1 unidade
Chá com adoçante	200 mL
Fruta cozida sem açúcar	1 porção
Geleia *diet*	1 unidade
ALMOÇO/JANTAR	
Arroz	4 colheres sopa
Legumes (batata, cenoura, chuchu, abóbora, abobrinha, mandioca, mandioquinha)	2 colheres de sopa
Clara de ovo	1 unidade
Caldo de feijão	1 concha
Carne vermelha ou frango ou peixe	1 porção
TCM	1 colher
Gelatina *diet*	1 unidade
Água de coco	200 mL
Sagu com suco *diet*	1 porção
Verduras cozidas (conforme tolerância)	2 colheres sopa
LANCHE 14/20 hs	
Solução hidroeletrolítica	200 mL
Água de coco	200 mL
Pão francês	1 unidade
Sagu com suco *diet*	1 porção
Fruta cozida sem açúcar	1 porção
Geleia *diet*	1 unidade

Inclusão de frutas obstipantes conforme tolerância.

Na fase inicial, há necessidade do uso de altos níveis de drogas imunossupressoras para controlar o reconhecimento imunológico do doador ao enxerto intestinal transplantado, evitando, assim, a rejeição. Isso pode provocar efeitos colaterais como disfunção renal, hipertensão arterial, problemas neuropsíquicos e favorecimento a infecções. Além disso, enxertos intestinais sempre apresentam lesões decorrentes das isquemias e da lesão de reperfusão, sendo um potencial foco de translocação bacteriana.

Após a fase aguda, assim que as perdas fecais estiverem controladas (podendo ter como parâmetro perdas fecais inferiores a 2,5 L/dia), a terapia via oral ou por meio de sonda nasoenteral deve ser iniciada. A presença de alimentos no lúmen intestinal favorece a adaptação intestinal.

A TNE, além de ser a fonte preferencial de substratos, provavelmente é o estímulo primário para a resposta proliferativa do epitélio da mucosa que recobre o tubo digestivo. A ausência de nutrientes intraluminais diminui a adaptação intestinal pós-ressecção, pela liberação ou intensificação da apoptose enterocítica na mucosa.

Apresenta melhor tolerância com o método de infusão contínua, em vez de intermitente ou em *bolus*. O uso da TNE contínua melhora a adaptação intestinal, com manutenção ou melhora do estado nutricional.

Conforme as diretrizes da ESPEN, na vigência de TNE, utilização de dietas enterais podem ser poliméricas isotônicas.

Não existe consenso quanto ao tipo de dieta enteral seria mais adequado; entretanto, na maioria dos casos, as fórmulas poliméricas são bem aceitas devido à sua baixa osmolaridade. Em algumas situações de trânsito intestinal muito acelerado, pode-se considerar fórmulas oligoméricas.

Deve-se avaliar a necessidade de suplementação de vitamina B12 durante a TNE.

A suplementação de fibra pode auxiliar na absorção de água, reduzindo a frequência de intestino nos pacientes com cólon.

A restrição do oxalato é necessária para evitar a nefropatia em pacientes com um cólon intacto e má absorção da gordura.

O desmame gradual da TNP para a terapia nutricional oral (TNO) pode ser iniciado, uma vez que não exista perda de peso, grande perda de líquidos e perda de eletrólitos.

Com a melhora da função do enxerto, a quantidade e qualidade da alimentação são ampliadas até que o paciente se mantenha com dieta geral oral e sem necessidade de complementação por via parenteral ou enteral.

A hiperfagia parece ser estimulada pela severidade da má absorção de gordura e estado nutricional. Entre os pacientes com uma massa intestinal suficiente e continuidade do cólon, não se deve restringir a hiperalimentação, com a exceção de hidratos de carbono simples, uma vez que podem aumentar a diarreia.

Terapia nutricional parenteral domiciliar

Antes da alta hospitalar, os pacientes devem estar metabolicamente estáveis, capazes física e emocionalmente de lidar com TNP e ter um ambiente familiar adequado, segundo diretrizes ESPEN.

A avaliação psicológica pode ser necessária para alguns pacientes. A situação em casa deve ser estável e possuir instalações adequadas para administração segura de TNP. Devem ser utilizados protocolos para educar os pacientes e cuidadores (incluindo *home care*) sobre os cuidados de cateter e para monitoramento nutricional, metabólico e o estado clínico do paciente.

É recomendada auditoria regular da terapia domiciliar, e é importante que todas complicações da TNP domiciliar, incluindo obstrução de cateter venoso central, infecção de cateter, trombose, doença hepática e osteoporose, sejam reconhecidas como parte de uma vigilância regular e tratadas inicialmente por uma equipe multidisciplinar experiente para impedir complicações irreversíveis mais tarde.

Recomenda-se o monitoramento bioquímico e antropométrico em todas as visitas; vitaminas e oligoelementos em intervalos semestrais e densitometria óssea anualmente. A American Society for Parenteral and Enteral Nutrition (ASPEN) recomenda monitorar a função hepática de 1 a 3 meses, de ferro e folato a 3 meses e oligoelementos, anuais.

Pacientes com TNP devem ter um ótimo controle de glicemia, com base em < 180 mg/dL (10 mmol/L) durante perfusão TNP e os níveis de HbA1c (hemoglobina glicada) normais (se diabético), por meio de um acompanhamento regular.

Recomenda-se uma monitoração regular dos sinais e sintomas de desidratação. A recomendação hídrica diária varia de 25 a 35 mL/kg. Esta estratégia deve ser analisada individualmente. A adequação do volume da TNP pode ser avaliada medindo 24 horas a produção de urina.

Não é recomendada a adição de rotina de aminoácidos (glutamina, cisteína, taurina) na TNP formulada, para diminuir as complicações em adultos.

REABILITAÇÃO INTESTINAL

A reabilitação intestinal (RI) enfatiza estratégias para reduzir ou eliminar a necessidade de TNP ou transplante intestinal.

Mudanças no estilo de vida e aumento das despesas são exigidas do paciente, sendo a educação e suporte contínuo importantes para melhorar o cumprimento do plano de cuidados. Deve-se estabelecer um objetivo realista, sendo ele reduzir a TNP ou eliminá-la completamente.

Alguns critérios devem ser considerados antes do desmame da TNP: a ingestão adequada de calorias e líquidos estabelecida para o paciente e acompanhamento frequente, com redução da TNP, com base na tolerância e sintomas (fezes, urina, eletrólitos, micronutrientes, peso, hidratação). A redução da TNP não tem intervalo definido, porém, uma vez por semana parece adequado, embora seja individualizado.

Não se recomenda a adição de glutamina, probióticos ou outros nutrientes suplementares para promover a reabilitação intestinal.

Medicações de reabilitação intestinal

As medicações necessárias para controle das fezes na SIC são antissecretores e antimotilidade. A maioria das medicações é absorvida nos primeiros 50 cm de jejuno; no entanto, medicações de liberação lenta devem ser evitadas.

Antidiarreicos reduzem a motilidade intestinal, mas causam uma ligeira redução na secreção intestinal. A clonidina (anti-hipertensivo) pode ser administrada via transdérmica, sendo útil para tratamento de grandes perdas de fezes por meio do seu efeito sobre a secreção e a motilidade intestinal.

Fatores tróficos

São fatores farmacológicos desenvolvidos para maximizar a absorção/adaptação intestinal com o objetivo de eliminar ou minimizar a necessidade de TNP.

Substâncias tróficas com o hormônio do crescimento (GH), peptídeo glucano, GLP2 e a glutamina estão sendo utilizadas para uso clínico, porém, o papel desses agentes na prática clínica ainda não é definido.

Complicações e monitoramento

Pacientes com grandes perdas entéricas podem ter hipocalemia, hipomagnesemia e hipocalcemia, razões para monitoramento periódico da produção de urina, peso e fórmula da TNP.

A hipomagnesemia pode ocorrer como consequência do hiperaldosteronismo secundário, que aumenta a perda de magnésio urinário. Essa diminuição de magnésio pode levar à perda de cálcio como resultado da liberação prejudicada do PTH.

A administração de vitamina D pode ser útil para o aumento da absorção intestinal e a reabsorção do magnésio.

A avaliação de eletrólitos é sugerida a cada 3 meses e o monitoramento de micronutrientes, vitaminas lipossolúveis e ácidos graxos é importante, pelo menos, a cada 6 meses.

Recomendações:
- Suplementação de zinco e selênio se houver perdas excessivas;
- Vitamina B12, normalmente mensal subcutâneo (necessário se ressecção > 50 cm de íleo terminal);
- Monitorar doenças ósseas (osteomalacia, osteoporose, osteopenia) a cada 2 a 3 anos;
- Desenvolvimento de supercrescimento bacteriano intestinal (SIBO) é comum na SIC, podendo prejudicar o desmame da TNP por causa dos sintomas e exacerbação da má absorção. Alterações anatômicas e fisiológicas + medicação facilitam o SIBO;
- O uso de antibióticos deve ser rotativo, para diminuir o risco de resistência aos antibióticos;
- Em adultos, o intestino remanescente < 100 cm é preditivo de falência intestinal permanente;
- Avaliação periódica do estado funcional geral e da qualidade de vida também é recomendável.

CIRURGIA

A escolha da cirurgia é influenciada pelo comprimento do intestino, função e calibre existentes. O procedimento deve ser considerado apenas após o período de adaptação inicial, quando o paciente está estável e o tratamento dietético maximizado.

O transplante de intestino isolado (TxI) ou multivisceral (TxMv) pode ser considerado em pacientes com SIC devido às complicações da TNP prolongada, tais como doenças do fígado, perda de acesso venoso e episódios recorrentes de sepse pelo cateter.

O aumento da sobrevida e qualidade de vida dos pacientes com falência intestinal (FI) está relacionado aos avanços do transplante intestinal e multivisceral, porém, as taxas de sobrevida do enxerto permanecem mais baixas que a sobrevida do paciente, podendo continuar exigindo TNP.

Leitura recomendada

Bharadwaj S et al. Intestinal Failure: Adaptation, Rehabilitation, and Transplantation. Journal of clinical gastroenterology 2016; 50(5):366-72.

Costa IFO et al. Terapia nutricional e uso de glutamina, citrulina, arginina e probióticos na Síndrome do Intestino Curto. UNOPAR Cient. Ciênc Biol Saude 2012; 14(1).

Crenn P et al. Postabsorptive plasma citrulline concentration is a marker of absorptive enterocyte mass and intestinal failure in humans. Gastroenterology 2000; 119(6):1496-505.

Cunha-Melo JR, Costa G. Intestinal transplantation: evolution and current status. MedicalExpress (São Paulo, online) 2014; 1(6)307-22. Available from <http://www.scielo.br/scielo.php?script=sci_arttext&pid=S2358-04292014000600307&lng=en&nrm=iso>. Accessado em 29 Aug. 2016. http://dx.doi.org/10.5935/MedicalExpress.2014.06.05.

Cynober L, Moinard C, De Bandt J-P. The 2009 ESPEN Sir David Cuthbertson. Citrulline: a new major signaling molecule or just another player in the pharmaconutrition game?. Clinical Nutrition 2010; 29(5):545-51.

Galvão FH et al. Tratamento da Falência Intestinal Complicada. A era do Transplante Intestinal. International Journal of Nutrology 2011; 4(2)30-1.

Galvão FHF et al. Transplante de intestino delgado. Arq Gastroenterol 2003; 40(2):118-25.

Galvão FHF et al. Tratamento da falência intestinal complicada. A era do transplante intestinal. International Journal of Nutrology 2011; 4(2).

Kappus M et al. Intestinal failure: new definiton and clinical implications. Curr Gastroenterol Rep 2016; 18:48.

Matarese et al. Nutrition and fluid optimization for patients with short bowel syndrome. JPEN J Parenter Enteral Nutr 2013; 37(2):161-70.

Matarese et al. Short bowel syndrome: clinical guidelines for nutrition management. Nutr Clin Pract 200; 20:493-502.

Meira Filho, Paiva et al. Transplante intestinal e multivisceral. Einstein (16794508), 2015; 13(1).

Mueller CM et al. The ASPEN adult nutrition support core curriculum. Silver Spring: American Society for Parenteral and Enteral Nutrition, 2012.

Nightingale et al. Colonic preservation reduces need for parenteral therapy, increases incidence of renal stones, but does not change high prevalence of gall stones in patients with a short bowel. Gut 1992; 33:1493-7.

Pecora RAR et al. Transplante de intestino delgado. São Paulo: ABCD, Arq Bras Cir Dig 2013; 26(3):223-9. Available from <http://www.scielo.br/scielo.php?script=sci_arttext&pid=S0102-67202013000300013&lng=en&nrm=iso>. Accessado em 23 Aug. 2016. http://dx.doi.org/10.1590/S0102-67202013000300013.

Pironi et al. ESPEN guidelines on chronic intestinal failure in adults. Clin Nutr 2016; 35(2):247-307.

Pironi L et al. ESPEN guidelines on chronic intestinal failure in adults. Clinical Nutrition 2016; 35(2):247-307.

Rocha EEM et al. DITEN – Terapia nutricional na síndrome do intestino curto – insuficiência/ falência intestinal. Projeto Diretrizes – Associação Médica Brasileira e Conselho Federal de Medicina. São Paulo: AMB, 2011.

Rocha EEM et al. Terapia nutricional na síndrome do intestino curto – insuficiência/falência intestinal. Associação Brasileira de Nutricao Parenteral e Enteral e Associação Brasileira de Nutrologia – Projeto Diretrizes [Nutritional Therapy in Short Bowel Syndrome – Intestinal failure. Brazilian Association of Parenteral and Enteral Nutrition and Brazilian Association of Nutrition (Guidelines Project).] 2011; 1-17.

Royall et al. Evidence for colonic conservation of malabsorbed carbohydrate in short bowel syndrome. Am J Gastroenterol 1992; 87:751-6.

Shay-Downer C et al. The multidisciplinary approach to the care of patients with intestinal failure at a tertiary care facility. Nutrition in Clinical Practice 2010; 25(2):183-91.

Sudan D. The current state of intestine transplantation: indications, techniques, outcomes and challenges. Am J Transplant 2014; 14(9):1976-84.

Van Gossum A et al. ESPEN guidelines on parenteral nutrition: gastroenterology. Clinical nutrition 2009; 28(4):415-27.

Zanfi C et al. Comprehensive surgical intestinal rescue and transplantation program in adult patients: Bologna experience. In: Transplantation proceedings. Elsevier 2010; 39-41.

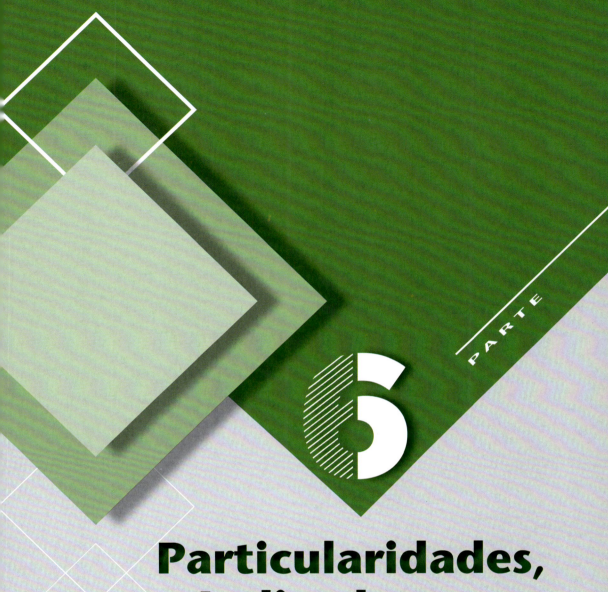

PARTE 6

Particularidades, Indicadores e Gestão

CAPÍTULO 37

Estratégias para Melhorar a Aceitação Alimentar

Luci Uzelin
Sandra Regina Perez Jardim Alves de Souza
Samir Quaresma
Thais Eliana Carvalho Lima

INTRODUÇÃO

A alta qualidade no serviço hospitalar pode ser alcançada inserindo os conceitos da gastronomia na prática diária do serviço de alimentação, por meio de componentes chaves para criar uma experiência *gourmet* e renovada.

Aversões e dificuldades na hora de se alimentar tornavam a internação um desafio para o serviço de alimentação hospitalar. A combinação de sabor e aparência é cada vez mais capaz de garantir o prazer durante a refeição no ambiente hospitalar.

Porém, ainda são muitos os desafios, principalmente diante do preconceito acerca da alimentação hospitalar?

GASTRONOMIA E GASTRONOMIA HOSPITALAR

Por meio das técnicas, modos de preparo e apresentações, a gastronomia foi capaz de mudar o aspecto e o significado de alimentar-se.

A história da gastronomia revela que no século XV, após o período das trevas na Europa, os grandes conventos medievais envolviam produtos, técnicas, agricultura e pecuária, panificação, vinícolas etc., além de serem os únicos preparados e com estruturas para o serviço de hotelaria e hospedagem com capacidade para os cuidados aos enfermos. Assim, nasceu o termo em latim "*hospice*" que mais tarde deu origem aos hotéis e hospitais, que apesar de terem a mesma raiz, se distanciaram com objetivos

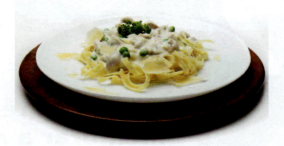

FIGURA 37.1 Talharim à parisiense.

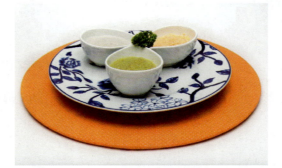

FIGURA 37.2 Dieta pastosa: arroz batido, purê de ervilha e salmão batido.

diferenciados; porém, com uma sociedade atualmente baseada no consumerismo, retornaram para seu estado de origem, repaginados e modernos, com a função de trazer conforto, acalentando e tornando o tratamento mais ameno, aproximando sentimento e atenção ao cuidado.

É comum ouvir o termo "comida de hospital" como uma referência pejorativa do serviço de alimentação. Esse preconceito, com conhecimento de novos produtos na época, originários da integração com o novo mundo e especiarias do oriente, fez com que uma dieta de exclusão fosse nascendo com um conceito errôneo de alimentação hospitalar.

Um exemplo foi a proibição do uso dos tomates da América com os pratos de estanho (com alto teor de chumbo) utilizados, que geravam envenenamentos. A canja de galinha tem sua representação máxima da expressão, associada a uma comida leve e sem sal, bem como mingaus e gelatinas. No entanto, atualmente é possível alcançar uma melhor qualidade, decorrente da disponibilidade de equipamentos modernos, ingredientes nobres e técnicas de gastronomia, interferindo diretamente na aceitação alimentar do paciente e, consequentemente, contribuindo para seu bem estar e recuperação.

A experiência adquirida com esse contato intensifica os laços do paciente com o atendimento e transforma o serviço em um preparo mais individualizado, buscando

Estratégias para Melhorar a Aceitação Alimentar

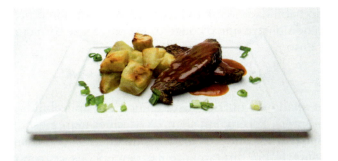

FIGURA 37.3 Fraldinha ao molho *barbecue* com batata doce assada.

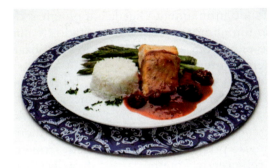

FIGURA 37.4 Salmão assado com molho de frutas vermelhas, arroz branco e aspargos frescos no vapor.

atender às satisfações e expectativas, além das necessidades nutricionais que o momento da internação exige.

Cada vez mais vê-se a necessidade de adequação no sistema de alimentação, resultando no aumento da satisfação e no impacto significativo na conexão, até mesmo afetiva com os pacientes.

A gastronomia engloba o conceito de desfrutar do melhor da alimentação, desde sua preparação até o serviço, considerando produtos frescos, muitas vezes receitas simples (*comfort food*), mas de valor e qualidade superiores.

A possibilidade de agregar sabores, transformar texturas e apresentá-los de forma a quebrar esses paradigmas eleva a gastronomia, somando como área assistencial e integrante do cuidado multidisciplinar do paciente. Assim, gastronomia tem seu lugar em um hospital, transformando sua cultura, extraindo o mais variado e enriquecido menu, surpreendendo na entrega de uma refeição equilibrada com texturas, sabores, aromas e apresentações atrativas, tornando esse cuidado um momento de satisfação. Por isso, a utilização de ingredientes não esperados para esse ambiente, como tomilho, alecrim, orégano, louro, manjericão e outras ervas, raízes como o gengibre e a cúrcuma e especiarias como páprica, açafrão e *curry* que despertam sensações, fazem parte desse sucesso. E reunindo habilidade e criatividade, faz-se com que o preparo diferenciado em cortes e cocção demonstre que o conceito faz parte e se torna um fator imprescindível para o tratamento.

COMFORT FOOD

Um importante aliado do nutricionista clínico é a aplicabilidade da gastronomia hospitalar na dietoterapia. Porém, em algumas ocasiões nem mesmo o mais belo prato de comida será agradável aos olhos e paladares de quem está passando por uma internação. As doenças interferem diretamente nas percepções gastronômicas.

Alimentar-se, principalmente em ambiente hospitalar, vai muito além das necessidades básicas de manutenção e recuperação da saúde. Mais que um ato biológico, a alimentação é, portanto, perpassada por dimensões sociais, afetivas e psicológicas dos seres humanos.

A comida evoca lembranças, emoções e sentimentos que remetem a memórias e pessoas do passado, estando intimamente ligada a momentos de vida que, quando relembrados por meio de um alimento, leva a um estado de contentamento, prazer e conforto mental. É esse estado que deve ser buscado ao utilizar a comida de conforto na alimentação de pacientes internados.

O termo *comfort food* (ou comida de conforto), foi inicialmente mencionado em dicionários americanos na década de 1990, sendo incorporado ao vocabulário gastronômico desde então.

Os alimentos *comfort food* dependem do passado e da memória gustativa de cada um. Trata-se de alimentação preparada tradicionalmente, que pode ter um apelo nostálgico ou sentimental, remetendo à memória gustativa, ligada ao elemento familiar ou cultural e fornecendo a sensação de conforto quando consumida.

A comida caseira e a interação com os alimentos representam componentes muito ligados a cada povo e região. Na infância, são formados hábitos alimentares que nos acompanharão ao longo de toda a vida. A alimentação compreendida como cultura abrange o modo de preparo e consumo dos alimentos, assim como as relações interpessoais provenientes desse preparo, as refeições em família, as comemorações, o significado dado ao consumo alimentar etc.

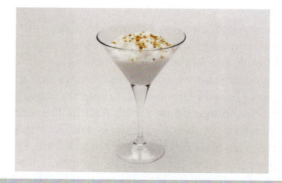

FIGURA 37.5 Arroz-doce com canela em pó.

Quando a aceitação alimentar dos pacientes se torna um desafio devido ao uso de medicamentos, presença de dores, náuseas, vômitos, complicações intestinais, comprometimentos das funções organolépticas, entre outros fatores, é possível fazer o uso dos alimentos de conforto, visando proporcionar momentos de bem-estar físico e mental aos pacientes internados.

A questão do conforto e alívio emocional é a chave para a compreensão do conceito de *comfort food*. Diferente da gastronomia que envolve pratos com alto grau de sofisticação, o *comfort food* se define por comida que remete ao bem-estar.

E o que torna esses alimentos ainda mais especiais é que eles são únicos para cada indivíduo. Essas comidas ou bebidas são definidas prioritariamente a partir de experiências pessoais, embora possam ser identificados padrões de alimentos de conforto em grupos culturalmente semelhantes e cujos indivíduos pertençam a uma mesma faixa etária – padrões esses que tendem a ser aproveitados pela indústria alimentar.

No Hospital Israelita Albert Einstein, é utilizado um cardápio opcional de *comfort food* para os pacientes com baixa aceitação alimentar da oncologia, área sabidamente marcada por dificuldades alimentares referentes a diversos fatores da doença em si e tratamentos.

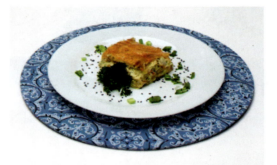

FIGURA 37.6 Torta de frango com requeijão e palmito.

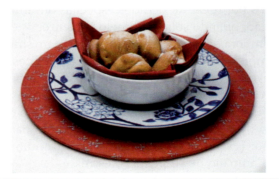

FIGURA 37.7 Bolinho de chuva salpicado com açúcar.

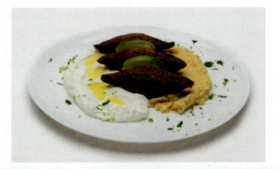

FIGURA 37.8 Quibe assado com *homus* e coalhada seca.

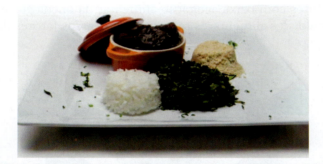

FIGURA 37.9 Feijoada (sem carne de porco), arroz branco, couve refogada e farofa simples.

Bolinho de chuva, pastel, lasanha, feijoada, canja, ovo frito e preparações típicas da culinária árabe, judaica e nordestina são exemplos de diversas preparações que seguem essa linha de raciocínio.

Esses alimentos, na maioria das vezes, não pertencem ao cardápio de pacientes, porém, são confeccionados por meio de pedidos especiais encaminhados pelas nutricionistas clínicas à produção, quando solicitado pelo paciente.

Essas preparações, embora diferentes entre si, apresentam similaridades, como o fato de serem alimentos simples, palatáveis e altamente energéticos, tipicamente ricos em açúcares e gorduras. Diversos estudos correlacionam o estresse ao aumento do consumo de alimentos com alto teor calórico. Enquanto alguns indivíduos simplesmente não são afetados pelo estresse, há os que reduzem significativamente o consumo de alimentos, enquanto outros fazem o oposto. Essas diferenças também parecem ter relação com a severidade do estressor (evento, condição, situação, estímulo real ou imaginário que instiga todo o processo humano de resposta ao estresse.

Por isso, é importante que esses alimentos sejam ofertados dentro de um plano dietoterápico acompanhando por nutricionista, para que os benefícios do consumo de alimentos de conforto sejam alcançados.

É POSSÍVEL MELHORAR A PALATABILIDADE?

Outro artifício que pode ser utilizado na confecção de dietas hospitalares é a adição ou inclusão de insumos capazes de aumentar a palatabilidade dos alimentos ou preparações.

As qualidades sensoriais (sabor, odor, textura e aparência) são fatores determinantes do comportamento alimentar e desempenham um papel não somente na determinação de seu consumo como também da saciedade, ingestão e seleção do alimento numa refeição.

Ervas, temperos e especiarias têm um papel crucial no aumento do sabor e, consequentemente, do prazer relacionado ao consumo daquela refeição, principalmente em ambiente hospitalar em que restrições de sal, açúcar e gordura fazem parte da realidade de muitos pacientes.

É disponibilizada uma lista de ervas aromáticas e especiarias, com opções de preparações, a fim de incentivar seu uso na substituição ao sal (Tabela 37.1).

O realçador de sabor glutamato monossódico (GMS) é um composto em destaque, sendo bastante estudado por sua capacidade de ofertar um gosto diferenciado aos alimentos, reconhecido sensorialmente como *umami*.

Até pouco tempo, a comunidade científica reconhecia apenas quatro gostos básicos: o doce, o salgado, o amargo e o azedo.

O químico japonês e pesquisador da Universidade Imperial de Tóquio, Kikunae Ikeda, descobriu o umami ao estudar um dos ingredientes do caldo *dashi* (confeccionado com alga *konbu*). O GMS é a substância responsável pelo quinto gosto, denominado *umami*, expressão em japonês que signifca "saboroso".

O GMS é um sal sódico do ácido glutâmico (GLU), um aminoácido não essencial encontrado na natureza em alimentos, como peixes, crustáceos, carnes curadas, repolho chinês, espinafre, cogumelos, tomates maduros, chá-verde e produtos fermentados e envelhecidos como molho de soja e queijo parmesão. É encontrado inclusive no leite materno.

Seu gosto é considerado sutil, mas misturando-se bem com outros gostos, expande e incrementa o sabor. Postula-se que o *umami* seria um quinto gosto básico e desde que o GMS foi reconhecido como realçador de sabor, são crescentes suas aplicações na indústria alimentícia.

Inicialmente, o aditivo alimentar glutamato era fabricado mediante hidrólises de proteínas, em geral de cereais, porém, tratava-se de um processo caro, demorado e complexo. Hoje, é produzido com mais de 99% de pureza por meio de fermentação, a partir do melaço de cana, com micro-organismos que geram o glutamato livre.

Estudos concluem que a presença de glutamato livre promove a salivação, o que resulta em melhora da percepção do sabor, além de garantir uma boa mastigação e o controle da flora microbiana da boca.

Em excesso, o GMS torna o quinto gosto desagradável, como o açúcar e o sal, quando utilizados me excesso.

INDIVIDUALIZAÇÃO DE EMPATIA: ENTENDENDO O OUTRO LADO

Na área da saúde, a habilidade de colocar-se no lugar do outro pode ser o grande diferencial para um atendimento de excelência, melhorando a percepção do paciente sobre o trabalho da equipe e sobre a imagem da instituição.

TABELA 37.1. Utilização de ervas aromáticas e especiarias

ERVAS AROMÁTICAS E ESPECIARIAS	UTILIZAÇÃO
Manjericão	Combina muito bem com o alho, o tomate, a berinjela, o pimentão e as abobrinhas. É o ingrediente principal do molho *pesto*, feito à base de manjericão, alho e azeite de oliva
Alecrim	Essa erva é utilizada para dar sabor ao tomate, berinjela e couve-flor, além de outros vegetais. Podem ser usadas as folhas frescas
Cebolinha	Combina perfeitamente com todos os tipos de salada
Orégano	Utilizado para temperar molhos
Salsa ou salsinha	Combina com as preparações feitas com batatas, molhos e sopas
Tomilho	Utilizado como tempero em legumes e batatas
Louro	Utilizado para aromatizar ensopados, molhos e temperos
Coentro	Sopas e peixes
Açafrão	Molhos, sopas, pães e arroz. Evite colocá-la no começo do cozimento para que não perca nem a cor nem o sabor
Curry	Ideal para dar sabor a verduras. O *curry* pode ser feito com uma combinação de especiarias: gengibre, pimenta, coentro e cominho
Cominho	Tem um sabor muito forte e particular. Por isso deve ser utilizado com moderação, para que seu sabor não sobressaia sobre os demais ingredientes da receita
Pimenta	É o complemento ideal para todos os pratos salgados. Para temperar, o ideal é moer na hora de agregar na preparação
Noz-moscada	Pratos com molho branco, omeletes, purês, bolos, pudins, biscoitos. Para temperar uma preparação, agregue noz-moscada no final do cozimento e, dessa maneira, não perderá o seu característico aroma
Baunilha	Utilizada para aromatizar bolos, doces e sobremesas
Gengibre	Molhos, doces, bolos, pães, bebidas quentes, saladas

Compreender o ponto de vista do outro é cada vez mais desafiador no ambiente corporativo, no qual são vivenciadas situações que exigem um bom desempenho em empatia comunicativa. A falta de visão sistêmica pode, muitas vezes, influenciar o profissional a julgar pessoas e processos, levando à desmotivação e perda de produtividade.

Em hospitais, o desenvolvimento das habilidades de comunicação deve ser uma preocupação constante, em todas as áreas. Cada vez mais, a tradicional relação distante, neutra e livre de afetos com o paciente deve ser substituída por atitudes de acolhimento e vínculo com eles, seus cuidadores e familiares, construindo um bom relacionamento durante o período de internação.

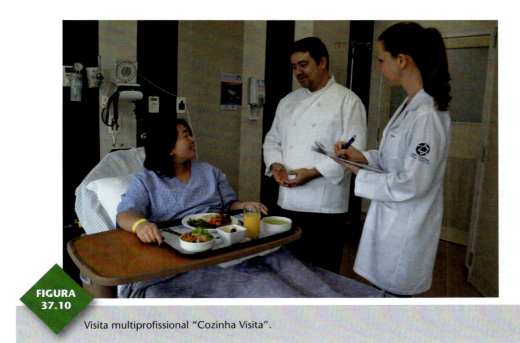

FIGURA 37.10 Visita multiprofissional "Cozinha Visita".

Porém, entre os profissionais que não estão envolvidos diretamente na assistência (como cozinheiros e auxiliares) criar esse vínculo não é tão simples, visto que essa equipe geralmente não realiza visita aos pacientes gerando, em alguns casos, um sentimento de distanciamento, medo e expectativas não condizentes com a real necessidade do paciente.

Diante desse contexto, a equipe de nutrição deu origem ao projeto na unidade de alimentação e nutrição (UAN) do Hospital Israelita Albert Einstein, denominado "Cozinha Visita". O chefe de cozinha e o nutricionista da cozinha realizam visitas ao leito de pacientes selecionados, acompanhados por um funcionário da produção de refeições (cozinheiro, auxiliar de cozinha ou auxiliar de serviços gerais), objetivando proporcionar troca de informações e experiências entre os pacientes e os colaboradores responsáveis pelo preparo da comida servida (Fig. 37.10).

Os encontros são combinados previamente com o nutricionista da unidade de internação, equipe de enfermagem e médico responsável pelo paciente. A possibilidade de compartilhar histórias de vida e trabalhar a dimensão afetiva do vínculo de cuidado favorece o processo de autoconhecimento de ambas as partes. Nessas visitas (que não substituem a avaliação e monitoramento nutricional, realizado pela equipe de nutrição clínica), o profissional tem a oportunidade de explorar a transferência e a contratransferência, aprendendo com os pacientes por meio de:
- *Interações humanas:* durante as visitas pacientes e colaboradores trocam experiências e ideias. Combinam modos de preparo, temperos e receitas;
- *Educação de pacientes, família e colaboradores:* o nutricionista adequa os pedidos de acordo com as restrições da dieta do paciente, eliminando intermediações e explicando a ele e seus familiares particularidades da dieta prescrita, cuidados e restrições;

- *Aspectos nutricionais:* o *chef* de cozinha adequa as técnicas culinárias, transformando as ideias em refeições. A nutrição faz parte integral do processo de cura, não só essencial para uma boa saúde, mas também fonte de prazer, conforto e familiaridade.

Desde que foi criado, em 2014, o projeto possibilitou que profissionais da cozinha tivessem a oportunidade de conhecer os pacientes de perto, entender seus medos, anseios e pedidos, muitas vezes simples mas de grande significado. Por meio dessa ação, foram observadas mudanças de comportamento entre os colaboradores, principalmente relacionadas à empatia, atenção à dietoterapia e motivação para atender ao paciente.

Leitura recomendada

Algranti M. Pequeno dicionário da Gula. Rio de Janeiro: Record, 2000.

Elman I, Pinto e Silva MEM. Crianças portadoras de leucemia linfóide aguda: análise dos limiares de detecção dos gostos básicos. Revista Brasileira de Cancerologia 2007; 53(3):297-303.

Elman I, Soares NS, Pinto e Silva MEM. Análise da sensibilidade do gosto umami em crianças com câncer. Revista Brasileira de Cancerologia 2010; 56(2):237-42.

Everly JGS, Lating JM, Springerlink (Online Service). A clinical guide to the treatment of the human stress response, 3 ed. New York: Springer Imprint: Springer, 2013.

Locher J, Yoels W, Maurer D, Van Ells J. Comfort foods: an exploratory journey into the social and emotional significance of food. In: Food and foodways: explorations in the history and culture of human nourishment 2005; 13(4):273-97.

Pinto HS, Simões RA. Cultura alimentar como patrimônio imaterial da humanidade: desafios e oportunidades para a gastronomia brasileira. Brasília: Núcleo de Estudos e Pesquisas/CONLEG/Senado, Abril/2016 (Texto para Discussão nº 195). Disponível em: www.senado.leg.br/estudos. Acessado em 4 de abril de 2016.

Reyes R, Felix G. Umami e glutamato: aspectos químicos, biológicos e tecnológicos. São Paulo: Plêiade, 2011.

Torres SJ, Nowson CA. Relationship between stress, eating behavior, and obesity. Nutrition 2007; 23: 887-94.

38
CAPÍTULO

Disfagia

Andrea Sardinha Queiroz
Rosana Tiepo Arévalo

INTRODUÇÃO

A deglutição é um processo complexo que requer a coordenação de diferentes nervos e músculos, iniciada pela mastigação do alimento, seguida pela transferência do bolo alimentar para a faringe, fechamento do esfíncter velofaríngeo e da laringe para evitar o refluxo nasal e a aspiração do conteúdo para via aérea inferior.

Qualquer alteração nessa função da deglutição, que inclui a passagem do alimento desde a boca até o estômago, é chamada de disfagia.

A disfagia tem sido cada vez mais estudada pelos profissionais que atuam na área hospitalar, com pacientes com sequelas de doenças neurológicas, doenças neuromusculares, tumores de cabeça e pescoço, prematuros e idosos.

É importante atentar-se aos sinais e sintomas das alterações de deglutição, para um diagnóstico precoce e intervenção imediata, a fim de evitar complicações como broncoaspiração recorrente, desnutrição e desidratação. Essas complicações podem levar ao isolamento social, aumento de internações hospitalares por problemas respiratórios, prolongamento do período de internação, necessidade de cuidados específicos e, consequentemente, maiores custos para o sistema de saúde.

A participação do fonoaudiólogo na equipe multiprofissional de terapia nutricional (EMTN) visa:

- Minimizar os riscos de broncoaspiração, sugerindo a via de alimentação e a forma de oferta;

- Reabilitar a função deglutição, auxiliando no desmame da via alternativa;
- Reintroduzir dieta via oral de forma segura.

AVALIAÇÃO

A avaliação da disfagia é realizada pelo fonoaudiólogo à beira do leito, por meio de protocolos clínicos e, quando necessário, complementada por exames, tais como videodeglutograma e nasofibroscopia da deglutição, que visam identificar a possível causa da disfagia. Além disso, avaliar a habilidade de proteção de vias aéreas e os possíveis riscos de aspiração, auxiliam na indicação da via de alimentação mais segura (oral ou via alternativa de alimentação), bem como da melhor consistência da dieta alimentar naquele momento de vida do paciente.

TRATAMENTO

O tratamento fonoaudiológico é realizado com um planejamento terapêutico individualizado, que pode contemplar:
- *Exercícios miofuncionais:* visam a adequação do tônus e da mobilidade da musculatura orofacial e laringofaríngea;
- *Exercícios de coordenação das funções deglutição e respiração;*
- *Uso de manobras compensatórias:* facilitadoras (facilitam o desencadeamento da deglutição), protetivas (protegem a via aérea inferior) e de limpeza (limpam resíduos ao longo do trato);
- *Modificação das consistências dos alimentos* de acordo com a possibilidade ou necessidade do paciente, utilizando-se de pastosos, semissólidos, sólidos, líquidos finos ou engrossados;
- *Treinamento e orientações aos pacientes, familiares e cuidadores* sobre os cuidados básicos para uma alimentação segura, sem aspiração: posicionamento durante a refeição, utensílios (talheres, copos etc.), forma e velocidade de oferta do alimento ou da medicação e uso correto do espessante, quando necessário.

A National Dysphagia Diet recomenda padronizar o uso dos espessantes nas consistências néctar, mel e pudim. A escolha da adequada consistência da dieta possibilita maior segurança na ingestão oral, principalmente dos líquidos.

Quando a via oral exclusiva se torna de risco ou insuficiente para suprir as necessidades nutricionais do paciente, faz-se necessária a indicação de via alternativa de alimentação até que o paciente adquira a condição clínica e neuromuscular para realizar uma deglutição segura. A decisão por uma via alternativa de alimentação para pacientes disfágicos deve ser realizada por uma equipe multiprofissional, entre médicos, nutricionistas e fonoaudiólogos.

Estudos relatam que cerca de 60% dos adultos disfágicos que utilizaram via alternativa associada à fonoterapia evoluíram para reintrodução de alimentação por via oral.

FLUXOGRAMA DE SUGESTÃO DO ACOMPANHAMENTO FONOAUDIOLÓGICO

Ver Figura 39.1.

Disfagia 379

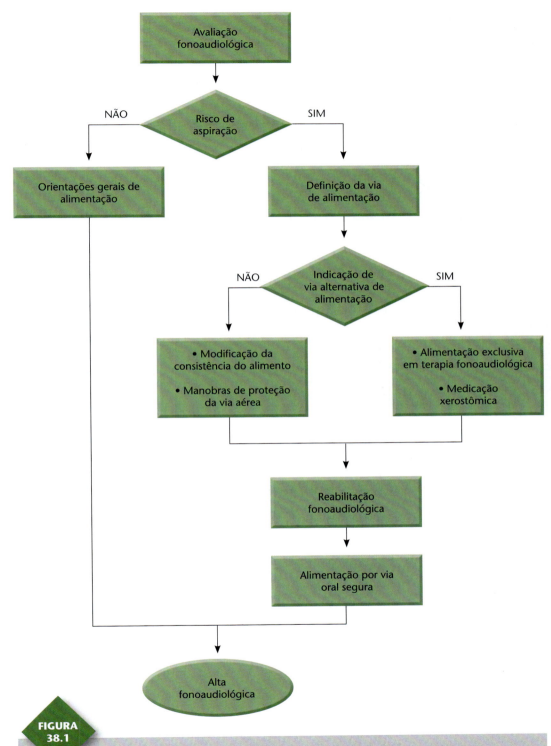

FIGURA 38.1 Fluxograma de sugestão do acompanhamento fonoaudiológico.

Leitura recomendada

American Speech-Language-Hearing Association. Model Medical Review Guidelines for Dysphagia Services [monograph on the Internet] 2004 [Revision to DynCorp 2001 FTRP by ASHA]. [cited 2007 Mar Available from: URL: http://www.asha.org/NR/rdonlyres/5771B0F7-D7C0-4D47-832AFC6F-EC2AE0/0/DynCorpDysph HCEC.pdf

ASHA Special Interest Division 13: Swallowing and swallowing disorders. Dysphagia, 2003.

Caruso L, Souza AB. Manual da equipe multidisciplinar de terapia nutricional (EMTN) do Hospital Universitário da Universidade de São Paulo-HU/USP. São Paulo: Hospital Universitário da Universidade de São Paulo 2014; 132p.

Furia CLB. Abordagem interdisciplinar na disfagia orofaríngea. In: Rios IJA (editor). Conhecimentos essenciais para atender bem em fonoaudiologia hospitalar. São José dos Campos 2003; 31-44.

Furkin AM, Silva RG. Programa de reabilitação em disfagia neurogênica. São Paulo: Frontis 1999; 51p.

Logemann JA, Veis S, Colangelo L. A screening procedure for oropharyngeal dysphagia. Dysphagia 1999; 14:44-51.

Logemann JA. Evaluation and treatment of swallowing disorders, 2 ed. Texas: Pro-Ed, 1998.

Nishiwaki K, Tsuji T, Liu M, Hase K, Tanaka N, Fujiwara T. Identification of a simple screening tool for dysphagia in patients with stroke using factor analysis of multiple dysphagia variables. J Rehabil Med 2005; 37(4):247-51.

O'Neil KH, Purdy M, Falk J, Gallo L. The dysphagia outcome and severity scale. Dysphagia 1999; 14(3):139-45.

Padovani AR, Moraes DP, Mangili LD, Andrade CRF. Protocolo fonoaudiológico de avaliação do risco para disfagia (PARD). Rev Soc Bras Fonoaudiol 2007; 12(3):199-205.

Santoro Santoro PP, Tsuji DH, Lorenzi MC, Ricci F. A utilização da videoendoscopia da deglutição para a avaliação quantitativa da duração das fases oral e faríngea da deglutição na população geriátrica. Arq Int Otorrinolaringol 2003; 7(3):181-7.

Scheeren B, Maciel AC, Barros SGS. Videofluoroscopic swallowing study: esophageal alterations in patients with dysphagia. Arq Gastroenterol 2014; 51(3).

The National Dysphagia Diet (NDD). Stardardization for optimal care. United States of America: American Dietetic Association, 2002.

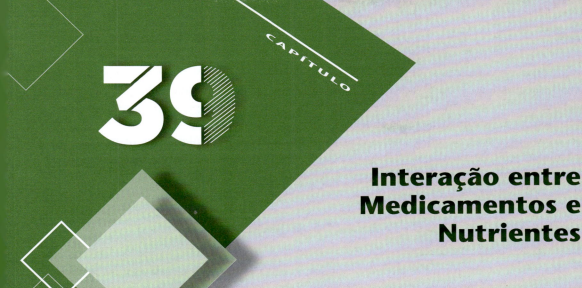

39

Interação entre Medicamentos e Nutrientes

Ana Claudia Santos
Cassio Massashi Mancio
Fabio Teixeira Ferracini
Rosana Maria Cardoso

INTRODUÇÃO

Os medicamentos podem tratar e/ou curar diversas enfermidades; para isso, é importante que os fármacos alcancem o local de ação e que as concentrações sejam suficientes para exercerem seu efeito terapêutico esperado. Entretanto, algumas condições podem interferir nesse processo, como disfunções orgânicas, interações com outros fármacos, álcool, tabaco e, inclusive, nutrientes.

Dependendo das características cinéticas e dinâmicas dos fármacos, quando administrados concomitantemente com alimentos, pode-se afetar sua biodisponibilidade (velocidade e extensão da absorção do fármaco na circulação sistêmica) e/ou mecanismo de ação, visto que quando administrados por via oral, os medicamentos são absorvidos pela mucosa gástrica ou do intestino delgado.

A via oral é a mais frequentemente utilizada quando se trata de administração de substâncias terapêuticas, pela notada comodidade, baixo custo e uma variedade de opções farmacoterapêuticas disponíveis para aplicabilidade por essa via. Entretanto, existem condições que contraindicam o seu uso, como a impossibilidade da utilização do trato gastrointestinal (TGI) ou a condição em indivíduos que apresentam disfagia (dificuldade de deglutição).

Não apenas nos cuidados domiciliares como também no âmbito hospitalar, a disfagia é uma realidade constante, podendo levar o paciente à aspiração de alimentos, saliva e líquidos na via aérea superior, oferecendo riscos à saúde, como pneumonias aspirativas, desnutrição e/ou desidratação. Dessa forma, a indicação da utilização de sonda nasoenteral ou ostomias não serve apenas para suporte da terapia nutricional, servindo também para administração de medicamentos.

Mediante falta de alternativas, torna-se a via enteral amplamente utilizada para administração de fármacos. Sendo fundamental o profissional avaliar características farmacotécnicas e farmacocinéticas, condições do paciente, bem como o tipo de sonda e seu posicionamento (gástrico ou jejuno).

CARACTERÍSTICAS DOS FÁRMACOS ADMINISTRADOS POR SONDA ENTERAL

Ao administrar um medicamento por sonda enteral, é necessária a modificação de suas características físicas originais (quando formas sólidas), sendo importante ter conhecimento de suas características físico-químicas a fim de garantir a sua estabilidade e, portanto, sua efetividade.

No entanto, ao ser prescrita uma substância a ser administrada por sonda, preferencialmente opta-se por medicamentos sob a forma farmacêutica líquida, sendo que elixires, soluções e suspensões são preferíveis aos xaropes, pois estes são mais viscosos, aumentado o risco para obstruções de sonda. Para reduzir tal risco, recomenda-se diluir o medicamento em 10 a 30 mL de água filtrada. Na ausência de apresentações líquidas disponíveis no mercado, tem-se como opção pesquisas de soluções extemporâneas. Diante de possibilidades como essas, o risco de obstruções de sonda é minimizado, poupando gastos, tempo dedicado e desconfortos para os pacientes.

Na ausência de opções conforme mencionadas no parágrafo anterior, de forma geral, os comprimidos convencionais são triturados ou as cápsulas abertas e homogeneizados com 15 a 30 mL de água filtrada. Objetivando prevenir obstruções, recomenda-se lavar a sonda com igual volume antes e após a administração de cada medicamento. Fármacos de liberação prolongada ou produtos microencapsulados não possuem a recomendação de serem macerados, devido ao risco de comprometer a liberação do princípio ativo, tornando-se errática a sua farmacocinética.

Independente do calibre da sonda, sendo as sondas gástricas mais espessas, não se recomenda administrar qualquer comprimido, cápsula ou drágea de forma inteira, bem como não se recomenda macerar diversos comprimidos no mesmo recipiente.

São necessárias extremas precauções, profissionais capacitados e locais adequados para manipular medicamentos citotóxicos, teratogênicos, carcinogênicos, hormônios e substâncias alergênicas.

INTERAÇÃO FÁRMACO-NUTRIENTE

As interações medicamentos/alimentos podem ocorrer em qualquer indivíduo, independente de faixa etária, nacionalidade e sexo. Porém, alguns estudiosos observaram que a população idosa, devido ao comprometimento dos processos de metabolização e excreção do fármaco, associado à redução da capacidade de absorção de nutrientes e de indivíduos desnutridos, em consequência da interferência sobre o processo de distribuição do medicamento, estariam mais propensos a experimentar essa interação.

Interação entre Medicamentos e Nutrientes

Existem medicamentos que sofrem interferência dos alimentos, prejudicando sua biodisponibilidade, os exemplos estarão disponíveis na Tabela 39.1. Em contrapartida, alguns fármacos possuem a recomendação de serem administrados junto das refeições, exemplificados na Tabela 39.2.

TABELA 39.1. Medicamentos não recomendados a serem administrados com alimentos

MEDICAMENTOS	ALIMENTOS/NUTRIENTES	EFEITOS
AINEs	Álcool	Pode aumentar o risco de lesão hepática ou sangramento gástrico
Ampicilina	Alimentos em geral	Possível redução da absorção
Inibidores da MAO	Tiramina	Pode induzir crises hipertensivas
Ciprofloxacino	Leite (cálcio e caseína)	Risco de formação de complexo solúvel com produtos lácteos, podendo reduzir sua biodisponibilidade
Digoxina	Fibras	Diminui absorção do fármaco
Esomeprazol	Alimentos gordurosos	Possível redução da biodisponibilidade
Espironolactona	Leite e carne (potássio)	Aumento do risco de hipercalemia
Furosemida	Abóbora, cenoura, carne (sódio)	Aumento do risco de hiponatremia, hipocalemia e hipomagnesemia
Hidróxido alumínio	Ferro	Depleta absorção de ferro
Inibidores da ECA	Alimentos em geral	Diminui absorção dos IECAs
Isoniazida	Alimentos em geral	Possível redução da eficácia da isoniazida
Pirazinamida	Alimentos em geral	Possível redução da eficácia da pirazinamida
Levodopa	Proteína	Possível redução da biodisponibilidade
Levotiroxina	Alimentos em geral	Possível redução na absorção da levotiroxina
Óleo mineral	Vitamina A, D, E e K	Depleta absorção de vitamina A, D, E e K
Omeprazol	Vitamina B12	Depleta absorção de vitamina B12
Paracetamol	Fibras	Possível redução da absorção do paracetamol
Teofilina	Carboidratos	Possível redução da biodisponibilidade
Varfarina	Albumina Vegetais ricos em vitamina K (espinafre, brócolis e couve) Carboidratos	Possível diminuição da eficácia da varfarina

Fonte: Gomez R, Venturini CD. Interação entre alimentos e medicamentos. Porto Alegre: Letra e Vida 2009; 168; Bushra R, Aslam N, Khan AY. Food-Drug interactions. Oman Med J 2011 Mar; 26(2):77-83.

TABELA 39.2. Medicamentos recomendados a serem administrados com alimentos

MEDICAMENTOS	ALIMENTOS/NUTRIENTES	EFEITOS
Ácido acetilsalicílico	Vitamina C e vitamina K	Pode reduzir a absorção de vitaminas C e K
Ácido acetilsalicílico	Tiamina e ácido fólico	Aumenta a excreção urinária de tiamina e ácido fólico
Ácido valproico	Alimentos em geral	Reduz risco de reação gastrointestinal adversa
AINEs	Alimentos em geral	Diminui o risco de lesão gastrointestinal
Alopurinol	Alimentos em geral	Reduz risco de reações adversas como náusea e vômito
Amoxicilina	Alimentos em geral	Reduz risco de reações adversas como diarreia, náusea e vômito
Carvedilol	Alimentos em geral	Diminui risco para hipotensão ortostática
Glimepirida	Alimentos em geral	Aumento na biodisponibilidade
Hidroclorotiazida	Alimentos gordurosos	Aumento da absorção do fármaco
Metformina	Alimentos em geral	Reduz risco de reações adversas como diarreia, náusea, vômito e dor abdominal
Nitrofurantoína	Alimentos em geral	Reduz risco de reações adversas como diarreia, náusea, vômito e dor abdominal
Propranolol	Alimento rico em proteína	Pode aumentar nível sérico do propranolol
Ranitidina	Alimentos em geral	Possível aumento da biodisponibilidade
Teofilina	Alimentos gordurosos	Possível aumento da biodisponibilidade

Fonte: Gomez R, Venturini CD. Interação entre alimentos e medicamentos. Porto Alegre: Letra e Vida 2009; 168; Bushra R, Aslam N, Khan AY. Food-Drug interactions. Oman Med J 2011 Mar; 26(2):77-83.

A interação fármaco-nutriente pode resultar em interações tanto desejáveis quanto indesejáveis, algumas esperadas e outras ainda desconhecidas, possibilitando induzir em uma falha terapêutica ou resultando em aumento da absorção até uma possível toxicidade, podendo ser classificada como interação farmacocinética, farmacodinâmica ou físico-química.

As interações farmacocinéticas ocorrem quando os alimentos/nutrientes interferem em processos, como absorção, distribuição, metabolismo e excreção, podendo resultar tanto na redução como no aumento da biodisponibilidade do fármaco.

As interações farmacodinâmicas ocorrem quando o efeito do fármaco, no seu local de ação, é modificado pela presença do alimento ou algum de seus nutrientes.

Quando se formam complexos entre componentes alimentares e fármacos, os medicamentos podem ser excretados do organismo sem que exerçam efetivamente a ação desejada, caracterizando uma interação físico-química.

Interação entre Medicamentos e Nutrientes

Também é considerada interação quando um fármaco altera a absorção e o aproveitamento dos nutrientes pelo organismo, porém, ela só é significativa quando há interferência sobre o estado nutricional do indivíduo.

MECANISMOS FISIOLÓGICOS DAS INTERAÇÕES FÁRMACO-NUTRIENTES

Os medicamentos administrados por via oral são predominantemente absorvidos no trato gastrointestinal (TGI), sendo que algumas substâncias terapêuticas são melhor absorvidas em meio ácido ou alcalino, a depender de suas características farmacocinéticas. Sendo assim, ao ingerir o fármaco que necessitaria de um ambiente mais ácido para facilitar sua absorção, a presença de alimentos no estômago elevará o pH prejudicando, assim, a sua biodisponibilidade. A alteração do pH gástrico também pode dificultar a desintegração de cápsulas, drágeas ou comprimidos.

A presença do alimento tende a reduzir a velocidade do esvaziamento gástrico, podendo aumentar a absorção dos fármacos à custa do prolongamento do tempo de contato do princípio ativo com a superfície de absorção.

Em contrapartida, a alimentação favorece o aumento do peristaltismo intestinal e secreção de ácidos, enzimas ou sais biliares, dessa forma, medicamentos lipossolúveis podem ser melhor absorvidos nessas condições.

Alguns medicamentos podem formar complexos com cálcio, magnésio e ferro presente nos alimentos, podendo ter sua eficácia diminuída devido à excreção aumentada desses componentes juntamente com a molécula do fármaco.

Outro mecanismo existente se dá pela competição dos medicamentos com os nutrientes pelo sítio de absorção; aqueles fármacos que sofrem interferência de proteínas podem apresentar sua absorção prejudicada com dietas hiperproteicas.

MEDICAMENTOS QUE SOFREM INTERFERÊNCIA DOS ALIMENTOS

Anti-hipertensivos

Representante do grupo dos inibidores da enzima conversora de angiotensina (IECA), o captopril é um exemplo, que, quando administrado junto às refeições pode reduzir sua absorção em até 54%. Recomenda-se a sua administração 1 hora antes ou 2 horas após as refeições. Porém, essa interação alimento-nutriente não se aplica a outros representantes dessa classe, como enalapril e ramipril, que podem ser administrados em qualquer horário do dia.

Para o agente betabloqueador proporanolol, recomenda-se que seja administrado antes das refeições, pois sua biodisponibilidade é aumentada dessa forma. Para o carvedilol, o benefício de ser administrado junto às refeições se dá pela diminuição do risco para hipotensão ortostática.

Anticoagulantes

Outro exemplo seria um anticoagulante amplamente utilizado para prevenção de eventos tromboembólicos, a varfarina. Pode ter a sua eficácia diminuída quando administrada concomitantemente com dietas que favoreçam ao aumento nos níveis séricos de albumina ou com a ingestão de grandes quantidades de alimentos fontes de vitamina K (brócolis, couve, espinafre e outros).

Não apenas com o objetivo de reduzir riscos de reações adversas induzidas por medicamentos, alguns fármacos possuem a recomendação de serem administrados juntamente às refeições com o objetivo de aumentar a sua biodisponibilidade, por exemplo, o anticoagulante oral rivaroxabana, principalmente nas doses de 15 e 20 mg.

Antidepressivo

Para tratamento da depressão existem diversas classes farmacológicas destinadas ao uso após indicação médica, sendo um representante os antidepressivos inibidores da monoamina oxidase (IMAO), podendo sofrer uma interação com a tiramina, substância presente principalmente no queijo e vinho. A tiramina é uma amina simpaticomimética que é degradada pela enzima monoamina oxidase, porém, em usuários de IMAO, a tiramina será menos degradada e poderá atingir a circulação sanguínea e ser absorvida por neurônios adrenérgicos, justificando a crise hipertensiva que pode ocorrer proveniente dessa interação.

Antibióticos

Antibióticos, como exemplo o ciprofloxacino, pertencente à classe das quinolonas, pode ter sua eficácia reduzida quando administrado concomitantemente a alimentos, como leite, iorgurte ou antiácidos, mais especificamente devido à presença do íon cálcio e caseína, induzindo a formação de um complexo solúvel, reduzindo, assim, sua biodisponibilidade. Outro exemplo de antibiótico que não possui a recomendação de ser administrado com leite é a tetraciclina, pois pode formar um complexo insolúvel devido à presença do cálcio e ser excretado sem que exerça efetivamente sua ação antimicrobiana. Representante da classe dos macrolídeos, a azitromicina, quando administrada sobre a presença de alimentos, pode reduzir em até 43% da sua biodisponibilidade, favorecendo a falha terapêutica ou indução à resistência bacteriana. Destinada ao tratamento de infecções urinárias, a nitrofurantoína possui como reação adversa comum diarreia, náusea, vômito e dor abdominal, podendo ser reduzida, caso seja administrada junto às refeições.

Tuberculostático

Os agentes tuberculostáticos isoniazida e pirazinamida possuem a indicação de serem administrados em jejum, 30 minutos antes das refeições ou 2 horas após, pois, quando administrados juntamente com alimentos pode ocorrer prejuízo na absorção, resultando na diminuição da concentração sérica da droga, induzindo em comprometimento da eficácia esperada desses fármacos. Para rifampicina e etambutol não se aplica essa recomendação.

Hipoglicemiantes

Para agentes hipoglicemiantes como glimepirida, da classe das sulfoniureias, recomenda-se que sejam administrados antes do café da manhã ou do almoço, devido à ausência de interações com nutrientes, garantindo uma boa biodisponibilidade. A metformina compõe a classe das biguanidas e possui como reações adversas comuns diarreia, náusea e vômitos, que podem ser minimizados quando administrada junto ou logo após as refeições.

Hormônio tireoidiano

O hormônio tireoidiano levotiroxina pode ter sua absorção reduzida quando administrado concomitante às refeições, principalmente com alimentos ricos em soja, e, como consequência, pode haver elevação de valores do hormônio tireoestimulante (TSH) e redução da tiroxina (T4). É uma prática comum das instituições aprazar esse medicamento para ser administrado em jejum.

Anti-inflamatórios não esteroidais (AINEs)

Existem medicamentos que são conhecidos por irritar a mucosa gastrointestinal, propiciando a formação de úlceras pépticas, como exemplo os AINEs. Nesse caso há recomendações de que a administração seja realizada junto às refeições a fim de reduzir o risco de reações gastrointestinais.

NUTRIENTES QUE SOFREM INTERFERÊNCIA DOS MEDICAMENTOS

Não apenas os alimentos interferem na absorção de fármacos, mas também existem fármacos que podem reduzir a absorção de nutrientes, por exemplo, os inibidores da bomba de prótons (omeprazol, esomeprazol, pantoprazol e rabeprazol), que, por meio da redução da acidez gástrica, podem comprometer a absorção do ferro, com consequente risco aumentado para anemia ferropriva.

Outro exemplo da interferência de medicamento com nutrientes: tornam-se eminentes reduções na absorção de vitaminas lipossolúveis (A, D, E e K) o uso prolongado de laxativos, como óleo mineral.

Destacam-se, ainda, medicamentos que podem aumentar a excreção de nutrientes, como o ácido acetilsalicílico, o qual pode aumentar a excreção de vitamina C, tiamina e ácido fólico.

Aos indivíduos que fazem uso rotineiro de diurético de alça, como a furosemida, recomenda-se monitorar os eletrólitos, pois esse diurético possui como característica aumentar a excreção de íons como potássio, magnésio e cálcio.

CONCLUSÃO

O manejo das interações medicamento-alimento/nutriente é uma importante ferramenta terapêutica, sendo imprescindível o conhecimento sobre as principais associações entre os fármacos, a dieta prescrita e o horário para a administração dos medicamentos. Tem como fundamental importância a interação entre a equipe multiprofissional, envolvendo médico, nutricionista, farmacêutico e enfermeiro, a fim de discutir as interações entre medicamentos e alimentos, prevenindo ou evitando que estas ocorram.

Uma maior compreensão dos mecanismos das interações, pela equipe multiprofissional, possibilita uma melhoria contínua para o indivíduo, visto que os riscos associados a essas interações podem ser previstos, avaliados e evitados em sua grande maioria, contribuindo, dessa forma, para reduzir a frequência de efeitos adversos clinicamente significativos e aumentando a segurança do paciente.

Leitura recomendada

Arjun S, R Sharma, Manu AK, Praveen KS, Kumar SN. Food-drug interaction. International Journal of Pharmaceutical and Chemical Sciences 20121(1).

Bachmann KA. Interações medicamentosas, 2 ed. Lexi Comp, Manole, 2006.

Bushra R, Aslam N, Khan AY. Food-Drug interactions. Oman Med J 2011 Mar; 26(2):77-83. doi: 10.5001/omj.2011.21.

Ferreira GN. Bula fabricante Coreg®. Produtos Roche Químicos e Farmacêuticos, 2013.

Ferreira GN. Bula fabricante Prolopa®. Produtos Roche Químicos e Farmacêuticos, 2008.

Gomez R, Venturini CD. Interação entre alimentos e medicamentos. Porto Alegre: Letra e Vida 2009; 168.

Hammes LL. Bula fabricante Nujol®. Mantecorp Indústria Química e Farmacêutica, 2008.

Hoefler R, Vidal S. Administração de medicamentos por sonda. Farmacoterapêutica, nº 03 e 04, 2009.

Lopes EM, Carvalho RBN, Freitas RM. Análise das possíveis interações entre medicamentos e alimento/nutrientes em pacientes hospitalizados. Einstein 2010; 8(3):298-302.

Moura MRL, Reyes FGR. Interação fármaco-nutriente: uma revisão. Rev Nutr 2002; 15(2):223-38.

Oliveira AA. Bula fabricante Lasix®. Sanofi-Aventis Farmacêutica, 2013.

Pinto JAM. Bula fabricante Digoxina®. GlaxoSmithKline Brasil, 2012.

Scweigert ID, Plestch UM, Dallepianne LB. Interação medicamento – nutriente na prática clínica. Rev Bras Nutr Clin 2008; 23(1):72-7.

Silva SB. Bula fabricante Depakene®. Abbott Laboratórios do Brasil, 2012.

Wang MLZ, Han WJ, Lu SY, Fang YZ. Effect of feeding management on aspiration pneumonia in elderly patients with dysphagia. Chinese Nursing Research 2015; 40-4.

White R, Bradnam V. Handbook of drug administration via enteral feeding tubes, EUA 2007; 1-23.

Won CS, Oberlies NH, Paine MF. Mechanisms underlying food-drug interactions: inhibition of intestinal metabolism and transport. Pharmacology & Therapeutics 2012; 136(2):186-201.

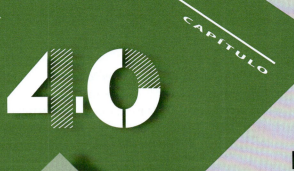

Indicadores em Saúde e Terapia Nutricional

Silvia Maria Fraga Piovacari
Camila Diniz
Guilherme Duprat Ceniccola
Ana Maria Cristina Sogayar

INTRODUÇÃO

Os indicadores, ou *Balanced Scorecards*, como são conhecidos hoje, representam de modo quantitativo, dentro de uma organização, a evolução e o desempenho dos seus negócios, qualidade dos produtos e serviços, participação e motivação de seus colaboradores. Nessa conjuntura, eles são um medidor dinâmico da atenção em saúde e podem ser aplicados para avaliar a estrutura, processo e resultados da terapia nutricional.

A Tabela 40.1 mostra como os indicadores estão relacionados com todos os processos de gestão de uma organização.

A maioria dos indicadores está associada aos objetivos da qualidade. Pode-se ter mais de um indicador para um único objetivo.

TABELA 40.1. Relação de indicadores sob os processos de gestão

INDICADORES	BALANCED SCORECARD	RELAÇÃO COM
Do negócio	Business Performance	A organização
Do sistema de gestão da qualidade	Quality Performance	Os clientes e fornecedores
Dos processos tecnológicos	Technical Process Performance	Os produtos e processos
Das equipes de trabalho	Team Performance	Os colaboradores

OBJETIVOS

Os objetivos da qualidade são estratificados da Política da Qualidade da organização. Eles devem traduzir como deverá ser acompanhada a evolução de um determinado processo, produto ou negócio. Todos os objetivos devem ser medidos e quantificados por meio de indicadores. Dentro de uma seleção de indicadores para se determinar os objetivos, é importante que eles direcionem para atividades críticas dentro de uma cadeia.

METAS

Cada indicador deve ser acompanhado de uma meta, que fornecerá informação de sucesso ou fracasso na avaliação de um determinado processo, produto ou negócio. Dentro da terapia nutricional, as metas para os indicadores ainda não estão estabelecidas claramente; sugere-se a realização de um processo de validação interna para que se estabeleçam metas locais a serem atingidas dentro de um período de tempo predeterminado.

REPRESENTAÇÃO DOS INDICADORES

Os indicadores devem ser representados pelo seu modelo matemático, periodicidade e método de coleta, bem como os objetivos e metas.

Além disso, eles podem ser apresentados graficamente para se ter ideia de variabilidade e tendência, que ajudarão na pesquisa de soluções para melhoria contínua com o intuito de atingir a meta proposta ou de definir novas metas para aquele indicador.

A definição do método de coleta é bastante interessante quando se tem a composição de diferentes variáveis para se obter o indicador, de maneira que se pode ter certeza que todas essas variáveis foram contempladas e utilizadas na obtenção do indicador.

BALANCED SCORECARD (BSC)

Os indicadores utilizados pelo BSC não são definidos aleatoriamente, mas determinados a partir do estabelecimento da missão, visão e estratégia, as quais são desdobradas em objetivos, indicadores, metas e iniciativas que atendam aos fatores: atendimento ao cliente, acionistas, negócio, inovação e aprendizado.

Segundo os autores do BSC (Kaplan e Norton, 1997), devem-se observar as seguintes perspectivas para a definição dos indicadores:

- *Perspectiva financeira:* a elaboração do *Balanced Scorecard* deve ser um incentivo para que as unidades de negócios vinculem seus objetivos financeiros à estratégia da empresa e sirvam como foco para os outros objetivos e medidas das outras perspectivas, fazendo parte de uma relação de causa e efeito;
- *Perspectiva dos clientes:* as empresas identificam os segmentos de mercado com os quais querem competir. Esses segmentos representam as fontes que irão produzir os componentes de receita dos objetivos financeiros da empresa. A perspectiva de clientes possibilita que as empresas alinhem suas medidas essenciais de resultado relacionadas com os clientes – satisfação, fidelidade, retenção, captação, lucratividade – com segmentos específicos de clientes e mercados e avaliação das propostas de valor dirigidas a esses segmentos;

Indicadores em Saúde e Terapia Nutricional

- *Perspectiva dos processos internos da empresa:* os executivos identificam os processos mais críticos para a realização dos objetivos dos clientes e acionistas. As empresas costumam desenvolver os objetivos e medidas para essa perspectiva após estabelecer as medidas financeiras e do cliente;
- *Perspectiva do aprendizado e crescimento:* a implantação de uma estratégia começa pela educação daqueles que têm de executá-la. Um programa de comunicação com base ampla compartilha com todos os empregados a estratégia e os objetivos críticos que eles têm que atingir se quiserem que ela seja bem-sucedida.

SELEÇÃO DE INDICADORES E DISPONIBILIZAÇÃO DA INFORMAÇÃO

A dificuldade para selecionar qual informação é necessária ao gestor dos serviços de saúde já é conhecida, bem como para avaliar a sua contribuição às decisões mais acertadas, considerando as distintas perspectivas dos indivíduos, grupos ou entidades que têm algum interesse ou influência em uma organização específica (*Stakeholders**). Desse modo, a etapa de seleção dos indicadores e sua revisão são muito importantes para que se tenha segurança nas tomadas de decisão. Indicadores mal selecionados podem aumentar o custo das atividades e também direcionar atenção para uma etapa que não seja tão crítica na cadeia avaliada.

Três questões são importantes para o desenvolvimento e aplicação dos indicadores:
1. Qual a perspectiva que o indicador pretende refletir;
2. Quais aspectos do cuidado em saúde estão sendo mensurados/avaliados;
3. Quais as evidências científicas disponíveis.

A seleção do conjunto de indicadores e do seu nível de desagregação pode variar em função das necessidades específicas e prioridades de cada instituição, da disponibilidade de sistemas de informação e fonte de dados e dos recursos alocados nessa atividade.

Outro aspecto a ser considerado para garantir o uso rotineiro das informações é o envolvimento das equipes de trabalho na construção dos indicadores necessários para os distintos níveis de gestão estratégica, tática e operacional. Para cada nível de gestão, devem ser selecionados indicadores relativos às atividades sob sua responsabilidade, os quais devem ser disponibilizados em intervalos e revisados em análises críticas em tempos adequados aos processos de tomada de decisões.

O impacto da tecnologia dependerá da capacidade da organização em explorá-la de modo contínuo, e seu sucesso não está apenas relacionado com o *hardware* e o *software* utilizados, ou com as metodologias aplicadas, mas sim com o alinhamento da tecnologia da informação (TI) à estratégia e às características da empresa e de sua estrutura organizacional.

INDICADORES DE SAÚDE

São medidas-síntese que contêm informação a respeito de determinados atributos e dimensões, relativos a eventos de interesse para a saúde.

Podem ser desde a simples contagem direta de casos de determinada doença até cálculo de proporções, razões, taxas ou índices sofisticados.

A ocorrência de doenças ou incapacidades preveníveis ou de mortes prematuras pode ser um indicador de alerta à qualidade do cuidado em saúde, recebendo o nome de evento sentinela.

Stakeholders são indivíduos ou grupos e organizações que podem afetar a visão e missão da empresa. São afetados pelos resultados estratégicos obtidos e por poderem exigir desempenho da empresa.

Os dados e informações para conhecer os problemas e as ações de saúde podem ser obtidos e trabalhados segundo três abordagens:

- *Indicador:* envolvendo a análise de estatísticas de expectativa de vida, morbidade, incapacidade, utilização de serviços de saúde;
- *Levantamento:* incluindo análise de disponibilidade e utilização de serviços, taxas de pessoas em tratamento de saúde, levantamento de amostras da população geral para coleta de dados acerca de problemas de saúde, incapacidade e percepção de necessidades;
- *Consenso:* em que seriam utilizados meios para definir as necessidades de cuidados em saúde, confrontando as visões leiga e profissional dos grupos participantes.

A qualidade de um indicador depende das propriedades dos componentes utilizados em sua formulação e da precisão dos sistemas de informação empregados (registro, coleta e transmissão dos dados). O grau de excelência de um indicador pode ser definido por sua *validade* (capacidade de medir o que se pretende) e *confiabilidade* (reproduzir os mesmos resultados quando aplicado em condições similares). Outros atributos desejáveis para um indicador são:

- *Mensurabilidade:* basear-se em dados disponíveis ou fáceis de coletar;
- *Relevância:* serem úteis para apoio e tomada de decisão;
- *Custo/efetividade:* os resultados devem justificar o investimento de tempo para produzi-los.

É desejável, também, que os indicadores possam ser facilmente analisados e interpretados e que sejam compreensíveis pelos usuários da informação. Além disso, precisam ser simples e éticos.

QUALIDADE EM SAÚDE

Pode ser resumida em cinco princípios básicos:
- Fazer a coisa certa;
- Na hora certa;
- Do jeito certo;
- Para a pessoa certa;
- Com os melhores resultados possíveis.

TECNOLOGIA DA INFORMAÇÃO EM SAÚDE

O foco principal das instituições hospitalares é o fortalecimento contínuo dos cuidados em saúde com a mais alta qualidade, de modo padronizado e seguro aos pacientes. Dessa forma, todas as estratégias clínicas devem ajudar a atingir esse objetivo.

Devido à habilidade de os sistemas de tecnologia de informação analisarem grandes quantidades de dados relacionados com o cuidado, bem como se conectarem, de maneira segura, às equipes de cuidados clínicos e seus pacientes, a tecnologia da informação (TI) desempenha um importante papel em nossa capacidade de definir e atingir os objetivos definidos para a instituição.

No ano de 2013, nos EUA, foi desenvolvida uma iniciativa chamada Alliance. Ela visa integrar os sistemas de informação dentro da área da terapia nutricional por meio de sistemas inteligentes de coleta. Uma dessas estratégias é a concatenação de da-

Indicadores em Saúde e Terapia Nutricional

dos de triagem nutricional com um parecer de um profissional especializado, como um nutricionista. Por exemplo, quando um paciente em risco nutricional é triado na admissão, a equipe de terapia nutricional recebe um aviso por meio do prontuário eletrônico para que se proceda uma avaliação individualizada. Assim, esses dados já seriam computados, além de relatórios serem automaticamente elaborados, com base nesses resultados.

Nesse sentido, as instituições hospitalares vêm aumentando cada vez mais sua eficácia e diminuindo as despesas com a utilização de sistemas integrados de gestão de prescrição, dados clínicos e controle de suprimentos, possibilitando o rastreamento automatizado e cruzamentos de informações clínicas que caracterizem a situação real da assistência prestada ao paciente.

Informática em Saúde, Informática Biomédica ou eHealth é o cruzamento de informações científicas, ciências da computação e de cuidados de saúde. Lida com recursos, dispositivos e métodos necessários na optimização de aquisições, armazenamento de informações, recuperação e utilização de dados da biomedicina.

Segundo a AMIA (American Medical Informatics Association), é um campo interdisciplinar cujos estudos utilizam dados biomédicos efetivos, informações e conhecimentos para a investigação científica, resolução de problemas e apoio à decisão clínica, motivado por esforços para melhorar a saúde humana.

Registro Eletrônico de Saúde (RES) é o registro longitudinal de todos os eventos relevantes de saúde de uma pessoa, do nascimento até a morte. É necessariamente multiprestador e multiprofissional.

O RES não é uma aplicação. Ele é, acima de tudo, um modelo de integração. Como o atendimento é distribuído, surge a necessidade de interoperabilidade (capacidade que sistemas de informação apresentam de operarem entre si com grande sinergia, mesmo tendo sido construído por diferentes empresas, utilizando diferentes tecnologias).

Os benefícios associados à implantação de registros eletrônicos em saúde são os seguintes:

- Reduzir os erros e facilitar o cuidado focado nas necessidades dos pacientes;
- Reduzir os custos do cuidado resultantes de ineficiência, erros, cuidados inapropriados, duplicidade de avaliações e exames e informações incompletas;
- Prover informações para auxiliar o médico a tomar decisões;
- Melhorar o fluxo de informações dos dados dos pacientes entre profissionais, hospitais, laboratórios e consultórios;
- Promover a identificação precoce, prevenção e cuidado nas doenças crônicas;
- Facilitar ações de pesquisas clínicas e levantamentos epidemiológicos;
- Facilitar a vigilância e ações de saúde pública diante de epidemias e emergências;
- Incentivar a competição, melhorar a eficiência;
- Diminuir as disparidades entre os sistemas de saúde;
- Garantir que os dados de saúde de cada paciente estejam protegidos e seguros.

INDICADORES EM TERAPIA NUTRICIONAL

Nos serviços de saúde, a busca pela qualidade constitui uma preocupação incessante dos profissionais que neles atuam. Diante da necessidade contínua de mudanças nos padrões de assistência decorrentes dos avanços técnico-científicos impulsionados pelas novas tecnologias, faz-se necessária a implantação de procedimentos com foco na qualidade e segurança.

A terapia nutricional (TN) aprimorou o tratamento e o prognóstico de várias doenças clínicas e cirúrgicas em doentes crônicos, agudos e críticos.

Junto ao benefício do uso da TN parenteral e enteral, apareceram as complicações associadas. Em poucos anos, foram descritas novas situações clínicas adversas que hoje podem ser reconhecidas e prevenidas com medidas profiláticas.

Há décadas, a Joint Commission on Acreditation of Health Care Organization (JCAHCO), nos EUA, reconheceu a necessidade de monitorar pacientes hospitalizados.

Em 1998, a Agência Nacional de Vigilância Sanitária (ANVISA) do Ministério da Saúde publicou portarias regulamentando a TN nos hospitais da rede pública do país. Entre as normas, encontra-se uma que versa sobre a necessidade de cada hospital contar oficialmente com uma equipe multiprofissional de TN (EMTN).

Cabe à EMTN desenvolver estratégias para garantir a triagem e as avaliações nutricionais de modo rotineiro. O planejamento e a oferta de TN parenteral e enteral devem ser feitos buscando ótimos resultados, menor morbidade possível e baixo custo. A disponibilidade de protocolos de TN adaptados às condições e necessidades locais é muito útil como ferramenta para EMTN. Com isso, ela pode medir sua aplicação e avaliar os resultados obtidos.

A EMTN pode ser a responsável pela compilação e análise crítica dos seus resultados e, assim, propor implementações, revisões e sugestões de novos protocolos para aprimorar a rotina clínica. Já existem resultados positivos desse trabalho na diminuição do custo e na abreviação da reabilitação.

Os indicadores de qualidade trazem uma resposta da efetividade de um determinado processo e do quão próximo está do objetivo final.

Para facilitar essa abordagem, existem programas de qualidade que dispõem de normas com a finalidade de garantir a qualidade do serviço a ser executado.

A gestão da qualidade em TN implica cinco procedimentos: elaboração e padronização de guias de boas práticas, elaboração e controle dos registros, ações preventivas e corretivas, seguimento de eventos adversos, revisão e ajuste dos processos e objetivos do serviço.

No entanto, para obtenção de benefícios, torna-se necessário estabelecer a análise constante de cada etapa da estrutura, processos e resultados em TN, aplicadas, em geral, pela EMTN constituída nas instituições de saúde.

O Brasil se alinha entre os poucos países do mundo a dispor de uma legislação normativa sobre TN parenteral e enteral que inclui sua remuneração pelo Sistema Único de Saúde (SUS).

A identificação de indicadores de qualidade úteis para a terapia nutricional (IQTN) é importante e desafiadora, visto os diversos procedimentos envolvidos nesta prática e por representar uma área em evolução. Os dez IQTN mais relevantes adotados por especialistas baseados em evidências científicas e clínicas em terapia nutricional, em ordem decrescente, são:

- Frequência de triagem nutricional de pacientes hospitalizados;
- Frequência de diarreia;
- Frequência de remoção involuntária de tubos de alimentação enteral;

Indicadores em Saúde e Terapia Nutricional

- Frequência de obstrução do tubo de alimentação;
- Frequência de jejum mais de 24 horas;
- Frequência de disfunção glicêmica;
- Adequação das ofertas calórica e proteica, em comparação às necessidades inicialmente estimadas;
- Incidência de infecção do cateter venoso central;
- Conformidade com as indicações para terapia nutricional;
- Frequência de utilização da avaliação subjetiva global.

Esses indicadores, junto com uma equipe de revisão, são ferramentas valiosas na análise do custo e benefício e também da efetividade da terapia nutricional. Os IQTN funcionam como um guia geral; outros indicadores podem ser desenvolvidos para atender a necessidade local para serem aplicados durante um período determinado ou de modo contínuo.

FICHAS TÉCNICAS

As fichas técnicas são uma formalização necessária para garantir a precisão na coleta de dados e também para entender de forma correta a informação trazida por cada indicador. Por meio das fichas técnicas, é possível delimitar o local de coleta, população-alvo, meta a ser atingida e outros descritores que facilitam a compreensão do dado coletado. A construção correta da ficha técnica proporciona melhor avaliação dos indicadores coletados e a transferência desses resultados para a prática clínica ou para a gestão com mais sucesso. A Tabela 40.2 traz um exemplo de ficha técnica com indicador de qualidade de terapia nutricional.

TABELA 40.2. Indicador: frequência de triagem nutricional de pacientes hospitalizados

Objetivo	Determinar frequência de triagem nutricional realizada (NRS 2002 ou MAN)
Descrição	Frequência de realização da triagem nutricional em pacientes com 24 horas de hospitalização
Equação	(Número total de triagens realizadas em 24 hs/número de admissões em 24 hs) × 100
Unidade	Porcentagem
Frequência de coleta de dados	Duas vezes por mês
Origem do dado	Arquivos de admissão, registros eletrônicos em saúde
Alvo	> 80%
Profissional de saúde responsável pelo dado	Enfermeiros, nutricionistas
Responsável pela tomada de decisão	Equipe de suporte nutricional

Fonte: Adaptada de Verotti CCG, Ceniccola GD, Rajendram R. Top ten quality indicators for nutritional therapy. Diet and Nutrition in Critical Care 2015; 417-28.

Aspectos da terapia nutricional avaliados por indicadores de qualidade para terapia nutricional (IQTN):

- Aspectos gerais;
- Avaliação nutricional;
- Indicação de terapia nutricional;
- Elaboração: avaliação farmacêutica, manipulação, controle de qualidade, armazenamento e transporte;
- Administração: vias de acesso;
- Oferta adequada: calorias e proteínas;
- Controle clínico e laboratorial;
- Avaliação final/desfecho.

Sugestões de indicadores

- Estado nutricional: índice de massa corporal (IMC) inicial e final (adulto);

$$\frac{N^{\underline{o}} \text{ pacientes admitidos IMC} < 18,5 \text{ kg/m}^2}{N^{\underline{o}} \text{ total de pacientes admitidos}} \times 100$$

$$\frac{N^{\underline{o}} \text{ pacientes admitidos IMC } 18,5 \text{ kg a } 24,9/\text{m}^2}{N^{\underline{o}} \text{ total de pacientes admitidos}} \times 100$$

$$\frac{N^{\underline{o}} \text{ pacientes admitidos IMC } 25\text{-}30 \text{ kg/m}^2}{N^{\underline{o}} \text{ total de pacientes admitidos}} \times 100$$

$$\frac{N^{\underline{o}} \text{ pacientes admitidos IMC} > 30 \text{ kg/m}^2}{N^{\underline{o}} \text{ total de pacientes admitidos}} \times 100$$

$$\frac{N^{\underline{o}} \text{ pacientes saídos IMC} < 18,5 \text{ kg/m}^2}{N^{\underline{o}} \text{ total de saídas}} \times 100$$

$$\frac{N^{\underline{o}} \text{ pacientes saídos IMC} < 18,8\text{-}24,9 \text{ kg/m}^2}{N^{\underline{o}} \text{ total de saídas}} \times 100$$

$$\frac{N^{\underline{o}} \text{ pacientes saídos IMC } 25\text{-}30 \text{ kg/m}^2}{N^{\underline{o}} \text{ total de saídas}} \times 100$$

$$\frac{N^{\underline{o}} \text{ pacientes saídos IMC} > 30 \text{ kg/m}^2 \times 100}{N^{\underline{o}} \text{ total de saídas}}$$

- Frequência de pacientes na admissão hospitalar em terapia nutricional oral, enteral e parenteral (TNO, TNE e TNP);

$$\frac{N^{\underline{o}} \text{ pacientes em TNO na admissão}}{N^{\underline{o}} \text{ total de pacientes admitidos}} \times 100$$

$$\frac{N^{\underline{o}} \text{ pacientes em TNE na admissão}}{N^{\underline{o}} \text{ total de pacientes admitidos}} \times 100$$

Indicadores em Saúde e Terapia Nutricional

$$\frac{\text{N}^{\underline{o}} \text{ pacientes em TNP na admissão}}{\text{N}^{\underline{o}} \text{ total de pacientes admitidos}} \times 100$$

- Frequência de jejum digestório por mais 24 horas em pacientes em terapia nutricional oral e enteral;

$$\frac{\text{N}^{\underline{o}} \text{ pacientes em TNE em jejum} > 24 \text{ h}}{\text{N}^{\underline{o}} \text{ total de pacientes em TNE/TNO}} \times 100$$

$$\frac{\text{N}^{\underline{o}} \text{ pacientes em TNO em jejum} > 24 \text{ h}}{\text{N}^{\underline{o}} \text{ total de pacientes em TNE/TNO}} \times 100$$

- Frequência de pacientes com terapia nutricional parenteral central (TNPC) por menos de sete dias de duração;

$$\frac{\text{N}^{\underline{o}} \text{ indicações não conformes em PAC. em TNPC}}{\text{N}^{\underline{o}} \text{ total de pacientes em TNPC}} \times 100$$

- Frequência de pacientes com terapia nutricional parenteral periférica (TNPP) por mais de sete dias de duração;

$$\frac{\text{N}^{\underline{o}} \text{ indicações não conformes em PAC. em TNPP}}{\text{N}^{\underline{o}} \text{ total de pacientes em TNPP}} \times 100$$

- Frequência de saída inadvertida de sonda de nutrição enteral em pacientes em terapia nutricional enteral (TNE);

$$\frac{\text{N}^{\underline{o}} \text{ de saídas inadvertida da sonda enteral}}{\text{N}^{\underline{o}} \text{ total de pacientes em TNE} \times \text{n}^{\underline{o}} \text{ dias com sonda enteral}} \times 100$$

- Frequência de obstrução de sonda de nutrição em pacientes em terapia nutricional enteral (TNE);

$$\frac{\text{N}^{\underline{o}} \text{ de sondas obstruídas em pacientes em TNE}}{\text{N}^{\underline{o}} \text{ total de pacientes/dia em TNE}} \times 100$$

- Frequência de diarreia de pacientes em terapia nutricional enteral (TNE);

$$\frac{\text{N}^{\underline{o}} \text{ de pacientes em TNE que apresentam diarreia}}{\text{N}^{\underline{o}} \text{ total de pacientes em TNE}} \times 100$$

- Frequência de episódios de obstipação em paciente em terapia nutricional enteral (TNE);

$$\frac{\text{N}^{\underline{o}} \text{ de pacientes em TNE que apresentam obstipação}}{\text{N}^{\underline{o}} \text{ total de pacientes em TNE}} \times 100$$

- Frequência de episódios de distensão abdominal em paciente em terapia nutricional enteral (TNE);

$$\frac{N^{\underline{o}} \text{ de pacientes com distensão abdominal em TNE}}{N^{\underline{o}} \text{ total de pacientes em TNE}} \times 100$$

- Frequência de pacientes com disfunção hepática nos pacientes em terapia nutricional enteral e parenteral (TNE e TNP);

$$\frac{N^{\underline{o}} \text{ de pacientes apresentando disfunção hepática}}{N^{\underline{o}} \text{ total de pacientes em TNE/NP}} \times 100$$

- Frequência de pacientes com alteração da glicemia em terapia nutricional enteral, parenteral e oral (TNE, TNP e TNO);

$$\frac{N^{\underline{o}} \text{ de pacientes com hipoglicemia}}{N^{\underline{o}} \text{ total de pacientes em TNE}} \times 100$$

$$\frac{N^{\underline{o}} \text{ de pacientes com hipoglicemia}}{N^{\underline{o}} \text{ total de pacientes em TNP}} \times 100$$

$$\frac{N^{\underline{o}} \text{ de pacientes com hipoglicemia}}{N^{\underline{o}} \text{ total de pacientes em TNO}} \times 100$$

$$\frac{N^{\underline{o}} \text{ de pacientes com hiperglicemia}}{N^{\underline{o}} \text{ total de pacientes em TNE}} \times 100$$

$$\frac{N^{\underline{o}} \text{ de pacientes com hiperglicemia}}{N^{\underline{o}} \text{ total de pacientes em TNP}} \times 100$$

$$\frac{N^{\underline{o}} \text{ de pacientes com hiperglicemia}}{N^{\underline{o}} \text{ total de pacientes em TNO}} \times 100$$

- Frequência de pacientes com alterações hidroeletrolíticas em terapia nutricional parenteral (TNP);

$$\frac{N^{\underline{o}} \text{ de pacientes com dosagem sérica dos eletrólitos fora da faixa referência}}{N^{\underline{o}} \text{ total de pacientes com dosagem sérica de eletrólitos em TNP}} \times 100$$

*eletrólitos monitorados: Na, K, P, Mg, Ca, CI

- Frequência de prescrição nutricional dietética na alta hospitalar de pacientes em terapia nutricional (TN);

$$\frac{N^{\underline{o}} \text{ de pacientes com orientação nutricional à alta TNE}}{N^{\underline{o}} \text{ total de saídas em TNE ou TNO}} \times 100$$

$$\frac{\text{N}^{\underline{o}} \text{ de pacientes com orientação nutricional à alta TNO}}{\text{N}^{\underline{o}} \text{ total de saídas em TNE ou TNO}} \times 100$$

- Frequência de dias de administração adequada de proteína em pacientes com TNE;

$$\frac{\text{N}^{\underline{o}} \text{ de dias com aporte proteico} > 1,2 \text{ g/kg}}{\text{N}^{\underline{o}} \text{ total de pacientes em TNE}} \times 100$$

- Frequência de dias de administração adequada de calorias em pacientes com TNE;

$$\frac{\text{N}^{\underline{o}} \text{ de dias com aporte calórico inadequado em paciente com TNE}}{\text{N}^{\underline{o}} \text{ total de pacientes com TNE}} \times 100$$

*inadequado < 25 kcal/kg

- Frequência de dias de administração adequada de proteína em pacientes com TNP;

$$\frac{\text{N}^{\underline{o}} \text{ de dias com aporte proteico} > 1,2 \text{ g/kg}}{\text{N}^{\underline{o}} \text{ total de pacientes em TNP}} \times 100$$

- Frequência de dias de administração adequada de calorias em pacientes com TNP;

$$\frac{\text{N}^{\underline{o}} \text{ de dias com aporte calórico indequado em paciente com TNP}}{\text{N}^{\underline{o}} \text{ total de pacientes com TNP}} \times 100$$

*inadequado < 25 kcal/kg

CONSIDERAÇÕES FINAIS

Para que os indicadores tenham uma contribuição significativa, é necessário entender o planejamento estratégico da instituição e ter objetivos claros em alinhamento às metas a serem alcançadas. Assim, a elaboração e a gestão dos indicadores de desempenho podem ser direcionadas para o monitoramento da evolução dos resultados e servir como referência para o processo de tomada de decisão e elaboração de planos de ação para melhorias.

É de extrema importância a revisão contínua dos indicadores, ter indicadores padronizados gerais que possam ser comparáveis a outros serviços hospitalares (*benchmarking*), mas também indicadores específicos que atendam à necessidade local, contribuindo para a análise crítica e melhoria contínua do serviço.

Leitura recomendada

Ceniccola, Guilherme D, Araújo, Wilma MC, de Brito-Ashurst, Ione, Abreu, Henrique B, Akutsu, Rita de C. Protected time for nutrition support teams: What are the benefits? Clinical Nutrition ESPEN, 2016. In-press.

DITEN, 2011.

Escrivão Junior A. Epidemiologia e o processo de assistência à saúde. In: Vecina Neto G, Malik AM (eds.). Gestão em saúde. Guanabara Koogan 2011; 15-31.

Fieschi M et al. Medical decision support systems: old dilemmas and new paradigms? Tracks for successful integration and adoption. Meth Inform Medicine 2003; 42(3):190-8.

Harris M. Benefícios clínicos da TI em saúde. Revista Health IT. Edição 4. Ano 2. Setembro 2015; 48-53.

http://archive.ahrq.gov/consumer/qnt/qntqlook.htm.

http://www.abcq.org.br/empresa.html. Acessado em 02/10/2016.

http://www.ahrq.gov/sites/default/files/wysiwyg/professionals/education/curriculum-tools/teamstepps/instructor/essentials/pocketguide.pdf.

Ireland RD et al. Administração estratégica. Editora Trilha, Cengage Learing, 2015.

Kaplan RS, Norton DP. A estratégia em ação: Balanced Scorecard. (L. E. Filho, Trad.). Rio de Janeiro: Elsevier, 1997.

Silva SC. Na busca da melhoria contínua. Revista Healthcare Management. Set/Out 2015; 20-5.

Soares CA. Balanced Scorecard: auxiliary tool in the determination of IT Strategic Aligned to Business, Revista EIXO, Brasília-DF, v. 2 n. 2, Julho-Dezembro de 2013.

Tappenden KA, Quatrara B, Parkhurst ML, Malone AM, Fanjiang G, Ziegler TR. Critical role of nutrition in improving quality of care: an interdisciplinary call to action to address adult hospital malnutrition. JPEN. Journal of parenteral and enteral nutrition 2013; 37(4):482-97.

Verotti CCC, Rajendram R. Top ten quality indicators for the nutritional therapy. In: Rajendram R, Preedy, Victor R, Patel, Vinood B (eds.). Diet and Nutrition in the Critical Care. London: Springer Reference 2015; 2500.

Verotti CCG, Ceniccola GD, Rajendram R. Top ten quality indicators for nutritional therapy. Diet and Nutrition in Critical Care 2015; 417-28.

Waizberg DL. Indicadores de qualidade em terapia nutricional. ILSI Brasil, 2008; 21-3.

CAPÍTULO 4.1

Modelo Assistencial em Nutrição

Mayumi Shima
Silvia Maria Fraga Piovacari

INTRODUÇÃO

Dentre os vários profissionais de saúde do ambiente hospitalar, o nutricionista tem por objetivo prover o cuidado nutricional do paciente desde o momento da admissão até a sua alta hospitalar, o que traz importantes benefícios para a sua recuperação. Portanto, de acordo com a Resolução do Conselho Federal de Nutricionistas (CFN) nº 380, de 09/12/2005, no âmbito hospitalar, o nutricionista deverá desenvolver atividades, como:

- Definir, planejar, organizar, supervisionar e avaliar as atividades de assistência nutricional aos clientes/pacientes, segundo níveis de atendimento em nutrição;
- Elaborar o diagnóstico nutricional, com base nos dados clínicos, bioquímicos, antropométricos e dietéticos;
- Elaborar a prescrição dietética, com base nas diretrizes do diagnóstico nutricional;
- Registrar, em prontuário do cliente/paciente, a prescrição dietética e a evolução nutricional, de acordo com protocolos preestabelecidos pelo serviço e aprovado pela instituição;
- Determinar e dar alta nutricional;
- Promover a educação alimentar e nutricional de clientes/pacientes, familiares ou responsáveis;
- Estabelecer e coordenar a elaboração e a execução de protocolos técnicos do serviço, de acordo com as legislações vigentes;

- Orientar e supervisionar a distribuição e administração de dietas;
- Interagir com a equipe multiprofissional, definindo com esta, sempre que pertinente, os procedimentos complementares à prescrição dietética;
- Elaborar o plano de trabalho anual, contemplando os procedimentos adotados para o desenvolvimento das atribuições;
- Efetuar controle periódico dos trabalhos executados;
- Colaborar com as autoridades de fiscalização profissional e/ou sanitária;
- Encaminhar aos profissionais habilitados os clientes/pacientes sob sua responsabilidade profissional quando identificar que as atividades demandadas para a respectiva assistência fujam às suas atribuições técnicas;
- Integrar a EMTN (equipe multiprofissional de terapia nutricional), conforme legislação em vigor;
- Solicitar exames laboratoriais necessários à avaliação nutricional, à prescrição dietética e à evolução nutricional do cliente/paciente;
- Prescrever suplementos nutricionais bem como alimentos para fins especiais, em conformidade com a legislação vigente, quando necessários à complementação da dieta;
- Realizar e divulgar estudos e pesquisas relacionados com a sua área de atuação, promovendo o intercâmbio técnico-científico;
- Participar do planejamento e execução de programas de treinamento e educação continuada para profissionais de saúde, desde que sejam preservadas as atribuições privativas do nutricionista;
- Prestar serviços de auditoria, consultoria e assessoria na área;
- Participar do planejamento e execução de programas de treinamento, estágios para alunos de nutrição e educação continuada para profissionais de saúde, desde que sejam preservadas as atribuições privativas do nutricionista;
- Planejar, implantar e coordenar a UAN (unidade de alimentação e nutrição) de acordo com as atribuições estabelecidas para a área de alimentação coletiva.

SISTEMATIZAÇÃO DO CUIDADO NUTRICIONAL

A sistematização do plano de cuidado nutricional mediante os níveis de assistência é uma categorização dos procedimentos, de acordo com o grau de complexidade das ações do nutricionista executadas no atendimento ao paciente. Após a avaliação nutricional, o paciente é classificado em nível primário, secundário ou terciário.

Essa dinâmica tem como finalidade otimizar os recursos humanos existentes e o atendimento. O cuidado nutricional por níveis de assistência torna possível caracterizar procedimentos conforme o estado nutricional e o grau de complexidade das ações do nutricionista, priorizando o atendimento aos pacientes comprometidos nutricionalmente, proporcionando uma terapêutica adequada e diferenciada, promovendo repercussão positiva sobre a qualidade do serviço prestado e experiência do cuidado. Kondrup e cols. destacam que cerca de 30% de pacientes hospitalizados estão desnutridos – grande parte desses já são desnutridos quando ingressaram no hospital e a maioria desenvolve a desnutrição durante a permanência no ambiente hospitalar, porém, esse quadro pode ser evitado se for destinada atenção a sua alimentação.

Modelo Assistencial em Nutrição

A classificação dos níveis de assistência possibilita o estabelecimento de condutas dietoterápicas uniformes, seguras e de fácil compreensão. Para a equipe multidisciplinar, há facilidade de obtenção de dados nutricionais relativos ao paciente, bem como conhecimento da atuação do nutricionista. E para a instituição, é possível mensurar o atendimento de forma quantitativa e qualitativa de assistência em nutrição, obtendo-se maior controle administrativo do processo, além de possibilitar ganho na produtividade.

NÍVEIS DE ASSISTÊNCIA NUTRICIONAL

Nível primário

Recebem este atendimento pacientes cuja doença de base ou problema apresentado não exija cuidados dietoterápicos específicos e inexistam fatores de risco nutricional associados. O paciente será mantido em acompanhamento primário quando não apresentar risco nutricional na avaliação inicial. Terá tratamento dietoterápico individualizado caso apresente aversões ou intolerâncias alimentares.

Sugere-se programação de retorno semanal ou de acordo com as necessidades do paciente.

Nível secundário

Recebem este atendimento pacientes cuja doença de base ou problema apresentado não exija cuidados dietoterápicos específicos, mas existam fatores de risco nutricionais associados; ou pacientes cuja doença de base exija cuidados dietoterápicos específicos e inexistam fatores de risco nutricional.

Sugere-se programação de retorno em 24, 48, 72 e 96 horas, ou de acordo com as necessidades do paciente.

Nível terciário

Recebem este atendimento pacientes cuja doença de base exija cuidados dietoterápicos especializados e com fatores de risco nutricionais associados.

Sugere-se programação de retorno em 24, 48, 72 e 96 horas, ou de acordo com as necessidades do paciente.

Pacientes de longa permanência

São considerados em longa permanência pacientes que estão em período superior a 30 dias de internação. Podem ser considerados em nível de assistência secundário ou terciário.

Para pacientes de longa permanência, estáveis do ponto de vista nutricional, com adequado estado nutricional, tolerância/boa aceitação da dieta, sugere-se que o monitoramento seja realizado semanalmente (até 7 dias) ou antes, se necessário.

O nutricionista deve interagir diariamente com a equipe de enfermagem e multiprofissional, podendo ser acionado a qualquer momento no caso de intercorrências.

A Resolução do CFN nº 380 recomenda:
- 1 nutricionista para 60 pacientes em nível de assistência nutricional primário;
- 1 nutricionista para 30 pacientes em nível de assistência nutricional secundário;
- 1 nutricionista para 15 pacientes em nível de assistência nutricional terciário.

MODELO DE GESTÃO DE PESSOAS EM NUTRIÇÃO CLÍNICA

A adequação do quadro de nutricionistas na assistência nutricional, gerenciamento do número de nutricionistas *versus* especialidades e número de pacientes por dia podem contribuir para a assistência nutricional adequada e evitar o aumento da desnutrição hospitalar, reduzindo o tempo de internação e também contribuindo para o adequado fluxo de pacientes durante o período de hospitalização. Para garantir o atendimento adequado e a sistematização do cuidado de nutrição ao paciente internado, realizou-se um estudo de gestão de pessoas com a ajuda da ferramenta *Lean Six Sigma* (ver Capítulo 47 – Melhoria Contínua).

O *Lean Six Sigma* (Revisão do Modelo Assistencial na Nutrição Clínica) avaliou dados quanto ao atendimento nutricional dos pacientes internados.

Distribuição dos nutricionistas por unidades de internação

Em instituições hospitalares, os nutricionistas normalmente são responsáveis por unidades de internação, distribuídos conforme número de leitos, especialidades e complexidade. Ocorre uma variação porcentual do nível de assistência nutricional de acordo com as especialidades e, além disso, as unidades de internação caracterizam-se também por diferentes perfis de fluxo de pacientes – estes fatores têm influência no total de pacientes/dia que necessitam ser avaliados e acompanhados pelo nutricionista clínico.

No levantamento de dados realizado, verificou-se grande variação do número de pacientes/nutricionista/dia. O número de atendimentos pode variar conforme unidade de internação e dia da semana (Fig. 41.1).

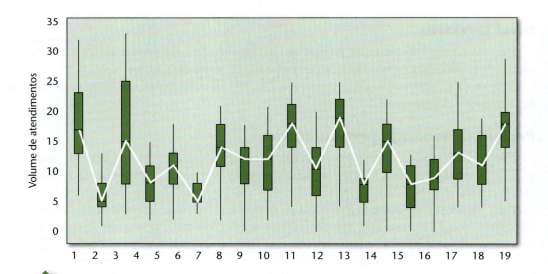

FIGURA 41.1 Número de atendimentos por andar, conforme unidades de internação. Análise de 43 dias – setembro e outubro de 2013.

Desse modo, sugere-se avaliação diária e adequação da distribuição do número de pacientes entre os nutricionistas para promover distribuição adequada no quadro de profissionais, otimizando o atendimento e promovendo melhor assistência nutricional.

Tempo de atendimento ao paciente, conforme o nível de assistência

Avaliaram-se os atendimentos em minutos, de acordo com o nível de assistência nutricional (primário, secundário e terciário), divididos em atendimento inicial e monitoramento. Foram avaliados 1.218 pacientes, sendo 213 pacientes em nível primário, 554 em nível secundário e 451 em nível terciário.

No paciente em nível de assistência primário, a mediana foi de 18 minutos para atendimento inicial, com variação de 14,75 a 22 minutos. No monitoramento, a mediana foi de 19 minutos, variação de 15 a 38 minutos. Foram somente 11 pacientes em monitoramento e essa variação alta foi decorrente de um caso em particular.

Nos pacientes em nível de assistência secundário, a mediana foi de 23 minutos para o atendimento inicial, com variação de 19 a 28 minutos. No monitoramento, a mediana foi de 22 minutos, com variação de 19 a 26,5 minutos.

Para os pacientes em nível de assistência terciário, a mediana foi de 28 minutos para o atendimento inicial, com variação de 22 a 34 minutos. No monitoramento, a mediana foi de 26 minutos – variação de 21 a 32 minutos. Diante da análise, verificamos maior mediana de atendimento no paciente de nível de assistência terciário (Fig. 41.2).

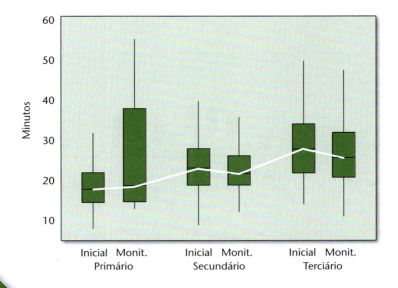

FIGURA 41.2 Tempo total de atendimento ao paciente, conforme nível de assistência (em minutos). N = 1.218 pacientes – 9 a 20 de setembro de 2013.

Tempo de atendimento ao paciente, conforme nível de assistência e etapas do atendimento nutricional

Nessa análise, os atendimentos dos pacientes de acordo com o nível de assistência nutricional foram divididos conforme as etapas do atendimento, que foram compostas por:
- Coleta de dados no prontuário;
- Preenchimento da ficha dietoterápica de terapia enteral e parenteral;
- Visita e realização da avaliação nutricional do paciente;
- Registro da evolução nutricional no prontuário;
- Preenchimento no prontuário de risco nutricional e plano educacional;
- Registro de dados no sistema de dietoterapia.

O atendimento nutricional de uma amostra de 1.218 pacientes foi analisado e, entre as atividades da assistência, as etapas de visita e realização da avaliação nutricional do paciente e registro da evolução nutricional no prontuário demandaram maior tempo do nutricionista (Fig. 41.3).

Orientações nutricionais de alta e medição do tempo

O número de orientações nutricionais por unidade de internação e o tempo também foram avaliados no mesmo período do estudo. Verificou-se uma mediana de 15 minutos para realização das orientações (Fig. 41.4).

Fatores de tempo por grupos de especialidades

Após o levantamento e análise geral dos dados do tempo de atendimento por nível de assistência nutricional, divididos em atendimento inicial e monitoramento, estes foram analisados no percentil 50 e 75 (Tabela 41.1). O tempo de atendimento foi analisado conforme a unidade de internação/especialidade (Tabela 41.2) para ser utiliza-

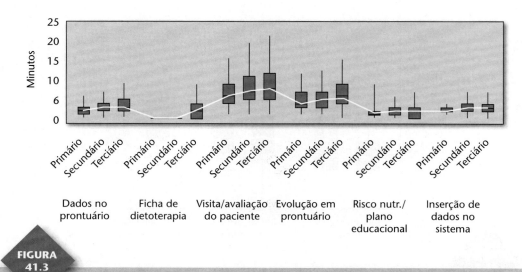

FIGURA 41.3 Tempo total de atendimento ao paciente, conforme nível de assistência e etapas do atendimento nutricional (em minutos). N = 1.218 pacientes – 9 a 20 de setembro de 2013.

Modelo Assistencial em Nutrição

do como fator de atendimento na Planilha de Gerenciamento de Demanda, devido à aplicabilidade na rotina da instituição e refletir distribuição adequada dos pacientes/nutricionista. Adicionalmente foi considerado o tempo padrão de 15 minutos (percentil 75) para orientação de alta.

TABELA 41.1. Tempo de atendimento nutricional, conforme nível de assistência nutricional inicial e monitoramento, analisados no percentil 50 e 75

| | GERAL – P50 ||
	INICIAL	MONITORAMENTO
Primário	18	19
Secundário	23	22
Terciário	28	26
P50	23	22

| | GERAL – P75 ||
	INICIAL	MONITORAMENTO
Primário	22	38
Secundário	28	26,5
Terciário	34	32
P75	31	35

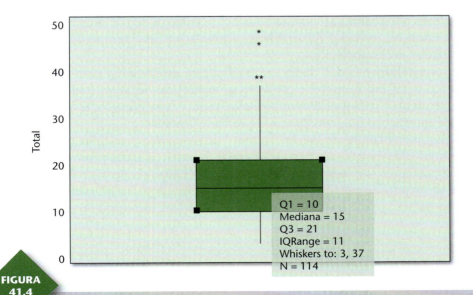

FIGURA 41.4 Tempo de orientação nutricional de alta (minutos). $N = 114$ orientações de alta – 9 a 20 de setembro de 2013.

TABELA 41.2. Fatores de tempo por grupos de especialidade

GRUPOS DE ESPECIALIDADE – P75 (MIN)	
CMC	25
Maternidade	21
Pediatria	27
Oncologia	26
CTIA	32
Neonatal e CMC baixa complexidade	17

Elaboração da planilha de gerenciamento de demanda

Diante dos dados da variação do número de pacientes avaliados durante os dias da semana, conclui-se que a distribuição diária dos profissionais conforme a demanda de pacientes nas unidades de internação e tempo de atendimento por grupo de especialidade é necessária para melhor aproveitamento dos profissionais nutricionistas, promovendo, assim, otimização dos recursos e aprimoramento do atendimento ao paciente internado, garantindo a qualidade da assistência nutricional prestada.

Sugere-se modelo de planilha de gerenciamento de demanda para análise e adequação do número de atendimentos por nutricionista (Tabela 41.3).

A Planilha de Gerenciamento de Demanda de pacientes auxilia a gestão para melhor distribuição do atendimento dos pacientes/nutricionista, baseado no fator de atendimento (tempo por especialidade).

Os dados quanto ao número de pacientes e tempo de treinamento ou visita multidisciplinar devem ser informados diariamente pelo nutricionista responsável pela unidade de internação; a coluna atividades fixas por período do nutricionista reflete a carga horária em minutos; os dados de atividades administrativas e tempo de orientação de alta já são dados preestabelecidos.

Após o preenchimento dos dados, a planilha está programada para realizar os cálculos e demonstrar em números positivo (cor verde) ou negativo (cor vermelha) de pacientes pendentes para atendimento. Desse modo, possibilita fácil visualização das unidades de internação que necessitam de remanejamento.

A elaboração da Planilha de Gerenciamento de Demanda possibilita avaliação diária e adequação da distribuição dos pacientes entre os nutricionistas, promovendo uniformização de pacientes (em tempo) e otimização do quadro de profissionais.

Sugere-se estudo do perfil das unidades de internação e atendimento nutricional prestado ao paciente pela instituição para implantação desse modelo assistencial em nutrição.

Modelo Assistencial em Nutrição

409

TABELA 41.3. Planilha de Gerenciamento de Demanda

Grupos	Unidades	Fator Atendimento (minutos)	Número de Pacientes	Demanda (minutos)	Manhã	Inter-mediário	Tarde	Tempo Altas (Débito)	Visitas Multi + Treinamentos (Débito)	Credito	Debito	Tempo Restante (minutos)	Pacientes Pendentes para Atendimento	Adequação Quadro
CMC baixa complexidade		18	16	288	408							120	7	
CMC/Geriatria e Gastro		25	18	345	408		180	105				138	6	
CMC/Graves		25	14	350	408		180					238	10	
CMC		25	16	400	408							8	0	
Graves		32	21	672	408	408			180			-36	-1	
Oncologia		26	14	364	408		60					104	4	
Graves		32	11	352	408				30			26	1	
Graves		32	11	352	408				30			26	1	
Graves		32	12	384	408				30			-6	0	
Graves		32	11	352	408							26	1	
CMC		25	17	425	408	408		45				-17	-1	
CMC/Gastro		25	23	530	408							241	10	
CMC		25	25	625	408							-217	-9	
Pediatria		27	13	351	408							57	2	
CMC baixa complexidade		18	9	162	204							42	2	
CMC		25	8	200	204							4	0	
Maternidade		21	18	378	408							30	1	
CMC		25	8	200	408							208	8	
Oncologia		26	11	286	408							122	5	
Neonatologia		17	20	268	408			72				68	4	

cmc	Unidades	Fator Atendimento (minutos)	Número de Pacientes	Demanda (minutos)	Manhã	Inter-mediário	Tarde	Tempo Altas (Débito)	Visitas Multi + Treinamentos (Débito)	Credito	Debito	Tempo Restante (minutos)	Pacientes Pendentes para Atendimento	Adequação Quadro
CMC baixa complexidade		18	16	288	408							120	7	
CMC/Geriatria e Gastro		25	18	345	408		180	105				138	6	
CMC/Graves		25	14	350	408		180				238	0	0	
CMC		25	16	400	408							8	0	
Graves		32	21	672	408	408			180	57		21	1	
Oncologia		26	14	364	408		60					104	4	
Graves		32	11	352	408				30			26	1	
Graves		32	11	352	408				30		26	0	0	
Graves		32	12	384	408				30	26		20	1	
Graves		32	11	352	408							26	1	
CMC		25	17	425	408	408		45		60		43	2	
CMC/Gastro		25	23	530	408							241	10	
CMC		25	25	625	408					238		21	1	
Pediatria		27	13	351	408						57	0	0	
CMC baixa complexidade		18	9	162	204							42	2	
CMC		25	8	200	204							4	0	
Maternidade		21	18	378	408							30	1	
CMC		25	8	200	408						60	148	6	
Oncologia		26	11	286	408							122	5	
Neonatologia		17	20	268	408			72				68	4	

Leitura recomendada

ASPEN, Adult Nutrition Support Core Curriculum, 2 ed. Overview of Enteral Nutrition, 2012.

Brasil. Conselho Federal de Nutricionistas. Resolução CFN nº 380 de 09 de dezembro de 2005.Dispõe sobre a definição das áreas de Atuação do nutricionista e suas Atribuições, estabelece parâmetros numéricos de referência, por área de Atuação, e dá outras providências. Brasília (DF), 2005 [Acessado 10 dez 2014]. Disponível em: http://www.cfn.org.br/novosite/pdf/res/2005/res380.pdfhttp://www.cfn.org.br/novosite/pdf/res/2005/res380.pdf

Cecílio LCO, Merhy EE. A integralidade do cuidado como eixo da gestão hospitalar, 2003 [Acessado 05 Jan 2015]. Disponível em: http://www.uff.br/saudecoletiva/professores/merhy/capitulos-07.pdfhttp://www.uff.br/saudecoletiva/professores/merhy/capitulos-07.pdf

Dornelles CTL, Silveira C, Cruz LB, Refosco L, Simon M, Maraschin T. Protocolo de atendimento e acompanhamento nutricional pediátrico por níveis assistenciais 2009; 230-1.

Kondrup J, Allisson SP, Elia M, Vellas B. Plauth M. ESPEN guidelines for nutrition screening, 2002 [Acessado 27 nov. 2014]. Disponível em: http://download.journals.elsevierhealth.com/pdfs/journals/0261-5614/PIIS0261561403000980.pdfhttp://download.journals.elsevierhealth.com/pdfs/journals/0261-5614/PIIS0261561403000980.pdf

Maculevicius J, Baxter YC, Borghi RUA, Trecco SM, Duarte ALN. Ação sistematizada em ambulatório de nutrição como agente de controle de qualidade e produtividade Hospital-Adm. e Saúde 1994; 18(5).

Maculevicius J, Fornasari MLL, Baxter YC. Níveis de assistência em nutrição. Rev Hosp Clin Fac Med S Paulo 1994; 49(2):79-81.

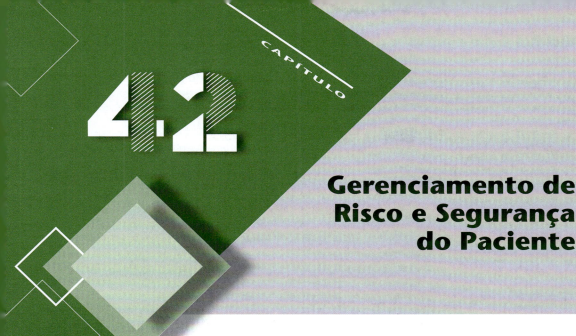

Gerenciamento de Risco e Segurança do Paciente

Roselaine M. C. Oliveira
Adriana S. Pereira
Fernanda P. Fernandes dos Anjos
Antonio Capone Neto

GERENCIAMENTO DE RISCO

Segundo a Resolução da Diretoria Colegiada (RDC) nº 36, de 25/07/2013, da Agência Nacional de Vigilância Sanitária (ANVISA), gerenciamento de risco é a aplicação sistêmica e contínua de políticas, procedimentos, condutas e recursos na identificação, análise, avaliação, comunicação e no controle de riscos e de eventos adversos que afetam a segurança, a saúde humana, a integridade profissional, o meio ambiente e a imagem institucional.

A classificação internacional para segurança do paciente da World Health Organization (WHO, 2009) define risco como a probabilidade de um incidente ocorrer e incidente como um evento ou circunstância que resulta, ou pode resultar, em dano desnecessário ao paciente. Pode ser uma circunstância relatada, um quase erro (*near miss*), um incidente sem dano ou um incidente com dano ao paciente; sendo este último conhecido como evento adverso (EA). Dano implica no comprometimento da estrutura ou função do corpo e/ou qualquer efeito dele resultante, incluindo doença, lesão, sofrimento, deficiência e morte; pode ocorrer no plano físico, social ou psicológico. Esses conceitos são fundamentais para o gerenciamento do risco em saúde e por isso estão organizados na Tabela 42.1.

TABELA 42.1. Classificação internacional para a segurança do paciente

CONCEITO	CLASSIFICAÇÃO I
Risco	Probabilidade de um incidente ocorrer
Incidente	Evento ou circunstância que poderia ter resultado, ou resultou, em dano desnecessário ao paciente
Near miss	Incidente que não atingiu o paciente
Dano	Comprometimento da estrutura ou função do corpo e/ou qualquer efeito dele oriundo, incluindo-se lesão, sofrimento, morte, incapacidade ou disfunção, podendo assim, ser físico, social ou psicológico
Incidente sem lesão	Incidente que atingiu o paciente, mas não causou dano
Circunstância notificável	Incidente com potencial dano ou lesão
Evento adverso (EA)	Incidente que resulta em dano ao paciente

Fonte: WHO, 2009.

SEGURANÇA DO PACIENTE

A partir da divulgação do relatório do Institute of Medicine (IOM, 2000), *To Err is Human*, o tema segurança do paciente ganhou relevância. Esse relatório teve como referência dois trabalhos que avaliaram a incidência de EA em hospitais dos EUA. Essas publicações, de Brennan (1991) e Gawande (1999), demonstraram que em torno de 100 mil pessoas morreram em hospitais a cada ano, vitimados por EA, gerando uma taxa de mortalidade superior àquelas atribuídas aos pacientes com vírus da imunodeficiência humana (HIV) positivo, câncer de mama ou atropelamentos.

Estudos semelhantes, realizados posteriormente na Europa (Souza e Letaief, 2011 e Zegers, 2009) e no Brasil (Mendes, 2009), reproduziram resultados muito parecidos e mostraram que 50% dos erros cometidos eram evitáveis, denotando um baixo nível de qualidade dos processos. Nesse contexto, a segurança do paciente passou a ser considerada um dos elementos críticos para a gestão da qualidade. Em 1991, Avedis Donabedian estabeleceu alguns atributos para expressar a qualidade dos cuidados em saúde e dez anos mais tarde o IOM incluiu a segurança do paciente nessa lista, conforme mostra a Tabela 42.2.

Um sistema de segurança realmente efetivo deve focar na prevenção, detecção dos riscos existentes em todos os processos, implantação de barreiras e de um plano de ação capaz de reduzir ou eliminar os riscos existentes e os danos decorrentes de um EA. Melhorar a segurança nos serviços de saúde é tarefa complexa e exige um grande esforço.

Para o National Patient Safety Foundation (NPSF, 2015), a segurança em saúde deve ser reconhecida como um grave problema de saúde pública, pois os danos causados durante a assistência tem implicações significativas na qualidade de vida, na morbimortalidade e até mesmo na dignidade e no respeito às pessoas.

Embora o cuidado em saúde envolva alguns riscos, sempre é possível identificá-los a tempo de adotar barreiras de proteção para preveni-los ou eliminá-los.

Muitos autores estudam os erros em saúde e, entre eles, merece detaque o psicólogo James Reason da Universidade de Manchester, na Inglaterra. Inclusive, vale ressaltar que

Gerenciamento de Risco e Segurança do Paciente

TABELA 42.2. Elementos necessários para a gestão da qualidade

ATRIBUTOS DA QUALIDADE	DEFINIÇÃO
Segurança	Evitar lesões e danos aos pacientes, decorrentes do cuidado que tem como objetivo ajudá-los
Efetividade	Cuidado fundamentado no conhecimento científico para todos que dele possam se beneficiar, evitando seu uso por aqueles que provavelmente não se beneficiarão (evita subutilização e sobreutilização, respectivamente)
Cuidado centrado no paciente	Cuidado respeitoso e responsivo às preferências, necessidades e valores individuais dos pacientes, e que assegura que os valores do paciente orientem todas as decisões clínicas. Respeito às necessidades de informação de cada paciente
Oportunidade	Redução do tempo de espera e de atrasos potencialmente danosos tanto para quem recebe como para quem presta o cuidado
Eficiência	Cuidado sem desperdício, incluindo aquele associado ao uso de equipamentos, suprimentos, ideias e energia
Equidade	Qualidade do cuidado que não varia em decorrência de características pessoais como gênero, etnia, localização geográfica e condição socioeconômica

Fonte: Adaptada de MS, FOC, ANVISA. Documento de referência para o PNSP. Brasília, DF, 2014.

TABELA 42.3. Definição de erros ativos e erros latentes

Erros ativos	Atos inseguros cometidos por quem está em contato direto com o sistema. *Exemplo:* troca de dietas (enteral), no momento da administração
Erros latentes	Atos ou ações evitáveis dentro do sistema, que surgem a partir da gestão. *Exemplo:* inexistência de uma política de avaliação de risco nutricional

Fonte: Adaptada de Reason J. Human error: models and management. Brit Med J 2000; 320:768-70.

a definição de erro adotada pela WHO, como sendo "falha na execução de uma ação planejada de acordo com o desejado ou o desenvolvimento incorreto de um plano", foi baseada em seus trabalhos. Segundo Reason, a noção de erros ativos ou latentes justifica o modelo de barreiras para impedir que os pacientes sejam atingidos (Tabela 42.3).

Reason partiu do pressuposto que é impossível eliminar falhas humanas e técnicas. Errar é humano, mas há mecanismos para evitar o erro e mitigar os EA. A Figura 42.1 apresenta um esquema do famoso modelo do queijo suíço, indicando a necessidade de uma abordagem sistêmica para gerenciar o erro ou a falha. Esse modelo demonstra que se um determinado risco não encontra barreiras, ele atinge o paciente.

Esse modelo sugere que um erro ativo (operador, linha de frente) é o resultado de uma sequência alinhada de erros latentes (processo), caracterizados pelos orifícios das fatias de queijo, e que raramente um erro em uma única ponta é suficiente para causar dano. Conhecer os processos, diagnosticar as suas fragilidades e adotar barreiras de segurança é fundamental.

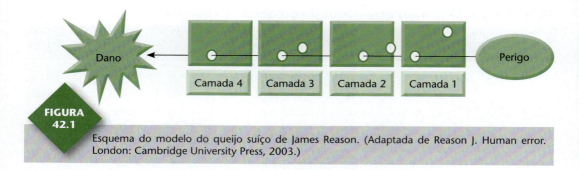

Esquema do modelo do queijo suíço de James Reason. (Adaptada de Reason J. Human error. London: Cambridge University Press, 2003.)

Alguns exemplos de barreiras de segurança

- Instituir políticas de qualidade e segurança, em todos os níveis;
- Implantar e monitorar protocolos assistenciais;
- Treinar e atualizar periodicamente as equipes;
- Avaliar constantemente e adequar os recursos humanos, materiais e tecnológicos disponíveis, além de fluxos, procedimentos e rotinas;
- Incentivar e valorizar comportamentos mais seguros em toda a instituição;
- Monitorar continuamente os resultados (auditorias e indicadores) e tomar ações necessárias;
- Manter uma comunicação efetiva em nível institucional, entre as equipes, com os pacientes e familiares.

Algo muito importante e que merece ser enfatizado é que os EA não são causados por más pessoas, mas por sistemas mal desenhados que produzem resultados ruins. Esse conceito, descrito em 2009 por Lucian Leape, indica que é preciso desviar o nosso olhar do erro individual para o defeito no sistema. Conclui-se, portanto, que além da implementação de práticas seguras, é necessário garantir que outras mudanças ocorram para que os sistemas se tornem mais seguros. Dentre essas mudanças, destacam-se:

- Deixar de considerar o erro como falha individual e compreendê-lo como consequência de falha(s) do sistema;
- Adotar uma "cultura justa", não punitiva. Em 2010, Watcher descreveu cultura justa como a capacidade de saber diferenciar os profissionais cuidadosos e competentes que cometem erros daqueles que têm um comportamento de risco consciente e injustificadamente arriscado;
- Adotar a transparência como um hábito na instituição;
- Adotar o cuidado centrado no paciente e não no médico;
- Instituir um modelo de cuidado realizado por equipe profissional interdependente, colaborativo e interprofissional;
- Garantir que a prestação de contas seja universal e recíproca, e não do topo para a base.

Cultura de segurança

Várias iniciativas têm sido adotadas no sentido de desenvolver a cultura de segurança nas instituições de saúde. No Brasil, o Ministério da Saúde instituiu o Programa Nacional de Segurança do Paciente (PNSP), por meio da Portaria nº 529, de 01/04/2013.

O principal objetivo desse programa foi contribuir para a qualificação do cuidado em saúde, em todos os estabelecimentos de saúde do território nacional, além de promover e apoiar a implementação de iniciativas voltadas à segurança do paciente, envolvendo os pacientes e familiares nesse processo; ampliar o acesso da sociedade às informações relativas à segurança do paciente; produzir, sistematizar e difundir conhecimentos sobre segurança do paciente; e fomentar a inclusão do tema em todos os níveis de ensino na área de saúde. Esse é um processo complexo e que necessita de tempo para amadurecer.

IDENTIFICAÇÃO E ANÁLISE DE UM EA

Na Figura 42.2 está apresentada, de maneira simplificada, as etapas mínimas necessárias para o adequado acompanhamento de um EA.

Entender "se", "quanto", "por que" e "como" os pacientes sofrem danos pelos sistemas de saúde é essencial para que ações corretivas mais eficazes e eficientes sejam adotadas (Wilson, 2012).

Etapa 1 – notificação

O ideal é que os eventos sejam notificados de modo voluntário e isso pode ser realizado pelos próprios profissionais de saúde, pelo paciente ou pela família/cuidador. A notificação é importante para que falhas no sistema sejam identificadas e ações de melhoria possam ser rapidamente implantadas.

O documento de referência para o PNSP-MS 2014 recomenda que para um sistema de notificação de incidentes ser efetivo é necessário que ele tenha as seguintes características:
- Adote verdadeiramente uma postura não punitiva;
- Garanta confidencialidade;
- Analise os dados de modo independente;
- Forneça respostas oportunas aos usuários do sistema;
- Esteja totalmente orientado para a resolução dos problemas notificados;
- Conte com equipes responsivas às mudanças sugeridas.

Etapa 2 – investigação e análise de causa raiz (ACR)

Assim que um EA é notificado, inicia-se o processo de investigação. A Aliança Mundial para a Segurança do Paciente destaca que para melhorar a segurança e prevenir os possíveis danos, é necessário desenvolver diferentes tipos de investigação. O proces-

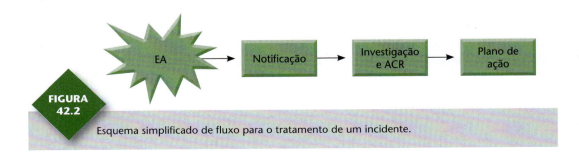

FIGURA 42.2 Esquema simplificado de fluxo para o tratamento de um incidente.

so de investigação deve determinar a magnitude do dano e o tipo de EA. Após todas as informações terem sido reunidas, é fundamental identificar as causas e os fatores contribuintes que efetivamente foram responsáveis pela ocorrência do evento. Essas causas devem ser discutidas e validadas com as áreas envolvidas e têm o propósito de orientar o plano de ação de melhorias. Nessa etapa, é fundamental que as seguintes questões sejam respondidas:

- O que aconteceu?
- Por que aconteceu?
- O que pode ser feito para prevenir que aconteça de novo?

O responsável pela investigação deve ser um profissional altamente capacitado para esta função. Deve focar no sistema e não em performances individuais, saber identificar as causas especiais assim como as comuns ao processo organizacional. Não deve fazer nenhum tipo de julgamento sobre os envolvidos, bem como não deve ter como objetivo apontar culpados.

Etapa 3 – plano de ação

Após a identificação das causas fundamentais, um plano de ação de melhorias deve ser contratado junto às áreas envolvidas. É muito importante garantir que haja um responsável pela conclusão e implantação das mesmas em um prazo determinado. O impacto das ações adotadas deve ser monitorado por meio de indicadores.

> Em todas as etapas citadas são utilizados métodos e ferramentas específicas com o intuito de organizar e alinhar as informações. Contar com uma equipe altamente capacitada, treinada para a análise dos eventos e com habilidades comportamentais específicas é fundamental para o sucesso desse processo.

TERAPIA NUTRICIONAL (TN)

Não restam dúvidas a respeito da importância da nutrição, sobretudo quando há necessidade de lançar mão de vias alternativas de alimentação. A indicação de nutrição por via enteral ou parenteral é uma maneira de evitar que a desnutrição se instale ou evolua para níveis inaceitáveis, comprometendo negativamente a qualidade do cuidado prestado.

O processo da TN perpassa por várias áreas e disciplinas, e requer planejamento e monitoramento contínuos para que os resultados esperados sejam alcançados.

Sob essa perspectiva, é imperativo que aspectos de qualidade e segurança sejam discutidos em todos os níveis, que os riscos sejam avaliados nas diversas etapas do processo e medidas preventivas sejam tomadas desde o momento de padronização e aquisição de materiais como sondas, equipos, cateteres, bombas de infusão, fórmulas nutricionais, o desenho do fluxo, a definição de rotinas, o estabelecimento de condutas e recomendações, a escolha de capacitação e treinamento das equipes até o monitoramento de indicadores e metas capazes de refletir o nível do serviço oferecido.

Em 2011, uma importante iniciativa da Associação Médica Brasileira em parceria com o Conselho Federal de Medicina resultou no Projeto Diretrizes. Essa publicação recomenda o uso de uma série de indicadores muito úteis para o monitoramento da TN. Além desses indicadores, sugere-se que sejam incorporados também indicadores mais específicos para refletir o nível de segurança do processo de TN, por exemplo, a

Gerenciamento de Risco e Segurança do Paciente

taxa de EA relacionados com a terapia nutricional enteral (TNE) e parenteral (TNP) para avaliar a incidência/recorrência de eventos indesejáveis com potencial de interferir na segurança dos pacientes.

Percebe-se que esse tipo de terapia, embora considerado seguro, não é isento de riscos e complicações, desde as mais simples com danos leves e reversíveis até as mais impactantes com danos muito graves ou fatais aos pacientes (ver Capítulo 9 – Complicações da TN).

DESNUTRIÇÃO HOSPITALAR – UM DANO EVITÁVEL

Neste capítulo, com base em resultados de publicações de grande relevância sobre o tema, destaca-se a desnutrição hospitalar enquanto um dano decorrente de falhas no processo da TN.

Estudos realizados em 2001 a 2012 demonstraram que a prevalência de desnutrição hospitalar é alta e que os registros relacionados com o estado nutricional dos pacientes são inexistentes em 20 a 39% dos prontuários. Medidas antropométricas, como peso e altura, poucas vezes são registradas (15%), assim como o diagnóstico de desnutrição é subestimado (13,9%). Além dos resultados citados, outro estudo demonstrou que menos de 10% dos pacientes subnutridos receberam nutrição enteral ou parenteral durante a hospitalização.

Infelizmente, um estudo mais recente, publicado em 2016 por Correia e cols., comprova que ainda existe uma falta geral de consciência médica em relação aos cuidados nutricionais de pacientes internados, apesar da alta prevalência de desnutrição demonstrada ao longo dos anos na América Latina.

Cabe lembrar que entre os princípios destacados pelo IOM consta a consciência de que muitas ameaças à segurança dos pacientes são originárias de sistemas "ruins" e não de profissionais "ruins".

Tanto os pacientes quanto os seus cuidadores estão inseridos em sistemas que nem sempre levam em conta os elementos e desafios apresentados pelas complexidades dos cuidados de saúde atuais. É importante compreender por que o cuidado nutricional não ocorre de maneira adequada, o que fazer para evitar que isso ocorra, como difundir e implementar práticas seguras.

Sob essa ótica, um enfoque mais cuidadoso necessita, com urgência, ser direcionado à capacitação e ao comportamento dos profissionais de saúde frente a todos os processos que envolvem a TN.

A desnutrição hospitalar é um dano muito grave que pode ser evitado se medidas de segurança forem sistematicamente implantadas e monitoradas nas organizações de saúde.

EQUIPE MULTIPROFISSIONAL DE TERAPIA NUTRICIONAL (EMTN): UMA IMPORTANTE BARREIRA DE SEGURANÇA

A EMTN é formada por um grupo de profissionais de diferentes áreas, com o objetivo de acompanhar adequadamente o paciente em TN. Essa equipe exerce função fundamental na busca pela qualidade e segurança de todos os processos que envolvem a TN nas instituições de saúde. São descritas algumas atribuições dessa equipe:

- Identificar riscos em todo o processo da TN;
- Estabelecer condutas em TN;

Gerenciamento de Risco e Segurança do Paciente

- Garantir avaliação e acompanhamento sistemático dos pacientes em TN;
- Definir indicadores, metas e monitoramento dos resultados;
- Garantir a capacitação e o treinamento em TN;
- Estimular a notificação para identificação dos EA;
- Monitorar os EAS;
- Definir um plano de ação para instituir sistemas seguros;
- Sugerir melhorias no processo;
- Viabilizar as ações de melhoria contratadas

A monitoração de todos os pacientes em TN deve ser uma rotina, e essa avaliação deve garantir ao paciente o acesso ao melhor que essa terapia é capaz de oferecer, tendo como resultado a recuperação clínica a custos baixos.

Diversas estratégias devem ser empregadas pelas organizações de saúde para se criar sistemas mais seguros. Dentre elas, a simplificação e padronização dos processos, a utilização de repetições, o incentivo ao trabalho em equipe, os cuidados com a comunicação em todos os aspectos e a capacidade de aprender com os erros cometidos no passado.

A gestão e o aprendizado a partir do erro são vistos como prioritários pelo National Health Service (NHS) britânico e, para isso, é importante que se compreendam as raízes, a natureza e as consequências dos erros. Esse entendimento pode servir como um referencial útil para diversas atividades de gestão de risco.

Sir Liam Donaldson, presidente da Aliança Mundial para Segurança do Paciente, salienta que errar é humano, mas ocultar os erros ou não aprender com eles é imperdoável.

Leitura recomendada

ASPEN. Parenteral Nutrition Safety Consensus Recommendations, 2014. JPEN J Parenter Enteral Nutr 2014; 38:296-333.

Agency for Healthcare Research and Quality (AHRQ). Quality and Patient Safety, Disponível em: http://www.ahrq.gov.

Chassin MR, Galvin RW. The urgent need to improve health care quality: Institute of Medicine (IOM) National Roundtable on Health Care Quality JAMA 1998; 280(11):1000-5.

Correia MITD, Perman MI, Waitzberg DL. Hospital malnutrition in Latin America: A systematic review. Clinical Nutrition, 2016. http://dx.doi.org/10.1016/j.cinu.2016.06.025. Article in press.

Donabedian A. The seven pillars of quality. Arch Pathol Lab Med 1990; 114(11):1115-58.

Kohn LT, Corrigan JM, Donaldson MS et al. To err is human. Washington, DC: National Academy Press, 2000.

Leape LL. Errors in medicine. Clin Chim Acta 2009; 404:2-5.

Letaief M, Mhamdi SE, Asady R et al. Adverse events in Tunisian hospitals: results of a retrospective cohort study. Int J Qual Healt Care 2011; 22:380-5.

Mendes W, Martins M, Rozenfeld S, Travassos C. The assessment of adverse events in hospitals in Brazil. International Journal for Quality in Health Care 2009; 21:279-84.

Ministério da Saúde (Brasil). Portaria nº 538: reconhece a organização nacional de acreditação como instituição competente e autorizada a operacionalizar o desenvolvimento do processo de acreditação hospitalar no Brasil. Brasília (DF): Ministério da Saúde, 2001.

Ministério da Saúde (Brasil). Gabinete do Ministro. Portaria MS/GM nº 529, de 1º de abril de 2013. Disponível em: http://www.ucasaude.com.br/wp-content/uploads/2014/08/Portaria-529-de-01-04-2013.pdf.

Ministério da Saúde (MS), Brasil. RDC nº 36, 25 de julho de 2013 J. MS, ANVISA.

Ministério da Saúde, Fundação Oswaldo Cruz, Agência Nacional de Vigilância Sanitária. Documento de referência para o Programa Nacional de Segurança do Paciente. Brasília, DF, 2014.

Nascimento CCP, Toffoletto MC, Gonçalves LA et al. Indicadores de resultados da assistência: análise dos eventos adversos durante a internação hospitalar. Rev Latino-Am Enfermagem 2008; 16:746-51.

National Patient Safety Foundation (NSPF). Free from Harm: Accelerating Patient Safety Improvement Fifteen Years after To Err is Human. 2015. Disponível em: www,npsf.org. Acessado em: 30/10/2016.

Reason J. Human error. London: Cambridge University Press 2003; 302p.

Reason J. Human error: models and management. Brit Med J 2000; 320:768-70.

Shirey MR. Authentic leaders creating healthy work environments for nursing practice. American Journal of Critical Care 2006; 15(Iss.3):256.

Sousa P, Uva AS, Serranheira F et al. Segurança do doente: eventos adversos em hospitais portugueses: estudo piloto de incidência, impacto e evitabilidade. Lisboa: Ed. Escola Nacional de Saúde Pública 2011; 13-36.

Waitzberg DL, Enck CR, Miyahira NS et al. Terapia Nutricional: indicadores de qualidade. Projeto Diretrizes. Sociedade Brasileira de Nutrição Parenteral e Enteral e Associação Brasileira de Nutrologia. Brasil, 2011.

Watcher RM. Compreendendo a Segurança do Paciente. Porto Alegre: Artmed, 2010.

World Health Organization: Word Alliance for Patient Safety, Taxonomy: The Conceptual Framework for International Classification for Patient Safety: final technical report. Genebra, 2009.

World Health Organization: Word Alliance for Patient Safety. First Global Patient Safety Challenge: Clean Care is Safer Care. Genebra, 2006.

World Health Organization:Fifty-Fifth World Health Assembly A55/13. Provisional agenda item 13.9 23 March 2002. Disponível em: http://www.who.int/patientsafety/worldalliance/ea5513.pdf. Acessado em: 12/09/2016.

Zegers M, Bruijne MC, Wagner C et al. Adverse events and potentially preventable deaths in Dutch hospitals: results of a retrospective patient record review study. Qual Saf Health Care 2009; 18:297-302.

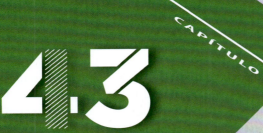

CAPÍTULO 4.3

Desospitalização: Previsibilidade, Visibilidade e Planejamento para a Alta Hospitalar

Silvia Maria Fraga Piovacari
Maria Lucia Facundo de Souza Saito
Tatiane Ramos Canero

INTRODUÇÃO

A crise econômica global criou um futuro financeiro incerto para as instituições de saúde em todo o mundo. Devido às prováveis lacunas de orçamento entre a demanda por serviços de cuidados à saúde e os recursos financeiros disponíveis, uma necessidade essencial para muitos administradores hospitalares é passar a utilizar sua capacidade virtual para fornecer mais serviços com os mesmos, ou menos, recursos, buscando continuamente a eficiência operacional. Muitos hospitais são forçados a interromper seus projetos de ampliação ou reduzir o número de leitos planejados. Esses cortes não poderiam vir em um momento mais desafiador, em que as previsões demográficas para as próximas décadas sugerem uma elevação substancial da população idosa e, em consequência, um aumento acentuado na utilização de leitos hospitalares.

As instituições hospitalares possuem limitações na capacidade de pacientes internados, decorrente da hospitalização prolongada de grande número de pacientes.

O Advisory Board Company realizou uma pesquisa mundial, em 2013, para estudar os desafios do processo de alta hospitalar. A redução do tempo médio de permanência oferece o alívio da pressão por leito dentro dos hospitais e gera a oportunidade de criar a capacidade virtual. Para a maioria das organizações, reduzir o tempo médio de permanência em um dia equivale à construção de, pelo menos, um ala adicional, a uma fração do custo.

PROCESSO DE ALTA HOSPITALAR

Quando o processo de alta hospitalar não é eficiente, os pacientes permanecem nos leitos mesmo quando clinicamente aptos para sair, o que acarreta atrasos nas admissões das unidades de pronto-atendimento/emergência e cancelamentos dos procedimentos eletivos, gerando limitações nas demais unidades do hospital por coincidir com a morosidade de alta do paciente. A lentificação do processo de alta prejudica a melhoria da eficiência operacional no hospital.

Em um processo habitual de internação, a preparação para a alta só começa quando o paciente já está apto, do ponto de vista clínico, a deixar o hospital. Portanto, tarefas que exigem tempo, como educar os pacientes com relação a alimentação, nutrição enteral, reconciliação dos medicamentos de uso habitual, agendamento de acompanhamentos, retorno médico e organização do transporte, sempre causam atrasos.

Importantes estratégias serão discutidas para a estruturação do processo de alta hospitalar, a qual só terá sentido se seu planejamento iniciar a partir dos primeiros momentos do paciente no hospital. Deve-se entender que o plano terapêutico e assistencial contempla o momento de reintrodução na sociedade e saída do hospital.

FATORES QUE INTERFEREM NA ORIENTAÇÃO PARA ALTA HOSPITALAR

A solução para evitar atrasos na alta hospitalar é começar as tarefas e o processo da sua preparação no início da internação do paciente. Muitos hospitais já despendem esforços consideráveis para evitar tais atrasos, porém, duas barreiras podem limitar o sucesso.

Em primeiro lugar, os profissionais assistenciais não priorizam a alta hospitalar. Médicos, enfermeiros, nutricionistas e demais profissionais da equipe multidisciplinar estão focados nas necessidades clínicas agudas dos pacientes. A outra barreira refere-se aos processos, que nem sempre são apenas internos; em algumas situações, os atrasos podem ir além do controle do hospital. Em todo o mundo, o processo de alta pode prejudicar-se em decorrência da falta de centros para reabilitação e restabelecimento do paciente. Entretanto, é um erro comum acreditar que a maior parte dos atrasos para alta é decorrente de causas externas, pois as maiores possibilidades de planejamento e ações para a mesma estão sob o controle dos hospitais, ou seja, nos processos internos. As instituições que obtêm sucesso no processo de alta hospitalar são aquelas que definem as recomendações de boas práticas, as responsabilidades e acompanham adesão e etapas desse processo.

ESTRATÉGIAS PARA OTIMIZAÇÃO DA ALTA HOSPITALAR

Para se obter um desempenho eficaz no processo de alta hospitalar, o primeiro requisito é estabelecer como meta o acordo da data de previsão de alta. Os hospitais, em sua maioria, têm políticas que exigem uma data de previsão para cada paciente no início do período de internação.

No entanto, uma pesquisa realizada pelo Advisory Board evidenciou que 92% dos colaboradores do hospital acreditam que a política nem sempre traduz a prática. Apesar de muitos hospitais terem uma norma para que os profissionais assistenciais façam o mais rápido possível uma previsão do dia de alta após a admissão do paciente, essa informação nem sempre é divulgada aos pacientes e familiares.

Desosspitalização: Previsibilidade, Visibilidade e Planejamento para a Alta Hospitalar

TODOS OS OLHOS NA META

"Com o dia e o horário de alta estabelecidos, a equipe de atendimento trabalha no sentido contrário para orquestrar o processo de liberação do paciente, fazendo de tudo para atingir a meta."

Institute for Healthcare Improvement

Fonte: Minichiello TM e cols. Effective Clinical Practice, 2001; Institution for Healthcare Improvement, Try Scheduling Hospital Discharges, disponível em: http://www.ihi.org/IHI/Topics/Flow/PatientFlow/ImprovementStories/ImprovementTipTry SchedulingHospitalDischarges.htm. Acessado em 15 de janeiro de 2010; entrevistas e análise da Advisory Board.

Como resultado, a metade de todos os atrasos no dia da alta ocorre porque os pacientes ou familiares não estão prontos para o retorno.

Detalhes estratégicos para divulgação ao paciente e comunicação para equipe:

- Dia e horário estimados de alta definidos o mais rápido possível após a admissão do paciente permite a coordenação com funcionários multidisciplinares, família e paciente;
- Definição de uma meta final visível para conclusão do atendimento;
- Elaboração de ferramentas de apoio: como ferramentas eletrônicas em que uma equipe multidisciplinar define uma lista padronizada de tempos de permanência pós-cirurgia com base em médias anuais e experiência clínica, servindo como direcionador institucional de permanência hospitalar;
- Participação pró-ativa da equipe multidisciplinar na previsão de alta, como se fosse um acordo, aumenta a probabilidade de conclusão das tarefas, definindo uma estrutura de responsabilidade por cada uma das etapas para alta.

A visualização no ambiente do paciente sobre uma data programada para alta e quais são os acordos para que a mesma ocorra é o grande diferencial na sincronia desse processo em algumas instituições. Essa visualização pode ser feita por meio de painéis ou quadros nas paredes e bilhetes de alta fixados na cama.

No Hospital Israelita Albert Einstein, foi desenvolvido um quadro com as informações sobre a programação de alta e quais são os objetivos educacionais que precisam ser desenvolvidos para que a programação se cumpra no prazo preestabelecido (Fig. 43.1).

A visibilidade da data é importante: pacientes relatam sentir-se psicologicamente mais preparados para a sua saída, familiares são capazes de se organizar e tomar as providências necessárias e a equipe assistencial pode planejar, de forma pró-ativa e assertiva, o processo de alta.

Na maioria das vezes, é necessária uma extensa lista de tarefas, compostas de vários subprocessos, para que ocorra o processo de alta hospitalar. E em decorrência dessa dinâmica de trabalho na unidade, composta de novas admissões que surgem ao longo do dia, não é surpresa que algumas tarefas relativas ao processo de alta caiam para o final da lista e não sejam concluídas a tempo.

Manter o foco nas tarefas referentes à alta do paciente ganha mais importância à medida que a população internada fica mais idosa ou mais complexa do ponto de vista clínico. Diversas escalas podem ser utilizadas para avaliar a necessidade de um planejamento intensivo, conforme as características e necessidades dos pacientes. Um exemplo disso é o caso da Mayo Clinic utilizando uma escala de avaliação com base em fatores

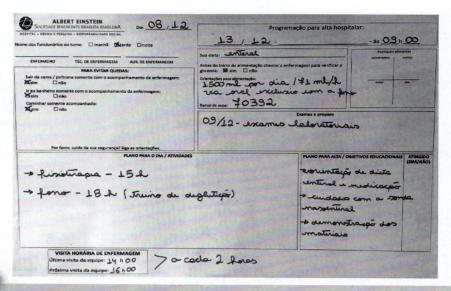

FIGURA 43.1 Painel com os objetivos educacionais e programação para alta hospitalar. (*Fonte:* Hospital Israelita Albert Einstein – quadro de paciente internado.)

como a idade, residir sozinho, limitações para deambular e disabilidades. De acordo com a pontuação, avalia-se a necessidade do paciente de um planejamento simples ou uma intervenção intensiva para a alta.

Instrumento contendo as etapas que devem anteceder a alta são importantes ferramentas de auxílio. Um exemplo de *check-list* para alta pode ser visto na Figura 43.2.

Check-list para saída do paciente em alta:

( ) *Home care*/equipamentos médicos organizados
( ) Prontidão para saída avaliada
( ) Condição de cuidado pós-agudo confirmada
( ) Testes finais de diagnóstico realizados e resultados avaliados
( ) Ordens de alta escrita
( ) Reconciliação medicamentosa
( ) Cuidados com relação à alimentação
( ) Família informada sobre cuidados pós-hospitalares e fornecido plano de orientações multidisciplinares
( ) Acordado horário de transporte intra-hospitalar
( ) Acordado transporte para casa/ambulância

Fonte: Adaptada de The Advisory Board Company. The Discharge Strategy Handbook: Creating Capacity by Eliminating End-of-Stay Delays, 2013.

FIGURA 43.2 Sugestão de *check-list* para alta hospitalar.

PLANEJAMENTO EDUCACIONAL

O nutricionista, o enfermeiro e toda a equipe multidisciplinar devem estar presentes na etapa final do processo de internação, com o objetivo de otimizar o processo e fornecer orientações ao paciente, familiar e/ou cuidador, sobre os cuidados necessários no domicílio.

Para se obter efetividade na educação do paciente, a equipe deve:
- Reconhecer barreiras do aprendizado e comunicação: visual, auditiva, fala, outras (cultural, religiosa, psicomotora, emocional);
- Identificar a pessoa envolvida no processo educacional, garantindo sua motivação e participação (paciente, familiar, cuidador ou equipe de *home care*);
- Iniciar a orientação durante o período de hospitalização;
- Determinar o melhor método de ensino: demonstração, audiovisual, verbal, folheto;
- Avaliar o entendimento pelo indivíduo orientado: verbaliza, recusa, é capaz de demonstrar, verbaliza o não entendimento;
- Identificar a necessidade de reforço
- Detectar se o objetivo foi atingido ou não.

Aspectos a serem observados para orientação nutricional em caso de terapia nutricional enteral (TNE):
- Produto utilizado, apresentação, laboratório;
- Produtos similares existentes no mercado;
- Lista de distribuidores, onde se encontra o produto recomendado;
- Preferir sistema de administração aberto; sistema fechado somente nos casos em que estará disponível bomba de infusão e equipe treinada;
- Ajustar os horários de administração, evitando durante o período noturno. Sugestão: 7 horas, 10 horas, 13 horas, 16 horas, 19 horas, 22 horas;
- Atentar para água de lavagem da sonda e para hidratação;
- Descrever o material necessário: equipos e frascos;
- Incluir cuidados com relação a higienização pessoal, material, utensílios, local de manipulação e embalagem;
- Especificar a apresentação do produto orientado: lata, Tetra Pack®, Tetra Prisma®, diferentes volumes, produtos em pó, frasco de sistema fechado;
- Mencionar a conservação e validade;
- Apontar cuidados com relação à temperatura de administração da dieta;
- Demonstrar a conexão do equipo ao frasco e à sonda do paciente – ter sempre em mãos um *kit* para mostrar durante a orientação.

Exemplos de orientação nutricional para alta hospitalar podem ser vistos nas Figuras 43.3 a 43.5.

Produto: _____

Apresentação: _____

Laboratório: _____

Volume total da dieta a ser administrada/dia: _____ mL

Administrar: _____ mL   Frequência: _____/dia

Horários sugeridos DIETA: _____

Água para hidratação: _____ mL   Frequência: _____/dia

Horários sugeridos ÁGUA: _____

Após o término da dieta, lavar a sonda com _____ mL de água filtrada, fervida ou mineral, utilizando uma seringa descartável e exclusiva para essa finalidade.

Dietas similares

PRODUTO	APRESENTAÇÃO	LABORATÓRIO	VOLUME

Exemplo de quadro de dieta e hidratação

HORÁRIO	VOLUME	ITEM
7 horas	250 mL	Dieta
8 horas	100 mL	Água hidratação + medicação
10 horas	250 mL	Dieta
11 horas	100 mL	Água + módulo proteico
13 horas	250 mL	Dieta
14 horas	100 mL	Água hidratação + medicação
16 horas	250 mL	Dieta
17 horas	100 mL	Água hidratação
18 horas	100 mL	Água hidratação + medicação
19 horas	250 mL	Dieta
20 horas	100 mL	Água hidratação
22 horas	250 mL	Dieta
23 horas	100 mL	Água + simbiótico

Volume dieta: 1.500 mL
Volume água: 700 mL
Volume total dieta + hidratação: 2.200 mL

Material necessário

- Equipo próprio para administração de dieta enteral: 1 unidade/24 horas.
- Frascos plásticos.

Continua

Desospitalização: Previsibilidade, Visibilidade e Planejamento para a Alta Hospitalar

Recomendações no preparo e administração

1. Antes do preparo da dieta, lavar as mãos, o local de preparo e os utensílios a serem utilizados. O abridor de garrafas (se utilizado) deve ser lavado com água e sabão, antes de cada utilização.
2. As embalagens (lata, Tetra Prisma® ou Tetra Pack®) devem ser higienizadas em toda a superfície com algodão ou gaze embebidos em álcool.
3. Para administração da dieta, cuidados importantes com os utensílios devem ser tomados:
   FRASCO: se for descartável, pode ser utilizado por no máximo 24 horas, desde que sejam seguidas rigorosamente as instruções para higienização:
   - Retirar o equipo do frasco;
   - Abrir o frasco logo após o término da dieta;
   - Lavar o frasco e a tampa com o auxílio de uma escova de mamadeira e detergente neutro, até que sejam removidos todos os resíduos;
   - Enxaguar bem em água corrente e deixar de molho em solução de hipoclorito de sódio (Hidrosteryl®, Aquatabs® ou Solução de Milton®) por 15 minutos, seguindo as instruções de diluição do fabricante;
   - Enxaguar novamente em água corrente;
   - Deixar secar naturalmente ou com auxílio de papel-toalha descartável.
   EQUIPO: lavá-lo com água corrente após cada administração, até retirar totalmente os resíduos da dieta. Deve ser utilizado até no máximo 24 horas.
4. Para o preparo da dieta, utilizar água filtrada, fervida ou mineral em temperatura ambiente.
   - Água filtrada: as velas do filtro devem ser trocadas a cada seis meses. Realizar higienização do filtro uma vez por semana.
   - Água fervida: ferver por, pelo menos, 5 minutos e deixar esfriar em recipiente tampado.
   - Água mineral: dar preferência para marcas conhecidas e de confiança.
5. As embalagens devem ser armazenadas em local fresco e arejado. Acondicioná-las em geladeira apenas após abertas até no máximo 24 horas e, preferencialmente, na primeira prateleira do refrigerador.
6. Caso a embalagem esteja na geladeira, retirá-la 30 minutos antes do horário sugerido para administração, envasá-la no frasco segundo o volume orientado e deixar em temperatura ambiente.
7. *NÃO AQUECER A DIETA,* a mesma deve ser administrada em temperatura ambiente.
8. Conectar o equipo ao frasco e, para não permitir a entrada de ar, deixar a dieta correr por todo o equipo, abrir a tampa e conectar à sonda.
9. Controlar o gotejamento através do *clamp* existente no equipo (cerca de 60 gotas/minuto) e agitar o frasco sempre que houver dificuldades no gotejamento.
10. Após o término de cada frasco, administrar com seringa cerca de 20-30 mL de água filtrada, fervida ou mineral para limpeza da sonda e hidratação do paciente.
11. Não oferecer a dieta com o paciente totalmente deitado. Caso haja impossibilidade de sentá-lo, eleve delicadamente as costas e o pescoço com ajuda de travesseiros, a um ângulo de cerca de 30-45 graus. Após o término da dieta, mantenha-o nessa posição por mais uma hora.
12. Manter a sonda de nutrição fechada após a administração da dieta e/ou medicamentos.
13. Na presença dos seguintes sintomas, seguir orientação médica ou do nutricionista:
    - Vômitos;
    - Diarreia (três ou mais evacuações líquidas/dia);
    - Obstipação (três ou mais dias sem evacuar).
14. A introdução de medicamentos ou outros alimentos através da sonda só deverá ocorrer com a orientação do nutricionista ou médico. Para evitar a obstrução da sonda, administrar sempre 20-30 mL de água filtrada, fervida ou mineral antes e após a medicação.

Nutricionista: _____

CRN: _____

Fone para contato: _____

FIGURA 43.3

Orientação de dieta líquida enteral industrializada – sistema aberto.

Produto: _____
Apresentação: _____
Laboratório: _____
Volume total da dieta a ser administrada/dia: _____ mL
Período: _____ Velocidade de infusão: _____
Água para hidratação: _____ mL   Frequência: _____/dia
Horários sugeridos ÁGUA: _____

Após o término da dieta, lavar a sonda com _____ mL de água filtrada, fervida ou mineral, utilizando uma seringa descartável e exclusiva para essa finalidade.

Dietas similares

PRODUTO	APRESENTAÇÃO	LABORATÓRIO	VOLUME	VELOCIDADE DE INFUSÃO

Material necessário

- Equipos próprios para administração de dieta enteral: uma unidade a cada troca de frasco de dieta e bomba de infusão

Recomendações no preparo e administração

1. *NUNCA* abra a tampa do frasco, pois a segurança do produto estará comprometida.
2. Antes de utilizar o frasco, higienizá-lo em toda a superfície com algodão ou gaze umedecido em álcool.
3. Observar o local adequado para perfurar o frasco com o equipo. *ATENÇÃO* para não perfurar o "respiro".
4. Lavar as mãos adequadamente antes de manipular o frasco.
5. Os frascos devem ser armazenados em local fresco, arejado e protegidos da luz solar, e depois de instalada a dieta, podem permanecer em temperatura ambiente até 24 horas.
6. Agitar bem o produto inicialmente e, se necessário, durante a administração da dieta.
7. *NÃO AQUECER A DIETA,* a mesma deve ser administrada em temperatura ambiente.
8. Proteja as extremidades dos equipos durante a troca de frascos.
9. Conectar o equipo ao frasco, abrir o *clamp* existente no equipo, deixar a dieta correr por toda sua extensão, desprezar o volume do equipo para eliminar o ar, abrir a tampa e conectar à sonda do paciente.
10. Agitar o frasco a cada três horas.
11. Após o término do volume programado, desconecte o equipo da sonda, fechando-a, e administre 20-30 mL de água. *NUNCA* desconectar o equipo do frasco da dieta, para evitar que ocorra contaminação através da abertura do sistema.
12. A introdução de medicamentos ou outros alimentos, pela sonda, deverá ocorrer somente com orientação. Para evitar a obstrução da sonda, administrar sempre 20-30 mL de água filtrada, fervida ou mineral antes e após a medicação. O correto é sempre deixar uma via destinada para a dieta e a outra para medicação.
13. Não oferecer a dieta com o paciente totalmente deitado. Caso haja impossibilidade de sentá-lo, eleve com delicadeza as costas e o pescoço com ajuda de travesseiros a um ângulo em torno de 30-45 graus. Após o término da dieta, mantenha-o nessa posição por mais uma hora.
14. Na presença dos seguintes sintomas, seguir orientação médica ou do nutricionista:
    - Vômitos;
    - Diarreia (três ou mais evacuações líquidas/dia);
    - Obstipação (três ou mais dias sem evacuar).

Nutricionista: _____

CRN: _____

Fone para contato: _____

FIGURA 43.4

Orientação de dieta líquida enteral industrializada – sistema fechado.

Desospitalização: Previsibilidade, Visibilidade e Planejamento para a Alta Hospitalar **429**

Produto: _____

Apresentação: _____

Laboratório: _____

Volume total da dieta a ser administrada/dia: _____ mL

Administrar: _____ mL   Frequência: _____/dia

Horários sugeridos DIETA: _____

DILUIÇÃO DA DIETA: ___ medidas (__ g) em ____ mL de água = ____ mL de dieta pronta para uso

Água para hidratação: _____ mL   Frequência: _____/dia

Horários sugeridos ÁGUA: _____

Dietas similares

PRODUTO	APRESENTAÇÃO	LABORATÓRIO	VOLUME	QUANTIDADE (MEDIDAS/GRAMAS)

Após o término da dieta, lavar a sonda com _____ mL de água filtrada, fervida ou mineral, utilizando uma seringa descartável e exclusiva para essa finalidade.

Material necessário

- Equipos próprios para administração de dieta enteral: 1 unidade/24 horas.
- Frascos plásticos.

Recomendações no preparo e administração

1. Antes do preparo da dieta, lavar as mãos, o local de preparo e os utensílios a serem utilizados. Manter o materia, preferencialmente, de uso exclusivo para a nutrição por sonda.
2. Antes de utilizar a embalagem, higienizá-la em toda a superfície com algodão ou gaze embebidos em álcool.
3. Para administração da dieta, cuidados importantes com os utensílios devem ser tomados:
   FRASCO: se for descartável, pode ser utilizado por no máximo 24 horas, desde que sejam seguidas rigorosamente as instruções para higienização:
   - Retirar o equipo do frasco;
   - Abrir o frasco logo após o término da dieta;
   - Lavar o frasco e a tampa com o auxílio de uma escova de mamadeira e detergente neutro, até que sejam removidos todos os resíduos;
   - Enxaguar bem em água corrente e deixar de molho em solução de hipoclorito de sódio (Hidrosteryl®, Aquatabs® ou Solução de Milton®), seguindo as instruções de diluição do fabricante;
   - Enxaguar novamente em água corrente;
   - Deixar secar naturalmente ou com auxílio de papel-toalha descartável.
   EQUIPO: Lavá-lo com água corrente após cada administração, até retirar totalmente os resíduos da dieta. Deve ser utilizado até no máximo 24 horas.
4. Para o preparo da dieta, utilizar água filtrada, fervida ou mineral em temperatura ambiente.
   - Água filtrada: as velas do filtro devem ser trocadas a cada seis meses. Realizar higienização do filtro uma vez por semana.
   - Água fervida: ferver por, pelo menos, 5 minutos e deixar esfriar em recipiente tampado.
   - Água mineral: dar preferência para marcas conhecidas e de confiança.

Continua

5. Diluir o produto na quantidade de água recomendada até obter uma diluição homogênea. Passar por peneira bem fina ou coador (de uso exclusivo para essa finalidade).
6. Envasar a dieta no frasco e, após fechá-lo, acondicionar no refrigerador em local separado. Prazo de validade: *12 horas sob refrigeração.*
7. Trinta minutos antes do horário sugerido para administração da dieta, retirar o frasco com a dieta do refrigerador e deixar em temperatura ambiente.
8. *NÃO AQUECER A DIETA.* A mesma deve ser administrada em temperatura ambiente.
9. Conectar o equipo ao frasco e, para não permitir a entrada de ar, deixar a dieta correr por todo o equipo, abrir a tampa e conectar à sonda.
10. Controlar o gotejamento através do *clamp* existente no equipo (cerca de 60 gotas/minuto) e agitar o frasco sempre que houver dificuldades no gotejamento.
11. Após o término de cada frasco, através de uma seringa, administrar cerca de 20-30 mL de água filtrada, fervida ou mineral para limpeza da sonda e hidratação do paciente.
12. Não oferecer a dieta com o paciente totalmente deitado. Caso haja impossibilidade de sentá-lo, eleve com delicadeza as costas e o pescoço com ajuda de travesseiros, a um ângulo de em torno de 30-45 graus. Após o término da dieta, mantenha-o nessa posição por mais uma hora.
13. Manter a sonda de nutrição fechada após a administração da dieta e/ou medicamentos.
14. Na presença dos seguintes sintomas, seguir orientação médica ou do nutricionista:
    - Vômitos;
    - Diarreia (três ou mais evacuações líquidas/dia);
    - Obstipação (três ou mais dias sem evacuar).
15. A introdução de medicamentos ou outros alimentos através da sonda deverá ocorrer somente com a orientação do nutricionista ou médico. Para evitar obstrução da sonda, administrar sempre 20-30 mL de água filtrada, fervida ou mineral antes e após a medicação.

Nutricionista: _____

CRN: _____

Fone para contato: _____

FIGURA 43.5

Orientação de dieta enteral industrializada – fórmulas em pó.

CUIDADOS DE ENFERMAGEM

A educação sobre a terapia nutricional no contexto domiciliar envolve o paciente e membros da família/cuidador sobre o objetivo da terapia, como verificar o posicionamento do cateter, cuidados com o cateter e/ou estomia, a manipulação de um dispositivo ou método de infusão, o procedimento para manutenção da permeabilidade do cateter, necessidades relacionadas com as atividades da vida diária.

O processo educacional requer uma curva de aprendizagem. Por isso, as orientações não devem ser fornecidas em um único momento, mas sim gradativamente.

O método Teach-Back pode ser utilizado para garantir a comunicação eficaz entre o profissional de saúde e o paciente, por meio de um claro entendimento da compreensão do paciente, solicitando que ele repita as orientações realizadas. Segundo Tamura-Liz (2013), o uso do método Teach-Back contribui para auxiliar os pacientes na melhor compreensão de suas condições de saúde. Os pacientes são capazes de gerenciar seus medicamentos, participar plenamente de seus tratamentos e seguir os protocolos para alcançar a meta de atendimento de qualidade segura.

O fornecimento de instruções escritas sobre como executar o procedimento e prevenir complicações relacionadas com a terapia nutricional ajuda a solucionar dúvidas

Desospitalização: Previsibilidade, Visibilidade e Planejamento para a Alta Hospitalar

futuras. A educação, portanto, deve ser realizada em várias etapas, evitando sobrecarga de informações. Deve-se iniciar o mais precocemente possível após a admissão e pode ser realizada por todos os profissionais de saúde envolvidos. Os profissionais da equipe multidisciplinar devem participar ativamente de práticas que se destinam a promover a segurança e redução de riscos para complicação como, por exemplo, verificação do posicionamento adequado do cateter, posicionamento ideal durante e ao término da alimentação, limpeza e armazenamento adequados de materiais e equipamentos, monitoramento dos sinais de complicações, como desconforto nasofaríngeo e distensão gástrica, capacitando o paciente e família durante o período de hospitalização.

Independentemente da estratégia escolhida, as intervenções educacionais devem ser individualizadas. O processo educacional deve sempre ser adaptado para atender às necessidades específicas do paciente e suas prioridades. Informações educacionais por escrito devem ser entregues de modo a esclarecer e servir de fonte de consulta, utilizando-se linguagem clara e objetiva.

A conclusão desse processo deve culminar antes da alta, de modo a não interferir na data prevista da mesma e, em consequência, no fluxo do paciente.

READMISSÃO HOSPITALAR

As readmissões hospitalares, quando não planejadas, podem representar deficiências no atendimento e planejamento de alta. Podem ser classificadas em planejadas e eventuais. As planejadas são aquelas necessárias para a continuidade da avaliação diagnóstica ou terapêutica. As eventuais podem ser agrupadas em potencialmente evitáveis e não evitáveis. Quanto menor o intervalo entre a primeira admissão e a readmissão, maior a possibilidade do retorno por complicação que pode ser potencialmente evitável. A readmissão, quando potencialmente evitável, poderia ter sido evitada com melhor gerenciamento do quadro clínico, adequado planejamento de alta e provisão de recursos no domicílio para atender às necessidades do paciente. A maioria das readmissões potencialmente evitáveis é causada por complicações de um procedimento cirúrgico e por doenças crônicas, que dependem da adesão do paciente ao tratamento para a estabilidade do quadro clínico.

Principais fatores de risco

- Idade avançada, com a diminuição da capacidade funcional e comorbidades associadas;
- Queda;
- Depressão (baixa adesão à medicação e orientações em geral);
- Déficit cognitivo;
- Polifarmácia;
- Desnutrição;
- Baixo nível socioeconômico.

Intervenções que reduzem a readmissão

- Planejamento adequado de alta;
- Suporte pós-alta (apoio na comunidade, visitas domiciliares, contato telefônico, acompanhamento ambulatorial, manter comunicação com o prestador de cuidados);

- Intervenções que envolvam alguma forma de gestão de casos pós-alta (material escrito, seguimento telefônico, cuidador bem treinado);
- Diagnóstico multidimensional e interdisciplinar: avaliar fragilidade, aspectos psicológicos e capacidade funcional, por meio de um programa coordenado e integrado;
- Intervenções nutricionais: terapia nutricional oral ou enteral.

CONSIDERAÇÕES FINAIS

O planejamento educacional para alta hospitalar consiste em importante ferramenta para os profissionais envolvidos na assistência direta e da equipe multiprofissional de terapia nutricional (EMTN), sendo considerado fundamental por fornecer subsídios para uma prática de qualidade e segurança ao paciente/familiar/cuidador. Consiste em agente facilitador do fluxo do paciente.

Recomenda-se o acompanhamento e gerenciamento dos pacientes pós-alta hospitalar por meio de recursos na comunidade, visitas domiciliares, contato telefônico e atendimento ambulatorial. Essa ação permitirá o monitoramento da evolução, tolerância à terapia nutricional, estado nutricional e auxiliará no esclarecimento de dúvidas, no cumprimento das atividades programadas, além da avaliação do cuidado prestado auxiliando na prevenção de readmissões relacionadas às complicações.

Leitura recomendada

ASPEN. Enteral Nutrition Practice Recommendations JPEN J Parenter Enteral Nutr Norma A. Metheny, Charles Mueller, Sandra Robbins, Jacqueline Wessel and the ASPEN. Board of Directors Robin Bankhead, Joseph Boullata, Susan Brantley, Mark Corkins, Peggi Guenter, Joseph Krenitsky, Beth Lyman, 2009; 33:122 originally published online Jan 26, 2009.

Baxter YC, Cecconello I, Pinotti HW – Nutrição Enteral Domiciliar: Introdução e Bases Técnicas. In: Silva SMC, Mura JAP. Tratado de Alimentação, Nutrição e Dietoterapia, 2 ed. São Paulo: Roca 2011; 1035-40.

Borges MF, Turrini RNT. Readmissão em serviço de emergência: perfil de morbidade dos pacientes. Fortaleza: Revista da Rede de Enfermagem do Nordeste 2011; 12(3):453-61.

California HealthCare Foundation. Improving patient flow and throughput in california hospitals operating room services. Boston: Program for Management of Variability in Health Care Delivery, 2006.

Coleman EA, Mahoney E, Parry C. Assessing the quality of preparation for posthospital care from the patient's perspective – the care transitions measure. Med Care 2005; 43(3):246-55.

Coppini LZ, Vasconcelos MIL. Preparo da nutrição enteral industrializada. In: Waitzberg D. Nutrição oral enteral e parenteral na prática clínica, 3 ed. São Paulo: Atheneu 2000; 641-57.

Craven E, Conroy S. Hospital readmissions in frail older people. Reviews in Clinical Gerontology 2015; 25:107-16.

Ducan KD, McMullan C, Mills BM. Early warning. Nurs Stand 2012; 10:39-43.

Fuda KK. Measurement and evaluation of patient flow: the right data, measures, and analyses. In: Joint Commission Resources. Managing patient flow in hospitals: strategies and solutions, 2 ed. Illinois: JCR Department of Publications 2010; 75-93.

Kirby SE et al. Patient related factors in frequent readmissions: the influence of condition, access to services and patient choice. BMC Health Services Research 2010; 10:6.

Mitne C. Preparações não industrializadas para nutrição enteral. In: Waitzberg D. Nutrição oral enteral e parenteral na prática clínica, 3 ed. São Paulo: Atheneu 2000; 629-40.

Nolan K, Nielsen GA, Schall MW. Developing strategies to spread improvements. In: Joint Commission Resources. From front office to front line – essential issues for health care leaders. Illinois: JCR Department of Publications 2005; 145-76.

Projeto Diretrizes – Associação Médica Brasileira e Conselho Federal de Medicina – Volume IX, 2011.

Ryckman FC, Adler MD, Anneken AM et al. Cincinnati Children's Hospital Medical Center: redesigning perioperative flow using operations management tools to improve access and safety. In: Joint Commission Resources. Managing patient flow in hospitals: strategies and solutions, 2 ed. Illinois: JCR Department of Publications 2010; 96-112.

Tamura-Lis W. Teach-Back for Quality Education and Patient Safety. Urologic Nursing/November-December 2013; 33(6):267-71.

The Advisory Board – Marketing and Planning Leadership Council. Development considerations for a discharge pharmacy. Washington: Adivisory Board Research, 2010.

The Advisory Board Company. The Discharge Strategy Handbook: Creating Capacity by Eliminating End-of-Stay Delays, 2013.

The Advisory Board International – Clinical Operations Board. The discharge strategy handbook: creating capacity by eliminating end-of-stay delays. Washington: Adivisory Board Research, 2013.

The Advisory Board International – Nursing Executive Center. Building peer accountability: toolkit for improving communication and collaboration. Washington: Adivisory Board Research, 2011.

Weintraub B, Jensen K, Colby K. Improving hospital-wide patient flow at Northwest Community Hospital. In: Joint Commission Resources. Managing patient flow in hospitals: strategies and solutions, 2 ed. Illinois: JCR Department of Publications 2010; 129-52.

Winkler M, Hagan E, Albina JE. Home Nutrition Support, 2 ed. The ASPEN Adult Nutrition Support Core Curriculum 2012; 639-53.

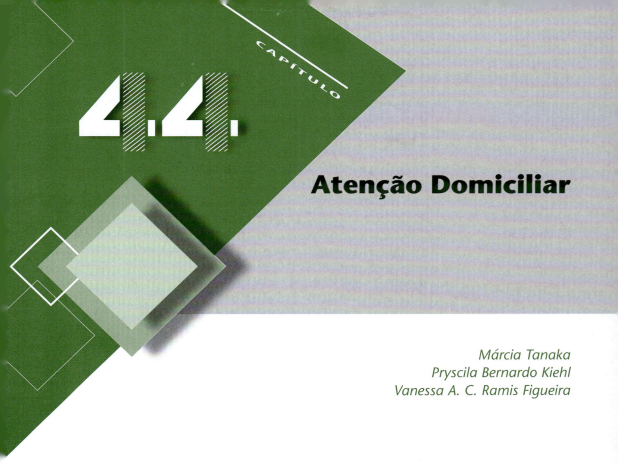

Atenção Domiciliar

Márcia Tanaka
Pryscila Bernardo Kiehl
Vanessa A. C. Ramis Figueira

ATENÇÃO DOMICILIAR NO BRASIL

Observa-se um importante crescimento dos serviços de atenção domiciliar (AD), também designados como *home care*, principalmente em função das necessidades de racionalização dos recursos de saúde, otimização de leitos hospitalares e transição segura do hospital para o domicílio, pois proporciona sustentabilidade para o processo de desospitalização e redução da necessidade de reinternações, sobretudo para os portadores de condições crônicas e de quadros agudos estabilizados. Além disso, a demanda por maior humanização do atendimento aos que necessitam de cuidados técnicos continuados, tem reforçado o apoio a esta modalidade assistencial, além de outros benefícios individuais e para o Sistema de Saúde como um todo.

Em 2002, a Organização Mundial de Saúde (OMS), por meio do relatório Cuidados Inovadores para Condições Crônicas, emitiu importante alerta de que as condições crônicas serão a primeira causa de incapacidade em todo o mundo até o ano de 2020, tornando os problemas de saúde ainda mais dispendiosos para o nosso sistema (OMS, 2002). Diante desse panorama, a saúde brasileira necessita de modelos de atenção compatível com esta demanda. O modelo de atenção domiciliar vem contribuindo para uma maior adesão a programas de prevenção de agravos clínicos e de promoção de saúde, destacando-se ainda a humanização do cuidado, a sensação de bem-estar e segurança proporcionados pelo ambiente familiar e seu impacto na recuperação dos pacientes.

REGULAMENTAÇÃO DA ATENÇÃO DOMICILIAR NO BRASIL

No Brasil, a Agência Nacional de Saúde (ANS) fomentou a discussão, de forma consistente, da revisão do modelo assistencial privado suplementar; e a atenção domiciliar vem sendo contemplada como uma modalidade alternativa e complementar ao modelo atual de atendimento.

Uma das razões que contribuiu para a inclusão da atenção domiciliar nessa discussão foi a publicação da Portaria nº 2416, de 23/04/1998, do Ministério da Saúde, que estabeleceu requisitos para credenciamento de hospitais e critérios para realização de internação domiciliar. Posteriormente, em 15 de abril de 2002, foi promulgada a Lei Complementar nº 10.424 que criou, no âmbito do Sistema Único de Saúde (SUS), o atendimento domiciliar e a internação domiciliar. E a Agência Nacional de Vigilância Sanitária (ANVISA) passou a regulamentar o funcionamento dos serviços de atenção domiciliar, por meio da Resolução da Diretoria Colegiada (RDC) nº 11, de 26/01/2006.

DEFINIÇÃO DOS PROGRAMAS DE ATENÇÃO DOMICILIAR

A partir da RDC 11, os programas de atenção domiciliar foram definidos e são prestados de acordo com a complexidade de cuidados a serem dispensados ao indivíduo, passando a existir, portanto, diferentes modalidades da atenção domiciliar. São as principais:

- *Internação domiciliar:* caracteriza-se pela atenção em tempo integral ao paciente com maior complexidade de cuidados;
- *Assistência domiciliar:* direciona-se a pacientes com média e baixa complexidade de cuidados que necessitam de assistência de equipe multiprofissional (fisioterapeutas, nutricionistas, fonoaudiólogos, assistente social, farmacêuticos, odontólogos, terapeutas ocupacionais, psicólogos, enfermeiros e médicos);
- *Procedimentos técnicos especializados:* procedimentos especializados realizados em domicílio.

A IMPORTÂNCIA DA ATENÇÃO DOMICILIAR NO PROCESSO DA DESOSPITALIZAÇÃO

Na visão da atenção integral à saúde, existem três possibilidades de abordagem diagnóstica, terapêutica e de cuidados: o ambiente ambulatorial, o ambiente hospitalar e o ambiente domiciliar. É entendimento corrente que a integração dessas três vertentes de cuidados favorece a sustentabilidade do sistema (Política Nacional de Atenção Integral à Saúde – SUS).

É dentro desse conceito de sustentabilidade e construção de suficiência de rede que os hospitais continuarão, cada vez mais, a ser o local preferencial para o diagnóstico e o tratamento das doenças de alta complexidade, cabendo a desospitalização para o ambiente domiciliar daqueles casos que necessitam de complementação do cuidado. Para tal, é preciso garantir que o paciente receberá cuidado em domicílio com a mesma qualidade e segurança do ofertado em ambiente hospitalar.

A integração dos serviços para continuidade da assistência hospitalar permite que a desospitalização proporcione celeridade no processo de alta hospitalar para o cuidado continuado no domicílio, ao mesmo tempo em que permite que o cuidado se dê da forma mais adequada para os pacientes.

CRITÉRIOS DE ELEGIBILIDADE E MANUTENÇÃO DA ATENÇÃO DOMICILIAR

Para que o paciente possa ser admitido na AD, é necessário ter estabilidade clínica, diagnóstico estabelecido, tratamento iniciado ou em curso, suportes ventilatório e nutricional definidos. Dentro das condições clínicas elegíveis para admissão na AD, no que tange à dependência de suporte nutricional, estão:

- Terapia enteral (portador de sonda nasoenteral/gastrostomia/jejunostomia);
- Terapia parenteral (nutrição parenteral prolongada – NPP).

Além disso, é necessária a presença de um cuidador familiar ou contratado, elegível pela família, que se responsabilize pela continuidade e realização das orientações durante a AD, bem como pela manutenção do paciente após desmame e/ou alta do serviço, pois o processo de transição para o ambiente domiciliar é de responsabilidade da família.

Segundo a ANVISA (2006), a alta da AD é o "ato que determina o encerramento da prestação de serviços de atenção domiciliar em função de: internação hospitalar, alcance da estabilidade clínica, cura, a pedido do paciente e/ou responsável, óbito".

CUIDADOS DE ENFERMAGEM MAIS COMUNS EM ATENÇÃO DOMICILIAR

Existem cuidados técnicos que podem ser implantados e realizados no domicílio com total segurança e qualidade. Para que isto ocorra, faz-se necessária a descrição sistematizada e padronizada deste cuidado com o intuito de garantir excelência na continuidade da atenção domiciliar.

Seguem alguns dos principais procedimentos técnicos e cuidados em AD, ressaltando a necessidade de educação em saúde para os cuidados gerais de manutenção em todos os procedimentos:

- *Sonda nasoenteral:* troca e retirada de sonda;
- *Gastrostomia e jejunostomia:* realização de curativos;
- *Colostomia e ileostomia:* troca de bolsa;
- *Sondagem vesical de alívio:* treinamento de autocateterismo de alívio;
- *Sondagem vesical de demora:* troca e retirada da sonda;
- *Cuidados com acessos venosos:* curativo e fixação;
- *Punção central – Port-a-Cath®:* salinização e heparinização, curativo e fixação do dispositivo;
- *Enteroclisma:* manobras de alívio intestinal;
- *Administração de medicamentos:* cuidados com o acondicionamento dos medicamentos e transporte até o domicílio, técnica correta de administração e orientações adequadas ao paciente, cuidador e familiares;
- *Nutrição enteral:* cuidados no preparo da dieta, higienização, administração e orientações aos familiares e cuidador.

Muitos destes cuidados em saúde podem ser realizados pelo próprio paciente, seus familiares/cuidadores, a partir da capacitação prévia e do empoderamento do autocuidado. São exemplos deles:

- Higienização em geral;
- Troca de bolsas coletoras;

- Cuidados com dispositivos urinários;
- Cuidados com dispositivos intestinais;
- Administração de dieta e medicamentos por via oral, sonda ou gastrostomia;
- Registro dos horários de sono;
- Registro da característica e frequência da diurese e evacuações;
- Aferição dos sinais vitais;
- Observação de sinais de alerta (febre, fadiga, diarreia, constipação, dor ou qualquer sinal ou sintoma súbitos);
- Mudança de decúbito e apoio nas transferências;
- Cateterismo vesical intermitente;
- Cuidados com a pele e curativos simples.

A adaptação de outros cuidados deve ser considerada para promover uma assistência holística e individualizada também no domicílio.

TERAPIA NUTRICIONAL DOMICILIAR (TND)

A terapia nutricional domiciliar (TND), seja via terapia nutricional oral, enteral ou parenteral, quando bem indicada e aplicada, promove a manutenção e a recuperação do estado nutricional, redução dos riscos de complicações como queda, lesão por pressão e infecções, redução de readmissão hospitalar e pode promover a diminuição de custos assistenciais, além de melhorar a funcionalidade e a comodidade do paciente e seus familiares, proporcionando melhora da qualidade de vida.

A assistência domiciliar representa uma modalidade segura e eficaz, aliando uma equipe multiprofissional capacitada e tecnologia em benefício à rápida recuperação e manutenção da saúde do paciente, de forma mais humanizada e individualizada.

Também traz a vantagem financeira em apresentar um custo significativamente menor quando comparada com a terapia nutricional hospitalar.

O domicílio precisa ter condições mínimas para que a TND seja possível com o máximo de segurança:
- Ambiente limpo e condições adequadas de higiene;
- Área adequada para a manipulação da dieta enteral industrializada ou caseira;
- Local adequado para armazenagem da dieta enteral;
- Água tratada;
- Energia elétrica;
- Refrigeração adequada;
- Contato telefônico.

INDICAÇÕES DA TERAPIA NUTRICIONAL ENTERAL DOMICILIAR

A terapia nutricional enteral domiciliar (TNED) está indicada para pacientes que apresentam trato digestório funcionante, que, por dificuldade mecânica de mastigação e/ou deglutição, inapetência ou com risco nutricional, não conseguem atingir suas metas nutricionais, via terapia nutricional oral (TNO), para manter ou recuperar seu estado nutricional e de hidratação.

Dentre as principais indicações de TNED, destacam-se: doença inflamatória intestinal, doenças neurológicas, queimaduras, doenças crônicas degenerativas, desnutrição,

Atenção Domiciliar

disfagia, paciente gravemente enfermo com múltiplas enfermidades, oncológico em quimioterapia e/ou radioterapia.

Cuidados importantes com relação à TNED:

- Escolha, compra, higienização e armazenamento dos gêneros alimentícios para a preparação da dieta enteral (dieta enteral caseira ou industrializada);
- Preparação e conservação correta da dieta enteral;
- Administração da dieta enteral por via alternativa de alimentação (gastrostomia ou sonda nasoenteral);
- Higienização dos materiais e utensílios utilizados no preparo e na administração da dieta enteral;
- Fracionamento e horários de administração da dieta enteral;
- Posicionamento adequado do paciente para a administração da dieta enteral;
- Identificação das complicações decorrentes da terapia nutricional.

A escolha do tipo de dieta enteral é um fator muito importante, e devem ser levados em consideração:

- Estabilidade hemodinâmica e condição clínica do indivíduo;
- Possibilidade de restrição de algum nutriente dada à fisiopatologia do quadro clínico;
- Insuficiência pancreática, renal, hepática, entre outras;
- Problemas digestivos e absortivos, ou qualquer disfunção gastrointestinal.

ORIENTAÇÃO DO PACIENTE E SUA FAMÍLIA/CUIDADOR EM TNED

Para pacientes com gastrostomia é importante orientar:

- Quanto à realização da limpeza com água e sabão na inserção da gastrostomia durante o banho, e se necessário;
- Observação e registro do aspecto da inserção da gastrostomia e comunicação da equipe assistencial se presença de sinais inflamatórios e secreção;
- Realização de *flush* de 20 mL com água mineral antes e após a administração de medicamentos e dieta – com atenção para os casos de restrição de líquidos;
- Posicionamento da gastrostomia em ângulo de 90 graus e fixação no abdômen com fita adesiva;
- Registro do volume infundido da dieta enteral;
- Manutenção do decúbito elevado durante a infusão da dieta e a realização de outras atividades;
- Manutenção da tulipa rente à pele e observação do número de graduação da sonda de gastrostomia;
- Avaliação e comunicação da equipe assistencial quanto aos sinais de distensão abdominal, alterações no hábito intestinal, queixas de dor, presença de sangramentos, presença de náuseas e vômitos;
- Importância da realização de limpeza da cavidade oral e orientação e estímulo da higiene oral e bochechos com água.

Para pacientes com sonda nasoenteral é importante orientar:

- Quanto à realização da limpeza com água e sabão na inserção nasal durante o banho, e se necessário;

- Realização de *flush* de 20 mL com água mineral antes e após a administração de medicamentos e dieta – com atenção para os casos de restrição de líquidos;
- Posicionamento da sonda nasoenteral e fixação com fita adesiva;
- Registro do volume infundido da dieta enteral;
- Manutenção do decúbito elevado durante a infusão da dieta e realização de outras atividades;
- Observação do número de graduação da sonda nasoenteral;
- Avaliação e comunicação da equipe assistencial quanto aos sinais de distensão abdominal, alterações no hábito intestinal, queixas de dor, presença de sangramentos, presença de náuseas e vômitos;
- Importância da realização de limpeza da cavidade oral e orientação e estímulo da higiene oral e bochechos com água.

INDICAÇÕES DA TERAPIA NUTRICIONAL PARENTERAL DOMICILIAR

A terapia nutricional parenteral domiciliar (TNPD) foi introduzida como modalidade de tratamento, no início da década de 1970, como tratamento da falência intestinal crônica (FIC), que é a diminuição da função intestinal abaixo do mínimo necessário para a absorção de macronutrientes e/ou de água e de eletrólitos, onde a suplementação intravenosa é necessária para manter a saúde e/ou o crescimento.

A TNPD deve ser utilizada em doentes que não conseguem suprir as suas necessidades nutricionais por meio de terapia nutricional enteral ou oral e que são capazes de receber terapia fora do ambiente hospitalar. Os pacientes com câncer incurável podem entrar em um programa de TNPD, caso não consigam aporte nutricional adequado via oral ou enteral, ou em caso de haver risco de morte por desnutrição.

Outras indicações para a TNPD podem ser: síndrome do intestino curto, isquemia mesentérica, pancreatite grave necrosante, fístula digestiva, obstrução mecânica do intestino delgado inoperável, enterite actínica, síndrome de má absorção, hiperêmese gravídica, fibrose cística, pacientes em pré-operatório com desnutrição moderada ou grave, doença de Crohn grave, dentre outras.

AVALIAÇÃO E MONITORAMENTO NUTRICIONAL

O monitoramento nutricional domiciliar consiste na anotação e no registro das atividades envolvidas no plano de cuidados da TND.

O plano de cuidados da equipe de multiprofisisonal deve contemplar visitas periódicas, nas quais a frequência pode ser avaliada pela equipe de acordo com a condição clínica do paciente.

Para otimizar o monitoramento da TND, o uso de formulários com registros específicos pode colaborar com a qualidade e o tempo da consulta/visita ao domicílio.

O cuidador pode ser orientado sobre como fazer o preenchimento adequado das informações para cooperar nos cuidados prestados ao indivíduo pela equipe de AD, e reduzir os riscos de complicações e melhorar a qualidade dos serviços prestados.

Sugere-se a elaboração de instrumento específico para o monitoramento (Fig. 44.1).

Atenção Domiciliar

RELATÓRIO DE ACOMPANHAMENTO NUTRICIONAL

Paciente: Prontuário:

Data de nascimento: Idade:

Data da avaliação nutricional:

Diagnóstico:

Médico:

DIAGNÓSTICO E EVOLUÇÃO CLÍNICA

AVALIAÇÃO ANTROPOMÉTRICA

DATA	PESO (kg)	ESTATURA (cm)	P/E	E/I	P/I

Referência WHO, 2006. P/E = Peso/Estatura; E/I = Estatura/Idade; P/I = Peso/Idade.

DETERMINAÇÃO DAS NECESSIDADES NUTRICIONAIS (RDA, 1989)

Necessidades Cal _____ kcal/dia   sendo _____ kcal/kg/dia

Necessidades Prot _____ g/dia   sendo _____ g/kg/dia

ANAMNESE ALIMENTAR

NUTRIENTES	NECESSIDADE NUTRICIONAL	DIETA PRESCRITA DIETA ENTERAL NUTRIÇÃO PARENTERAL	ACEITAÇÃO DO PACIENTE DIETA ENTERAL NUTRIÇÃO PARENTERAL	% ADEQUAÇÃO
Calorias				
Proteínas				

Discussão/Observações:

EXAMES LABORATORIAIS:

EVOLUÇÃO NUTRICIONAL:

OBJETIVOS:

CONDUTA NUTRICIONAL:

Nutricionista: _____

CRN: _____

Contato: _____

FIGURA 44-1

Modelo de ficha de acompanhamento nutricional domiciliar.

Nesse acompanhamento, devem ser considerados os seguintes aspectos:

- *Estado nutricional:* indicadores antropométricos, dietéticos, laboratoriais, clínicos e funcionais;
- *Dados clínicos:* temperatura, diurese, pressão arterial, pulso, frequência respiratória, saturação;
- *Verificação do cateter nasoenteral, gastrostomia ou cateter venoso:* posicionamento, retirada acidental, obstrução, erosões e lesões;
- *Informações sobre administração da dieta enteral:* volume/kcal prescritos, volume/kcal infundidos, tipo de dieta, densidade calórica, fracionamento e avaliação da sua tolerância;
- *Informações sobre administração da nutrição parenteral:* volume/kcal prescritos, volume/kcal infundidos, tipo de nutrição, velocidade de infusão, período de infusão e avaliação da sua tolerância;
- *Desconforto gastrointestinal:* náuseas, vômitos, distensão abdominal, evacuações (número e consistência);
- *Complicações mecânicas ou infecciosas* relacionadas com a terapia;
- *Exames laboratoriais:* sempre que necessário avaliar a albumina, glicemia, hemograma, eletrólitos, ureia, creatinina, perfil lipídico, testes de função hepática e outros, conforme a necessidade do diagnóstico clínico.

Essas informações são importantes e devem estar disponíveis para a equipe de assistência domiciliar nas consultas/visitas com objetivo de reduzir as complicações e promover a manutenção ou melhora do estado nutricional.

CUIDADOS PALIATIVOS

A terapia nutricional enteral ou parenteral domiciliar tornou-se uma parte dos cuidados paliativos para pacientes selecionados com potencial tempo de sobrevida, principalmente para doentes com doenças neurológicas e câncer. A OMS define os cuidados paliativos como uma abordagem que melhora a qualidade de vida dos pacientes e suas famílias, que enfrentam problemas associados a doenças potencialmente fatais, por meio de prevenção e alívio do sofrimento diante da identificação precoce e de impecável avaliação e tratamento da dor e outros problemas físicos, psicossociais e espirituais. A nutrição parenteral tornou-se parte integrante dos cuidados paliativos, principalmente no câncer, permitindo maior sobrevida em casos terminais. No entanto, cada caso deve ser analisado de forma individual, para se avaliar o real benefício dessa terapêutica.

Leitura recomendada

Agência Nacional de Vigilância Sanitária (ANVISA). Resolução nº 11 de jan. 2006: Regulamento Técnico contendo as Normas de Funcionamento de Serviços que prestam Atenção Domiciliar.

Ayers P et al. ASPEN Parenteral Nutrition Safety Consensus Recommendations. Journal of Parenteral and Enteral Nutrition 2014; 38(3):296-333.

Bowrey DJ et al. A randomised controlled trial of six weeksof home enteral nutrition versus standard care after oesophagectomy or total gastrectomy for cancer: report on a pilot and feasibility study. Trials 2015; 16:531.

Caderno de Atenção Domiciliar Volume I/ Ministério da Saúde/Abril 2012 Programa de Internação Domiciliar SES – Secretaria de Estado de Saúde do Distrito Federal.

Dal Ben LW, Gaidiznnski RR. Sistema de Classificação de Pacientes em Assistência Domiciliária. Acta Paul Enferm Jan/Mar 2006; 19:1.

Atenção Domiciliar

Dal Ben LW. Dimensionamento do Pessoal de Enfermagem em Assistência Domiciliária: Percepção de Gerentes e Enfermeiras. São Paulo. 2005 [Tese de Doutorado – Escola de Enfermagem da Universidade de São Paulo].

Druml C et al. ESPEN guideline on ethical aspects of artificial nutrition and hydration. Clinical Nutrition 2016; 1-12.

Durval PA et al. Caquexia em pacientes oncológicos internados em um programa de internação domiciliar interdisciplinar. Rev Bras Cancerol 2010; 56(2):207-12.

Gavazzi C et al. Impact of home enteral nutrition in malnourishedpatients with upper gastrointestinal cancer: a multicenter randomised clinical trial. European Journal of Cancer 2016; 64:107-12.

Hebuterne X et al. Home enteral nutrition in adults: a European multicentre survey. Clinical Nutrition 2003; 22(3):261-6.

Jukic P N et al. Home Enteral Nutrition therapy: Difficulties, satisfactions and support needs of caregivers assisting older patients. Clinical Nutrition 2016; 1-6.

Klek S et al. Commercial enteral formulas and nutrition support teams improve the outcome of home enteral tube feeding. Journal of Parenteral and Enteral Nutrition 2011; 35(3):380-85.

Leite F, Carneiro LA. Por que os custos com internação dos planos de saúde são os que mais crescem? Instituto de Estudos de Saúde Suplementar, 2013.

McClave SA et al. Guidelines for the Provision and Assessment of NutritionSupport Therapy in the Adult Critically Ill Patient: Societyof Critical Care Medicine (SCCM) and American Society for Parenteral and Enteral Nutrition (ASPEN). Journal of Parenteral and Enteral Nutrition 2016; 40(2):159-211.

Mendes Jr WV. Assistência Domiciliar: Uma modalidade de Assistência para o Brasil? Rio de Janeiro; 2000 [Dissertação de Mestrado – Universidade do Estado do Rio de Janeiro – Instituto de Medicina Social].

Organização Mundial de Saúde. Cuidados Inovadores para Condições Crônicas – Componentes Estruturais de Ação. Relatório Mundial, 2002.

Paccagnella A et al. Home enteral nutrition in adults: A five-year (2001 e 2005) epidemiological analysis. Clinical Nutrition 2008; (27):378-85.

Pironi L et al. ESPEN guidelines on chronic intestinal failure in adults. Clinical Nutrition 2016; 35:247-307.

Ribeiro CA. Assistência domiciliar: qualidade e racionalização de recursos. São Paulo, 2004. [Tese de Doutorado – Faculdade de Saúde Pública da Universidade de São Paulo].

Staun M et al. ESPEN Guidelines on Parenteral Nutrition: Home Parenteral Nutrition (HPN) in adult patients. Clinical Nutrition 2009; 28:467-79.

Van Aanholt DPJ, Dias MCG, Marin MLM et al. Terapia Nutricional Domiciliar. In: Projeto Diretrizes, Vol IX. São Paulo: Associação Médica Brasileira, 2011.

CAPÍTULO 4.5

Educação Continuada e Permanente

Joyce Kelly Silva Barreto
Thais Eliana Carvalho Lima

INTRODUÇÃO

Na área da saúde, o termo "equipe" designa um grupo formado por diferentes profissionais que interagem para alcançar um objetivo comum. Profissionais que trabalham em equipe, planejando, dividindo tarefas, cooperando uns com os outros e integrando suas diferentes funções, saberes e práticas.

Deve-se considerar, ainda, que os membros dessas equipes diferem entre si em uma série de fatores, trazendo consigo suas próprias características e vivências, o que influencia diretamente suas práticas e também o seu processo de aprendizagem, muito presente no ambiente de trabalho, onde os profissionais necessitam constantemente moldar seus conhecimentos aos processos pelos quais são responsáveis.

Inúmeras competências devem ser desenvolvidas para atender às necessidades do mercado e da sociedade. Por isso, a constante busca de informações e de aprendizagem é primordial, podendo ser facilitada por processos de ensino ajustados às características desses profissionais.

Muitas empresas possuem uma área de treinamento de colaboradores, que visa desenvolver aspectos novos em seus empregados, transmitir informações do nível estratégico ao operacional, atuar com pesquisas e demais métodos pertinentes à área. As empresas que não treinam e não desenvolvem seus funcionários podem enfrentar dificuldades competitivas por falta de gente preparada para seus cargos.

Em hospitais e estabelecimentos voltados à saúde, além dessa área específica de treinamentos, é muito comum que orientações sejam realizadas também por líderes e colaboradores da própria equipe, por dominarem as práticas e procedimentos que precisam ser replicadas pelos demais membros.

Esses profissionais, embora tenham amplo conhecimento em sua área de atuação, podem não possuir as técnicas necessárias para melhor aperfeiçoarem os treinamentos treinamentos aplicados, pois, na maioria das vezes, não receberam capacitação específica para treinar outros profissionais e transmitem os ensinamentos da forma clássica.

Outra questão é a didática empregada, pois quando é necessário abordar um tema com a equipe, a ideia inicial é realizar um treinamento tradicional, em sala de aula, com *slides* explicados por um especialista. Na teoria, essa parece ser uma boa forma de transmitir conhecimentos, porém, quando o público-alvo são aprendizes adultos, essas aulas podem não despertar o interesse dos alunos e não cumprir os objetivos pretendidos: ensinar o conteúdo teórico e fazer com que os colaboradores o utilizem na prática.

Isso acontece porque um erro frequente das empresas é focar-se mais no tema a ser abordado do que na forma de construção do conhecimento. Tenta-se ensinar adultos com as mesmas técnicas pedagógicas utilizadas para ensinar crianças.

Adultos necessitam entender por que precisam aprender algo novo, tendo a autonomia de aceitar ou não as informações que receberem, sendo primordial considerar a sua experiência prévia na construção do conhecimento.

Esse conceito não é novo. A educação de adultos é uma preocupação da humanidade há séculos e o que se conhece hoje como andragogia, termo adotado pela United Nations Educational, Scientific and Cultural Organization (UNESCO) em 1976, pode ser explicado como "a arte e a ciência de ajudar os adultos a aprender".

No modelo andragógico de ensino, a aprendizagem é de responsabilidade compartilhada entre o professor (também chamado facilitador) e o aluno. A andragogia fundamenta-se no "aprender fazendo".

PRINCÍPIOS DA ANDRAGOGIA

O educador Malcolm Knowles propôs, em 1970, os seis princípios da andragogia, que resumem os requisitos mais importantes na educação de adultos. São eles:

Aplicabilidade

O princípio da aplicabilidade pode ser explicado pelo fato de os adultos terem a necessidade de entender por qual motivo precisam aprender algo e qual o benefício que terão com o processo. Portanto, o curso ou o treinamento deve ser relevante as suas atividades profissionais, além de contribuir para a solução de problemas reais, sendo também uma tarefa do facilitador ajudar os aprendizes a conscientizarem-se da importância real de dominar aquele conhecimento.

Autodiretividade ou autonomia

Seres humanos são diferentes entre si, e essas características individuais aumentam com a idade. Por isso é esperado que adultos aprendam de forma diferente, tendo forte necessidade de autonomia para decidir quando, como e o que querem aprender. Quando o aluno percebe que pode participar da aula e moldar o conhecimento a partir de suas vivências, o treinamento ganha mais valor e significado.

Experiências de vida

A metodologia central da educação de adultos é a análise de suas experiências. Permitir que essas sejam expostas é uma ferramenta extremamente importante para o facilitador, pois, quando conseguem conectar o que estão aprendendo com o que já sabem, compartilhando suas experiências e ouvindo as de outros, os alunos criam uma ligação mais duradoura entre o que já viveram e o novo conhecimento apresentado. Relatos compartilhados no ambiente de treinamento podem servir como base para a construção de novos conhecimentos.

O facilitador deve considerar e valorizar o que os participantes já trazem em sua experiência de vida, podendo utilizar técnicas que aproveitam essa amplitude de diferenças individuais como discussões em grupo, debates, exercícios de simulação, atividades de resolução de problemas, estudos de caso e atividades práticas.

Prontidão para aprender

Os adultos são motivados a aprender conforme percebem que o conhecimento ensinado os ajudará a lidar ou resolver problemas do seu momento atual de vida. Assim, quando a ocasião exige algum tipo de conteúdo relacionado com o que deve ser executado, o adulto adquire prontidão para aprendê-lo.

Quanto mais próxima for a aplicação do aprendizado a sua rotina, mais importante se torna dominar aquele conhecimento.

Orientação

Novas habilidades são mais bem assimiladas quando entende-se as soluções que elas trarão (resolver um problema, melhorar o desempenho, agilizar processos). O facilitador precisa, então, encontrar maneiras de relacionar o treinamento com a vida dos participantes pois, diferente da orientação para aprendizagem pedagógica centrada no tema, os adultos são centrados em seu momento de vida atual quanto a sua orientação para aprender.

Motivação

De modo geral, adultos aprendem mais e melhor quando influenciados por motivadores internos (necessidades individuais). Afinal, é uma vontade comum crescer e desenvolver-se pessoal e profissionalmente. O facilitador deve ser um grande motivador do conhecimento, devendo estar atento também a situações que possam estar inibindo a motivação para o aprendizado (como o medo de falhar ou a inabilidade de lidar com momentos ou mudanças).

FACILITADOR

É fundamental entender por qual maneira o adulto é capaz de aprender, e, principalmente, como transformar um professor em facilitador andragógico?

É comum vivenciar situações nas quais os alunos expressam falta de interesse, apatia, conversas paralelas ou o uso de aplicativos durante a aula, situações consideradas falta de respeito pelo professor.

Entretanto, poucos professores pensam na situação sob outro ponto de vista.

Falta de clareza quanto aos objetivos da aula, quantidade excessiva de *slides*, falta de didática, textos maçantes e pouca chance de diálogo são apenas alguns dos problemas que fazem com que a atenção dos aprendizes se disperse durante as explicações, frustrando tanto alunos quanto professores.

Utilizar técnicas andragógicas pode facilitar esse processo, fazendo com que as aulas sejam mais interessantes e eficazes.

O papel do facilitador não é comportar-se como detentor do saber, e sim atuar como mediador entre o aprendiz e o conteúdo transmitido, facilitando e construindo o conhecimento juntos. É importante promover o diálogo nas aulas, compartilhando experiências, ouvindo e desenvolvendo estratégias que propiciem aos alunos criatividade, reflexão, autonomia e liberdade para aprenderem.

A questão do relacionamento entre o facilitador e o aprendiz merece destaque. A atitude do facilitador no ambiente de treinamento é imprescindível para o sucesso da orientação, visto que deve ser genuína, respeitosa e empática. O facilitador deve colocar-se no lugar do aluno, compreendendo suas dificuldades e ouvindo-o adequadamente, sem julgar ou impor opiniões pessoais. O facilitador é aquele que faz a mediação dos assuntos abordados conduzindo os alunos a uma conclusão coerente ao tema da aula.

A partir desses fundamentos, é necessário entender a andragogia como um conjunto de princípios de aprendizagem aplicáveis a diversas situações, objetivos, contextos e a pessoas de qualquer idade.

Resumidamente, é importante que o facilitador desenvolva as seguintes atividades:

- Aproveitar as experiências prévias dos alunos (exercitar a capacidade de transformar qualquer comentário que o aluno faça em algo pertinente ao assunto da aula);
- Propor situações que tenham ligação direta com a rotina dos aprendizes (trabalhar conceitos questionando aos próprios alunos qual o conhecimento prévio que eles possuem sobre o assunto);
- Justificar a necessidade dos conhecimentos transmitidos (mostrar como aquele conceito pode ser utilizado na prática);
- Estimular a participação dos alunos no processo de ensino (valorizar as experiências);
- Cultivar a postura de facilitador durante as aulas (alguém que por ter mais experiência na área é indicado para guiar os alunos, participando do aprendizado. O facilitador se mistura com os aprendizes, sem autoritarismo);
- Proporcionar um ambiente de ensino respeitoso, no qual o aluno sinta-se livre para participar e expor suas opiniões, sem represárias (criação de um clima de confiança mútua, no qual o facilitador esteja atento às diferenças de estilo, tempo, lugar e ritmo de aprendizagem, pois o adulto, quando participa de alguma atividade educacional ou treinamento, pode ressentir-se ao supor que os outros estão impondo suas vontades e opiniões sobre ele).

O domínio da teoria não é o mais importante. O comportamento do instrutor é o que determinará o sucesso de seu trabalho, ou seja, a aprendizagem torna-se mais efetiva e permanente a partir das mudanças e melhorias que o facilitador realizar em sua didática.

O facilitador também deve ter autonomia para moldar seu método conforme o perfil de seus aprendizes. Afinal, existem situações em que o modelo andragógico não surtirá

Educação Continuada e Permanente

os resultados esperados. Na prática, os facilitadores têm a responsabilidade de verificar quando adaptar alguns conceitos andragógicos ao modelo pedagógico, tornando o processo de aprendizagem mais efetivo.

Na educação andragógica, entre o facilitador e o aluno, é difícil julgar quem aprende mais, pois a metodologia visa que a aprendizagem aconteça por meio da troca e do respeito às experiências, opiniões e visões de mundo dos aprendizes, gerando debates ricos para ambas as partes. Cada facilitador deve assegurar que a sua técnica é a melhor possível para atingir o objetivo proposto ao seu público-alvo.

ANDRAGOGIA: UMA IMPORTANTE FERRAMENTA EM EDUCAÇÃO

Os profissionais que trabalham com educação corporativa são desafiados diariamente a buscar alternativas, aliando teoria e prática educativa, sem perder o foco nas tendências tecnológicas e, sobretudo, no que realmente motiva as pessoas a desenvolverem-se.

Métodos andragógicos têm sido cada vez mais utilizados nas empresas em atividades que variam de simples reuniões até complexos projetos de planejamento estratégico.

Com o desafio de melhorar e atualizar os métodos de ensino dos seus colaboradores, os conceitos de andragogia têm sido introduzidos nos treinamentos específicos e obrigatórios das equipes operacionais e assistenciais.

DISPOSIÇÃO DA SALA DE AULA

Uma das principais (e mais simples) modificações propostas foi alterar a disposição dos alunos em sala de aula durante os treinamentos institucionais. Optou-se por realizar as aulas seguindo um arranjo circular ou de semicírculo das cadeiras, no qual o facilitador ficaria centralizado ou inserido no mesmo círculo formado pelos aprendizes, tendo assim uma visão igualitária dos participantes e vice-versa.

A disposição dos lugares em sala influencia é grande influenciadora da interação professor-aluno. A forma como os aprendizes distribuem-se no local onde é ministrado o treinamento reflete diretamente na didática do educador, no envolvimento da turma e na promoção de comunicação, cooperação e diálogo (Fig. 45.1).

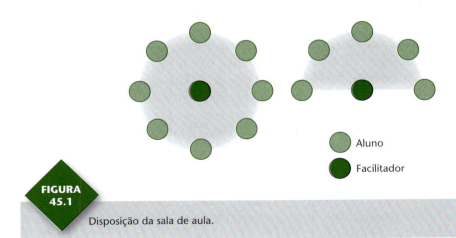

FIGURA 45.1 Disposição da sala de aula.

A ação de mudar os alunos do formato tradicional de sala (*top-down*), no qual o professor fica à frente de todos, para uma distribuição espacial em que o professor faz parte do mesmo círculo onde estão os aprendizes incentiva a troca de experiências e o conhecimento, assim como a interação entre os presentes, diminuindo a dispersão e a realização de atividades paralelas durante as aulas, como o uso de aplicativos de celular.

REUNIÕES EFICAZES

Reuniões bem conduzidas são uma grande fonte de solução de problemas. Elas provocam um *brainstorming* interno, no qual as experiências profissionais dos participantes podem proporcionar soluções diferentes e inovadoras para uma mesma questão. Buscam compartilhamento das decisões que afetam diretamente o trabalho da equipe, envolvendo os profissionais na busca das soluções, com transparência.

Porém, o que parece algo tão básico pode facilmente transformar-se em uma experiência negativa para a equipe, pois os profissionais geralmente não são treinados para conduzir e participar de reuniões. Erros como falta de foco e pontualidade colocam em risco os objetivos propostos. E mesmo que participar de reuniões improdutivas seja uma atividade presente no ambiente de trabalho, as pessoas continuam a se reunir sem parar para pensar e identificar o que seria necessário para que se obtivessem reuniões verdadeiramente efetivas.

Desenvolver uma pauta conjunta com lideranças e coordenação (enumerando os temas a serem abordados antecipadamente e relacionando cada um deles com o objetivo principal da reunião), além de manter a pontualidade, a organização e o diálogo aberto durante as reuniões, é primordial para a condução de reuniões eficazes. Na prática, para desenvolver uma boa reunião é preciso treinamento, disciplina e foco nos objetivos, sendo os conceitos andragógicos bastante úteis nessas ocasiões.

ESTUDOS DE CASO

Aprender a partir de estudos de caso já era prática dos antigos hebreus, nos quais o aluno ou um dos membros do grupo descrevia uma situação, geralmente por parábolas, e juntamente com o grupo, explorava suas características e possíveis soluções.

Utilizar estudos de caso personalizados no treinamento de profissionais da saúde é um recurso útil para entender a forma e os motivos que levam a uma tomada de decisão. Este método é interessante quando o fenômeno a ser estudado é amplo e complexo, e não pode ser analisado fora do contexto em que naturalmente ocorre.

O facilitador deve ter domínio e base teórica para nortear as discussões e opinar sobre a aceitação ou não das alternativas encontradas. É interessante que o grupo alcance um consenso sobre o que fazer ou não em cada situação, construindo o conhecimento que deve ser perpetuado.

A ação educacional precisa ser organizada em situações de vida do aprendiz e as unidades de estudo devem fazer sentido à medida que fazem conexão com a rotina do colaborador, que tem a possibilidade de compartilhar opiniões e ouvir o que teriam feito seus colegas na mesma situação.

EMPATIA

Tão importante quanto as habilidades mentais, a inteligência emocional precisa ser, da mesma forma, ensinada, treinada e estimulada.

A empatia, muitas vezes explicada simplesmente como "a capacidade de colocar-se no lugar do outro" é considerada uma habilidade social multidimensional, constituída por aspectos cognitivos, afetivos e comportamentais. Na área da saúde, essa habilidade pode ser o grande diferencial para um atendimento de excelência, melhorar a percepção do cliente sobre o trabalho da equipe e sobre a imagem da instituição.

O serviço de nutrição do Hospital Israelita Albert Einstein é responsável por um projeto, denominado "Cozinha Visita" (ver Capítulo 37 – Estratégias para Melhorar a Aceitação Alimentar), que visa desenvolver e estimular atitudes empáticas na equipe da cozinha. Por meio de visitas conjuntas do chef de cozinha, cozinheiros, auxiliares e nutricionista a pacientes pré-selecionados, é possível transmitir a importância do trabalho que exercem na recuperação do paciente.

Por meio dessa iniciativa observou-se um duplo ganho: os colaboradores percebem-se como parte do tratamento, além de compreenderem com mais profundidade a importância das regras, procedimentos e restrições dietoterápicas adotadas em cozinhas industriais; e os pacientes sentem-se cuidados, pois enxergam na visita uma oportunidade de serem ouvidos.

SIMULAÇÃO REALÍSTICA

A simulação é uma técnica utilizada para substituir ou amplificar experiências reais com o uso de experiências guiadas que, embora às vezes projetada através de meios tecnológicos, não é uma tecnologia. Em vez disso, a simulação é uma técnica ou metodologia instrucional utilizada para imitar o mundo real fornecendo experiências guiadas e interativas (Fig. 45.2).

A estratégia de treinamento com simulação realística tem sido aplicada na educação em saúde, incluindo, mas não se restringindo à comunicação inter-profissional, trabalho em equipe, habilidades de pensamento crítico, cuidados básicos de enfermagem, gestão de cuidados pós-cirúrgico, fisioterapia, emergências obstétricas, controle de infecção, suporte de vida cardíaco, atenção primária, assim como terapia, aconselhamento, planejamento e cuidados nutricionais. Este tipo de estratégia reduz o risco de erro com o paciente, aumenta a aprendizagem, otimiza o atendimento e o uso de recursos com melhora da qualidade na assistência.

A literatura relata que alguns educadores e programas de nutrição incorporaram a simulação como metodologia de ensino. Hampl e cols. investigaram o uso de pacientes padronizados (atores) para treinamento de estudantes de nutrição e relatou que os alunos estavam satisfeitos com a experiência de aprendizagem.

Henry e cols. também conduziram um estudo utilizando pacientes padronizados para estagiários e observou melhorias na competência dos mesmos e aumento do nível de confiança.

Há também a possibilidade de utilizar simuladores de alta fidelidade para manuseio de equipamentos, prática de habilidades e atendimento a uma situação clínica baseada na vida real.

Para proporcionar nível adequado de realismo à simulação, é necessário que, além dos casos clínicos, haja um ambiente de acordo com a realidade a qual se pretende simular, infraestrutura mínima para executar o treinamento, capacitação dos instrutores e equipe envolvida e definição adequada dos recursos necessários, como simuladores e/ou atores profissionais e treinados que simulam a situação clínica do paciente.

Um dos modelos de treinamento com foco na equipe de nutrição, realizado no Centro de Simulação Realística (CSR) do Hospital Israelita Albert Einstein (HIAE), apresentou o "Atendimento ao Cliente: a Receita de Boas Práticas". Nesse treinamento, foi possível praticar habilidades requeridas para o atendimento ao cliente, destacando comunicação, administração de conflitos, cortesia, postura e ética. O mesmo foi conduzido com o auxílio de atores que interpretaram pacientes durante o atendimento da equipe de colaboradores.

Outro modelo de treinamento apresentou "Habilidades e Competências Comportamentais Essenciais do Nutricionista para o Atendimento ao Paciente", sendo possível praticar habilidades durante o gerenciamento de conflito, negociação, resiliência, assertividade e comunicação, além de capacitar os profissionais na abordagem de pacientes, com base na técnica de entrevista motivacional com o intuito de estimular a adesão ao tratamento.

O ambiente do CSR pode ser utilizado para diversos treinamentos, inclusive os que abordam habilidades e práticas específicas relacionadas com as terapias nutricionais

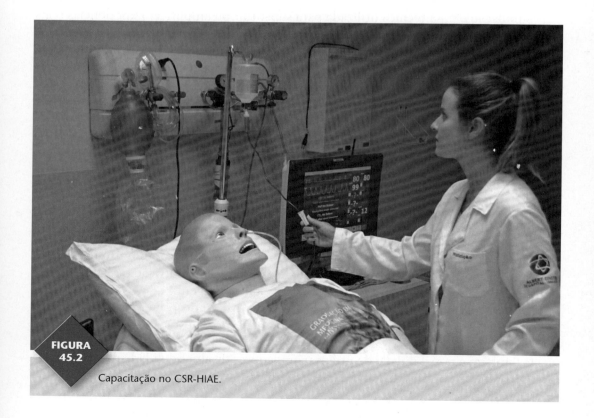

FIGURA 45.2 Capacitação no CSR-HIAE.

enteral e parenteral (acesso, administração, complicações e protocolos específicos), realizados por profissionais especialistas capacitados (Fig. 45.3).

LIÇÕES APRENDIDAS

Na intenção de melhorar as técnicas de aprendizagem de adultos, foram notados diversos resultados positivos no HIAE. Esses ganhos só foram possíveis com o auxílio de profissionais de diversas áreas (como o ensino corporativo).

O contexto descrito nesse capítulo pode ser considerado a "era da educação por toda a vida" (*lifelong learning*), na qual aprender continuamente corresponde a uma estratégia de sobrevivência na sociedade atual e no mercado de trabalho.

Portanto, acredita-se que o conceito de treinamento deverá atualizar-se. Mais do que transferir conhecimentos, os programas corporativos precisarão gerar reflexão para produzir resultados. Afinal, a produtividade só acontece a partir da evolução constante do quadro profissional e, para isso, os funcionários precisam ser treinados e motivados por uma gestão eficaz.

Os responsáveis por ensinar colaboradores precisarão estar cada vez mais atentos à criação de uma cultura de aprendizagem, muito mais importante que a aplicação de treinamentos pontuais. Entre as competências do colaborador, "aprender a aprender" deverá ser a mais importante.

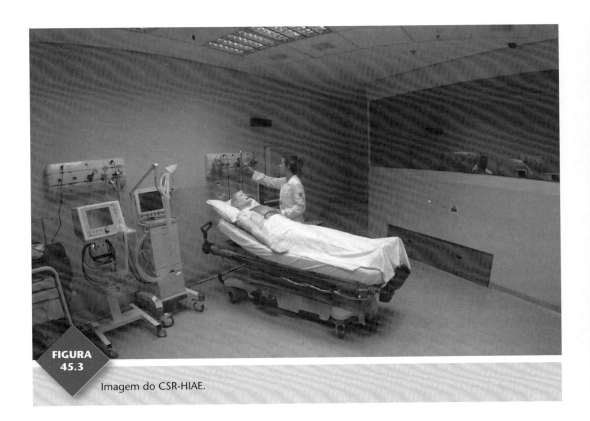

FIGURA 45.3

Imagem do CSR-HIAE.

Treinamentos institucionais fazem parte de um processo educacional com muitas variáveis. Os líderes do futuro precisarão entender a aprendizagem como um todo, quebrando o velho paradigma de "treinamentos como solucionadores de problemas".

Leitura recomendada

Bellan Zezina Soares. Andragogia em ação: como ensinar adultos sem se tornar maçante. Santa Barbara d'Oeste: SOCEP Editora, 2005.

Vieira AMDP, Maciel JFSB. A andragogia na educação corporativa: treinamento para a copa do mundo 2014. Revista Intersaberes 2015; 10(21):660-75.

Fertonani HP et al. Modelo assistencial em saúde: conceitos e desafios para a atenção básica brasileira. Rio de Janeiro: Ciênc. Saúde Coletiva 2015; 20(6):1869-78.

Freire P. Educação como prática de liberdade, 25 ed. São Paulo: Paz e Terra, 2001.

Gaba DM. The future vision of simulation in health care. Qual Saf Health Care 2004; 13(suppl 1):i2-i10.

Hampl JS, Herbold NH, Schneider MA, Sheeley AE. Using standardized patients to train and evaluate dietetics students. J Am Diet Assoc 1999; 99(9):1094-7.

Henry BW, Duellman MC, Smith TJ. Nutrition-based standardized patient sessions increased counseling awareness and confidence among dietetic interns. Top Clin Nutr 2009; 24(1):25-34.

Hobgood C, Sherwood G, Frush K et al. Teamwork training with nursing and medical students: Does the method matter? Results of an interinstitutional, interdisciplinary collaboration. Qual Saf Health Care 2010; 19(6):e25.

Knowles M, Holton III EF, Swanson RA. Aprendizagem de resultados: uma abordagem prática para aumentar a efetividade da educação corporativa. Rio de Janeiro: Campus, 2009.

Merriam SB, Caffarella RS, Baumgartner LM. Learning in Adulthood: a comprehensive guide. Jossey-Bass: John Wiley & Sons, 2006.

Reising DL, Carr DE, Shea RA, King JM. Comparison of communication outcomes in traditional versus simulation strategies in nursing and medical students. Nurs Educ Perspect 2011; 32(5):323-27.

Veríssimo OMC et al. Competências emocionais dos líderes: o papel da empatia, 2015.

WlodkowskI RJ. Enhancing Adult Motivation to Learn: a comprehensive guide for teaching all adults. Jossey-Bass: John Wiley & Sons, 2008.

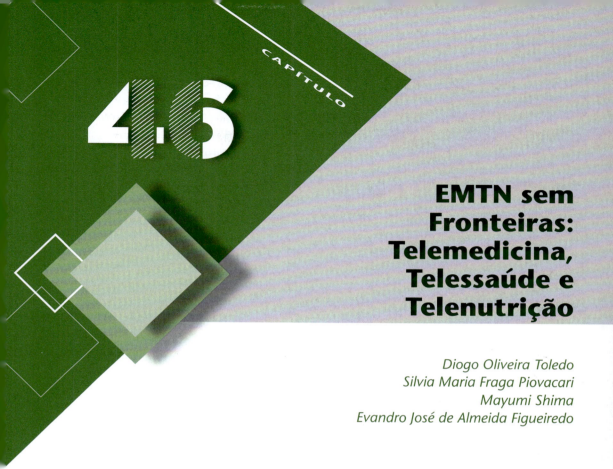

EMTN sem Fronteiras: Telemedicina, Telessaúde e Telenutrição

Diogo Oliveira Toledo
Silvia Maria Fraga Piovacari
Mayumi Shima
Evandro José de Almeida Figueiredo

INTRODUÇÃO

O interesse pelas áreas de telemedicina e telessaúde tem aumentado no século 21, com as inovações e novas formas de oferecer os serviços de saúde de modo acessível e com menor custo para uma parcela maior de pacientes. Telessaúde é o termo genérico que compreende as várias formas de serviço e telemedicina, conforme a Resolução nº 1643, de 07/08/2002, do Conselho Federal de Medicina (CFM), "é o exercício da medicina através da utilização de metodologias interativas de comunicação audiovisual e de dados, com o objetivo de assistência, educação e pesquisa em saúde". De acordo essas definições, a telessaúde, telemedicina e telenutrição, entre outros, já fazem parte da rotina dos profissionais da saúde e pacientes, com a popularização da internet, computadores e telefonias móveis.

A telemedicina compreende a oferta de serviços em saúde nos casos em que a distância é um fator agravante, utilizando a tecnologia de informação e de comunicação para o intercâmbio de conhecimentos válidos para diagnósticos, prevenção e tratamento de doenças, além de educação continuada, pesquisas e avaliações.

A definição de telessaúde cita a utilização da informação eletrônica e tecnologia da comunicação para promoção da saúde à distância, tanto para clínicas, educação de profissionais e pacientes, saúde pública e administração em saúde. Utiliza equipamentos especializados e interativos para promoção da saúde, prevenção de doenças e interconsultas. A comunicação também pode ser passiva ou não interativa, como o uso de internet, *e-mail* ou fax para informações gerais, sem recomendação personalizada ou intervenções.

De acordo com um artigo do jornal The New York Times, apenas 17% do tempo (20 minutos, em média) são gastos realmente com a consulta médica, conforme estudo da Universidade de Pittsburgh. A telemedicina mantém a promessa de recuperar um pouco desse tempo perdido, além de outras vantagens. A assistência prestada desta forma não requer viagens, muito menos esperar pela consulta. A facilidade permite fazer a telemedicina em casa ou no trabalho, não em um consultório. Em uma era repleta de reuniões por videoconferências, os pacientes começam a esperar por um acesso mais conveniente e facilitado.

Esta prática já é bem aceita e desenvolvida na América do Norte e colhe bons resultados. O crescimento da telemedicina no Programa de Administração de Veteranos (*Veterans Health Administration's* – programa de assistência a veteranos de guerra) está ligado à redução do tempo gasto por pacientes no hospital. Além disso, o número médio de dias para agendar uma consulta caiu 31% em uma comunidade rural do Alasca, depois que os serviços de otorrinolaringologia foram fornecidos por telemedicina.

A telemedicina pode ser mais conveniente para os pacientes em função da redução do tempo e acesso mais rápido às consultas. A questão que deve ser pensada é se haverá a piora da qualidade do atendimento na ausência de um profissional presente pessoalmente. Um estudo publicado em 2015, descobriu que pacientes com insuficiência cardíaca atendidos via telemedicina que morreram não tinham taxas mais elevadas do que aqueles que não foram tratados por esse método. Os resultados foram os mesmos para saúde mental, abuso de substâncias e dermatologia, quando comparados àqueles que usaram a telemedicina e os que seguiram os meios tradicionais. A análise também constatou que a telemedicina ajudou diabéticos a manterem um melhor controle da glicemia, redução dos níveis de colesterol e da pressão arterial.

Outro problema a ser discutido e mais bem desenvolvido envolve as operadoras de saúde. O sistema público dos EUA (Medicare) cobre a telemedicina apenas quando o paciente está internado em uma clínica do interior do país ou em um hospital. Alguns planos de saúde americanos, por outro lado, oferecem a telemedicina de forma mais ampla.

A telemedicina não tem a pretensão de substituir uma consulta presencial, mas pode melhorar a assistência em locais onde o acesso à saúde e aos profissionais especializados não se fazem presentes. Uma revisão de prontuários de pacientes demonstrou que 38% das visitas pessoais, incluindo 27% dos atendimentos de urgência, poderiam ter sido substituídos pela telemedicina.

O Hospital Israelita Albert Einstein (HIAE), compreendendo todas as necessidades e buscando levar informações, conhecimento e até mesmo melhoria na assistência à distância para o paciente, tem investido na telemedicina como uma ferramenta a mais na estratégia de cuidados dispensada à sociedade. Os atendimentos são feitos por especialistas do hospital por meio de aplicativos, videoconferência, *smartphone*, entre outras ferramentas tecnológicas para a telecomunicação.

O conceito de telemedicina por meio de uma cobertura integral em tempo real tem sido implementado em diferentes hospitais de São Paulo, observando-se que sua aplicação está associada a diferenciais no atendimento, manejo clínico e apoio à decisão nos serviços de saúde, destacando o papel da telemedicina como um vetor de transformação da cultura hospitalar e seu impacto sobre a segurança e qualidade assistencial.

EMTN sem Fronteiras: Telemedicina, Telessaúde e Telenutrição

TELENUTRIÇÃO

A telenutrição pode ser aplicada em diversas situações, como gerenciamento de pacientes crônicos, *home care* e pacientes internados, para otimização do atendimento.

Luley e cols. (2010) demonstraram que o uso da telemonitoração em um programa denominado Active Body Control Program (ABC) de acompanhamento para doentes diabéticos obesos levou não somente à perda de peso acentuada, mas também a outras melhorias, como redução de medicamentos e antidiabéticos pertinentes. Após 6 meses, a perda de peso média no grupo de intervenção foi de 11,8 kg ± 8,0 kg. Taxas de glicose e HbA1c (hemoglobina glicada) também foram reduzidas.

Em outro estudo, Rimmer e cols. (2013) avaliaram a eficácia de um programa de gerenciamento de peso à base de telefone para pessoas com deficiência física, utilizando um sistema baseado na *web*, e constatou que uma intervenção telefônica de baixo custo com uma ferramenta desse tipo pode ser uma estratégia eficaz para auxiliar adultos com excesso de peso e com deficiência física a manter ou reduzir seu peso corporal.

Ahrendt e cols. (2013) evidenciaram resultados positivos, indicando que a videoconferência é um método eficaz para proporcionar adesão a um programa de gestão de peso para adultos. Por meio do gerenciamento, foi possível observar que a perda de peso foi mantida por 1 ano após o início do programa. Isso demonstra um futuro promissor com a utilização desses recursos de gerenciamento e acompanhamento à distância, visto que o reganho de peso é um problema comum nesta população.

Com relação à terapia nutricional parenteral, Saqui e cols. (2007) avaliaram a satisfação, o custo e as complicações referentes aos pacientes com nutrição parenteral domiciliar que foram atendidos por videoconferência, como método alternativo, devido à distância em relação aos centros de tratamento no Canadá. A ocorrência de sepse foi verificada na proporção de 0,89/1.000 dias de cateter, os custos foram significativamente menores e a satisfação foi boa em relação às consultas por videoconferência, acompanhamento e educação dos pacientes e familiares.

A revisão sistemática realizada pela Cochrane Library avaliou a eficácia da telemedicina em 93 trabalhos randomizados (2.047 participantes), utilizada como método adicional (32% estudos), como alternativa (57% estudos) ou parcialmente substituída pelo método usual (11%), comparada somente ao método usual. Os estudos incluídos apresentavam as seguintes condições clínicas: doença cardiovascular (36), diabetes (21), respiratória (9), saúde mental (7), condições que necessitavam de consulta com especialistas (6), comorbidades (3), condições urológicas (3), gastrointestinais (2), neonatos com necessidade de cuidados de especialista (2), transplante de órgãos sólidos (1) e câncer (1). Não houve diferença de mortalidade entre os grupos, nos pacientes com falência cardíaca (16 estudos, n = 5.239, p = 0,12), média de acompanhamento de 8 meses. Verificou-se evidência de melhora de qualidade de vida (cinco estudos, n = 482, p = 0,02), média de acompanhamento de 3 meses. Nos estudos com diabéticos (16 estudos, n = 2.768) verificaram-se menores taxas de HbA1c no grupo com acompanhamento de telemedicina em comparação ao controle (p < 0,00001), média de acompanhamento de 9 meses. Verificou-se também diminuição no valor de LDL (quatro estudos, n = 1.692, p < 0,00001) e pressão arterial (4 estudos, n = 1.770, p < 0,00001; p < 0,00001) nos grupos telemedicina, em comparação ao tratamento usual.

Os autores concluem que o tratamento com o uso de telemedicina nos pacientes com falência cardíaca é semelhante ao tratamento presencial e há evidências de que a telemedicina pode melhorar o controle da glicemia nos diabéticos. Dados em relação ao custo e aceitação pelo paciente e profissionais de saúde não foram concluídos devido à falta de dados. A eficácia do uso da telemedicina dependerá de diferentes fatores, como gravidade e evolução da condição clínica, objetivos da intervenção, se utilizados em condições crônicas ou se possibilitam acesso ao serviço de diagnóstico e também de acordo com o sistema de saúde disponível.

No Hospital Israelita Albert Einstein observou-se, durante o ano de 2015, 40% de pacientes adultos e idosos admitidos nas Unidades de Internação com excesso de peso, diagnosticados por meio do índice de massa corporal (IMC) na avaliação inicial pelo nutricionista clínico.

Existem fortes evidências na literatura (AHA/ACC/TOS *Guideline for the Management of Overweight and Obesity in Adults*, 2013) de que o tratamento dietoterápico e o aconselhamento para indivíduos com sobrepeso e obesidade que participam de um programa educacional, voltado para mudança de estilo de vida através do uso de estratégias motivacionais, seriam benéficos para a perda de peso.

Firmando o compromisso com a saúde populacional, desenvolveu-se um projeto de telenutrição para reeducação alimentar inspirado no modelo do *Triple Aim*, no Plano de Enfrentamento das Doenças Crônicas não Transmissíveis, utilizando as ferramentas tecnológicas de telemedicina e telessaúde. O programa tem por ideal desenvolver um plano de educação nutricional aos pacientes internados no pós-alta hospitalar, com diagnóstico de excesso de peso (IMC > 25 kg/m² para adultos e IMC > 28 kg/m² para idosos), com foco na tripla meta, atuando na *comunidade*, reduzindo o número de obesos e, consequentemente, de portadores de doenças crônicas, na *experiência do cuidado* através da continuidade da assistência, proporcionando uma possível *redução* no custo *per capita* com saúde e minimizando os fatores de risco para condições crônicas decorrentes do excesso de peso.

O Programa de Reeducação Alimentar: **Telenutrição #PraVocê** é um programa educacional e motivacional que valoriza a alimentação como tratamento inicial da obesidade, por meio da mudança de comportamento e estilo de vida. O atendimento nutricional é individualizado, realizado e acompanhado por uma equipe de nutricionistas especialistas. São compartilhados conteúdos educativos e orientações sobre estilo de vida, conforme a evolução das sessões e suas necessidades.

As estratégias e ferramentas utilizadas no programa são:
- Avaliação do estágio motivacional e prontidão para o tratamento;
- *Coaching* nutricional: estabelecer uma parceria colaborativa e dinâmica com o cliente, proporcionando engajamento com a finalidade de mudança comportamental dos hábitos alimentares e de vida;
- Entrevistas motivacionais: baseia-se na análise e modificação do comportamento alimentar associados ao estilo de vida do paciente, programando estratégias

EMTN sem Fronteiras: Telemedicina, Telessaúde e Telenutrição

que auxiliem no controle de peso, reforçando a motivação, evitando recaídas e reganho de peso;

- *Mindfull eating*: ou seja, comer com atenção plena.

Além dos contatos presenciais e pela teleconsulta, são utilizados:

- Dicas nutricionais: através de envio de *e-books*;
- Frases motivacionais: SMS, *e-mail*.

Para o atendimento *on-line* é preciso instalar no computador (ou *tablet*) uma plataforma semelhante à do Skype. O programa tem duração de seis meses sendo três consultas presenciais e sete teleconsultas, incluindo avaliação nutricional antropométrica, composição corporal seriada por bioimpedância, prescrição dietética, e especialmente em idosos triagem de sarcopenia através da medida de preensão palmar e aplicação do questionário SARCF. A proposta é auxiliar adultos e idosos a adotar hábitos saudáveis em relação à alimentação e ao comportamento alimentar por meio de estratégias educacionais e motivacionais. Inicia-se com uma primeira avaliação presencial realizada no Serviço de Nutrição Clínica do Hospital Israelita Albert Einstein.

CONSIDERAÇÕES FINAIS

O Conselho Federal de Medicina define e disciplina a prestação de serviços através da Telemedicina pela Resolução no. 1643/2002. Não há resolução especifica pelo CFN (Conselho Federal de Nutricionistas) para regulamentar os serviços prestados pelo nutricionista por meio tecnológico de comunicação à distância. De acordo com o portal de dúvidas de atuação profissional do CRN (Conselho Regional de Nutricionistas) uma vez já tendo ocorrido o atendimento presencial, o contato telefônico ou por meio eletrônico poderá ser utilizado como um canal aberto de comunicação para que o paciente possa tirar dúvidas, receber a prescrição dietética e orientações gerais (desde que verbalizados previamente no atendimento presencial). E-mail ou outras tecnologias de relacionamento poderão ser utilizados quando para dar prosseguimento a um atendimento nutricional presencial prévio

A telemedicina possibilita reduzir a dificuldade de acesso, pois torna possível o atendimento sem a necessidade presencial do profissional de saúde e do paciente no mesmo local ao mesmo tempo. Atualmente, o Serviço de Nutrição Clínica, em conjunto com a equipe multiprofissional de terapia nutricional (EMTN) do HIAE, dispõe de duas possibilidades de acessos. Uma delas promovendo o gerenciamento à distância e incentivo motivacional através do contato contínuo em programas de obtenção do peso saudável, e a outra conduzida pela EMTN, intitulada na instituição por "EMTN sem fronteiras", que acompanha pacientes sob terapia nutricional (TN) (Fig. 46.1), bem como discute casos com profissionais à distância para melhor tomada de decisão.

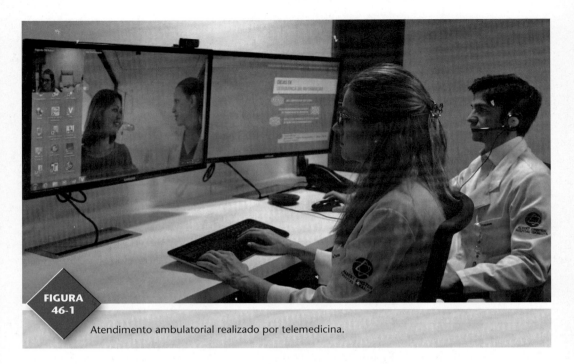

FIGURA 46-1 Atendimento ambulatorial realizado por telemedicina.

Leitura recomendada

Ahrendt AD, Kattelmann KK, Rector TS, Maddox DA. The Effectiveness of Telemedicine for Weight Management in the MOVE! Program Journal of Rural Health 2014; 30:113-119. Published 2013. This article is a U.S. Government work and is in the public domain in the USA.
Bisognano M, Kenney C. Buscando o Triple AIM na saúde – IHI, São Paulo: Atheneu, 2015.
Brasil. Conselho Federal de Medicina, Resolução CFM No. 1643, de 07 de Agosto de 2002. Diário Oficial da União; Poder Executivo, Brasília, DF, n. 164, 26 ago.2002. Seção 1, p. 205.
Busey JC, Michael P. Telehealth – opportunities and pitfalls. J Am Diet Assoc. 2008 Aug; 108(8):1296-301.
Código ética Conselho Federal de Nutricionistas no. 334/2004 – Resolução Conselho Federal de Nutricionistas no. 541/2014.
Frodgren G et al. Interactive Telemedicine: effects on professional practice and health care. The Cochrane Library 2015; 9.
http://www.crn3.org.br/Duvidas/AtuacaoProfissional acesso em 07/03/2017.
Luley C et al. Weight loss in obese patients with type 2 diabetes: Effects of telemonitoring plus a diet combination – The Active Body Control (ABC) Program. Diab Res Clin Pract, 2010. doi:10.1016/j.diabres.2010.11.020.
Martínez Olmos MA. Continuity of nutritional care at discharge in the era of ICT. Nutr Hosp 2015 May 7; 31(Suppl 5):30-40.
Ministério da Saúde. Secretaria de Vigilância em Saúde. Departamento de Análise de Situação de Saúde. Plano de Ações Estratégicas para o Enfrentamento das Doenças Crônicas Não Transmissíveis (DCNT) no Brasil 2011-2022. Brasília: Ministério da Saúde, 2011.
Rimmer JH et al. Telehealth Weight Management Intervention for Adults with Physical Disabilities A Randomized Controlled Trial. Am J Phys Med Rehabil 2013; 92(12).
Saqui et al. Telehealth Videoconferencing: improving home parenteral nutrition Patient care to rural areas of Ontario – Canada. J Parenter Enteral Nutr 2007; 31:234.
Steinman M et al. Impact of telemedicine in hospital culture and its consequences on quality of care and safety. Einstein 2015; 13(4):580-6.
WHO – Global Observatory for eHealth. Telemedicine: opportunities and developments in Member States. Observatory 2010; 2:96. doi: 10.4258/hir.2012.18.2.153.

CAPÍTULO 4.7

Melhoria Contínua

Bárbara Coutinho Fernandes
Ederson Haroldo Pereira de Almeida
Evandro José de Almeida Figueiredo

GESTÃO POR PROCESSOS

A gestão por processos permite que as organizações operem e criem valor por meio do estabelecimento do funcionamento da empresa em função de seus processos. Dessa forma, o funcionamento do negócio passa a ser gerenciado pelos seus próprios processos.

A gestão por processos é mais do que uma ferramenta de gestão que auxilia nas tomadas das decisões estratégicas, táticas e operacionais da empresa. Na verdade, trata-se de um novo conceito de gestão baseado na melhoria contínua dos processos-chave e com foco constante nas necessidades dos clientes.

Melhorar processos é uma questão básica para as organizações responderem às mudanças que ocorrem constantemente em seu ambiente de atuação e se manterem competitivas. Qualquer organização, seja pública, privada ou do terceiro setor deve, sem exceção, buscar a coordenação e melhoria contínua de suas operações.

Os mecanismos de monitoramento e coordenação do trabalho estão intrinsecamente relacionados à forma como os recursos e atividades estão projetados, ao modo como essas atividades são geridas diariamente e aos meios pelos quais a organização irá gerar o aprendizado e promover melhorias nos processos e na forma de coordenação do trabalho em si. Assim, gerenciar processos é útil para qualquer tipo de organização, já que a necessidade de coordenar deriva exatamente da própria ação de dividir e organizar a execução do trabalho.

Certamente, quanto maior a complexidade da coordenação do trabalho através de seus processos, maior a necessidade de se desenvolver a capacidade de geri-los. Essa capacidade tem sido vista atualmente como uma forma eficaz de promover integração, dinâmica, flexibilidade e inovação nas organizações, de certa forma, proporcionando paridade e/ou vantagem competitiva. Os resultados e benefícios que vêm sendo obtidos já podem comprovar essa eficácia, por exemplo:

- Uniformização de entendimento sobre a forma de trabalho através do uso dos modelos de processo para construção de uma visão homogênea do negócio;
- Melhoria do fluxo de informações a partir de novos modelos de processo e, consequentemente, do aumento do potencial prescritivo das soluções de automação;
- Padronização dos processos em função da definição de um referencial de conformidade;
- Melhoria da gestão organizacional a partir do melhor conhecimento dos processos associados a outros eixos importantes de coordenação do trabalho como, por exemplo, indicadores de desempenho, projetos organizacionais, sistemas de informação, competências, entre outros;
- Aumento da compreensão teórica e prática sobre processos, elevando a possibilidade de reflexão, diálogo e ação voltada ao desenvolvimento e aprimoramento dos mesmos;
- Redução de tempo e custos dos processos, com enfoque econômico-financeiro;
- Aumento da satisfação dos clientes;
- Aumento da produtividade dos colaboradores;
- Redução de defeitos.

METODOLOGIAS PARA GESTÃO POR PROCESSOS

Encontra-se na literatura uma série de metodologias que podem ser aplicadas para auxiliar na gestão por processos de diferentes organizações. Algumas destas metodologias serão descritas a seguir. Vale ressaltar que o uso de uma metodologia específica não elimina a necessidade de outras. Pelo contrário, na prática verificam-se oportunidades para aplicação de diferentes métodos, concomitantemente, e de maneira complementar.

Metodologia *Lean*

A maioria dos conceitos *Lean* não é nova. Muitos eram praticados na Ford durante os anos de 1920 e são conhecidos nos ambientes industriais. Poucos anos após o fim da Segunda Guerra Mundial, Eiji Toyoda, da Toyota Motor Company do Japão, visitou os produtores de carro norte-americanos em busca de aprendizado, levando algumas práticas de produção às plantas da Toyota.

Com a ajuda de Taiichi Ohno e Shigeo Shingo, a Toyota introduziu e continuamente aprimorou um sistema de produção cujo objetivo era reduzir ou eliminar tarefas que não agregavam valor: aquelas pelas quais o cliente não estava disposto a pagar.

O significado de "desperdício" na visão da metodologia *Lean* é qualquer atividade humana que absorve recursos, mas não cria valor. Logo, a produção *Lean* está focada na identificação e eliminação ou redução sistemática e sustentável de desperdícios, sendo esta a ênfase e o foco do sistema Toyota.

Melhoria Contínua **463**

A base do conceito do pensamento *Lean* é a eliminação dos desperdícios dentro das empresas. Seguindo essa linha de pensamento, desperdício refere-se a todos os elementos de produção que só aumentam os custos sem agregar valor, ou seja, são as atividades que não agregam valor ao produto, do ponto de vista do cliente, mas são realizadas no processo de produção. Ohno, engenheiro e criador do Sistema Toyota de Produção (TPS), foi o primeiro a descrever os sete tipos de desperdícios possíveis de serem encontrados dentro do processo produtivo. Ele sugere que estes desperdícios são responsáveis por até 95% do total de custos de ambientes não *Lean*. Os sete tipos de desperdícios estão descritos a seguir:

- *Perdas por superprocessamento:* decorrentes do projeto do produto e/ou processo de produção. Operações extras como trabalho por refazer, reparar ou retocar, armazenamento, excesso de etapas de processamento, inspeção, utilização de máquinas demasiadamente potentes para o objetivo proposto e consequente tentativa de rentabilização máxima desta, criando excesso de inventário;
- *Perdas por transporte:* assume-se que o transporte não agrega valor. Movimentos excessivos de bens ou informações resultam em aumento no tempo, esforço e custo dos processos e, portanto, ele deve, sempre que possível, ser eliminado. Para eliminação desse desperdício devemos levar em consideração a melhoria do *layout*, sincronização de processos, meios de transporte, arrumação e organização dos postos de trabalho;
- *Perdas por estoque:* excesso de inventário tanto de produto acabado quanto de material em processamento. O estoque em excesso aumenta o custo do produto, porque implica mais manuseamento, espaço, juros, pessoas, papelada, entre outras coisas. Deve-se ter um inventário exclusivamente necessário para satisfazer às necessidades do cliente;
- *Perdas por movimentação:* relacionadas aos movimentos desnecessários dos operadores. Esses desperdícios podem ser vistos quando um operador consegue manter-se "ocupado" durante horas à procura de ferramentas por toda a fábrica sem acrescentar valor ao produto, ou quando um operário caminha de máquina para máquina desperdiçando tempo, quando estas deveriam estar dispostas para que esse tempo fosse mínimo. Esses tipos de movimento oneram o tecido produtivo na medida em que se adicionam horas do salário do operário ao custo do produto e ao *lead time* (intervalo entendido entre o início de um processo e o final dele) do produto antes de este ser entregue ao cliente;
- *Perdas por superprodução:* são consideradas as mais danosas, uma vez que tendem a esconder outras perdas. Estão relacionadas à produção em excesso ou além do necessário (superprodução por quantidade) e à antecipação, que contribui para a geração de estoques (superprodução por antecipação);
- *Perdas por espera:* longos períodos de inatividade de pessoas, peças e informação, resultando em um fluxo pobre, bem como em *lead times* longos. Ao contrário da superprodução, que não é fácil de ser identificada já que os operários estão sempre em movimento, o desperdício de espera é, normalmente, fácil de se identificar. Podem ser encontrados operários que simplesmente estão a olhar para as máquinas a trabalhar;

- *Perdas por defeito:* relativas à fabricação de produtos fora das características ou especificações. Os defeitos ou problemas de qualidade não só criam incerteza no processo, como influenciam a capacidade de produção, podendo limitá-la. A estes estão associados custos de inspeção, reparação e resposta às reclamações dos clientes. Existe uma relação direta entre os defeitos e os estoques, pois quando se encontram defeitos com alguma frequência, aumenta-se o número de inspeções e, também, a quantidade a produzir para compensar as unidades defeituosas, implicando na diminuição da produtividade. Quando acontecem defeitos em um posto de trabalho, os operários dos postos seguintes têm desperdícios de espera, acrescentando custo e *lead time* ao produto. Existe ainda desperdício tanto dos materiais como do trabalho já acrescentado ao produto/serviço.

Deve-se visualizar a utilidade do *Lean* em um hospital, onde muitos processos poderiam ser melhorados, com redução do tempo de ciclo por meio de métodos como elaboração de procedimentos, treinamento da equipe, trabalho padronizado, armazenamento no ponto de uso, sistemas visuais e qualidade da fonte. Reduzir o fluxo, eliminando as atividades que não agregam valor, do momento em que um pedido é feito até que o pagamento seja efetuado é uma tendência nos dias atuais.

Teoria das Restrições

A Teoria das Restrições utiliza o conceito de processos associado à identificação de restrições, sendo essas entendidas como atividades e recursos que limitam o desempenho do sistema produtivo. Nesse sentido, a restrição é um conceito análogo ao de "gargalo". O que a TOC (*Theory of Constraints*) propõe, primeiramente, é ampliar o conceito de "gargalo" – usualmente associado ao recurso de produção com menor capacidade. A mudança conceitual desloca o entendimento para qualquer recurso/atividade que implique no não atendimento da demanda. Assim, o "gargalo" não precisa mais estar na produção, sua posição típica. Por exemplo, caso o processo de produção esteja gerando produto suficiente para atender à demanda, o "gargalo" poderia estar nos processos de *marketing* e vendas, ou nos de distribuição.

A restrição é, por definição, qualquer fator que limita um melhor desempenho de um sistema, aquilo que, se a organização tivesse mais, o faria chegar mais rápido ao seu objetivo ou, ainda, alguma coisa que a empresa não tem o suficiente, podendo ser física (mercado, fornecedor, máquinas, materiais, projeto, pessoas) ou política (normas, procedimentos, práticas, atitudes). Segundo essa metodologia, a capacidade de um sistema é determinada pela sua restrição ("gargalo").

Além disso, a Teoria das Restrições parte da premissa que em todo sistema existe uma restrição, um ponto e uma menor taxa de fluxo. Com a sua identificação, seria possível atuar sobre ela visando aumentar sua taxa de saída e, consequentemente, promover um ganho para todo o sistema produtivo. Entretanto, para se identificar a restrição é necessário que se tenha uma visão articulada de todo o processo, uma visão sistêmica. Essa visão é construída a partir de uma rede que representa recursos, produtos, tempos etc.

Total Quality Management (TQM)

O conceito de administração da qualidade total foi inicialmente introduzido por Feigenbaum, em 1957, quando preparou a primeira edição de seu livro "Total Quali-

Melhoria Contínua

ty Control". Mesmo sendo inicialmente publicado nos EUA, foram os japoneses que colocaram o conceito em prática e popularizaram a sigla TQM. Outros autores precursores da qualidade com abordagens amplamente conhecidas são: Deming, Juran, Ishikawa, Tagushi e Crosby.

O TQM é um sistema em evolução para a melhoria contínua de produtos e serviços, a fim de aumentar a satisfação do cliente frente às rápidas transformações do mercado. Quatro áreas de conceitos e práticas são comuns às implementações de maior êxito do TQM. Estas representam as quatro revoluções no pensamento administrativo.

A primeira revolução está relacionada à ênfase aos clientes e à satisfação de suas necessidades. As empresas devem ser capazes de reagir rapidamente às mudanças das necessidades dos clientes, concentrando seus recursos limitados em atividades que os satisfaçam. Para isso, o TQM dá ênfase a um conceito chamado *market in*, que se concentra na satisfação do cliente como objetivo do trabalho, em contraste com o antigo conceito de *product out*, que se concentra no produto. Dentro do conceito de *market in* está a função dual do trabalho tanto nos processos produtivos em si quanto nos processos de melhoria.

A segunda revolução está relacionada à melhoria contínua dos processos, denominada gerenciamento por processo, e consiste na percepção de que os resultados provêm dos processos, sendo consequência dos mesmos. O TQM utiliza a expressão melhoria contínua para transmitir a ideia de melhoria como um processo de resolução de problemas e se baseia nas melhorias sistemáticas e interativas. Para realizar esta melhoria contínua, o modelo 5W (*Who, What, Why, When, Where*) é utilizado, que integra os ciclos PDCA (planejar, executar, verificar e atuar) e SDCA (padronizar, executar, verificar e atuar) para a resolução de problemas por meio do controle de processo, da melhoria reativa e da melhoria proativa, baseando-se nas sete ferramentas da qualidade, nas básicas e nas novas. Os ciclos PDCA referem-se às melhorias proativas ou iterativas e ao controle de processo, realizadas em pequenos ciclos de melhoria de forma constante, objetivando atingir níveis de desempenho cada vez mais altos. Já os ciclos SDCA se referem às melhorias reativas e têm como objetivo melhorar de um processo considerado ruim através do estabelecimento de um novo padrão.

Já a terceira revolução está relacionada com a participação total, ou seja, o TQM se caracteriza por ser um movimento em massa, no qual todos os funcionários devem ter consciência da importância do TQM e de sua metodologia, além de estarem envolvidos com a satisfação do cliente e com atividades de melhoria contínua. Assim, o trabalho dos funcionários possui dupla função: o trabalho diário e o de aperfeiçoamento. Isto é realizado através dos ciclos PDCA e SDCA já mencionados. A forma de organização do trabalho deve ser focada no trabalho em equipes interfuncionais.

Finalmente, a quarta revolução se refere ao entrelaçamento social. Entende-se por entrelaçamento social a relação de compartilhamento de experiências e aprendizados entre as empresas. Como o TQM é um experimento social e organizacional continuado nas empresas, as suas práticas são aprendidas através da tentativa e do erro. Portanto, torna-se importante a comunicação entre as empresas para compartilhar estas informações visando a economia de tempo e de recursos. O TQM pode ser ensinado como um sistema para aprender novas habilidades para o benefício da sociedade. Portanto, ele surge como um sistema de aprendizado movendo indivíduos, equipes, companhias e nações na orientação à habilitação e, consequentemente, à autoinovação.

Metodologia Seis Sigma

A metodologia Seis Sigma vem se destacando tanto na literatura quanto nos ambientes de manufatura e serviços, como sendo mais do que um programa de qualidade. Devido a sua abrangência, atualmente coexistem na literatura várias definições que assinalam o direcionamento metodológico (focado em qualidade) e também o estratégico (focado no desempenho do negócio).

Seis Sigma é uma abordagem que impulsiona a melhoria do desempenho do negócio e a valorização da satisfação dos clientes, por meio do enfoque estratégico de gerenciamento; da aplicação do pensamento estatístico em todos os níveis de atividades; do uso de indicadores de desempenho; da utilização de uma metodologia sistematizada que integre técnicas variadas para se avaliar e otimizar processos; e da aprendizagem decorrente da capacitação e do comprometimento das pessoas.

Esta conceituação de qualidade enfatiza aspectos pouco explorados com tanta ênfase até então por outras iniciativas de melhoria da qualidade. Além disso, reconhecer que há uma correlação direta entre o número de defeitos, o custo do desperdício e o grau de satisfação do cliente e aliar o Padrão Sigma de medir defeitos como métrica universal, que pode ser aplicada a diferentes processos, simplificou a avaliação do desempenho em diferentes processos, independentemente da área funcional em questão.

Com foco na oportunidade de ganhos financeiros tangíveis, as organizações aproximam a implementação do Seis Sigma dos assuntos estratégicos, de modo que os objetivos e metas estratégicas passam a definir diretrizes para o programa. As metas são atingidas com a implementação de projetos que priorizam as diretrizes e políticas definidas estrategicamente. O programa é preponderantemente *top-down*. O Seis Sigma está focado no gerenciamento por processos e por diretrizes e visa um avanço no grau de satisfação dos clientes e uma evolução qualitativa dos processos críticos. Além disso, a redução de desperdícios e da variabilidade nos processos produtivos são objetivos primários do programa. Alcançá-los possibilita um incremento importante para abater os investimentos da implementação e alavancar sua sustentação.

A metodologia visa o aperfeiçoamento do processo através da seleção correta dos processos que possam ser melhorados e das pessoas a serem treinadas para obter os resultados. O aperfeiçoamento do processo, denominado DMAIC, passa por cinco fases: definição (*Define*), medição (*Measure*), análise (*Analyze*), aperfeiçoamento (*Improve*) e controle (*Control*). Diversas ferramentas são utilizadas de maneira integrada às fases do DMAIC, constituindo um método sistemático, disciplinado, baseado em dados e no uso de ferramentas estatísticas para se atingir os resultados almejados pela organização.

Na fase de definição, devem ser identificadas as necessidades dos consumidores e quais os impactos das características do produto ou processo existente na sua satisfação. Já na fase de medição, baseada nas necessidades do consumidor, os processos a serem melhorados são escolhidos e realiza-se uma avaliação atual e quantitativa do desempenho do processo. Avalia-se a habilidade dos processos atuais de fornecer os produtos de acordo com as exigências. Na fase de análise, os dados atuais do processo são analisados para se determinar o desempenho e a capacidade sigma. As causas raízes de defeitos são identificadas e seus impactos avaliados. Na fase de aperfeiçoamento, são desenvolvidas soluções orientadas para o processo, auxiliadas por análises factuais e criatividade, visando a implementação efetiva de novas soluções e processos e proporcionando ganhos mensuráveis e sustentáveis. Finalmente, na fase de controle realiza-se o controle do processo através de medições e monitoramento, para manter as melhorias no desempenho e o gerenciamento do processo através de sistemas de medição e de uma visão aprofundada dos principais processos com base em informações vindas do consumidor, mercado e funcionários.

A implementação correta do programa Seis Sigma permite criar uma linguagem comum entre as diversas áreas de uma empresa, compartilhando sucessos e fracassos, fazendo com que uma unidade aprenda com a experiência de outra.

LEAN SEIS SIGMA

Muitas organizações, sejam elas de manufatura, serviços ou saúde, utilizam as metodologias *Lean* e Seis Sigma de forma combinada. Assim, utilizam-se os conceitos de eliminação de desperdícios e agregação de valor oriundos do *Lean* de forma complementar aos conceitos de redução de defeitos e variabilidade dos processos oriundos do Seis Sigma. Como resultado desta combinação, obtêm-se processos padronizados, otimizados, previsíveis e com baixa incidência de erros, com consequente aumento da satisfação dos clientes.

A METODOLOGIA *LEAN* SEIS SIGMA EM INSTITUIÇÕES DE SAÚDE

O setor da saúde, assim como o da manufatura, é composto por uma série de processos destinados a criar valor para os seus clientes. Embora existam muitas diferenças entre estes dois segmentos, eles se movem igualmente em organizações extraordinariamente complexas com milhares de processos que interagem. Ineficiências e erros são características comuns a ambos os sistemas, mas que no setor da saúde, podem resultar no comprometimento da segurança dos pacientes e de seus colaboradores.

É cada vez mais consensual entre os líderes de saúde que os princípios do *Lean* Seis Sigma podem ajudar a reduzir o desperdício e melhorar a segurança do paciente quando aplicado na área dos cuidados de saúde (Institute for Healthcare Improvements, 2005). Neste sentido, a incorporação de princípios *Lean* Seis Sigma nas operações de serviços de saúde pode gerar uma importante contribuição para aumentar simultaneamente a qualidade e a eficiência na prestação dos serviços de saúde e, consequentemente, ajudar em uma redução substancial dos desperdícios.

De uma perspectiva histórica, o *Lean* Seis Sigma como metodologia de gestão apareceu pela primeira vez no serviço de saúde no Reino Unido, em 2001, e nos EUA, em 2002. Exemplos como o Virginia Mason Medical Center, em Seattle (EUA), o Flinders Medical Center, na Austrália, e o Royal Bolton NHS Foundation Trust, no Reino Unido, são os casos mais célebres de implementação da metodologia *Lean* na área da saúde. Essa metodologia, designada como *Lean Healthcare*, poderá não ser a chave para todas as questões, mas tem criado inúmeros casos de sucesso.

O pensamento *Lean* não é normalmente associado com os cuidados de saúde, nos quais os desperdícios de tempo, dinheiro, suprimentos e mão de obra é um problema comum. Mas os princípios de gestão *Lean* Seis Sigma podem, de fato, ser implementados na saúde da mesma maneira que fazem parte de outros segmentos. Assim, a metodologia *Lean* Seis Sigma não é um programa exclusivamente para redução de custos, mas uma estratégia de gestão aplicável a todas as organizações, pois trata da melhoria dos processos.

Todas as organizações, incluindo organizações de saúde, são compostas por uma série de processos ou conjuntos de ações destinados a criar valor para os que usam ou dependem deles (clientes/pacientes). A ideia central do *Lean* Seis Sigma envolve a determinação do valor de qualquer processo, distinguindo os passos que acrescentam valor dos sem valor, eliminado os processos que não acrescentam valor juntamente com outros desperdícios de modo que, em última análise, em cada passo se adicione valor ao processo. Para maximizar o valor e eliminar o desperdício, um líder em cuidados de saúde, como em outras organizações, tem de avaliar com precisão os processos, especificando o valor desejado pelo utilizador; identificar cada etapa do processo (ou "fluxo de valor"); e eliminar os passos sem valor agregado, tornando o fluxo de valor do começo ao fim, com base sobre a força das necessidades expressas do ponto de vista do paciente.

Acredita-se que o pensamento *Lean* Seis Sigma tem o potencial de melhorar a prestação de cuidados de saúde. Ao mesmo tempo, há considerações metodológicas e práticas que precisam ser levadas em conta. Caso contrário, a implementação da metodologia vai ser superficial e falha, aumentando a resistência existente e tornando mais difícil melhorar os cuidados de saúde em longo prazo.

O primeiro evento para difusão de conceitos *Lean* na área da saúde, o Lean Healthcare Forum, ocorreu em janeiro de 2006 e foi organizado pelo Lean Enterprise Academy da Grã-Bretanha, contando com a presença do National Health Service. A Lean Enterprise Academy é uma entidade sem fins lucrativos que tem o objetivo de difundir os conceitos *Lean* para todos os tipos de organização. Essa entidade organiza anualmente o Lean Healthcare Forum, evento mundial onde são divulgados os trabalhos na área da saúde, desenvolvidos com o uso das técnicas *Lean* e *Lean* Seis Sigma.

Os resultados divulgados nesse fórum são muitos e referem-se a várias atividades dos sistemas hospitalares, da triagem de pacientes na emergência do Flinders Medical Center (Austrália) até o sistema de recolha de material para exames clínicos e distribuição de resultados no Intermountain Healthcare System (EUA). Todos apresentando ganhos comprovados, não somente em termos de simplificação e agilização de seus processos e consequente aumento na satisfação dos clientes, mas também com importantes reduções de custo.

O foco principal do *Lean* Seis Sigma aplicado às instituições de saúde é melhorar continuamente um processo, identificando as atividades que geram e as que não geram valor ao produto ou cliente, otimizando umas e eliminando outras. A eliminação de atividades que não geram valor juntamente com outros desperdícios, tais como materiais desperdiçados, medicamentos não usados e atrasos desnecessários, ajudam a estabelecer um "fluxo de valor" do paciente.

Esse fluxo inclui a sequência da avaliação clínica, investigação, decisão clínica, tratamento e alta do paciente. Permite que o paciente o percorra sem interrupções, desvios, retornos ou esperas. Assim, consegue-se aumentar a eficiência das operações e melhorar a qualidade do atendimento simultaneamente.

Essa metodologia, outrora aplicada apenas aos setores produtivos, pode ser perfeitamente estendida a todos os setores e a todas as organizações, inclusive àquelas estritamente prestadoras de serviços, como a área da saúde, pois a aplicação de seus conceitos resulta em agilidade, sensibilidade aos desejos dos clientes e, portanto, maior potencial competitivo.

Melhoria Contínua

Assim, o desenvolvimento do produto, a gestão da cadeia de abastecimento e a produção *Lean* são também áreas importantes em *healthcare*. O foco no defeito zero, processos de melhoria contínua e o modelo *Just in Time* (JIT) tornam a produção *Lean* especialmente aplicável em *healthcare*. Ao definir a necessidades dos clientes, os processos e passos podem ser divididos em agregação de valor e sem valor agregado. Atividades que agregam valor contribuem diretamente para a criação de um produto ou serviço que o cliente quer. Atividades sem valor acrescentado são chamadas de desperdícios. Claro, os desperdícios precisam ser removidos ou evitados (Figs. 47.1 e 47.2).

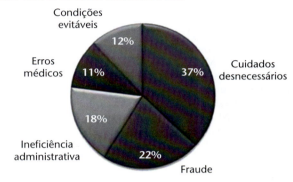

FIGURA 47-1 Oportunidades de melhoria da qualidade em saúde.

No sistema de saúde dos EUA:

- Em média, cada paciente admitido em uma UTI sofre um evento adverso.

- 44.000 a 98.000 pessoas morrem em hospitais a cada ano como resultado de erros médicos.

- Ocorrem anualmente quase 100.000 mortes por infecções adquiridas nos hospitais e o custo das infecções hospitalares é de US$ 28-33 bilhões.

- Em 33% das admissões hospitalares ocorrem eventos adversos.

- Erros causam mais mortes que acidentes de trânsito ou câncer de mama.

FIGURA 47-2 Esforços mundiais para melhoria da segurança do paciente começaram no final da década de 1990.

CONSIDERAÇÕES FINAIS

O método *Lean* Seis Sigma também pode ser utilizado como uma ferramenta importante, com impacto significativo nas diversas áreas de nutrição, entre elas a terapia nutricional. A metodologia auxilia tanto na implantação de rotinas, indicadores de produtividade, assistenciais e financeiros, quanto na obtenção e no acompanhamento dos resultados, otimizando os recursos com eficiência operacional e qualidade.

Leitura recomendada

Caulliraux H, Paim R, Cardoso V, Clemente R. Gestão de projetos: pensar, agir e aprender. Bookman, 2009.

Eckes G. A revolução Seis Sigma: o método que levou a GE e outras empresas a transformar processos em lucro. Rio de Janeiro: Campus, 2001.

Hammer M, Champy J. Reengenharia Revolucionando a Empresa. Rio de Janeiro: Campus, 1994.

IHI. Going Lean in Health Care. Institute for Healthcare Improvement. Innovation Series, 2005. Institute for Healthcare Improvements. Going Lean in Healthcare: Innovation Series 2005, Number 7. Cambridge, Mass: Institute for Healthcare Improvement. International Journal of Services Technology and Management 2005; 5(5/6):465-78.

Pande PS, Neuman RP, Cavanagh RR. Estratégia Seis Sigma: como a GE, a Motorola e outras grandes empresas estão aguçando seu desempenho. Rio de Janeiro: Qualitymark, 2001.

Perez-Wilson M. Seis Sigma: Compreendendo o conceito, as implantações e os desafios. Rio de Janeiro: Qualitymark, 2000.

Schroeder R, Harry M. Six Sigma – The breakthrough management strategy. Dobleday, 2006.

Índice

A

Abreviação do jejum, 313
  como abreviar o jejum pré-operatório com
    segurança?, 315
  considerações finais, 317
  evidências, 314
  introdução, 313
  por que o jejum prolongado é prejudicial?,
    314
  sugestão de protocolo para abreviação do
    jejum pré-operatório, 316
Acompanhamento do consumo alimentar,
  194
Administração, 137
  administração, 138
  administração de água, 139
  considerações finais, 139
  cuidados com o acesso enteral, 138
  introdução, 137
  posicionamento, 139
Administração, 181
  administração, 182-183
    contínua de TNP, 182
    da nutrição parenteral, 183
  considerações finais, 184
  instalação da nutrição parenteral, 183
  introdução, 181
  manutenção e cuidados com o acesso
    venoso central, 184
  recebimento e conservação da nutrição
    parenteral, 182
  tipos de, 182-183
    acessos vasculares para a administração
      da nutrição parenteral, 183
    nutrição parenteral, 182

Alongamento de membro inferior, 268
Arroz-doce com canela em pó, 370
Assistência aos pacientes que sofreram
  queda, 296
Atenção domiciliar, 435
  atenção domiciliar no Brasil, 435
  avaliação e monitoramento nutricional,
    440
  critérios de elegibilidade e manutenção da
    atenção domiciliar, 437
  cuidados de enfermagem mais comuns em
    atenção domiciliar, 437
  cuidados paliativos, 442
  definição dos programas de atenção
    domiciliar, 436
  indicações da terapia nutricional, 438,
    440
    enteral domiciliar, 438
    parenteral domiciliar, 440
  importância da atenção domiciliar no
    processo da desospitalização, A, 436
  orientação do paciente e sua família/
    cuidador em TNED, 439
  regulamentação da atenção domiciliar no
    Brasil, 436
  terapia nutricional domiciliar (TND), 438
Atendimento ambulatorial realizado por
  telemedicina, 459
Avaliação da composição corporal, 81
  considerações finais, 88
  introdução, 81
  métodos, 82
    absortometria radiológica de dupla
      energia (DXA), 88
    bioimpedância elétrica (BIA), 84

tomografia computadorizada (TC), 82
ultrassom (US), 85
Avaliação, 43-44, 85, 87, 228, 328
da espessura do quadríceps por
ultrassonografia, 87
de composição corporal por
bioimpedância, 85
inicial e escolha da modalidade de
nutrição, 228
nutricional pré-operatória, 328
subjetiva global (ASG), 43
subjetiva global produzida pelo paciente
(ASG-PPP), 44

B

Barras de segurança instaladas no banheiro,
293
Benefícios relacionados à abreviação do
jejum pré-operatório, 318
Bolinho de chuva salpicado com açúcar,
371

C

Capacitação no CSR-HIAE, 452
Categorização das dietas enterais, de acordo
com a, 121-122
densidade calórica, 121
osmolalidade, 122
Cateter de PICC, 154
Causa e tratamento dos distúrbios
eletrolíticos, 163
Check-list para anotação da ingestão dos
suplementos, 326
Chef de cozinha, 257
Ciclo de hipóteses consistentes de
fragilidade associada a sinais clínicos e
sintomas, 299
Cicloergômetro para membros inferiores,
267
Cinto de segurança para transferência e
deambulação, 292
Circunferência abdominal e risco de
complicações metabólicas associadas
à obesidade em homens e mulheres
caucasianos, 26
Cirurgia bariátrica e metabólica, 327
definição, 327
estágios da alimentação, 329
branda, 332
líquida clara, 329
pastosa, 332

regular, 332
totalmente líquida, 332
exames laboratoriais, 335
pós-operatório, 329
pré-operatório, 328
sugestão de protocolo, 328
suplementação, 333
probióticos, 335
proteína, 335
vitaminas e minerais, 333
Classificação, 22, 24, 64, 120, 350, 356,
412
da falência intestinal de acordo com o tipo
de terapia nutricional, 356
da FI, 350
da perda de peso em relação ao tempo, 22
das dietas enterais, de acordo com a
distribuição dos nutrientes, 120
do estado nutricional de acordo com
adequação do peso, 22
do estado nutricional de adultos, segundo
o IMC, 24, 64
do estado nutricional de idosos segundo
IMC, 64
internacional para a segurança do paciente,
412
Complicações, 106, 110-111, 151
gastrointestinais relacionadas ao uso de
terapia nutricional enteral, 111
mecânicas relacionadas ao uso de terapia
nutricional enteral, 106
metabólicas relacionadas ao uso de terapia
nutricional enteral, 110
relacionadas com a inserção de cateteres
venosos centrais, 151
Complicações, 105
complicações gastrointestinais, 109
constipação intestinal, 109
diarreia, 113
distensão abdominal, 113
gastroparesia, 110
náuseas e vômitos, 113
complicações, 105, 107, 108
infecciosas, 107
mecânicas, 105
metabólicas, 108
síndrome de realimentação, 109
deficiência de vitaminas, 109
considerações finais, 114
introdução, 105
Complicações, 159
complicações, 159-160

Índice **473**

infecciosas, 160
mecânicas, 159
flebite, 159
pneumotórax, 160
trombose relacionada com o cateter, 160
complicações metabólicas, 161
distúrbios eletrolíticos, 162
hipertrigliceridemia, 162
hipoglicemia e hiperglicemia, 161
considerações finais, 167
doenças hepáticas, 165
introdução
síndrome da realimentação, 164
fisiopatologia da síndrome de realimentação, 164
manifestações clínicas da síndrome de realimentação, 165
prevenção e tratamento da síndrome de realimentação, 165
Constipação, 209
introdução, 209
recomendações, 211
sugestão de fluxo de decisão para tratamento da constipação em nutrição enteral, 211
tratamento, 210
Contraindicações relativas à punção venosa central, 152
Critérios, 16, 164, 342
de identificação de pacientes com risco de eventos associados a sangramento, 342
para avaliação de risco nutricional – adultos, 16
para determinação dos pacientes com alto risco de desenvolver síndrome de realimentação, 164
Cuidados paliativos, 303
conceito, 303
definição de eutanásia, distanásia e ortotanásia, 305
fundamentos e princípios dos cuidados paliativos, 304
introdução, 303
terapia nutricional em cuidados paliativos, 305

D

Deambulação com andador, 269
Desmame da terapia nutricional, 193, 231
enteral, 193
parenteral, 231

Desospitalização: previsibilidade, visibilidade e planejamento para a alta hospitalar, 421
considerações finais, 432
cuidados de enfermagem, 430
estratégias para otimização da alta hospitalar, 422
fatores que interferem na orientação para alta hospitalar, 422
introdução, 421
planejamento educacional, 425
processo de alta hospitalar, 422
readmissão hospitalar, 431
intervenções que reduzem a readmissão, 431
principais fatores de risco, 431
Determinação da medida de DCT, 30
Diagnóstico de infecção por *Clostridium difficile*, 207
Dieta pastosa, 368
Disfagia, 377
avaliação, 378
fluxograma de sugestão do acompanhamento fonoaudiológico, 378
introdução, 377
tratamento, 378
Disposição da sala de aula, 449
Distribuição, 121, 123, 354
de água das dietas enterais, de acordo com a densidade calórica, 121
de nutrientes para SIC, 354
proteica segundo oferta calórica, 123

E

Educação continuada e permanente, 445
andragogia: uma importante ferramenta em educação, 449
disposição da sala de aula, 449
empatia, 451
estudos de caso, 450
facilitador, 447
introdução, 445
lições aprendidas, 453
princípios da andragogia, 446
aplicabilidade, 446
autodiretividade ou autonomia, 446
experiências de vida, 447
motivação, 447
orientação, 447
prontidão para aprender, 447
reuniões eficazes, 450
simulação realística, 451

Elementos necessários para a gestão da qualidade, 413

EMTN sem fronteiras: telemedicina, telessaúde e telenutrição, 455
considerações finais, 459
introdução, 455
telenutrição, 457

Enterostomias, 219
estado nutricional, 223
experiência familiar, 224
gastrojejunostomia endoscópica percutânea (GJEP), 222
técnica, 223
gastrostomia endoscópica percutânea, 219
contraindicações da gastrostomia endoscópica percutânea, 221
indicações de gastrostomia endoscópica percutânea, 220
técnica de escolha para realização da gastrostomia endoscópica percutânea, 221
técnica de, 221
introdução guiada por fio (Sachs-Vine), 221
punção ou de introdução (Russel), 221
tração (Gauderer-Ponsky), 221
introdução, 219
jejunostomia endoscópica percutânea direta (JEPD), 223
técnica, 223
momento para início da reintrodução de dieta pós-procedimento, 224

Escala, 274, 275, 295
de Borg, 275
de medida de independência funcional (MIF), 274
para avaliação do risco de queda, 295

Escore do Medical Research Council (MRC), 273

Esforços mundiais para melhoria da segurança do paciente, 469

Esquema, 25, 414, 415
de avaliação nutricional para subtração de peso em indivíduos amputados, 25
do modelo do queijo suíço de James Reason, 414
simplificado de fluxo para o tratamento de um incidente, 415

Estado, 38, 317
físico ASA e suas características clínicas, 317

nutricional de idosos segundo o índice de massa corporal (IMC), 38

Estado nutricional, segundo, 26, 28, 29, 38, 39, 41, 40, 53
avaliação física, 53
classificação da adequação da circunferência do braço, 26
classificação da adequação da circunferência muscular do braço, 28
classificação da adequação da dobra cutânea tricipital (DCT), 29
classificação da CB, 38
classificação da circunferência do braço, 28
classificação da CMB, 40
classificação da CP, 41
classificação da DCT, 39
classificação da dobra cutânea tricipital (DCT), 29

Estimativa do peso referente à retenção de líquidos, conforme distribuição no organismo, 22

Estimulação, 263-264
diafragmática, 264
periférica de membro inferior e membro superior, 263

Estratégias para melhorar a aceitação alimentar, 367
comfort food, 370
gastronomia e gastronomia hospitalar, 367
individualização de empatia: entendendo o outro lado, 373
introdução, 367
possível melhorar a palatabilidade?, É, 373

Etapas do cálculo da osmolaridade, 178

Exercício com ventilação não invasiva, suporte de oxigênio, com monitoração de frequência cardíaca e saturação de oxigênio, 271

Exercícios com carga, 271

F

Fase, 357-360
I (100% CHO), 357
II, 358
III, 359
IV, 360

Fatores de, 260, 408
risco para broncoaspiração, 216
tempo por grupos de especialidade, 408

Feijoada (sem carne de porco), arroz branco, couve refogada e farofa simples, 372

Ferramenta utilizada no treinamento do copeiro, 238

Fluxograma, 150, 212, 241, 379
de abordagem da constipação intestinal, 212
de indicação da TNO, 241
de sugestão do acompanhamento fonoaudiológico, 379
para escolha do acesso venoso para TN, 150

Formulações, 117
categorização das dietas enterais, 121
quanto, 121-122
complexidade dos nutrientes, à, 122
forma de preparo, à, 121
indicação, segundo os objetivos da terapia nutricional, à, 122
presença ou ausência de algum elemento específico, à, 122
ao suprimento de calorias, 122
critérios para seleção da dieta, 119
densidade calórica, 119
osmolaridade ou osmolalidade, 121
formulações, 117
fórmula, 118
modificada para nutrição enteral, 118
para nutrição enteral, 118
padrão para nutrição enteral, 118
introdução, 117

Fraldinha ao molho *barbecue* com batata doce assada, 369

G

Gastrojejunostomia endoscópica percutânea, 222

Gastrostomia endoscópica percutânea, 222

Gerenciamento de risco e segurança do paciente, 411
desnutrição hospitalar – um dano evitável, 417
equipe multiprofissional de terapia nutricional (EMTN): uma importante barreira de segurança, 417
gerenciamento de risco, 411
identificação e análise de um EA, 415
etapa, 415-416
1 – notificação, 415
2 – investigação e análise de causa raiz (ACR), 415
3 – plano de ação, 416
segurança do paciente, 412

alguns exemplos de barreiras de segurança, 414
cultura de segurança, 414
terapia nutricional (TN), 416

H

Hiperglicemia, hipoglicemia e variabilidade glicêmica, 309
abordagem multidisciplinar, 310
controle glicêmico e oferta de carboidrato no paciente em terapia nutricional enteral e parenteral, 310
introdução, 309

História dietética, 51

I

Identificação do risco de sangramento, 341

Imagem, 83, 87, 155, 453
do CSR-HIAE, 453
por US da espessura do quadríceps, 87
transversal de segmento abdominal por tomografia computadorizada, 83
ultrassonográfica da veia jugular interna esquerda e artéria carótida esquerda, 155

Implante de cateter de, 152-154
curta permanência, 152
longa permanência, 153-154
totalmente implantado, 153
totalmente tuneilizado, 154

Indicação, 143
considerações finais, 146
indicações de terapia nutricional parenteral suplementar, 145
introdução, 143
principais indicações, 143
uso de TNP precoce × tardio, 144

Indicação, 93
benefícios da terapia nutricional enteral, 96
introdução, 93
pacientes, 94-95
cirúrgicos, 95
críticos, 94

Indicador: frequência de triagem nutricional de pacientes hospitalizados, 395

Indicadores em saúde e terapia nutricional, 389
Balanced Scorecard (BSC), 390
considerações finais, 399
fichas técnicas, 395
sugestões de indicadores, 396

indicadores, 391, 393
 de saúde, 391
 em terapia nutricional, 393
introdução, 389
metas, 390
objetivos, 390
qualidade em saúde, 392
representação dos indicadores, 390
seleção de indicadores e disponibilização
 da informação, 391
tecnologia da informação em saúde, 392
Interação entre medicamentos e nutrientes,
 381
 características dos fármacos administrados
 por sonda enteral, 382
 conclusão, 387
 interação fármaco-nutriente, 382
 introdução, 381
 mecanismos fisiológicos das interações
 fármaco-nutrientes, 385
 medicamentos que sofrem interferência
 dos alimentos, 385
 anti-hipertensivos, 385
 anti-inflamatórios não esteroidais
 (AINEs), 387
 antibióticos, 386
 anticoagulantes, 385
 antidepressivo, 386
 hipoglicemiantes, 386
 hormônio tireoidiano, 387
 tuberculostático, 386
 nutrientes que sofrem interferência dos
 medicamentos, 387
Interpretação das mudanças dos níveis de
 pré-albumina junto com as mudanças da
 proteína C-reativa, 72

J

Justificativa e informação para prescrição de
 medicamentos antitrombóticos, 343

L

Legislação, 1
Legislação: como montar uma EMTN, 3
 atribuições da EMTN, 4
 atribuições do coordenador, 5
 clínico, 5
 técnico-administrativo, 5
 atribuições dos profissionais da EMTN, 6
 atribuições do, 6-7
 enfermeiro, 7

farmacêutico, 7
 médico, 6
 nutricionista, 6
 considerações finais, 9
 evidências sobre a melhoria da EMTN na
 prática, 8
 implementação da EMTN, 9
 introdução, 3
 legislação, 4
Lesão por pressão, 281-184
 em membrana mucosa, 284
 estágio 1, 281
 estágio 2, 281
 estágio 3, 282
 estágio 4, 282
 não classificável, 283
 relacionada com dispositivo, 284
 tissular profunda, 283
Limites de osmolaridade na NP, 172

M

Malnutrition, 17, 19
 Screening Tool (MST), 17
 Universal Screening Tool (MUST), 19
Manejo da diarreia, 199
 conduta no paciente com diarreia, 202
 definição de diarreia, 199
 dieta enteral, 200
 identificar as causas, 200
 incidência, 200
 infecção por *Clostridium difficile*, 203
 antidiarreicos, 204
 critérios de gravidade, 204
 diagnóstico, 203
 fluxograma para o manejo da diarreia
 em pacientes submetidos à TNE,
 205
 pesquisa de C. *difficile* como critério de
 cura, 204
 precaução de contato e coleta de fezes,
 203
 probióticos, 204
 recorrência, 205
 tratamento cirúrgico, 205
 tratamento para infecções por
 C. *difficile*, 204
 introdução, 199
 principais causas de diarreia, 199
Manifestações clínicas da síndrome de
 realimentação, 166
Manuvacuômetro, 273

Índice

Medicamentos, 383-384
  não recomendados a serem administrados com alimentos, 383
  recomendados a serem administrados com alimentos, 384
Medida, 27, 42
  da circunferência do braço, 27
  da força de preensão palmar, 42
  do comprimento braço, 27
Melhoria contínua, 461
  metodologia *Lean* Seis Sigma em instituições de saúde, A, 467
  considerações finais, 470
  gestão por processos, 461
  Lean Seis Sigma, 467
  metodologias para gestão por processos, 462
    metodologia, 462, 466
      Lean, 462
      Seis Sigma, 466
    teoria das restrições, 464
    Total Quality Management (TQM), 464
Meta calórica e proteica – adultos e idosos, 63
Metas nutricionais: calórica, proteica e hídrica, 57
  como medir ou estimar o gasto enérgico?, 58
    calorimetria indireta, 61
    equações para estimar o gasto e as necessidades enérgicas, 58
    fórmulas de bolso, 60
    necessidade, 61, 62, 64
      calórica, 61
      hídrica, 64
      proteica, 62
  considerações finais, 65
  introdução, 57
Métodos para medir pregas cutâneas e circunferências, 30
Minerais e fatores que interferem em sua absorção, de acordo com a porção intestinal, 351
Mini Avaliação Nutricional (MAN), 20
Mobilização passiva, assistida e ativa, 270
Modelo assistencial em nutrição, 401
  introdução, 401
  modelo de gestão de pessoas em nutrição clínica, 404
    distribuição dos nutricionistas por unidades de internação, 404

    elaboração da planilha de gerenciamento de demanda, 408
    fatores de tempo por grupos de especialidades, 406
    orientações nutricionais de alta e medição do tempo, 406
    tempo de atendimento ao paciente, conforme o nível de assistência, 405
      etapas do atendimento nutricional, e, 406
  níveis de assistência nutricional, 403
    nível, 403
      primário, 403
      secundário, 403
      terciário, 403
    pacientes de longa permanência, 403
  sistematização do cuidado nutricional, 402
Modelo de, 293, 441
  ficha de acompanhamento nutricional domiciliar, 441
  informativo de segurança de quedas no setor, 293
Módulos, 254
Momento em que a copeira registra a anotação no quadro do quarto do paciente, 239
Monitoramento da terapia nutricional enteral, 67
  considerações finais, 72
  introdução, 67
    fase, 67-68
      aguda da doença, 67
      de convalescença da doença aguda, 68
    monitoramento clínico, 68
    parâmetros de monitoramento, 68
      monitoramento à tolerância da terapia nutricional enteral, 68
      constipação, 69
      diarreia
      monitoramento laboratorial relacionado com a nutrição enteral, 70
      balanço nitrogenado (BN), 70
      proteínas séricas, 70
Monitoramento laboratorial em pacientes com terapia nutricional parenteral, 75
  considerações finais
  introdução, 75
  seguimento da TNP e parâmetros laboratoriais avaliados, 76
Monitoramento nutricional pós-operatório, 330

MotoMed para membros inferiores e
membros superiores, 267

N

Necessidades hídricas para adultos e idosos,
65
Número de atendimentos por andar,
conforme unidades de internação, 404
Nutricionista realiza orientação ao copeiro,
239
Nutrition Risk, 18, 21
in Critically III (NUTRIC), 21
Screening (NRS 2002), 18

O

Oportunidades de melhoria da qualidade em
saúde, 469
Orientação, 108, 328, 330, 427, 428, 430
de dieta enteral industrializada – fórmulas
em pó, 430
de dieta líquida enteral industrializada –
sistema aberto, 427
de dieta líquida enteral industrializada –
sistema fechado, 428
nutricional pós-operatória, 330
nutricional pré-operatória, 328
de procedimentos relacionados ao uso de
terapia nutricional enteral, 108
Ortostatismo, 265

P

Padronização de dietas enterais em sistema
fechado, 124
Painel com os objetivos educacionais e
programação para alta hospitalar, 238, 424
Parâmetros, 69, 336
clínicos de monitoramento do paciente em
terapia nutricional enteral, 69
laboratoriais a serem investigados no
pós-operatório da cirurgia bariátrica e
metabólica, 336
Particularidades, indicadores e gestão, 365
Percentis, 32-41
da circunferência do braço para homens,
32, 38
da circunferência do braço para mulheres,
33, 38
da circunferência da panturrilha para
homens, 41
da circunferência da panturrilha para
mulheres, 41

da circunferência muscular do braço para
homens, 34, 40
da circunferência muscular do braço para
mulheres, 35, 40
de dobra cutânea tricipital para homens,
36, 39
de dobra cutânea tricipital para mulheres,
37, 39
Perfil de acurácia das equações preditivas,
59
Planilha de gerenciamento de demanda, 409
Prancha ortostática, 266
Preparação: salada de frutas com farofa
integral e iogurte, 258
Preparo imunológico, 321
consenso, 323
ASPEN 2013, 323
ESPEN 2016, 323
imunonutrientes recomendados, 322
ácidos graxos ômega-3, 322
arginina, 322
nucleotídeos, 323
indicações, 322
risco do paciente cirúrgico, o, 321
preparo imunológico, 323
proposta de orientação para o paciente:
preparo imunológico do paciente
cirúrgico, 325
Prescrição e formulações, 169
como prescrever?, 174
checar as recomendações de vitaminas,
175
exemplo: elaboração de solução 3
em 1, 177
1ª etapa, 177
2ª etapa, 177
3ª etapa, 178
passo a passo da prescrição de nutrição
parenteral – pacientes adultos, 174
conclusão, 178
controle de qualidade, 169
introdução, 169
osmolaridade/osmolalidade das soluções
de NP, 172
substratos das soluções de NP, 170
eletrólitos, 171
fonte, 170
de carboidratos: glicose, 170
de lipídeos: emulsões lipídicas, 170
nitrogenada: aminoácidos (aa), 170
oligoelementos, 172
vitaminas, 171

Índice

tipos de nutrição parenteral, 172
  nutrição parenteral, 173-174
    individualizada, 174
    padronizada, 173
    bolsas bi ou tricompartimentadas, 173
Prevenção de queda, 291
  atuação da equipe multiprofissional na prevenção da queda, 294
    enfermagem, 297
    farmácia, 297
    fisioterapia, 297
    fonoaudiologia, 297
    higiene, 298
    medicina, 297
    nutrição, 294
    paciente e cuidadores, 297
    psicologia, 297
    terapia ocupacional, 297
  como prevenir queda em hospitais, 293
  cuidado nutricional, 298
    oferta proteica: quantidade e qualidade, 299
    importância da implementação do protocolo para o paciente e a instituição, 291
    introdução, 291
    reabilitação motora, 298
Principais, 94, 96, 205, 315
  benefícios da TNE, 96
  contraindicações da utilização da TNE, 94
  diretrizes acerca do tempo de jejum pré-operatório em adultos, 315
  drogas, indicações e tempo de tratamento para infecção por C. *difficile*, 205
  indicações da utilização da TNE, 94
Princípios da alimentação regular, 333
Procinéticos, 215
Progressão da terapia nutricional parenteral, 227
  interrupção e desmame da TNP, 229
  introdução da nutrição parenteral, 227
  manutenção, 228
  progressão, 227
  terapia adjuvante, 229
Progressão de terapia nutricional enteral, 189
Proteínas séricas: considerações para interpretação, 71
Protocolo de, 187, 286, 344, 345
  lesão por pressão – sugestão de fluxo de atendimento da nutrição, 286

de risco para sangramento em pacientes da clínica médica cirúrgica ou da maternidade, 345
de risco para sangramento em pacientes de unidade de terapia intensiva (UTI) ou semi-intensiva, 344
Punção venosa guiada por ultrassom, 155

Q

Questionário de frequência do consumo alimentar (QFCA), 49
Quibe assado com homus e coalhada seca, 372

R

Razões que prolongam o tempo prescrito de jejum pré-operatório, 314
Recomendação de suplementação vitamínica e mineral na cirurgia bariátrica e metabólica, 334
Recomendação nutricional de, 76, 77, 175, 176, 177, 289
  elementos-traço em TN parenteral – adulto, 77
  elementos-traço para pacientes em TNP – adultos, 177
  eletrólitos para pacientes em TN parenteral – adulto, 76
  eletrólitos para pacientes em TNP – adultos, 176
  de vitaminas para pacientes em TN parenteral – adulto, 77
  de vitaminas para pacientes em TNP – adultos, 176
  para pacientes em TNP – adultos, 175
Recomendações das principais diretrizes para início da terapia nutricional, 95
Recordatório alimentar, 195
  24 horas, 48
Registro alimentar, 52
Regras para pontuação da avaliação subjetiva global produzida pelo paciente (ASG-PPP), 46
Relação da, 296, 389
  equipe multiprofissional na prevenção de quedas, 296
  indicadores sob os processos de gestão, 389
Rotina de coleta de exames laboratoriais em terapia de nutrição enteral, 72

480 *Índice*

S

Salmão assado com molho de frutas vermelhas, arroz branco e aspargos frescos no vapor, 369

Sinais de intolerância gastrointestinal, 216

Stand table, 266

Sugestão de, 78, 196, 301, 324, 424
  check-list para alta hospitalar, 424
  cuidado nutricional em paciente com risco de queda, 301
  fluxograma para o desmame da nutrição enteral, 196
  fluxograma para preparo imunológico, 324
  para estágios da alimentação no pós-operatório, 332
  parâmetros a serem avaliados em terapia nutricional parenteral e sua periodicidade, 78

Sugestão de protocolo, 190, 206, 217, 225, 229, 232, 316
  de desmame da nutrição parenteral, 232
  de diarreia em pacientes com terapia nutricional enteral, 206
  de progressão da nutrição parenteral, 229
  de progressão de dieta enteral, 190
  de reintrodução de terapia nutricional enteral, 225
  de vômito em TNE, 217
  para abreviação do jejum pré-operatório, 316

Suplementos, 242, 250
  pó, 250
  via oral, 242

T

Talharim à parisiense, 368

Tempo, 405, 407
  de atendimento nutricional, conforme nível de assistência nutricional inicial e monitoramento, analisados no percentil 50 e 75, 407
  de orientação nutricional de alta, 407
  total de atendimento ao paciente, conforme nível de assistência, 405
    etapas do atendimento nutricional, e, 406

Terapia infusional e nutrição parenteral, 149
  acesso venoso central, 150
    acesso central de curta permanência, 151
      tipo Arrow®/Shilley®, 151

acesso central de longa permanência, 152
      tipo, 153
        Hickman®/Permicath®, 153
        PICC®, 153
        Port a Cath®, 153
  acesso venoso periférico, 156
  considerações finais, 156
  introdução, 149
  uso de ultrassonografia na prática para acesso vascular, 154

Terapia nutricional e reabilitação motora, 261
  considerações finais, 275
  ferramentas de avaliação, 272
  fraqueza adquirida na UTI, 262
  intervenção nutricional, 262
  introdução, 261
  orientações gerais para reabilitação motora, 268
  reabilitação precoce, 263
  triagem: SARC-F, 272

Terapia nutricional em oncologia, 337
  considerações finais, 339
  introdução, 337
  terapia nutricional, 338-339
    enteral, 338
    no final de vida, 339
    no TCTH, 339
    oral, 338
    parenteral, 338
  vitamina D e câncer, 339

Terapia nutricional, 91, 347
  enteral: conceitos e bases, 91
  na falência intestinal e transplante multivisceral, 347
  avaliação nutricional pré e pós-transplante, 353
  cirurgia, 363
  falência intestinal (FI), 349
    adaptação intestinal, 352
    citrulina, 352
    classificação fisiopatológica, 350
    desnutrição na SIC, 352
    hidratação oral, 353
    prevenção de cálculo renal, 353
    quadro clínico, 352
  histórico, 348
  intervenções nutricionais, 355
    terapia nutricional , 355, 357, 361
      no pós-transplante, 357
      parenteral domiciliar, 361

Índice

via oral, 355
proposta de, 357
conduta dietética oral, 357
de intervenção nutricional, 357
panorama sobre a falência intestinal e
transplante multivisceral no Brasil e no
mundo, 347
reabilitação intestinal, 362
complicações e monitoramento, 363
recomendações, 363
fatores tróficos, 362
medicações de reabilitação intestinal,
362
terapia nutricional na SIC, 354
determinação das necessidades
nutricionais, 354
necessidades de vitaminas e minerais,
354
Terapia nutricional na lesão por pressão,
279
classificação das lesões por pressão, 280
lesão por pressão, 281-284
em membrana mucosa, 284
estágio 1, 281
estágio 2, 281
estágio 3, 282
estágio 4, 282
não classificável, 283
relacionada com dispositivo médico,
284
tissular profunda, 283
intervenção nutricional, 285
adjuvante, 285
em pacientes com risco de
desenvolvimento e/ou presença de
lesão por pressão, 285
hidratação, 288
necessidades, 287
calóricas, 287
proteicas, 287
vitaminas e sais minerais, 288
introdução, 279
Terapia nutricional oral, 235
considerações finais, 257
indicação de suplementação nutricional
oral industrializada, 241
manual de dietas hospitalares, 236
oficinas de nutrição, 256
sugestão de protocolo de
acompanhamento da aceitação
alimentar, 237
suplemento nutricional artesanal, 256

Terapia nutricional parenteral: conceitos e
bases, 141
Threshold, 264
Torta de frango com requeijão e palmito,
371
Tratamento nas deficiências vitamínicas
e minerais na cirurgia bariátrica e
metabólica, 334
Treino de degraus, 269
Triagem e avaliação nutricional, 13
avaliação dietética, 42
métodos prospectivos, 45
registro alimentar, 45
pesado, 45
métodos retrospectivos, 43
história dietética, 43
questionário de frequência do
consumo alimentar (QFCA), 43
avaliação física, 53
avaliação nutricional, 17
antropometria
avaliação antropométrica no idoso
(> 60 anos), 31
circunferências, 25
circunferência, 25, 26, 28
abdominal, 25
da panturrilha (CP), 28
do braço (CB), 26
circunferência muscular do braço
(CMB), 28
dobras cutâneas, 29
dobra cutânea tricipital (DCT), 29
outras dobras cutâneas, 31
estatura, 23
força de preensão palmar (FPP), 31
índice de massa corporal (IMC), 24
estimativa de peso e IMC para
amputados, 25
peso, 19
avaliação subjetiva global, 41
avaliação subjetiva global produzida
pelo próprio paciente (ASG-PPP),
42
desnutrição hospitalar, 13
elaborando a hipótese diagnóstica e o
diagnóstico nutricional, 53
triagem nutricional, 14
critérios de exclusão, 17
critérios de inclusão, 16
risco nutricional no Hospital Israelita
Albert Einstein (HIAE), 16

Triagem, 11, 272
SARC-F para sarcopenia, 272
avaliação e monitoramento, 11
Trocas posturais, 265

U

Utilização de ervas aromáticas e especiarias, 374

V

Vias de acesso, 99
acesso enteral de curta duração, 100
localização, 100
gástrica, 100
nasoduodenal ou nasojejunal, 100
acesso enteral de longa duração, 101
gastrojejunostomia endoscópica
percutânea (GJEP), 103

gastrostomia, 101-102
cirúrgica, 102
endoscópica percutânea (GEP), 102
realizada pela radiologia
intervencionista – técnica
fluoroscópica, 102
jejunostomia, 102-103
cirúrgica, 103
endoscópica percutânea (JEP), 103
realizada pela radiologia
intervencionista – técnica
fluoroscópica, 103
considerações finais, 103
introdução, 99
Visita multiprofissional "Cozinha Visita", 375
Vômito em terapia nutricional enteral, 213

IMPRESSÃO:

Santa Maria - RS - Fone/Fax: (55) 3220.4500
www.pallotti.com.br